药师技能提升培训教材

中国药学会医院药学专业委员会　组织编写

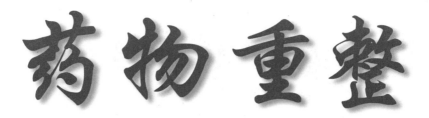

药物重整

主　编　张毕奎　徐　萍

副主编　谭胜蓝　陆　浩　原海燕

编　委　（按姓氏笔画排序）

马葵芬（浙江大学医学院附属第一医院）

王融溶（浙江大学医学院附属第一医院）

乔　逸（中国人民解放军空军军医大学西京医院）

刘　宁（北京和睦家医院）

刘丽华（长沙市第三医院）

劳海燕（广东省人民医院）

肖轶雯（中南大学湘雅二医院）

张毕奎（中南大学湘雅二医院）

陆　浩（壹正医院管理发展（北京）中心）

姚　瑶（南京鼓楼医院）

原海燕（中南大学湘雅二医院）

徐　萍（中南大学湘雅二医院）

郭桂萍（中国人民解放军空军军医大学西京医院）

黄育文（北京大学第三医院）

谭胜蓝（中南大学湘雅二医院）

潘裕华（广东省人民医院）

戴海斌（浙江大学医学院附属第二医院）

编写秘书　罗　芬（中南大学湘雅二医院）

人民卫生出版社

·北京·

U0340401

图书在版编目（CIP）数据

药物重整 / 张毕奎，徐萍主编. — 北京：人民卫
生出版社，2024.2
ISBN 978-7-117-35722-7

Ⅰ.①药… Ⅱ.①张… ②徐… Ⅲ.①用药法 Ⅳ.
①R452

中国国家版本馆 CIP 数据核字（2023）第 239878 号

人卫智网	www.ipmph.com	医学教育、学术、考试、健康， 购书智慧智能综合服务平台
人卫官网	www.pmph.com	人卫官方资讯发布平台

药物重整
Yaowu Chongzheng

主　　编：张毕奎　徐　萍
出版发行：人民卫生出版社（中继线 010-59780011）
地　　址：北京市朝阳区潘家园南里 19 号
邮　　编：100021
E - mail：pmph @ pmph.com
购书热线：010-59787592　010-59787584　010-65264830
印　　刷：北京铭成印刷有限公司
经　　销：新华书店
开　　本：710×1000　1/16　印张：25
字　　数：436 千字
版　　次：2024 年 2 月第 1 版
印　　次：2024 年 3 月第 1 次印刷
标准书号：ISBN 978-7-117-35722-7
定　　价：69.00 元

打击盗版举报电话：**010-59787491**　**E-mail：WQ @ pmph.com**
质量问题联系电话：**010-59787234**　**E-mail：zhiliang @ pmph.com**
数字融合服务电话：**4001118166**　**E-mail：zengzhi @ pmph.com**

实验室检查指标缩略词汇表

缩写	英文全称	中文全称
ABI	ankle brachial index	踝肱指数
ALB	albumin	白蛋白
ALP	alkaline phosphatase	碱性磷酸酶
ANA	antinuclear antibody	抗核抗体
BE(B)	base excess	碱剩余
BS	blood sugar	血糖
BUN	blood urea nitrogen	血尿素氮
$C_{HCO_3^-}$	bicarbonate ion concentration	碳酸氢根离子浓度
CK	creatine kinase	肌酸激酶
CK-MB	creatine kinase isoenzyme MB	肌酸激酶同工酶 MB
CO_2CP	carbondioxide combining power	二氧化碳结合力
Cr	creatinine	肌酐
CRP	C-reactive protein	C 反应蛋白
CT	computed tomography	计算机体层成像
cTn	cardiac troponin	心肌肌钙蛋白
DBIL	direct bilirubin	直接胆红素
E	eosinophil	嗜酸性粒细胞
E%	eosinophil percentage	嗜酸性粒细胞百分比
eGFR	estimated glomerular filtration rate	估算的肾小球滤过率
ESR	erythrocyte sedimentation rate	红细胞沉降率
FeNO	fractional exhaled nitric oxide	呼出气一氧化氮
Fg	fibrinogen	纤维蛋白原
FT_3	free triiodothyronine	游离三碘甲腺原氨酸
FT_4	free thyroxine	游离甲状腺素
GFR	glomerular filtration rate	肾小球滤过率
GLU	glucose	葡萄糖

缩写	英文全称	中文全称
GOT	glutamic-oxaloacetic transaminase	谷草转氨酶
GPT	glutamic-pyruvic transaminase	谷丙转氨酶
Hb	hemoglobin	血红蛋白
HbA1c	glycosylated hemoglobin	糖化血红蛋白
HBV-DNA	hepatitis B virus deoxyribonucleic acid	乙型肝炎病毒脱氧核糖核酸
HCY	homocysteine	同型半胱氨酸
HDL	high-density lipoprotein	高密度脂蛋白
HDL-C	high-density lipoprotein cholesterol	高密度脂蛋白胆固醇
hs-CRP	high-sensitivity C-reactive protein	超敏 C 反应蛋白
hs-cTn	high-sensitivity cardiac troponin	高敏心肌肌钙蛋白
IBIL	indirect bilirubin	间接胆红素
IL-6	interleukin 6	白介素 -6
INR	international normalized ratio	国际标准化比值
Lac	lactic acid	乳酸
LDL	low-density lipoprotein	低密度脂蛋白
LDL-C	low-density lipoprotein cholesterol	低密度脂蛋白胆固醇
LVEF	left ventricular ejection fraction	左室射血分数
MCV	mutated citrullinated vimentin	突变型瓜氨酸波形蛋白
MDA5	melanoma differentiation-associated gene 5	黑色素瘤分化相关基因 -5
N	neutrophil	中性粒细胞
N%	neutrophil%	中性粒细胞百分比
NT-proBNP	N-terminal pro-B-type natriuretic peptide	N 末端 B 型脑利尿钠肽原
OI	oxygenation index	氧合指数
$PaCO_2$	arterial partial pressure of carbon dioxide	动脉血二氧化碳分压
PCT	plateletcrit	血小板压积
PLT	platelet	血小板
PaO_2	arterial partial pressure of oxygen	动脉血氧分压

缩写	英文全称	中文全称
PPD	tuberculin purified protein derivative	结核菌素纯蛋白衍生物
PPD-IgG	tuberculin purified protein derivative immunoglobulin G	结核菌素纯蛋白衍生物 G 抗体
PPD-IgM	tuberculin purified protein derivative immunoglobulin M	结核菌素纯蛋白衍生物 M 抗体
PT	prothrombin time	凝血酶原时间
RBC	red blood cell	红细胞
SAA	serum amyloid protein A	血清淀粉样蛋白 A
Scl-70	scleroderma-70	硬皮病 70
Scr	serum creatinine	血肌酐
SLEDAI	SLE disease activity index	系统性红斑狼疮病情活跃程度指数
SaO_2	arterial oxygen saturation	动脉血血氧饱和度
SaO_{2c}	arterial oxygen saturation percentage	动脉血血氧饱和度百分比
SSA	Sjögren syndrome A antibody	干燥综合征 A 抗体
TBIL	total bilirubin	总胆红素
TC	total cholesterol	总胆固醇
TG	triglyceride	甘油三酯
TP	total protein	总蛋白
TSH	thyroid stimulating hormon	促甲状腺激素
UA	uric acid	尿酸
UACR	urinary albumin/creatinine ratio	尿白蛋白与肌酐比值
UAER	urine albumin excretion rate	尿白蛋白排泄率
WBC	white blood cell	白细胞
γ-GGT	γ-glutamyltransferase	γ-谷氨酰转移酶

序言

2023 年 3 月，中共中央办公厅、国务院办公厅印发了《关于进一步完善医疗卫生服务体系的意见》，明确要提高药学服务水平来推进医疗服务优质化，并提出了药学服务内涵式发展的新要求。为切实落实中共中央、国务院深化医疗卫生体制改革的要求，满足人民群众对美好生活的向往，保障患者安全、有效、经济用药，临床药学服务的质量及内涵需要不断提升。国家卫生健康委财务司发布的《关于印发全国医疗服务项目技术规范（2023 年版）的通知》（国卫财务发〔2023〕27 号）、《国家卫生健康委办公厅关于开展驻科药师工作模式试点的通知》（国卫办医政函〔2024〕12 号）、国家卫生健康委办公厅《关于印发医疗机构药学门诊服务规范等 5 项规范的通知》（国卫办医函〔2021〕520 号）等文件均把"药物重整"列为服务项目内涵和药师工作职责，这既是对药师进行药物重整工作的认可，也对广大药师的专业素养提出了更高要求。

药物重整是药学服务内容中的重要一项，指药师在患者入院、转科或出院等重要环节，通过与患者沟通、查看相关资料等方式，了解患者用药情况，比较目前正在使用的所有药物与用药医嘱是否合理一致，并给出用药方案调整建议，与医疗团队共同对不适宜用药进行调整的过程。规范医疗机构药物重整服务过程，保障药物重整工作质量，为广大药师提供药物重整的实战案例，正是编写本书的初衷。在中南大学湘雅二医院药学部张毕奎教授、徐萍教授的组织下，全国相关专业的资深一线临床药师共同编写了《药物重整》这部专著。本书的案例全部来源于临床实践积累，并以开展药物重整工作的各场景、各环节依次呈现。相信本书必将为广大药师开展药物重整工作提供有益参考，为促进临床合理用药提供技术支持。

作为医院管理者，同时也是药学专业人员，我为看到《药物重整》这本专著感到特别欣慰，这应该是国内第一本关于药物重整的专著。如今，除了要保障药品的生产、供应和调配外，广大药师还在药品的合理使用、提升患者的就医体验等方面发挥着重要作用。广大药师学习好、利用好此书，有助于更加科学规范地开展好药物重整工作，不断提高药学服务水平，为保障人民群众的健康贡献药师力量，以实际行动助力医院药学高质量发展。

在此，谨对本书的出版表示衷心的祝贺，并祝愿我国药学事业蒸蒸日上。

中国药学会医院药学专业委员会　主任委员

张　玉　教授

2024 年 1 月 28 日

前言

随着我国医药卫生体制改革和公立医院高质量发展的全面推进，医院药学的服务模式已从"以药品为中心"转向"以患者中心"。医院药师开展药物重整服务，能保障患者药物治疗的准确性和连续性，减少临床用药差错及药物相关损害的发生，最大限度地实现"保证患者医疗安全"这个首要目标。

药物重整是多个国家和多家医疗机构认证组织所推荐或强制执行的药学服务工作，在美国、加拿大、荷兰、新加坡等国家已全面推行。在我国大陆地区，药物重整工作起步较晚，尚未形成一个分工明确的常态化、规范性工作。但药物重整这一药学服务工作在国内也受到越来越多的关注和重视。2021年10月，国家卫生健康委员会制定并颁布了《医疗机构药物重整服务规范》。相信在不久的将来，药物重整工作必将成为国内医院药师的日常工作之一。

目前，我国尚未出版关于药物重整的专业书籍。为提升我国药师开展药物重整的服务水平，由中南大学湘雅二医院牵头，邀请来自国内各专业的资深临床药师共同编写了《药物重整》一书。本书分为11章，前两章概述了药物重整的起源与概念、开展药物重整的流程与步骤以及药师所需具备的胜任力；后九章系统地介绍了住院患者中需要开展药物重整的常见疾病，包括呼吸系统疾病、循环系统疾病、消化系统疾病、泌尿系统疾病、内分泌系统与营养代谢性疾病、神经系统疾病、风湿免疫性疾病、器官移植和围手术期药物重整。针对每一种疾病，本书首先概述疾病特点和药物重整过程中的重点关注内容，帮助读者构建相关的知识储备；接着，通过入院、出院、转科等不同情境下的药物重整案例，阐述如何开展药物重整工作；最后，结合案例，进行分析及小结，从循证医学的角度分析药物重整时发现的用药相关问题和解决策略。

本书广泛涉及国内外药物重整相关理论知识和实践技能，结合国内外最新指南和专家共识的循证医学证据，指导患者合理用药。适合临床药师、临床医师和药学学生等参考使用。

张毕奎　徐　萍

2024年1月

目录

第三章 呼吸系统疾病药物重整

第四章 循环系统疾病药物重整

第五章 消化系统疾病药物重整

第六章　泌尿系统疾病药物重整

第七章　内分泌系统与营养代谢性疾病药物重整

第八章　神经系统疾病药物重整

第九章 风湿免疫性疾病药物重整

第十章 器官移植排斥反应药物重整

第十一章 围手术期的药物重整

第一章

绪论

随着我国医药卫生体制改革和公立医院高质量发展的全面推进，医院药学的服务模式已从"以药品为中心"转向"以患者为中心"，药学服务的价值体现也由药品差价收益转向药师服务费收益。药物重整作为医院药学服务的重要组成部分，也是通过保证患者用药安全，从而体现医院药学工作价值的一项重要工作。

第一节　药物重整的发展概况

药物重整（medication reconciliation，简称 Med-Rec），是指药师在患者入院、转科或出院等重要环节，通过与患者沟通、查看相关资料等方式，了解患者用药情况，比较目前正在使用的所有药物与用药医嘱是否合理一致，并给出用药方案调整建议，与医疗团队共同对不适宜用药进行调整的过程。药物重整旨在最大限度地实现"保证患者医疗安全"这个首要目标，实现药物治疗的准确性和连续性，减少临床用药差错及药物相关损害的发生。

药物重整的概念于 2003 年由美国霍普金斯医院的 Pronovost 等学者首先提出，Pronovost 等通过临床研究证实药物重整可显著减少患者从重症监护病房（intensive care unit，ICU）转出后用药差错的发生。2004 年，麦迪逊患者安全协作组织（The Madison Patient Safety Collaborative，MPSC）成立了第一个药物重整小组；2005 年美国医疗机构认证联合委员会（The Joint Commission on Accreditation of Healthcare Organizations，JCAHO）将药物重整列为"全民患者安全目标"之一；2006 年 JCAHO 要求其认证医院强制实施药物重整工作；2007 年，世界卫生组织（World Health Organization，WHO）、美国联合委员会（Joint Commission，JC）、国际联合委员会（Joint Commission

International，JCI）联合发布的《患者安全解决方案》中将药物重整作为美国医院认证的条件。随后，很多医疗卫生机构和组织都在摸索实施药物重整的有效方法和实施规范。

药物重整目前是多个国家和多家医疗机构认证组织所推荐或强制执行的药学服务工作。美国、加拿大、荷兰、新加坡等国家已在全面推行药物重整工作，药物重整已成为上述国家临床药师的重要职责之一。美国卫生系统药师协会（The American Society of Health System Pharmacists，ASHP）的调查显示，2008 年美国有 67.7% 的医疗机构实施了药物重整制度，2015 年则有 90% 以上的医疗机构实施药物重整制度。在我国香港和台湾地区，药物重整服务模式已经被纳入医院信息系统（hospital information system，HIS），并设立药物重整专用程序，是否对患者实施药物重整以及实施药物重整的质量都会记录在医院信息系统的数据库里，作为患者医嘱的依据和评估医师诊治的指标。在我国大陆地区，药物重整起步较晚，受重视程度不高，尚未形成一个分工明确的常态化、强制性工作，2012 年以前都未见各级医院开展药物重整工作的相关报道。2020 年，北京积水潭医院甄健存教授团队发表的一项关于我国大陆 143 所医院（65 所三级医院，78 所二级医院）开展药物重整工作情况的调查显示，已有 18.2% 的医院开展药物重整工作；在参与调查的医院中，有 30.8% 的三级医院已逐步开展药物重整工作，而仅有 7.7% 的二级医院开展药物重整工作，整体呈现出东部强、西部弱和三级医院开展比例高于二级医院的特点。2021 年 10 月，为进一步规范开展药物重整，提升药物重整服务水平，国家卫生健康委员会制定并颁布了《医疗机构药物重整服务规范》。由此说明，药物重整工作在国内已逐步受到重视并将日渐成为医院药师的日常工作之一。

第二节　药物重整的主要内容和意义

一、药物重整的主要内容

1. **药物重整的对象**　药物重整的对象为有药物重整需求的患者，因此，凡是可能发生与以往相比用药不一致或药物治疗偏差风险的患者都应接受药物重整服务，尤其是对于新入院和新转科的患者。但实际上，由于药物重整的过程比较复杂且耗时，当前能开展药物重整工作的药师数量有限，因此应在普遍实施的基础上关注重点人群。根据既往多家医疗机构、多个研究团队的研究结果可以发现，老年患者往往会由于合并多种慢性疾病，肝肾功能也更容易受到药物影响，加之老年患者往往对用药说明或提示的理解力以及记忆力衰退，可能导致用药依从性较差等原因，其发生药物不良反应及用药差错的风险更高，因此需重点对老年患者实施药物重整服务。当然，除老年患者外，儿童，孕妇及哺乳期妇女，慢性疾病长期用药者，尤其是需长期使用多种药物者，危重症患者等也是实施药物重整的重点人群，应引起医务人员，尤其是药师的重点关注。

2. 药物重整的实施者 Pronovost 等在 2003 年提出药物重整的概念时，药物重整的实施者最初是医生和护士。随着药物重整工作的逐步开展和规范，药物重整的实施者正逐渐由过去的临床医护人员向临床药师转变。临床药师具有全面深厚的药学专业知识和扎实的医学相关知识，可以为患者提供更加科学有效的药物治疗相关信息及最佳的用药建议，并在实施药物重整的过程中对患者存在或潜在的用药相关问题和风险及时进行干预和修正，可最大限度地避免药物不良事件的发生或恶化。同时，临床药师还可以通过对患者进行用药教育和指导，提高患者药物治疗的依从性，通过治疗药物监测、加强药学监护等手段保障药物治疗的安全有效。实践证明，由临床药师承担药物重整工作能获得患者更为全面准确的用药相关信息，可明显降低药物治疗偏差的发生风险和严重程度。临床药师有能力成为药物重整跨学科、多领域合作的领导者，保障该项工作的顺利实施。

3. 药物重整的时间 实施药物重整的第一个步骤是采集患者的用药史，采集的最佳时间为患者入院和转科后 24 小时内。入院和转科 24 小时内获得的用药史更加准确和详尽，也便于药物重整的实施者及时核实和补充，以便患者在入院或转科次日即可实现药物重整，及时避免或纠正患者存在或潜在的用药不一致或药物治疗偏差。此外，有研究显示，患者从医院转回家庭继续治疗后，每 5 人中有 1 人会发生不良事件，而其中大多数不良事件是可预防或改善的。由此可见，出院时的药物重整也是非常有必要的，可根据需要在患者出院当天或前一天实施药物重整。

4. 药物重整的方法 目前为止，不同医疗机构和医院之间实施药物重整的方法还不尽相同。总体来说，药物重整是一个全面地收集、核实、比较和分享的过程，具体步骤如下。

（1）收集用药史：这是实施药物重整的基础。可通过问诊患者或家属、电话咨询患者的初级保健医生或社区药师、查看自带药品或既往药品调配记录等各种方式获得患者尽可能准确的用药清单。患者用药清单上应包含以下信息：①姓名、性别、年龄、科室、住院号、入院日期、主要诊断等基本信息；②所用药品的名称、适应证、剂量、给药途径、给药频次、末次用药时间、用药后反应、药物过敏史等相关信息；③药物重整信息提供者、实施者和既往用药依从性的评估等其他相关信息。为使得用药清单更加准确完整，应制定规范的药物重整流程并及时更新。

（2）重整药物和医嘱清单：这是实施药物重整的关键。在获得患者的用药清单后，与患者当前的药物治疗医嘱进行对比，发现存在药物不一致后应及时与医生沟通，确定是否为其有意作出的调整或无意的疏漏，进而根据患者此次的治疗需要，进行相应的药物重整。新入院或转科患者的药物重整类型主要分为继续、停用、加用三种。如继续服用调血脂、降压、平喘等治疗慢性疾病药物，必要时可对患者的用药剂量或频次进行调整；在围手术期应停用阿司匹林、氯吡格雷、华法林以及活血化瘀中药等可增加术中出血风险的药物；根据糖尿病患者血糖波动情况调整口服降血糖药或加用胰岛素，或根据患者疼痛评分加用镇痛药等对症治疗药物等。实施出院药物重整时，除了继续、停用、加用外，还包括恢复用药、更换药物等类型，如恢复住院期间暂停的治疗用药，将静脉剂型的治疗药物更换为更适合居家使用的口服剂型等。

（3）分享完整的重整清单：这是药物重整的结果。在患者出院或转科时，临床药师将重整后的最佳出院药品清单交给患者，同时分享到电子病历系统里。清单内容包含继续使用药物、新增加药物、已停用药物及其他在院调整的药物，也包含出院后应恢复或更换的药物，并注明药物的名称、剂量、服药时间等。通过与患者本人及其下一个医疗服务人员分享清单，帮助患者和下一个医疗服务人员更好地理解药物的变更，提高患者的用药依从性，保障患者药物治疗的准确性和连贯性，并为以后的诊疗活动提供准确的用药记录。重整结果还可以作为后续诊断疾病、判断药物不良反应或药源性疾病的参考依据，并为后续的药物方案调整提供参考。

5. 药物重整的方式　　目前，药物重整有电子药物记录（electronic medical record，EMR）和手写药物记录两种方式，这两种方式在实施中各有利弊。电子药物记录是指在计算机上完成电子化的患者用药清单，与手写药物记录相比，具有使用方便、查询快捷、易于编辑修改等优势。研究表明，实施电子药物记录有助于减少患者使用药物的品种数量，增加患者对自己使用药物的了解程度；但另一方面，与手写药物记录相比，电子药物记录具有不易与医嘱对比、不可自由标记等不便，且当多人同时登录并修改电子药物记录时，有可能造成电子病历系统混乱，增加药物不一致的发生风险。因此，为了获得完整准确的用药清单，重整时通常需将两种方式紧密结合，既查阅电子药物记录，同时也和患者核实使用药物清单，形成完整的药物重整方案。现今，也还有一些新的药物重整方式和技术尚处于试用阶段，有待继续完善和成熟。

二、药物重整的意义

药物重整服务可以通过准确、完整地收集患者用药信息，并进行药学专业审查复核，以避免或减少药物治疗差错的发生。有数据显示，40%以上的用药差错是由患者在治疗单元转换时未能进行药物重整所致。如果没有药师进行药物重整，发生用药错误的患者中有约22%的患者会受到不同程度的损害；如该用药错误在出院时仍得不到有效纠正，患者受损概率将上升至59%。实施药物重整可以有效减少患者的用药数量和用药差错，改善患者预后，降低由用药错误所导致的医疗资源浪费。医疗机构开展药物重整工作的意义概括如下：

1. **减少药物治疗偏差，保障用药安全**　在美国，用药不一致发生率在25%～97%，已成为严重威胁患者治疗效果、影响用药安全的重要因素。在一项对2 063名急诊患者的调查中，其中1 465（71%）名患者接受并完成了用药史的调查，并获得了1 172（80%）份入院前的完整用药清单，当与入院医嘱对比时，发现707（48%）人至少有1种药物记录不完整，入院前后的用药不一致。这种用药史与用药医嘱存在不一致的行为称为药物治疗偏差。据调查，80%的药物治疗偏差源于患者用药史的采集不完全；约50%的药物不良事件和20%药物不良反应源于治疗人员缺乏有效沟通，药师对患者用药信息缺乏必要的审核和干预等；而约30%的不完整处方或药物遗漏会造成患者不适或病情恶化。药物重整则是在收集患者完整准确的用药史的基础上，经多方共同合作，提前识别并解决这些用药不一致行为，减少不必要的药物治疗偏差，保障患者的用药安全。

2. **保障药物治疗的准确性和连续性**　美国卫生系统药师协会鼓励医院及各种医疗机构的药师，通过组织跨学科合作实施药物重整服务，以保障患者的治疗，尤其是药物治疗的准确性和连续性。药物重整为患者提供了一个无缝衔接的药学服务模式，特别是当患者从重症监护病房转回普通病房、从三级综合医院转回社区卫生服务中心时，防止因机构或环境转换而出现非故意的治疗方案变化，影响患者治疗的准确性和连续性，甚至影响到治疗效果。

3. 节约医疗资源和成本 曾有研究表明，53.6% 的患者在入院时至少存在 1 个药物治疗偏差，若不及时纠正，可能会导致住院期间治疗不当，降低药物治疗的有效性和安全性，延长住院时间，增加治疗费用；患者出院后，在回到社区保健机构或家庭开始长疗程药物治疗和康复过程中，如无特殊需要，药物更换或调整的概率较小，因此若出院时的药物治疗偏差未能被及时发现并纠正，可能会对患者造成更大的伤害。研究证实，药物重整服务可显著缩短患者平均住院日，并且降低出院后 7 天和 14 天的再住院率。美国有研究显示，一家医院实施以患者为中心的药物重整制度后，虽然每年需新增药师相关费用 35 000 美元，但却可节省药物不良事件相关费用 150 000 美元。英国的一项研究表明，相较于"用药清单的标准化""设置系统提醒"等其他4 种干预方式，药师主导的药物重整是减少入院患者用药错误的最有效办法，按 10 000 英镑 /QALY（quality adjusted life year，质量调整生命年）的意愿支付值计算时，药师主导的药物重整可有效节约 60% 的费用。由此可见，药物重整在保障患者药物治疗安全有效的同时，还能节约卫生资源和医疗费用，具有明显的经济学优势，符合我国当前正在进行的医疗改革方向。

第三节　药师在药物重整中的作用

药师是药物重整的实施者，参与患者从入院、转院 / 科到出院的所有环节，可以有效减少患者存在或潜在的用药错误，并提高患者的满意度。一项纳入了 19 项（其中 17 项为随机对照）研究，共包括 15 525 名成年患者的荟萃分析表明，药师主导的药物重整可减少 66% 的药物治疗偏差，对于入院患者和出院患者都是如此。这充分说明，药师主导的药物重整是减少药物差错的有效策略。

在我国，临床药师在药物重整中具有更明显的优势。首先，我国很多患者，尤其是老年和慢性病患者，在诊疗过程中可能会需要面对多个专科医生，容易出现重复用药、药物相互作用等问题或风险；而临床药师因具备深厚的药学专业知识，更容易识别患者存在的重复用药或药物相互作用等相关问题或风险。其次，随着临床医学专科和亚专科越分越细，很多专科或亚专科医生只熟悉本专科或本亚专科疾病的药物使用，而对其他专科或方向的用药不太关注或不太了解；而临床药师对不同专科用药的了解更为全面深入，可以对患者使用的不同专科药物进行梳理和重整。最后，相较于国外医师与病患比例，我国医师接诊工作任务更加繁重，诊疗过程中留给每位患者的时间可能只有短短几分钟。在如此有限的时间内，除了解患者的一般情况、判断病情外，要想深入了解患者的既往用药史是很困难的。而一次完整的药物重整往往需要 20 到 30 分钟，甚至更久，因此实际工作中，由医生来完成药物重整工作是非常难以实现的。除此之外，药师在与患者的接触过程中，会将更多的精力集中在药品使用方面，而非疾病诊断。因此，相较于医生、护士等医疗团队其他成员而言，药师获得的患者用药史也更加准确，更有助于保障患者的用药安全。

（徐　萍　张毕奎）

参考文献

[1] 杨烁，邵晓楠，吴岢非，等. 国内外药物重整服务现状及补偿机制探讨. 中国医院，2020, 24(5): 60-62.

[2] FRAMENT J, HALL R K, MANLEY H J. Medication reconciliation: the foundation of medication safety for patients requiring dialysis. Am J Kidney Dis, 2020, 76(6): 868-876.

[3] REDMOND P, GRIMES T C, MCDONNELL R, et al. Impact of medication reconciliation for improving transitions of care. Cochrane Database Syst Rev, 2018, 8(8): CD010791.

[4] CHIARELLI M T, ANTONIAZZI S, CORTESI L, et al. Pharmacist-driven medication recognition/reconciliation in older medical patients. Eur J Intern Med, 2021, 83:39-44.

[5] PEVNICK J M, NGUYEN C, JACKEVICIUS C A, et al. Improving admission medication reconciliation with pharmacists or pharmacy technicians in the emergency department: a randomised controlled trial. BMJ Qual Saf, 2018, 27(7): 512-520.

[6] FERNANDES B D, ALMEIDA PHRF, FOPPA A A, et al. Pharmacist-led medication reconciliation at patient discharge: a scoping review. Res Social Adm Pharm, 2020, 16(5): 605-613.

[7] MEKONNEN A B, MCLACHLAN A J, BRIEN J A. Pharmacy-led medication reconciliation programmes at hospital transitions: a systematic review and meta-analysis. J Clin Pharm Ther, 2016, 41(2): 128-144.

[8] PRONOVOST P, WEAST B, SCHWARZ M, et al. Medication reconciliation: a practical tool to reduce the risk of medication errors. J Crit Care, 2003, 18(4): 201-205.

第二章
药物重整工作的开展

本章主要介绍药物重整的相关规范、开展药物重整的流程和实施建议以及药学专业人员开展药物重整所需要的胜任力等。药物重整的相关规范，既包括我国卫生健康委员会现已颁发的《医疗机构药物重整服务规范》，也涉及世界卫生组织、美国、英国的相关标准。此外，本章对于药物重整人员培训的需求现状，以及基于医疗质量提升的高度，对于开展药物重整服务的过程进行了梳理，以便读者做好开展药物重整工作前的计划和相应准备。

第一节　药物重整的相关规范

为确保药物重整服务质量，医疗机构应当参考相关规范，从而确保安全、有效、高效地开展相关服务。本节将对我国及国际相关标准和规范进行筛选展示，并作为提供药物重整服务的重要参考资料，确保服务质量。

我国的服务规范（表 2-1、表 2-2）应当作为提供服务的蓝本，国际相关标准要求（表 2-3）可以作为参考，以提高服务水平及质量，表 2-4 将药物重整级别进行了分类建议，可以在资源不足或人员不足的情况下有序开展药物重整服务，表 2-5 则用简单易记的"4C"提示了药学专业工作者规范开展药物重整服务的流程。

一、我国《医疗机构药物重整服务规范》

我国国家卫生健康委员会（以下简称卫健委）于 2021 年 10 月颁发了《医疗机构药物重整服务规范》和相关文书要求，可以从卫健委官方网站上查询、下载，其中主要内容如表 2-1 所示。

表 2-1 《医疗机构药物重整服务规范》内容

项目	主要内容
概述	服务规范的背景及必要性,对"药物重整"概念给予定义
基本要求	药物重整的组织管理及人员要求
服务管理	药物重整的服务对象、工作内容、关注重点、医疗文书管理
质量管理与评价改进	如何对药物重整的质量进行管理,并进行评价和改进

在药物重整过程中,全面、准确的信息记录可以确保避免药物重整过程中遗漏、差错的出现。同时,相关的用药信息记录表格也可以作为患者后续转科、出院时参考的重要信息。因此,卫健委颁发服务规范的同时,也规范了药物重整记录表,格式如表 2-2 所示。

表 2-2 药物重整记录表

患者姓名		年龄		性别		住院号	
□入院时间 □转入时间				□出院时间 □转出时间			
诊断				过敏史			
药品名称 (通用名)	用法用量		开始时间	停止时间		药物重整建议及理由	

患者或家属签字: 药师签字: 医师签字: 日期:

注:1. 列表中应列出患者全部用药,开展重整的药物请注明重整建议及重整理由。

　　2. 如有患者自带药品,请在药品名称后加"有患者自带药"。

　　3. 如因转科需要暂停或调整用药,请注明。

二、国际相关组织的药物重整指南及规范

世界卫生组织（World Health Organization，WHO）及国际联合委员会（Joint Commission International，JCI）分别颁布了药物重整相关指南及规范，可以作为各医院开展培训、制定内部工作流程时的重要参考，内容如表 2-3 所示。

表 2-3　药物重整相关标准和要求

颁发机构	标准名称	主要要求
世界卫生组织	《药物重整指导原则》（*Guiding Principles on Medicines Reconciliation*）	（1）在各级医疗机构中，都应该确保有一份更新的并且准确的患者用药列表作为安全用药的基础。 （2）在每个医疗服务转接过程中，都应该有一个正式且有结构性的药物重整流程。 （3）入院药物重整是住院期间持续药物重整的基础。 （4）药物重整的流程是相关人员的共同责任，并且相关人员应当理解自己的角色及责任。 （5）药物重整应当融入现有用药管理流程及患者服务流程。 （6）患者及家属应当加入药物重整过程中。 （7）负责药物重整的人员应当接受获取最佳用药史（best possible medication history，BPMH）及重整过程相应培训
国际联合委员会（JCI）	《国际联合委员会医院认证标准第 6 版》（*Joint Commission International Accreditation Standards for Hospitals*, 6th edition）药物管理与使用第四项	（1）患者当前服用的所有药物清单应记录在患者的医疗记录中，并且提供给药师、护士和医生使用。对于住院患者，医院建立流程，将患者入院前服用的药物清单与入院医嘱进行比较。 （2）当患者被转诊或转移到医院内或者转院时，患者的完整药物清单也应当传达给下一个医疗机构

三、英国药物重整指南

英国国家处方中心（National Prescribing Centre，NPC）《药物重整实施指南》（*Guide to the Implementation of Medicines Reconciliation*）不仅对药物重整的流程进行了描述，其中还特别对药物重整工作的分级管理进行了建议，此分级管理建议对于我国临床药师不足的现状有很好的参考意义，其中对主要责任方、主要工作内容都进行了分别建议，如表 2-4 所示。

表 2-4 英国 NPC《药物重整实施指南》中的分级管理建议

级别	类型	主要责任方	主要内容
第一级	基本型	入院责任医生	(1)在收集入院病史阶段,收集用药列表,并进行相应处方开具。 (2)大部分情况由负责收集患者信息的医生或者护士在分诊时完成
第二级	完整型	药学人员	(1)由药学专业人员(药师及其他药学专业技术人员)完成,获得尽可能准确的用药列表,并使用两种或者以上的用药史信息来源。 (2)同时要求识别药学人员提取的应开具医嘱与实际住院医嘱的差异。基于这些差异,进行相应的处理。 (3)第二级的药物重整应当由完成相应培训能够胜任的药学专业人员完成。 (4)备注:第二级药物重整不包括审核医嘱部分,审核医嘱工作应当在药物重整之外,由药师完成

四、加拿大药物重整指南

加拿大用药安全实践协会（Institute for Safe Medication Practices，ISMP）及加拿大安大略省医疗质量委员会联合颁布了《基层医疗药物重整指南》,此指南中提出了"4C"工作流程,用易记的方式清晰描述了药物重整的重要步骤,可以用于药师建立自己的工作习惯（表2-5）。虽然此指南主要是根据"基层医疗"的情形而制定,但对于不同医疗环境（例如住院、出院等环节）均有参考借鉴意义。

表 2-5 加拿大《基层医疗药物重整指南》中的"4C"流程

步骤	主要内容
collect——收集最佳用药史	(1)收集用药史以及关于患者用药的其他相关信息。信息可能来自很多不同的来源,其中某些来源可能比其他来源更加可靠。使用系统的方式对患者进行访谈,了解最接近实际的用药史。 (2)对最佳用药史进行记录
compare——对比及发现差异	(1)用最佳用药史与现医嘱进行对比。 (2)将需要确认的差异进行记录

步骤	主要内容
correct——修正及合理处理差异	(1)根据查阅病历、与患者及医疗人员讨论修正差异。 (2)在最佳用药史上按照修正后的信息进行更新,成为一个新的重整后的用药列表
communicate——沟通从而确保信息有效传递	(1)将用药调整与患者进行沟通,并确保患者理解新的用药治疗方案。 (2)对患者进行宣教,让患者理解保持一份最新的用药列表的重要性。 (3)将更新的用药列表更新至患者的相应记录中,并告知相关负责的医疗人员

第二节　药物重整的流程

一、药物重整的步骤

为确保药物重整工作的系统性,药物重整的标准流程制定并按流程实施是非常必要的。药物重整的流程可根据各家医疗机构的具体情况进行相应调整,但药物重整都应包含以下三个主要步骤:①收集尽可能准确的用药史(BPMH)。②将用药史与入院后、住院期间转科或转院时、出院时开具的医嘱相对比,并且发现药物治疗偏差。③重整患者存在的药物治疗偏差,对药物治疗偏差的发生原因进行分类,区别有指征的调整及无意的差错,并采取相应行动,且记录相应干预措施。

每个步骤应当包括如下具体流程:

1. 收集尽可能准确的用药史　尽可能准确的用药史是一份准确、更新、完整的用药史,包括患者服用的处方药物及非处方药物(包括中草药、维生素等其他相关用药)和保健品,应当包含剂量、频次、剂型、给药途径、用药时间等。

药学专业人员应当通过可靠的信息渠道,按需使用信息化方式查找(例如查询患者取药记录)或问诊方式(从患者或相关照顾者)获取相关用药史。

在此过程中还应一并收集患者相关过敏史、疫苗接种史、药物调整、生活方式、依从性情况等信息。

2. 对比用药史,发现偏差　基于用药史的信息,对比入院后、转科、转院、出院、门诊等开具的处方,发现相应药物治疗偏差或变化。药物治疗偏差包括：①少开药物；②增加药物；③重复用药；④同类型药物替换；⑤药物过敏或不耐受；⑥剂量、频次、单位、剂型、给药途径、用药时间、治疗周期等差异。

3. **重整差异并采取合适行动** 基于患者的临床情况，作出相应的专业判断，明确药物治疗偏差是有意的或是无意的。对于相应错误的修正，应当与处方医生进行相应沟通，并进行相应记录，避免错误信息的传递。对治疗必要的调整，确认后应当对患者进行相应的宣教。

最后，在药物重整完成的前提下，应当对患者的所有用药进行审核，基于用药重整更新后的信息评估患者的全部用药是否存在药物相互作用、禁忌证等情况，并进行相应处理。

二、药物治疗问题的分类

在药物重整过程中，除了药物治疗偏差之外，还可能发现药物治疗问题。基于奇波利等著的《药学监护实践方法：以患者为中心的药物治疗管理服务》一书中的内容，药物治疗问题是指患者在药物治疗过程中出现的，确定或可能与药物有关的，与预期获得的治疗结果相悖的，需要专业判断解决的不良事件。对于药物治疗问题的清晰分类，可以更好地解决问题，也有益于对药物重整过程进行总结分析，开展相关研究，证明药学服务价值。表2-6对于药物治疗问题的分类进行了描述，药师可以根据实际发现的问题进行分类、排序。表2-7对于药物治疗问题的种类进行了药物相关需求的匹配和分类，分别关注适应证、有效性、安全性、依从性。表2-8列出了药物治疗问题的常见原因，以便于药师在药物重整过程中深入解决问题。

表2-6 药物治疗问题分类的描述

序号	描述
1	此时患者无临床指征(适应证),不需要药物治疗
2	患者需要增加药物来治疗或预防一种疾病
3	药品没有起效,不能产生患者所需的预期疗效
4	给药剂量过低,患者未达到预期的治疗效果
5	患者使用药物后产生不良反应
6	药物治疗剂量过大,导致患者遭受不良事件
7	患者不能或不愿意按医嘱服药治疗

表 2-7　药物治疗问题（未满足的药物相关需求）

药物相关需求	药物治疗问题的种类
适应证	不必要的药物治疗 需要增加药物治疗
有效性	无效药物 给药剂量过低
安全性	药物不良反应 给药剂量过高
依从性	不依从或不顺应

表 2-8　药物治疗问题的常见原因

药物治疗问题种类	药物治疗问题的原因
不必要的药物治疗	(1)重复治疗:只需单药治疗,却在使用多种药物治疗。 (2)无适应证存在的用药:目前尚无充分的临床用药指征。 (3)采用非药物治疗更适合:更适宜采用非药物治疗,而不是药物治疗。 (4)使用成瘾性或娱乐性药物:由毒品滥用、酗酒或抽烟引起。 (5)治疗可避免的不良反应:正在服用药物治疗由另一药物引起的可避免的不良反应
需要增加药物治疗	(1)预防性治疗:需要给予预防性药物治疗,以减少产生新疾病的风险。 (2)存在未治疗的病症:一种疾病需要开始药物治疗。 (3)协同增效治疗:一种疾病需要增加药物治疗以获得协同作用或加和作用
无效药物	(1)还有更有效的药物:使用的药物不是治疗疾病最有效的药物,需要更换另一药物。 (2)病情对药物耐受或抗药:病情对现有药物耐受,需要更换另一药物。 (3)药物剂型不合适:需要更换成其他剂型。 (4)存在禁忌证:患者为该药物禁忌使用人群。 (5)药物不符合此适应证:药物对于治疗目前适应证不是有效药物
给药剂量过低	(1)无效剂量:给药剂量过低,无法产生预期疗效。 (2)需要增加监测:需要临床检查或化验结果以确定给药剂量是否过低。 (3)给药频率不合适:给药时间间隔过大,难以产生预期疗效。 (4)不正确的服用方法:给药途径或方法不适宜导致药物实际用量不足。 (5)药物相互作用:药物相互作用使患者体内活性药物浓度减少导致治疗效果欠佳。 (6)药品储存不正确:药品储存方法不正确导致药物失效。 (7)药物疗程不适宜:药物疗程过短,难于获得预期结果

药物治疗问题种类	药物治疗问题的原因
药物不良反应	(1)不良结果:药物引起的与剂量无关的不良反应。 (2)不安全的药物:由于患者存在风险因素,需要选择更为安全的药物。 (3)药物相互作用:药物相互作用引起的与剂量无关的不良反应。 (4)给药途径不正确:由给药途径不正确引起的不良反应。 (5)过敏反应:药物引起过敏反应。 (6)药物加量/减量速度过快:因药物剂量调整速度过快导致的不良反应
给药剂量过高	(1)用药剂量过高:使用药物的剂量过高,导致毒性反应。 (2)监测缺乏或频率过低:缺乏临床检查或化验结果以识别给药剂量过高。 (3)给药频率过短:给药间隔对于患者而言过短,导致血药浓度过高。 (4)药物治疗的疗程过长:药物治疗的疗程对于患者而言太长。 (5)药物相互作用:药物相互作用使患者体内活性药物浓度过高,导致患者中毒
患者不依从或不顺应	(1)没有理解药品说明书:患者没有理解如何正确使用药物及其给药剂量。 (2)负担不起药品费用:患者无法负担医师推荐或处方的药品费用。 (3)患者不愿意服药:患者不愿意按照医嘱服用药物治疗。 (4)患者忘记服药:患者忘记服用足量的药物。 (5)药品无法获得:药品缺货,患者购买不到。 (6)无法吞咽/吞服给药:患者不能按医嘱吞咽/吞服给药

第三节 药物重整的实施

基于前述药物重整的整体流程,本节对开展药物重整的时间、药物相关信息收集及核对、药物重整的沟通和记录方面给出了详细的参考标准及实施建议。其中部分内容来自多国的实践及对相应指南建议的归纳总结,读者应当参考相应的具体实施建议,建立相应工作流程以及质量衡量标准。

一、开展药物重整的时间

入院药物重整的时间见表 2-9。根据 WHO 相应指导原则,药物重整应当在入院后 24 小时内完成。基于我国胜任药物重整工作的药学专业人员不足的现状,建议各医疗机构基于实际情况进行相应调整。

表 2-9　入院药物重整的时间

标准	实施建议
确保一位药学专业人员在患者入院当日或下一日进行药物重整	可以结合信息化机制进行用药列表对比。周末入院患者可能会被影响,建议提供相应值班机制。首先应当确保有效识别相应药物治疗偏差,具体解决方法应根据实际严重程度作出临床判断

二、药物相关信息的收集及核对

1. 患者问诊(表 2-10)

表 2-10　患者问诊

标准	实施建议
在问诊过程中确保患者关怀,关注安全、舒适、隐私及尊重	
开始问诊时进行自我介绍,包括姓名、职务及问诊目的	
使用两种信息对患者身份进行确认(例如患者的姓名及生日)	
确保患者神志清醒及有行为能力	
恰当使用开放式及封闭式问题,从而全面获取患者当前的用药情况	
问题中应包括患者在家或常住环境中使用药品的情况	例如,可以询问是不是由家人或其他照顾人员帮助用药
确认患者的依从性,如果依从性差,应了解其原因	
确保问诊人员表现专业,并且前期和患者建立信任	
给患者表达自己想法的机会,然后逐渐引导患者理解药学专业人员的问诊目的	
在问诊过程中积极有效沟通,使用恰当并且对患者尊重的语言	
对患者进行开放式对话,让患者理解用药及生活方式调整的相应风险及获益	坦诚及开放地与患者沟通
调整沟通及问诊方式,从而满足不同患者的需求(例如视觉、听觉障碍患者)	
尊重不同年龄、性别、民族的患者的行为及价值选择,并理解他们的差异(例如部分人群选择不接受输血)	
按需使用提示工具(例如清单)来帮助问诊有效进行	
使用主动聆听技能,确保尽可能得到所需信息,并且使用适合患者文化程度的沟通方式	

标准	实施建议
在问诊过程中确保患者理解,同时给予患者时间进行思考	

问题举例

(1)您每天都服用哪些药品?

(2)有没有您不经常用的药品?比如每月或者每周用的,或者按需用的?

(3)您使用眼药水、滴耳液、吸入剂、外用药膏之类的吗?

(4)最近 2 ~ 3 周有没有服用过头孢之类的"消炎药"?

(5)有没有其他您用的药我们没有提到?

(6)对什么药品过敏吗?

(7)有没有服用自己买的药?

(8)有没有服用维生素或者中草药?

(9)有没有贴上什么药膏?

(10)您服用这个药后有什么效果吗?

2. **用药史来源(表 2-11)** 用药史可以来源于多种信息渠道,很难有一种 100% 可靠的用药史来源。因此,为了确保准确性,可能需要使用一种以上信息来源确认患者的用药史。在恰当时候,例如一位年轻的初次住院患者,没有其他基础疾病,可能根据本人信息即可判断无长期用药,则不需要从其他信息来源再次确认。

表 2-11　用药史来源

用药史来源	标准	实施建议
所有信息来源	应当从最新、最准确、最可靠的来源获取用药史信息,并对信息进行交叉核对,并且尽可能使用两种或者以上信息来源。如果两种信息来源有冲突,按需增加第三种来源进行确认	考虑每种信息来源的局限性,应将来源信息留存在病历中作为存档
患者或负责管理患者药物的人员	尽可能将患者或者负责管理患者药物的人员作为信息来源之一	如果患者本人不管理自己的用药,考虑与家人、护工等人员联系。 如果患者本人临时不能确认用药史(例如短期昏迷等),则应在相应记录上体现,等患者可以回答时再沟通。因为患者可能并未按照处方上剂量服用
	了解患者对于吸入剂、雾化药物、抗生素、眼药水、紧急用药等药物使用的情况	
	了解患者最近启用或者停用的药物,以及最近的药物剂量调整	

用药史来源	标准	实施建议
从近期出院小结中获取相关出院带药处方信息	确保出院日期为近期(基于恰当临床判断)	
	与患者或照顾人员确认上次出院后的用药变化	
患者自带药物	检查所有患者自带药	确认患者是否按照自带药品处方服用。确认是否有患者随身携带的药品(例如眼药水、吸入剂)。确认是否有冰箱储存药品。
	与患者或相关人员确认患者每个自带药	注意患者已经停用的药品和其他家人的药品有可能混在其中
门诊取药记录	确认取药规律及最近取药日期	可能未包括从其他医院或药店取药情况。取药后可能并未服用。
	与患者或照顾人员确认,确保信息准确	有可能包括最近调整或暂停的药物

3. **发现及解决药物治疗偏差（表 2-12）** 解决药物治疗偏差，确保患者安全及医疗质量，是药物重整的核心结果，所以必须建立解决药物治疗偏差的相应流程，确保及时处理。

药物治疗偏差可能是有意的或无意的。有意的药物治疗偏差是患者住院前服用的药物在住院后由责任医生进行了相应的调整，无意的药物治疗偏差是责任医生在住院后处方过程中发生的用药错误、漏开药物、误增加药物等，并非有明确意图的用药变化。

表 2-12　发现及解决药物治疗偏差

标准	实施建议
将药物治疗偏差在电子处方系统、病历系统或其他相应机制上记录,以便责任医生可以相应进行查看及行动。药物治疗偏差必须在恰当时间范围内得到解决,具体时间应当依据临床判断	"临床判断"指的是依据差异的严重程度进行相应决策,例如对于一个关键药物的漏开,则应立即联系责任医生。清晰地记录和及时地解决无意的药物治疗偏差应当是药学人员药物重整服务质量的重要衡量指标。若药物治疗偏差未得到有效解决,则药物重整服务对于患者安全的价值会下降
确保有意的临时停用/长期停用的药物处方被清晰地记录,按需记录在电子处方系统、病历系统或其他相应记录媒介上。停用的原因也应进行清晰记录	

标准	实施建议
确保新开具的药物处方被清晰地标识，按需记录在电子处方系统、病历系统或其他相应记录媒介上。新开具的原因也应进行清晰记录	
确保药物剂量调整 / 剂型调整被清晰地标识，按需记录在电子处方系统、病历系统或其他相应记录媒介上。剂量调整 / 剂型调整的原因也应进行清晰记录	

三、药物重整的记录

药物重整过程及相应用药列表应当在住院医嘱或病历中进行记录，记录可以是纸质形式，以一个表格的形式展示；也可以是电子形式，作为电子病历系统中的一个表格。具体情况应当由各自医疗机构适宜的工作模式而确定。

1. 入院药物重整的记录（表 2-13） 入院药物重整的记录是药物重整的核心组成部分，确保所有相关医疗人员能够了解患者药物治疗的变化，并且作为最后出院小结中能够提供准确的药物列表的基础。

表 2-13 入院药物重整的记录

标准
确保所有信息是清晰、明确的
清晰记录患者的过敏史，包括过敏的药物及简要的反应情况描述；或写明无过敏史
清晰记录药物名称、剂量、剂型、服用频次等相关信息
清晰记录药物重整过程发现的患者依从性问题，以及进行的相应提升依从性的措施
清晰记录完成药物重整的人员、联系方式及日期

2. 出院药物重整的记录（表 2-14） 出院时患者用药的准确记录对于出院药物重整极为重要，相应信息应当有效交接给后续医疗专业人员，以确保安全出院或转院。美国医疗质量改善研究所（Institute of Health Improvement，IHI）指出，50% 以上用药差错和接近 20% 不良事件都是由出院期间信息交接不足导致。

表 2-14　出院药物重整的记录

标准
出院小结应当包含如下信息：患者姓名、出生日期、地址、病历号
入院原因应当清晰记录在出院小结上
清晰记录患者有无过敏史，如有过敏史，应包括对过敏药物及简要反应情况的描述
清晰记录每个药品的名称、用药指征、剂量、频次、给药途径、剂型
按需清晰记录用药疗程或后续调整要求（例如抗感染疗程、剂量滴定等要求）
清晰记录药物剂量变化，包括入院前服用剂量及出院时剂量，以及相应原因
清晰记录住院期间停用的药物，以及相应原因
清晰记录住院期间新增加的药物，以及相应原因
清晰记录后续治疗药物监测（TDM）的需求以及责任人员/机构
清晰记录药物治疗相关后续或随访的监测指标，例如肝功能、电解质等
清晰记录完成出院处方审核的药师姓名及联系方式
清晰记录出院责任医生及联系方式

第四节　药学专业人员开展药物重整需要的胜任力

除药物重整的服务规范、服务流程及相关实施建议外，药学专业人员的胜任力是保证药物重整质量的另一个重要因素。提高药学专业人员相关胜任力（表 2-15），可以进一步保证药物重整的质量。

表 2-15　药学专业人员开展药物重整需要的胜任力

胜任力	胜任力相关行为
问诊与沟通技能	
1.1　按需获取患者知情同意	根据医疗机构相应规定获取知情同意，在无法获得知情同意时，采取恰当行动
1.2　通过恰当提问获取患者的所有相关信息	

胜任力	胜任力相关行为
1.3 在患者相应记录中进行问诊信息记录	依据法律及医疗机构相关规定
1.4 清晰、准确、得当地与患者、照顾者、医疗人员及其他人员沟通	介绍自己，并解释问诊的原因
信息获取及记录	
2.1 获取相关信息	在获取用药史时按需获取信息
2.2 按需记录准确及完整的用药史	记录信息来源。 记录所有现服用药物的相关信息。 标注已经完成重整的所有药物
2.3 确认处方医生对于患者的用药治疗调整有明确的指征	停止的药物或调整的药物。 新开具药物
信息分析及决策	
3.1 对于所获取信息中的重要元素进行分析及合并	发现并记录用药相关问题。 以用药史对比现住院医嘱。 发现并记录相应药物治疗偏差
3.2 使用逻辑思维解决问题	基于发现的药物治疗偏差进行恰当的行动。 理解单信息来源的局限性并寻求确认。 确认相应药物治疗偏差是有指征的还是差错。 与相应人员沟通，解决疑问或问题
3.3 清晰及恰当地进行决策	
3.4 有效解决问题	按需进行相应记录

第五节 药物重整服务的策划与启动

每家医疗机构都面对不同的环境、不同的患者、不同的医疗人员、不同的运营压力，而药物重整服务的总策划人应当基于质量改善的原则，给予切实可行的建议，开展最有价值、最需要的药物重整服务，确保药物重整服务的持续性。

现阶段我国大多数医疗机构尚未启动药物重整服务，为了支持药学专业团队在医疗机构内启动药物重整服务，基于 Donnelly 等提出的 "PDSA"（plan，do，study，act，即计划、实施、研究、行动）质量改善循环理论以及加拿大药物重整指南中的 "实施策略"，药物重整启动流程可以归纳为图 2-1。

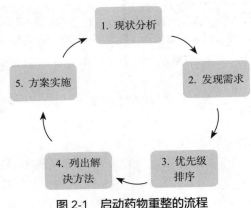

图 2-1　启动药物重整的流程

其中每个步骤的具体工作包括如下内容：

1. 现状分析　包括患者体验、医疗相关结局指标、人员反馈、实施流程等情况。在开始实施每一个质量改善项目前，都应该收集相应基线信息，在改善行动过程中应当持续关注，确保达到了有效的提升。

2. 发现需求　基于对现状的理解，发现需要改善的方面，例如未满足的需求、质量安全相关问题等。

3. 优先级排序　基于患者及人群需求、经济因素、临床相关影响因素对需求进行排序，确保在最需要提升的方面给予资源支持。

4. 列出解决方法　从理论层面，根据现有文献证据，推测可实施的解决方法，从而确认是否可以有效进行质量改善。

5. 方案实施　实施解决方案。同时确保解决方案得到有效质量提升，并发现新的需求。这是一个循环的流程。

根据图 2-1 中的步骤，药物重整服务的启动应当基于各个医疗机构的现状及需求，持续衡量相应指标，从而最高效率地实施药物重整服务。同时，药物重整服务的启动还应考虑下列因素：

1. 获得管理层支持　了解医疗机构发展目标、主要考核指标，并将药物重整所能达到的效果进行衡量与汇报。

2. 成立核心小组　核心小组成员除药师外，还应当包括药物重整相关利益方，如医生、护士、信息科人员等。核心小组负责决定药物重整的相关流程，以及确定从哪些服务或病区开始启动药物重整服务。

3. 对负责药物重整的人员进行培训及考核　培训应基于药物重整工作需求及学员胜任力现状，可以参考使用客观结构化临床考核（objective structured clinical examination，OSCE）方式对学员进行基线考核，以本书中案例为考核试题，发现胜任力不足，进行针对性培训，再通过考核确认是否具备相应胜任力。

（陆　浩）

参考文献 --

[1] KILLIN L, HEZAM A, ANDERSON K K, et al. Advanced medication reconciliation: a systematic review of the impact on medication errors and adverse drug events associated with transitions of care. Jt Comm J Qual Patient Saf, 2021, 47(7): 438-451.

[2] HERLEDAN C, BAUDOUIN A, LARBRE V, et al. Clinical and economic impact of medication reconciliation in cancer patients: a systematic review. Support Care Cancer, 2020, 28(8): 3557-3569.

[3] GUISADO-GIL A B, MEJÍAS-TRUEBA M, ALFARO-LARA E R, et al. Impact of medication reconciliation on health outcomes: an overview of systematic reviews. Res Social Adm Pharm, 2020, 16(8): 995-1002.

[4] ANDERSON L J, SCHNIPPER J L, NUCKOLS T K, et al. Effect of medication reconciliation interventions on outcomes: a systematic overview of systematic reviews. Am J Health Syst Pharm, 2019, 76(24): 2028-2040.

[5] CHIEWCHANTANAKIT D, MEAKCHAI A, PITUCHATURONT N, et al. The effectiveness of medication reconciliation to prevent medication error: a systematic review and meta-analysis. Res Social Adm Pharm, 2020, 16(7): 886-894.

[6] 中华人民共和国国家卫生健康委员会. 国家卫生健康委办公厅关于印发医疗机构药学门诊服务规范等 5 项规范的通知. [2022-11-23]. http://www.nhc.gov.cn/yzygj/s7659/202110/f76fc77acd87458f950c86d7bc468f22.shtml.

[7] World Health Organization. Assuring medication accuracy at transitions in care: medication reconciliation. [2023-9-28]. https://cdn.who.int/media/docs/default-source/integrated-health-services-(ihs)/psf/high5s/h5s-sop.pdf?sfvrsn=e3e53c9_4.

[8] International Pharmaceutical Federation. Medicines reconciliation: a toolkit for pharmacists. [2023-9-28].https://www.fip.org/file/4949.

[9] ISMP Canada. Ontario primary care medication reconciliation guide. [2023-9-28]. https://www.ismpcanada.org/download/PrimaryCareMedRecGuide_EN.pdf.

[10] Care Quality Commission. Medicines reconciliation (how to check you have the right medicines). [2023-9-28] https://www.cqc.org.uk/guidance-providers/adult-social-care/

medicines-reconciliation-how-check-you-have-right-medicines.

[11] 罗伯特·J.奇波利，琳达·M.斯特兰德，彼得·C.莫利.药学监护实践方法：以患者为中心的药物治疗管理服务.康震，金有豫，朱珠，译.3版.北京：化学工业出版社，2016.

[12] DONNELLY P, KIRK P. Use the PDSA model for effective change management. Educ Prim Care, 2015, 26(4): 279-281.

第三章

呼吸系统疾病药物重整

第一节　慢性阻塞性肺疾病

一、概述

1. **定义**　慢性阻塞性肺疾病（chronic obstructive pulmonary disease，COPD），简称慢阻肺，是一种常见的、可预防和治疗的慢性气道疾病，以持续存在的气流受限和相应的呼吸系统症状为特征，呼吸道症状和气流受限由有害颗粒或气体暴露导致的气道和/或肺泡异常引起，多呈进行性发展，遗传易感性、异常的炎症反应以及肺异常发育等众多的宿主因素参与发病过程。

2. **病因**　COPD 的发生风险可能与个体因素和环境因素有关，个体因素包括遗传因素、年龄和性别、肺生长发育、支气管哮喘和气道高反应性、体重指数低等，环境因素包括吸烟、空气污染、燃料烟雾、职业性粉尘、感染和慢性支气管炎、社会经济地位等。

3. **临床表现**　COPD 的主要症状是慢性咳嗽、咳痰和呼吸困难。早期 COPD 患者可能没有明显的症状，随病情进展日益显著；咳嗽、咳痰症状通常在疾病早期出现，而后期则以呼吸困难为主要表现。并发症常表现为右心功能不全、呼吸衰竭、自发性气胸。

4. **疾病分期**　COPD 分为稳定期和急性加重期。

（1）稳定期综合评估与分组

1）肺功能评估：使用《慢性阻塞性肺疾病全球倡议》（*Global Initiative for Chronic Obstructive Lung Disease*，GOLD），分级，按照气流受限严重程度进行肺功能评估，即以第 1 秒用力呼气容积（FEV_1）占预计值的百分比为分级标准（见表 3-1）。

表 3-1　慢性阻塞性肺疾病患者气流受限严重程度分级

分级	严重程度	肺功能
GOLD1 级	轻度	FEV₁ 占预计值的百分比 ≥ 80%
GOLD2 级	中度	50% ≤ FEV₁ 占预计值的百分比 < 80%
GOLD3 级	重度	30% ≤ FEV₁ 占预计值的百分比 < 50%
GOLD4 级	极重度	FEV₁ 占预计值的百分比 < 30%

2）急性加重风险评估：依据前一年的急性加重次数，若上一年发生 2 次及以上中 / 重度急性加重，或者 1 次及以上因急性加重住院，评估为急性加重的高风险人群。

根据症状水平和过去 1 年的中 / 重度急性加重史将患者分为 A、B、C、D 四个组（见图 3-1）。

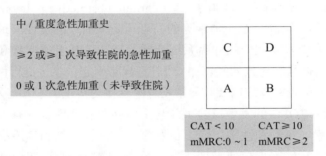

CAT，全称为慢阻肺患者自我评估测试（COPD assessment test，CAT）；mMRC 即改良版英国医学研究委员会（modified British medical research council，mMRC）呼吸困难问卷。

图 3-1　慢性阻塞性肺疾病综合评估

（2）急性加重期：慢阻肺急性加重是指患者呼吸道症状急性恶化，导致需要额外治疗。急性加重可分为轻度（仅需要短效支气管扩张药治疗）、中度（使用短效支气管扩张药并加用抗生素和 / 或口服糖皮质激素类药物治疗）和重度（需要住院或急诊、ICU 治疗）。

慢阻肺急性加重是慢阻肺病程的重要组成部分，预防、早期发现和及时治疗急性加重对于减轻疾病负担至关重要。

5. 疾病治疗

（1）稳定期管理：根据《慢性阻塞性肺疾病诊治指南（2021 年修订版）》，稳定期管理目标主要基于症状和未来急性加重风险。①减轻当前症状：包括缓解呼吸系统症状，改善运动耐量和健康状况；②降低未来风险：包括防止疾病进展，防治急性加重及降低病死率。

基于以上管理目标，对患者教育的主要内容包括：①戒烟宣教；②慢阻肺的病理生理与临床基础知识；③长期规律使用药物的重要性；④吸入药物和吸入装置的正确使用；⑤缓解呼吸困难的技巧；⑥了解需到医院就诊的时机；⑦呼吸康复相关知识；⑧急性加重的处理方式；⑨终末期慢阻肺的伦理问题。药师应重点关注吸入药物、吸入装置的正确使用和长期规律使用药物，并配合医护做好其他教育工作。

对慢阻肺稳定期患者应建立"评估 - 回顾 - 调整"长期随访的管理流程。给予初始治疗后，应注意观察患者对治疗的反应，重点评估呼吸困难和急性加重发生情况是否改善，评估患者的吸入技术、用药依从性和其他非药物治疗方法（包括肺康复和自我管理教育），识别任何可能影响治疗效果的因素并加以调整，考虑升级、降级或更换吸入装置及药物。

稳定期慢阻肺患者根据疾病分组（图 3-1），初始治疗方案推荐：

A 组：1 种支气管扩张药（短效或长效）。

B 组：1 种长效支气管扩张药；若患者慢性阻塞性肺疾病自我评估测试（COPD assessment test，CAT）> 20 分，可考虑使用长效抗胆碱药（long-acting muscarine anticholinergic，LAMA）+ 长效 β_2 受体激动剂（long-acting beta-agonist，LABA）联合治疗。

C 组：LAMA，或吸入性糖皮质激素类药物（inhaled corticosteroid，ICS）+ LABA。

D 组：根据患者的情况选择 LAMA，或 LAMA + LABA，或 ICS + LABA，或 ICS + LAMA + LABA。若 CAT > 20 分，推荐首选双支气管扩张药联合治疗。对于血嗜酸性粒细胞计数 ≥ 0.3×10^9/L 或合并哮喘的患者首先推荐含 ICS 的联合治疗。

（2）急性加重期管理：慢阻肺急性加重的治疗目标是最小化本次急性加重的影响，预防再次急性加重的发生。

1）根据慢阻肺急性加重和合并症的严重程度，可选择门诊或住院治疗。轻度患者可在门诊接受支气管扩张药、糖皮质激素类药物及抗菌药物等治疗；病情较重者，应住院治疗；若病情危及生命需尽快收住 ICU。

2）药物治疗：推荐优先选择单用短效 β_2 受体激动剂（short-acting beta 2 agonist，SABA）或联合短效抗胆碱药（short-acting muscarinic antagonist，SAMA）吸入治疗。住院患者首选雾化吸入给药，而门诊或家庭治疗可采用经储物罐吸入定量气雾剂的方法或家庭雾化治疗。

茶碱类药物不推荐作为一线的支气管扩张药，但在 β_2 受体激动剂、抗胆碱药治疗 12～24 小时后，病情改善不佳时可考虑联合应用，但需要监测，避免不良反应发生。

对于具备抗菌药物应用指征的患者，抗菌治疗可以缩短恢复时间，降低早期复发风险和治疗失败风险，缩短住院时间。不同的病程、肺功能损害严重程度、特定病原体感染的危险因素、既往抗菌药物应用史、稳定期痰细菌定植种类等因素均可影响病原谱。初始经验性抗菌治疗应对患者进行分组和覆盖常见的病原体，存在铜绿假单胞菌（*Pseudomonas aeruginosa*，PA）危险因素和预后不良危险因素的患者推荐使用更广谱的抗菌药物方案。

在中重度慢阻肺急性加重患者中，全身使用糖皮质激素类药物可改善第 1 秒用力呼气容积（forced expiratory volume in one second，FEV_1）、氧合状态，缩短康复及住院时间，推荐剂量为甲泼尼龙 40mg/d，疗程 5 天，静脉应用与口服疗效相当。长时间使用糖皮质激素类药物可导致患者罹患肺炎及死亡的风险增加。

6. 药物重整过程中的重点关注内容

（1）入院时药物重整要点

1）药物管理

A. 支气管扩张药：与口服药物相比，吸入制剂的疗效和安全性更优，多数患者既往曾经使用多种支气管扩张药。入院时药师应仔细询问患者目前使用和既往使用的吸入药物的品种（包括规格）、剂量、使用过程中的疗效及不良反应。可要求患者演示吸入药物的使用方法，评估其操作是否正确。此外，药师还需询问患者是否有自行停药或漏用等现象，评估患者使用吸入药物的依从性。

部分患者曾经口服茶碱等支气管扩张药，药师需要询问使用频次、剂量、使用起止时间、漏服情况等，评估口服药物的疗效及适宜性。

住院患者多数情况处于急性加重期，入院后通常会使用雾化吸入支气管扩张药，药师应审核医嘱中吸入制剂及使用剂量是否适宜，是否存在药物相互作用，提醒患者在雾化治疗期间应停用稳定期使用的吸入制剂，避免重复用药。

B. 其他药物：重点关注糖皮质激素类药物使用情况，记录用法用量、起止时间，询问不良反应相关症状。有患者可能购买保健品或者"特效药"使用，药师应关注这些物质中是否掺杂糖皮质激素类药物及支气管扩张药。询问其他疾病治疗药物及自购药，分析药物之间是否存在药物相互作用。

2）症状管理：询问患者既往使用药物后胸闷、气促、咳痰等症状是否好转；每年急性发作次数及可能的诱因；在症状急性加重时使用短效支气管扩张药症状控制情况。有无发热、咳黄脓痰等合并细菌感染症状。

3）并发症及伴发疾病的优化管理：慢阻肺急性加重病情反复与痰液分泌增多有关，可通过全身或雾化吸入药物、吸痰、物理排痰等方式辅助气道痰液清除。并发呼吸衰竭时，应及时予以呼吸支持，一般不推荐使用呼吸兴奋剂。慢阻肺急性加重与急性心血管事件和肺栓塞等风险增高相关，识别并治疗各种并发症可改善预后。慢阻肺常合并其他疾病，合并症的治疗应依据该疾病指南，治疗原则与未合并慢阻肺者相同。有合并症的患者慢阻肺的治疗策略无须改变。

（2）出院时药物重整要点

1）药物管理：患者出院前需根据急性加重期的治疗反应及患者既往用药疗效综合制订稳定期药物治疗方案。如果有需要停用的吸入制剂应明确告诉患者不再使用该药物。如果使用新的吸入制剂，药师需要教会患者使用新的吸入制剂，需评估患者操作是否规范，并进行用药依从性宣教。如患者出院时仍需使用口服糖皮质激素类药物，药师应告知患者如何减量及停药。如患者出院时仍需使用抗菌药物，药师应告知患者使用疗程及应注意的不良反应，不能自行服用或停用。

2）症状管理：告知患者药物治疗的目标，指导患者进行自我症状评估，告知患者当前药物可能出现的不良反应及处理方法。如果患者治疗后仍存在呼吸困难，需要及时去医院呼吸专科就诊，由医生调整治疗药物或更换吸入装置，不可自行增加剂量或改药。如果用药期间出现药物不良反应及时咨询医生或药师。告知患者随访计划，定期评估稳定期治疗效果。

3）并发症及伴发疾病的优化管理：根据《慢性阻塞性肺疾病诊治指南（2021 年修订版）》，COPD 合并症的治疗应依据各疾病指南，治疗原则与未合并 COPD 相同。需要提醒患者其他疾病的药物调整可能对 COPD 产生影响，比如使用可能引起支气管收缩的药物，比如 β 受体拮抗剂，可能加重患者气促，使用前需咨询呼吸科医生或药师。建议患者因其他疾病需要使用药物时，咨询药师对 COPD 是否有影响或存在药物相互作用。

二、药物重整案例

1. 病例介绍

（1）病情介绍：患者男性，85 岁，因反复咳嗽、胸闷气促20 余年，再发加重 1 个月于 2021 年 12 月 24 日入院。

（2）既往史：冠心病史 3 年余，服用麝香保心丸 1 丸，t.i.d.。有陈旧性肺结核病史，具体不详。吸烟 40 余年，最多 2 包 /d，已戒烟 25 年；饮酒 40 余年，戒酒 20 余年。

（3）查体：血压 122/69mmHg，脉搏 73 次 /min，体温 36.0℃，呼吸 20 次 /min，双肺呼吸音清，双下肺少许湿啰音。

（4）实验室检查和影像学检查

1）血常规：血红蛋白（Hb）106g/L ↓，红细胞（RBC）3.5×10^{12}/L ↓，白细胞（WBC）4.42×10^9/L，血小板（PLT）109×10^9/L ↓，嗜酸性粒细胞（E）0.58×10^9/L ↑。

2）血气分析：pH 7.37，动脉血二氧化碳分压（$PaCO_2$）43mmHg，动脉血氧分压（PaO_2）93mmHg，动脉血氧饱和度（SaO_2）97%。

3）炎症指标：红细胞沉降率（ESR）34mm/h ↑，C 反应蛋白（CRP）3.79mg/L，血小板压积（PCT）< 0.02ng/ml，白介素 -6（IL-6）1.78pg/ml。

4）病原学检查：γ 干扰素释放试验结果阳性，PPD-IgG 阳性（+）弱，PPD-IgM 阴性，PPD 阴性，九项呼吸道病原体阴性。

5）肺功能检查：重度混合性肺通气功能障碍，支气管扩张试验阴性，呼出气一氧化氮（fractional exhaled nitric oxide，FeNO）25ppb。

6）胸部 CT：①双上肺多形性病变，考虑继发性肺结核可能；②支气管疾患并双肺少许炎性病变，肺气肿，右肺上叶支气管扩张；③主动脉及冠状动脉硬化。

（5）入院诊断：①慢性阻塞性肺疾病急性加重期；②冠状动脉粥样硬化性心脏病，陈旧性高侧壁心肌梗死，心功能Ⅲ级；③前列腺增生。

（6）诊疗经过：患者入院后仍有咳嗽、咳痰、气促。予以吸入用异丙托溴铵溶液、左沙丁胺醇吸入溶液、吸入用丙酸倍氯米松混悬液、吸入用氨溴索溶液四联雾化治疗，氨溴索注射液静脉滴注、桉柠蒎肠溶胶囊口服祛痰治疗，肺康复治疗。患者继发性肺结核为稳定期，暂不需进行抗结核治疗。治疗后患者咳嗽、咳痰减少，为白色稀薄痰，稍有胸闷气促，无发热，无胸痛。

（7）出院诊断：①慢性阻塞性肺疾病急性加重期；②继发性肺结核稳定期；③冠状动脉粥样硬化性心脏病，陈旧性侧壁心肌梗死，心功能Ⅲ级；④前列腺增生。

（8）出院带药医嘱：见表 3-2。

表 3-2 出院带药医嘱

用药目的	药品	单次剂量	频次	开始时间	使用疗程
解痉平喘	格隆溴铵福莫特罗吸入气雾剂	7.2/5μg×2 吸	t.i.d.	2022 年 1 月 4 日	长期
祛痰	桉柠蒎肠溶胶囊	300mg	t.i.d.	2021 年 12 月 24 日	长期

2. 出院时药物重整流程

（1）药师采集既往住院期间用药清单，并与出院带药医嘱进行对比，相关信息见表 3-3。

（2）识别问题、解决方案及与医患沟通要点：见表 3-4。

（3）分析及小结：本案例中共发现了 3 个用药相关问题。

1）患者依从性差：根据《慢性阻塞性肺疾病诊治指南（2021 年修订版）》，支气管扩张药是慢阻肺的基础一线治疗药物，通过松弛气道平滑肌扩张支气管，改善气流受限，从而减轻慢阻肺的症状。循证研究发现规律使用支气管扩张药能改善肺功能和降低急性加重风险。药师通过沟通了解到该患者吸入剂用药不规律的原因主要有两点：①对疾病不重视；②经济问题。针对患者的情况，药师告知患者慢阻肺不规律治疗的后果，如更频繁地出现活动受限、胸闷气促、呼吸不畅，严重者可影响生活质量甚至危及生命。不规律用药导致慢阻肺急性加重而频繁住院，住院花费更多。出院后坚持使用格隆溴铵福莫特罗从全生命周期角度看降低了治疗成本。

2）需要增加的药物治疗

A. 增加急性发作期缓解药物沙丁胺醇气雾剂：根据《慢性阻塞性肺疾病诊治指南（2021 年修订版）》，预防、早期发现和及时治疗慢阻肺急性加重对于减轻疾病负担至关重要。支气管扩张药是慢阻肺急性加重的一线基础治疗，用于改善临床症状和肺功能，推荐优先选择单用 SABA 或联合 SAMA 吸入治疗。沙丁胺醇气雾剂起效快，可迅速缓解气促症状。患者每年都有 1～2 次慢阻肺急性加重，药师应告知患者在早期症状较轻时可吸入沙丁胺醇气雾剂。如吸入沙丁胺醇气雾剂后症状不能缓解需及时就医。

B. 冠状动脉粥样硬化性心脏病规范治疗：冠状动脉粥样硬化性心脏病应根据病情和危险因素综合评估，需长期规律使用减轻症状、改善心肌缺血的药物及预防心肌梗死、改善预后的药物。根据《冠心病合理用药指南（第 2 版）》，β 受体拮抗剂，尤其是选择性 $β_1$ 受体拮抗剂也可能使 COPD 患者获益，

表 3-3 出院带药医嘱与住院期间用药医嘱比较及药师意见

住院期间用药医嘱							出院带药医嘱				与住院期间药品比较	药师意见
用药目的	药品	单次剂量	频次	开始	结束	备注	用药目的	药品	单次剂量	频次		
扩张支气管	吸入用异丙托溴铵溶液	0.5mg	t.i.d.	2021年12月24日	2022年1月4日	无不适症状					停用	停用
扩张支气管	左沙丁胺醇吸入溶液	0.63mg	t.i.d.	2021年12月24日	2022年1月4日	无不适症状						
							扩张支气管	格隆溴铵福莫特罗吸入气雾剂	7.2/5μg×2吸	b.i.d.	新增药品	强调正确使用方法，提高依从性
抗炎	吸入用丙酸倍氯米松混悬液	1.6mg	t.i.d.	2021年12月24日	2022年1月4日	无不适症状					停用	停用
祛痰	吸入用氨溴索溶液	15mg	t.i.d.	2021年12月24日	2022年1月4日	无不适症状					停用	停用
祛痰	氨溴索注射液	30mg	q.12h.	2021年12月26日	2022年1月4日	无不适症状					停用	停用
祛痰	桉柠蒎肠溶胶囊	300mg	t.i.d.	2021年12月24日	2022年1月4日	无不适症状	祛痰	桉柠蒎肠溶胶囊	300mg	t.i.d.	用法用量无变化，沿用	建议继续使用或改用乙酰半胱氨酸泡腾片
强心	麝香保心丸	1丸	t.i.d.	2018年	2021年12月24日	患者自用药物						建议患者心内科门诊就诊，规范冠状动脉粥样硬化性心脏病治疗

表 3-4　药物重整发现的问题、解决方案及与医患沟通要点

序号	问题描述	解决方案	与医生沟通要点	与患者沟通要点
1	患者依从性差,既往吸入用药不规律。出院后存在吸入格隆溴铵福莫特罗不规律用药问题	(1)了解患者既往不规律用药的原因:对疾病不重视、经济问题。(2)与患者充分沟通规律吸入药物对于控制慢阻肺病情进展的重要性	告知医生患者既往吸入药物不规律使用情况	(1)告知该药物的作用以及长期规律地使用可以有效控制慢阻肺病情的进展,提高生活质量。(2)规律吸入药物能减少每年因慢阻肺急性加重住院的次数,降低住院频率,从而减少疾病造成的经济负担
2	患者每年有2次急性发作,出院时医生没有开备用的短效 β_2 受体激动剂	(1)询问患者既往慢阻肺急性加重时沙丁胺醇气雾剂的使用情况。(2)评估患者是否能正确使用沙丁胺醇气雾剂	询问医生出院带药没有开短效 β_2 受体激动剂的原因	(1)告知患者沙丁胺醇气雾剂的作用及使用注意事项。(2)告知患者沙丁胺醇气雾剂仅用于快速缓解症状,不可长期使用。(3)告知患者如吸入沙丁胺醇气雾剂症状不能有效缓解应及时就诊
3	患者有冠心病、陈旧性心肌梗死。出院带药缺少必需的治疗药物	建议心内科会诊或门诊,明确患者冠心病的临床分型,充分评估后制订长期服药方案	告知医生患者患有冠心病、陈旧性心肌梗死,目前没有使用相应治疗药物	告知患者冠心病需要在专科医生或药师指导下规律治疗
4	患者有冠心病、前列腺增生,吸入格隆溴铵福莫特罗可能出现心动过速、心律失常、尿潴留等风险	(1)嘱患者用药期间自测心率。(2)出现心悸、大汗时应及时就医。(3)尿潴留不能缓解时应及时就医	告知医生患者吸入格隆溴铵福莫特罗可能出现心动过速、心律失常、尿潴留等不良反应	(1)告知患者格隆溴铵福莫特罗常见不良反应及处理措施。(2)告知患者如果出现药物不良反应无法缓解的情况,应及时就诊

甚至降低死亡率,唯一例外的是需要长期氧疗的最严重患者。该患者可以使用选择性 β_1 受体拮抗剂治疗。由于他汀类药物对心肺的双重作用,冠心病合并 COPD 患者也可以使用。

　　3)药物不良反应监测的问题:患者出院后需要长期吸入格隆溴铵福莫特罗吸入气雾剂。

　　其中,福莫特罗是长效 β_2 受体激动剂,有潜在的促心律失常作用。研究

表明，用于治疗 COPD 的药物，如长效 β₂ 受体激动剂，对心血管疾病而言其安全性和耐受性是可以接受的。根据《冠心病合理用药指南（第 2 版）》，对于冠心病合并 COPD 的患者，长效 β₂ 受体激动剂并非禁忌用药。因此，需嘱患者日常注意自行监测心率，如有心悸、大汗等不适症状及时就医。

格隆溴铵为长效抗胆碱药，其偶见的不良反应有尿潴留。该患者有前列腺增生，应警惕该种不良反应。如患者尿潴留症状加重不能缓解，需及时就医。

第二节　支气管哮喘

一、概述

1. 定义　支气管哮喘（bronchial asthma），简称哮喘，是一种以慢性气道炎症和气道高反应性为特征的异质性疾病，随病程延长而导致一系列气道结构的改变，即气道重构。临床表现为反复发作的喘息、气急、胸闷或咳嗽等症状，常在夜间及凌晨发作或加重，多数患者可自行缓解或经治疗后缓解。

2. 分期及分级　哮喘可分为急性发作期、慢性持续期和临床缓解期。其中，哮喘急性发作期的病情严重程度可分为轻度、中度、重度、危重度 4 级。慢性持续期哮喘病情严重程度分为间歇状态、轻度持续、中度持续和重度持续 4 级。

3. 临床表现

（1）症状：典型症状为发作性伴有哮鸣音的呼气性呼吸困难，可伴有气促、胸闷或咳嗽。症状在数分钟内发作，并持续数小时至数天，可经平喘药物治疗后缓解或自行缓解。夜间及凌晨发作或加重是哮喘的重要特征。有些患者尤其是青少年，在运动后出现哮喘，称为运动性哮喘。此外，临床上还存在没有喘息症状的不典型哮喘，包括咳嗽变异性哮喘及胸闷变异性哮喘。

（2）体征：发作时典型的体征为双肺可闻及广泛的哮鸣音，呼气音延长。但非常严重的哮喘发作，哮鸣音反而会减弱，甚至完全消失，表现为"沉默肺"，是病情危重的表现。非发作期体检可无异常发现。

4. 疾病管理　哮喘治疗目标在于达到哮喘症状的良好控制，维持正常的活动水平，同时尽可能减少急性发作、哮喘相关死亡、肺功能不可逆损害和药物相关不良反应的风险。

（1）慢性持续期药物治疗：中华医学会呼吸病学分会哮喘学组发表的

《支气管哮喘防治指南（2020 版）》及全球哮喘防治创议（Global Initiative for Asthma，GINA）专家组发表的《2022 GINA 全球哮喘处理和预防策略（更新版）》，推荐长期（阶梯式）治疗方案，方案分为 5 级（见表 3-5），根据患者的初始症状确立治疗级别，按照哮喘阶梯式治疗方案进行升级或降级调整，以获得良好的症状控制并减少急性发作的风险。

1）升级治疗：升级治疗前需排除和纠正影响哮喘控制的因素，如药物吸入方法、依从性、持续暴露于触发因素（如烟草、空气污染、β 受体拮抗剂或非甾体抗炎药等）、合并症所致的呼吸道症状等。升级治疗分为以下 3 种：①升级维持治疗，适于在当前治疗级别不能控制，且排除了影响哮喘控制因素的患者，应考虑高一级别中的推荐选择方案，2 ~ 3 个月后再评估，如疗效不佳，可考虑其他推荐方案；②短程加强治疗，适用于部分哮喘患者出现短期症状加重，如发生病毒性上呼吸道感染或季节性变应原暴露，可采用增加如吸入性糖皮质激素类药物（ICS）剂量 1 ~ 2 周的方法；③日常调整治疗，对于使用 ICS/ 福莫特罗的患者，在继续维持剂量的治疗下，患者可以根据自身症状，每日按需调整药物的给药次数。

2）降阶梯治疗：当哮喘症状得到控制并维持至少 3 个月，且肺功能恢复正常并维持平稳状态，可考虑降级治疗，降级治疗应选择适当时机，需避开患者呼吸道感染、妊娠期、旅行期等。推荐的药物减量方案：通常首先减少激素类药物用量（口服或吸入），每 3 个月减少 ICS 剂量的 25% ~ 50% 通常安全可行；再减少使用次数（由每日 2 次减少至每日 1 次）；然后再减去与激素类药物合用的控制药物，以最低剂量 ICS 维持治疗。

表 3-5 哮喘患者长期（阶梯式）治疗方案

方案分级	推荐选择控制药物	其他选择控制药物	首选缓解药物	其他可选缓解药物
1 级	按需 ICS/ 福莫特罗	按需使用 SABA 时即联合低剂量 ICS	按需使用低剂量 ICS + 福莫特罗，处方维持和缓解治疗的患者按需使用低剂量 ICS + 福莫特罗	按需使用 SABA
2 级	低剂量 ICS 或按需 ICS + 福莫特罗	白三烯受体拮抗剂（LTRA）或低剂量茶碱		
3 级	低剂量 ICS + LABA	中剂量 ICS，或低剂量 ICS 加 LTRA 或加茶碱		
4 级	中剂量 ICS + LABA	高剂量 ICS 加 LAMA 或加 LTRA 或加茶碱		

续表

方案分级	推荐选择控制药物	其他选择控制药物	首选缓解药物	其他可选缓解药物
5级	参考临床表型加抗 IgE 单克隆抗体，或加抗 IL-5、抗 IL-5R、抗 IL-4R 单克隆抗体	高剂量 ICS + LABA 加其他治疗，如加 LAMA，或加茶碱或加低剂量口服激素类药物（注意不良反应）		

注：该推荐适用于成人及 ≥ 6 岁儿童；6 ~ 11 岁儿童首选缓解药物仍为按需使用 SABA。ICS：吸入性糖皮质激素类药物；LABA：长效 β₂ 受体激动剂；SABA：短效 β₂ 受体激动剂；LAMA：长效抗胆碱药。

（2）急性加重期的药物治疗：治疗原则是去除哮喘诱因，尽快缓解症状，解除气流受限和低氧血症。

1）轻度和部分中度急性发作：主要治疗为反复吸入 SABA，在第 1 小时每 20 分钟吸入 2 ~ 4 喷（入院患者可使用 4 ~ 10 喷），随后根据治疗反应调整剂量。也可使用 SABA 或 SAMA 雾化溶液，每 4 ~ 6 小时 1 次。如果治疗反应不佳，应尽早口服糖皮质激素类药物（泼尼松龙 0.5 ~ 1mg/kg 或等效剂量其他全身糖皮质激素类药物）5 ~ 7 天，症状减轻后迅速减量或完全停药。对全身使用糖皮质激素类药物有禁忌的患者可使用雾化吸入糖皮质激素类药物。

2）部分中度和重度急性发作：雾化吸入 SABA，初始阶段推荐间断（每 20 分钟）或连续雾化给药，随后根据需要间断给药（每 4 小时）。经 SABA 治疗效果不佳的患者可采用 SABA 联合 SAMA 雾化吸入治疗，重度患者还可静脉应用茶碱类药物。尽早使用全身糖皮质激素类药物，口服或静脉给药（泼尼松龙 0.5 ~ 1.0mg/kg 或等效的其他糖皮质激素类药物。严重急性发作或不宜口服糖皮质激素类药物的患者，可静脉使用甲泼尼龙 80 ~ 160mg，或氢化可的松 400 ~ 1 000mg 分次给药。疗程一般为 5 ~ 7 天）。

3）危重度急性发作：经上述治疗，临床症状和肺功能无改善甚至继续恶化，经全面评估后应及时给予机械通气治疗。

（3）合并症：哮喘患者常合并多种疾病，需要根据患者病症的轻重缓急给出先后主次的安排，合理安排药物治疗。

5. 药物重整过程中的重点关注内容

（1）入院时药物重整要点

1）支气管哮喘控制情况：关注药物剂型、给药方法及剂量选择是否恰当，患者药物使用的依从性。哮喘主要治疗药物包括糖皮质激素类药物、β₂ 受体激动剂、抗胆碱药等，各类药物有多种剂型，如糖皮质激素类药物包括吸入、口服、静脉制剂，β_2 受体激动剂包括吸入、雾化、静脉制剂等。吸入给药装置也有多种选择，包括压力定量吸入装置（pMDI）、干粉吸入装置（DPI）和软雾吸入装置（SMI）等。根据患者的病情选用合适的剂型、给药装置、给药方法及剂量对患者的治疗有重要意义，实地查看患者对吸入药物的使用情况，评估依从性。

2）合并用药情况：核查是否存在影响支气管哮喘的合并用药，必须使用的药物先考虑调整药物剂量，若无法通过调整剂量解决则寻找替代药物。

3）核查用药禁忌：如伴有结核病、糖尿病、真菌感染、骨质疏松、青光眼、严重抑郁或消化性溃疡的哮喘患者，应慎重给予全身糖皮质激素类药物；甲状腺功能亢进、高血压、心脏病患者慎用 β_2 受体激动剂；妊娠早期、青光眼、前列腺肥大的患者应慎用抗胆碱药等。

（2）出院时药物重整要点

1）支气管哮喘控制：明确患者使用或调整治疗方案后药物使用情况，包括吸入药物的技巧及依从性；评估患者症状控制情况，告知长期规范吸入使用糖皮质激素类药物的必要性，维持调整方案至少 3 个月复诊，不应自行随意停止或改变治疗方案。需要长期口服糖皮质激素类药物的患者，嘱患者定期检查血糖、血压，必要时服用补钙药物预防骨质疏松。

2）其他合并疾病优化管理：评估合并疾病的主要监测指标是否达标，出院后需长期使用的药物及潜在不良反应。告知患者出院后门诊随访时间及主要检测指标。

二、药物重整案例

1. 病例介绍

（1）病情介绍：患者女性，57 岁，发作性咳嗽、喘息、气促 7 年。近 2 个月喘息、气促症状有所加重，几乎每天都有发作，夜间明显。于 2020 年 5 月 1 日入院。

（2）既往史：支气管哮喘 7 年，沙美特罗替卡松吸入粉雾剂（50μg/100μg）每次 1 吸，2 次 /d，硫酸沙丁胺醇气雾剂（100μg）每次 1 揿，必要时吸入，口服氨茶碱片 0.1g，3 次 /d 控制哮喘；高血压 5 年，不规律服用酒石酸美托洛尔片 12.5mg，2 次 /d 降压，血压波动在 135 ~ 150/90 ~ 100mmHg。半年前诊断为冠心病，服用阿司匹林 100mg，1 次 /d 抗血小板。否认"肝炎""结核"等传染病史，无药物及食物过敏史。

（3）查体：体温 36.5℃，脉搏 115 次 /min，呼吸 30 次 /min，血压 140/95mmHg，唇发绀，颈静脉充盈，双肺听诊弥漫性干啰音，呼气相明显。

（4）实验室检查

1）血常规：白细胞计数（WBC）5.65×10⁹/L，中性粒细胞百分比（N%）60.00%，嗜酸性粒细胞百分比（E%）4.80%，红细胞计数 5.05×10⁹/L，血红蛋白（Hb）156g/L。

2）血气分析：pH 7.392，$PaCO_2$ 44.10mmHg，PaO_2 56.00mmHg↓，SaO_2 89.70%↓，$C_{HCO_3^-}$ 25.40mmol/L。

3）血脂：甘油三酯（TG）2.38mmol/L↑，总胆固醇（TC）5.77mmol/L↑，高密度脂蛋白（HDL）1.28mmol/L，低密度脂蛋白（LDL）3.35mmol/L↑。

4）肝肾功能：谷丙转氨酶（GPT）40.28U/L，谷草转氨酶（GOT）23.34U/L，总胆红素（TBIL）10.19μmol/L，直接胆红素（DBIL）2.08μmol/L，间接胆红素（IBIL）8.11μmol/L，总蛋白（TP）72.13g/L，白蛋白（ALB）49.34g/L，血尿素氮（BUN）4.10mmol/L，血肌酐（Scr）90.37μmol/L。

5）肺功能检查：重度混合性肺通气功能障碍，支气管扩张试验阳性（吸入沙丁胺醇 400μg，FEV_1 增加 47.44%，绝对值增加 410ml）。

（5）影像学检查：胸部高分辨率 CT 示支气管疾患，结合临床。

（6）入院诊断：①支气管哮喘急性发作期；②Ⅰ型呼吸衰竭；③高血压2级，很高危；④冠心病缺血性心肌病。

（7）入院时初始用药医嘱：见表3-6。

表3-6　入院时初始用药医嘱

用药目的	药品	单次剂量	频次	开始时间
抗炎平喘	吸入用布地奈德混悬液	1mg	t.i.d.	2020 年 5 月 1 日
解痉平喘	吸入用复方异丙托溴铵溶液	2.5ml(每 2.5ml 含异丙托溴铵 0.5mg 及沙丁胺醇 2.5mg)	t.i.d.	2020 年 5 月 1 日
解痉平喘	硫酸沙丁胺醇注射液	0.4mg(雾化吸入)	t.i.d.	2020 年 5 月 1 日
改善气道炎症	孟鲁司特钠咀嚼片	10mg	q.d.,睡前	2020 年 5 月 1 日
抗血小板	阿司匹林肠溶片	100mg	q.d.	2020 年 5 月 1 日
降压	酒石酸美托洛尔片	12.5mg	b.i.d.	2020 年 5 月 1 日
调血脂	瑞舒伐他汀钙片	5mg	q.d.	2020 年 5 月 2 日

2. 入院后药物重整流程

（1）药师采集既往用药史获取入院前用药清单，并与入院时初始用药医嘱进行对比，相关信息见表3-7。

表 3-7 入院时初始用药医嘱与入院前用药比较及药师意见

入院前用药清单							入院时初始用药医嘱				与院外药品比较	药师意见
用药目的	药品	单次剂量	频次	开始	结束	备注	用药目的	药品	单次剂量	频次		
抗炎平喘	沙美特罗替卡松粉吸入粉雾剂	50μg/100μg	b.i.d.	2017年4月	2020年5月	近两个月咳嗽、喘息、气促加重					停用	同意停用
解痉平喘	氨茶碱片	0.1g	t.i.d.	2017年4月	2020年5月	近两个月咳嗽、喘息、气促加重					停用	同意停用
解痉平喘	硫酸沙丁胺醇气雾剂	100μg	必要时用	2015年4月	2020年5月	近两个月咳嗽、喘息、气促加重	解痉平喘	硫酸沙丁胺醇注射液	0.4mg（雾化吸入）	t.i.d.	改变剂型及用法用量使用	建议暂停该药物
抗血小板	阿司匹林肠溶片	100mg	q.d.	2019年11月	入院后继续使用	现无胃肠道不适症状	抗血小板	阿司匹林肠溶片	100mg	q.d.	用法用量无变化沿用	建议换用其他抗血小板药，如氯吡格雷等
降压	酒石酸美托洛尔片	12.5mg	b.i.d.	2015年6月	入院后继续使用	血压波动在135~150/90~100mmHg	降压	酒石酸美托洛尔片	12.5mg	b.i.d.	用法用量无变化沿用	换为美托洛尔缓释制剂或其他抗高血压药

续表

入院前用药清单							入院时初始用药医嘱					
用药目的	药品	单次剂量	频次	开始	结束	备注	用药目的	药品	单次剂量	频次	与院外药品比较	药师意见
							抗炎平喘	吸入用布地奈德混悬液	1mg	t.i.d.	新增药物	建议换用全身糖皮质激素类药物
							解痉平喘	吸入用复方异丙托溴铵溶液	2.5ml	t.i.d.	新增药物	建议住院期间继续使用
							调血脂	瑞舒伐他汀钙片	5mg	q.d.	新增药物	建议继续使用
							改善气道炎症	孟鲁司特钠咀嚼片	10mg	q.d., 睡前	新增药物	建议继续使用

（2）识别问题、解决方案及与医患沟通要点：见表 3-8。

表 3-8 药物重整发现的问题、解决方案及与医患沟通要点

序号	问题描述	解决方案	与医生沟通要点	与患者沟通要点
1	无效药物:雾化吸入布地奈德混悬液	应考虑患者换用全身糖皮质激素类药物(口服/静脉给药)	患者目前为重度急性发作,氧分压低,仅使用雾化吸入糖皮质激素类药物可能效果不佳,应尽早添加全身糖皮质激素类药液	
2	不必要的药物治疗:沙丁胺醇注射液雾化	停用该药物	(1)复方异丙托溴铵溶液为沙丁胺醇与异丙托溴铵的复合制剂,含有足量沙丁胺醇,与沙丁胺醇注射液为重复用药。(2)沙丁胺醇注射液中含有的辅料可能进一步诱发哮喘,而且单位剂量较小,仅为雾化剂型的1/5,不推荐注射液用于雾化	
3	药物不良反应:冠心病患者因冠心病服用阿司匹林抗血小板,是导致支气管哮喘的危险因素	(1)冠心病患者均应长期服用阿司匹林治疗,但阿司匹林可能导致支气管哮喘发作或使其他药物过敏反应,对于存在禁忌而不能服用者,可用氯吡格雷 75mg/d 替代。(2)对患者进行用药教育	(1)患者近两个月来喘症状控制不佳并加重,排除了药物使用方法问题,可能存在其他外在诱发因素,阿司匹林可诱导支气管哮喘发生"阿司匹林哮喘",应停止药物使用。(2)冠心病需长期抗血小板治疗,在首选药物阿司匹林存在禁忌证的情况下推荐使用氯吡格雷	(1)阿司匹林可诱发或加重支气管哮喘,此次哮喘发作可能与该药物使用有关,需要更换其他抗血小板药。(2)用药期间注意观察有无皮肤、黏膜出血,血尿等不良反应
4	药物不良反应:患者不规律服用酒石酸美托洛尔片 12.5mg b.i.d.,血压控制在 135～150/90～100mmHg,β受体拮抗剂可诱发支气管哮喘	(1)患者长期未监测血压情况,抗高血压药常出现血压波动现象,造成血压控制不佳,可将每天2次的美托洛尔普通片改为缓释制剂。(2)虽然美托洛尔为选择性β_1受体拮抗剂,但仍可以拮抗部分β_2受体激动剂作用,因此可能需要增加β受体激动剂的剂量,或更换其他抗高血压药,如氨氯地平、左氨氯地平,血管紧张素Ⅱ受体拮抗剂(ARB)等。(3)对患者进行抗高血压药用药教育	(1)患者由于每天每天2次服药,长期服药物,造成血压控制不佳,为提高用药依从性,可选用一天1次的缓释剂。(2)美托洛尔可能拮抗部分β_2受体激动剂作用,造成哮喘发作,因此给予足够的剂量,气管扩张支气管治疗,因此建议换用其他高血压药,如氨氯地平、左氨氯地平等	(1)需要药物治疗的高血压,在没有症状的情况下也需要规律地服药,吃吃停停导致血压忽高忽低,更易诱发心脑血管意外。(2)大多数的高血压患者,血压波动曲线呈"杓型",也就是白天血压高,晚上血压低,该类患者建议早上服用抗高血压药,"反杓型"血压则选择晚餐后服药。为了解血压控制的情况需要定期监测血压

续表

序号	问题描述	解决方案	与医生沟通要点	与患者沟通要点
5	需增加药物治疗:患者血脂异常伴有冠心病,加用瑞舒伐他汀 5mg q.d. 调节血脂	(1) 患者血脂异常伴有冠心病,为动脉粥样硬化性心血管疾病的极高危人群,需启动药物调脂治疗,以降低低密度脂蛋白胆固醇(low density lipoprotein cholesterol, LDL-C)水平为首要干预靶点,首选他汀类药物调血脂。 (2) 起始剂量选择中等强度他汀类药物,瑞舒伐他汀 5mg,阿托伐他汀 20mg,辛伐他汀 40mg 等。 (3) 患者同时需要服用氯吡格雷抗血小板,考虑药物同相互作用,选择不经 CYP3A4 代谢的瑞舒伐他汀或普伐他汀。 (4) 患者此前确诊冠心病时医生建议其服用他汀类药物治疗,因患者惧怕其不良反应,而一直未服药,需对患者进行调血脂用药教育	(1) 患者有冠心病,血脂异常,属动脉粥样硬化性心血管疾病的极高危人群,需增加他汀类药物。 (2) 患者在服用氯吡格雷,易发生药物相互作用,可选择瑞舒伐他汀 5mg, q.d.	(1) 告知患者有调血脂治疗的重要性,可降低动脉粥样硬化,脂肪肝,胰腺炎等疾病的发生风险。 (2) 依据患者目前风险情况,其调血脂目标需要达到 LDL-C < 1.8mmol/L,需要患者规律长期服药。 (3) 患者担心的不良反应问题:不良反应轻微,短暂,偶见头痛,胀气,便秘,恶心,腹泻,腹痛,肝功能损害,主要发生在服药的早期,需要在用药 6 周内复查血脂及转氨酶和肌酸激酶,定期监测血脂控制情况,平时注意肌痛症状,并及时就诊。 (4) 坚持良好的生活方式,包括坚持低盐低脂健康饮食,规律运动,保持理想体重

（3）分析及小结：本案例中共发现了4个用药相关问题。

1）药物不良反应：对于急性发作的哮喘患者首先需要寻找急性发作的诱因，处理各种诱发因素，制订个体化长期治疗方案，预防再次急性发作。该患者同时存在高血压、冠心病等合并症，每个疾病的用药会对彼此产生影响，如 β_2 受体激动剂可导致高血压加重，长时间使用糖皮质激素类药物导致水钠潴留又会加重高血压；抗高血压药中，血管紧张素转换酶抑制药（angiotensin converting enzyme inhibitor，ACEI）类使用过程容易发生咳嗽，引发气道高反应性，导致哮喘，因此多种疾病共存时应权衡利弊选用药物。此案例中患者平常规律吸入 ICS + LABA 控制病情，按需吸入 SABA，近期症状控制欠佳并加重，在药物重整过程中发现存在诱发、加重哮喘因素，包括抗高血压药美托洛尔及抗血小板药阿司匹林。β 受体拮抗剂能够使支气管痉挛的情况加重，虽然美托洛尔为选择性 β_1 受体拮抗剂，仍有可能影响 β_2 受体激动剂的作用。抗高血压药中钙通道阻滞剂不仅能够对支气管气道有扩张的作用，还可降低血压，可作为首选药物，其中的氨氯地平、左氨氯地平等又具有良好的药代动力学特点，不但能平稳降压，还能增加患者的依从性。冠心病患者需要长期服用阿司匹林来预防心肌梗死，改善预后，但阿司匹林使用后可加速体内白三烯的生成，导致支气管收缩及炎性反应，诱发哮喘。同为抗血小板药的氯吡格雷作用机制不同于阿司匹林，不会诱发哮喘，因此推荐作为阿司匹林的替代药物。

2）无效药物：入院后根据患者的临床表现及各项检查结果判定为重度急性发作，低剂量 ICS + LABA 粉吸入剂无法缓解患者目前症状，暂时予以停用，改用布地奈德混悬液雾化吸入，同时将氨茶碱替换为白三烯调节剂孟鲁司特，在吸入沙丁胺醇（SABA）的基础上增加异丙托溴铵（SAMA）吸入。根据指南推荐对于中度以上急性发作患者，仅雾化吸入糖皮质激素类药物可能疗效不佳，建议医师应尽早使用全身糖皮质激素类药物泼尼松、甲泼尼龙等（口服或静脉给药）5～7天来缓解患者症状。

3）不必要的药物选择：药物重整时还发现由于医生对复方异丙托溴铵（异丙托溴铵与硫酸沙丁胺醇复合制剂）成分不熟悉，同时还选择沙丁胺醇注射液雾化吸入，属于重复用药。另外，沙丁胺醇注射液为静脉制剂，药物含量相对低，无法达到雾化吸入所需剂量；吸入静脉制剂中所含辅料可能诱发支气管痉挛，因此不适宜雾化使用。

4）需增加药物治疗：以低密度脂蛋白胆固醇（LDL-C）或总胆固醇（TC）升高为特点的血脂异常是动脉粥样硬化性心血管疾病（atherosclerotic cardiovascular disease，ASCVD）重要的危险因素；降低 LDL-C 水平，可显著减少 ASCVD 发病及死亡危险。该患者高脂血症合并冠心病属于 ASCVD 的极高危人群，需要立即启动药物调血脂方案，充足的循证医学证据表明中国人使用中等强度他汀类药物（瑞舒伐他汀钙 5mg，阿托伐他汀 20mg 等）可安全有效地降低血脂。他汀类药物中大部分经过 CYP3A4 代谢，容易同大部分也通过 CYP3A4 代谢的药物发生药物相互作用，如抗血小板药氯吡格雷（导致抗血小板作用减弱），因此合并使用多种药物时，应考虑不经 CYP3A4 代谢的瑞舒伐他汀、普伐他汀，避免发生药物相互作用。

第三节　支气管扩张症

一、概述

1. **定义**　支气管扩张症（bronchiectasis）是由各种病因引起的反复发生的化脓性感染，导致中小支气管反复损伤和 / 或阻塞，致使支气管壁结构破坏，引起支气管异常和持久性扩张，是一种常见的慢性支气管疾病。支气管扩张症病程长，病变不可逆转，由于反复感染，特别是广泛性支气管扩张可严重损害患者肺组织和功能，严重影响患者的生活质量，造成沉重的社会经济负担。

2. **病因**　多种直接或间接影响支气管防御功能的疾病均可导致支气管扩张症的发生。主要的已知病因如下。

（1）既往下呼吸道感染：尤其是婴幼儿和儿童时期下呼吸道感染是支气管扩张症最常见的病因。在 20 世纪 70 年代以前，肺结核是我国支气管扩张症最常见的原因。铜绿假单胞菌的感染和定植与支气管扩张症病情发生发展的关系尤为密切。铜绿假单胞菌的检出及毒力基因的存在，会影响支气管扩张症的急性加重频率及预后。

（2）免疫功能的缺陷：免疫功能缺陷分为原发性和继发性。常见的原发性免疫缺陷有低免疫球蛋白血症、慢性肉芽肿性疾病、补体缺陷、特异性抗体产生功能下降等。常见的继发性免疫缺陷有长期服用免疫抑制剂、人类免疫缺陷病毒（human immunodeficiency virus，HIV）感染。

（3）遗传因素：如 α_1- 抗胰蛋白酶缺乏、纤毛功能异常等。

（4）气道阻塞和反复误吸。

（5）其他肺部疾病：变应性支气管肺曲霉病（allergic bronchopulmonary aspergillosis，ABPA）因反复痰栓阻塞形成中心性支气管扩张。慢阻肺与哮喘常与支气管扩张症共同存在、相互影响。

3. 临床表现

（1）症状：咳嗽是最常见的临床症状，且多伴有咳痰，痰液为黏液性、黏液脓性。伴有感染时，咳嗽和咳痰量明显增多，可出现黄绿色脓痰，重症患者痰量每日可达数百毫升。患者痰液收集静置后可出现分层现象：上层为泡沫，下悬脓性成分；中层为混浊黏液；最下层为坏死沉淀组织。72%～83%患者伴有呼吸困难，这与支管扩张的严重程度相关。半数患者可出现不同程度的咯血，咯血量与病情严重程度、病变范围并不完全一致。约三分之一的患者可出现非胸膜性胸痛。支气管扩张症患者常伴有焦虑、发热、乏力、食欲减退、消瘦、贫血及生活质量下降。

（2）体征：听诊闻及局限性湿啰音是支气管扩张的特征性表现，以肺底部多见。约三分之一的患者可闻及哮鸣音或粗大的干啰音。有些病例可见杵状指（趾）。部分患者可出现发绀。晚期合并肺心病的患者可出现右心衰竭的体征。

（3）支气管扩张症急性加重：支气管扩张的急性加重定义为患者的咳嗽、痰量变化、脓性痰、呼吸困难或者运动耐受度、乏力或不适、咯血这6项症状中的3项及以上出现恶化，时间超过48小时，且临床医生认为需要处理。严重而频繁的急性加重会导致生活质量下降，病死率增高。

4. 疾病管理 根据2021年《中国成人支气管扩张症诊断与治疗专家共识》，支气管扩张症的治疗目的是治疗潜在病因以延缓疾病进展和减少急性加重，改善症状，维持或改善肺功能，改善患者的生活质量。治疗主要有稳定期治疗、急性加重期治疗以及并发症的治疗。

（1）稳定期治疗：稳定期治疗包括气道廓清治疗、祛痰治疗、长期抗菌药物治疗、病原体清除治疗、手术治疗以及其他治疗。药师参与疾病管理应重点从祛痰治疗、长期抗菌药物治疗、病原体清除治疗3个方面进行，应告知患者药物治疗的重要性，提醒患者遵医嘱用药以及常见药物不良反应的处理。

1）祛痰治疗：祛痰治疗在支气管扩张症的治疗中地位相当重要。祛痰药根据不同作用机制分为：高渗制剂（如吸入高渗氯化钠溶液、甘露醇）、黏液溶解剂（如口服或雾化用乙酰半胱氨酸、桉柠蒎等）、黏液动力剂（如氨溴索口服及雾化剂）、黏液调节剂（如福多司坦等）。吸入支气管扩张药后，再吸入祛痰药，能显著增加祛痰药在小气道的沉积，改善黏液纤毛清除功能和排痰作用。

2）长期抗菌药物治疗：对于每年急性加重≥3次的支气管扩张症患者，

推荐接受长期（≥3个月）口服小剂量大环内酯类抗菌药物治疗。由于大环内酯类单药治疗会增加非结核分枝杆菌（nontuberculous mycobacteria，NTM）和铜绿假单胞菌的耐药性，因此，在开始长期抗菌药物治疗前，需明确患者有无活动性NTM感染、肝肾功能不全等情况，每月随访评估患者的疗效、毒副作用，定期检测痰培养和药敏试验。

3）病原体清除治疗：对于首次分离出铜绿假单胞菌且病情进展的支气管扩张症患者，建议行病原体清除治疗，推荐应用环丙沙星500mg（2次/d）口服2周的治疗；二线治疗选用氨基糖苷类联合具有抗假单胞菌活性的β-内酰胺类药物静脉给药2周的治疗，继以3个月的吸入妥布霉素或多黏菌素等抗菌药物。非首次分离铜绿假单胞菌的患者，不主张病原体清除治疗。合并NTM的支气管扩张症患者，如需要治疗一般是3种以上药物联合，疗程在2年以上。症状较轻、病灶较局限，进展不明显且药敏结果显示高度耐药的NTM肺病患者，一般不治疗。

（2）急性加重期治疗：急性加重的治疗中抗菌药物治疗是关键。开始抗菌药物治疗前应送检痰培养加药敏试验，在等待培养结果时即应参考既往的痰培养结果开始经验性抗菌药物治疗。既往无痰培养结果的中重度支气管扩张症患者，因国内支气管扩张症患者铜绿假单胞菌分离率最高，应常规覆盖铜绿假单胞菌，选择具有抗铜绿假单胞菌活性的药物。推荐疗程14天，并及时根据病原体检查及药敏试验结果和治疗反应调整抗菌药物治疗方案。

（3）并发症的治疗：包括咯血、慢性呼吸衰竭、肺动脉高压等。①对于少量咯血的患者，口服止血药及抗菌药物治疗；若咯血进一步加重，在垂体后叶激素无效或无法使用的前提下，首选行支气管动脉栓塞术，辅助止血药物治疗；有介入禁忌的患者，可行支气管镜下止血或外科手术治疗。②对于合并有慢性呼吸衰竭的患者，建议长期家庭氧疗。对于反复急性加重而住院的患者，推荐间歇性无创通气，可以减少住院次数，改善生活质量，但血气及生存率没有改变。在使用无创通气前，建议先充分气道廓清排痰，使用过程中注意痰液堵塞的可能。对于因痰液堵塞所致的呼吸衰竭患者，尽早行气管插管建立人工气道，以利于排痰。③对于合并肺动脉高压伴长期低氧血症的患者，建议长期氧疗，不主张靶向药物治疗。

5. 药物重整过程中的重点关注内容

（1）入院时药物重整要点

1）抗感染治疗

A. 询问患者或家属既往抗菌药物使用情况，尤其是最近半年的抗菌药物使用情况（具体品种、用法用量、依从性），使用后痰的量和性状变化，使用期间有无药物不良反应发生。

B.查询患者既往的就医资料，梳理血常规及C反应蛋白等炎症指标、痰培养或其他病原学检查、肺部影像学等。

C.综合上述资料分析当前可行的抗菌药物治疗方案并完善病原学检查。如患者无既往痰培养结果，可选择既往效果较好的抗菌药物进行经验治疗；如患者既往治疗效果不佳，常规应覆盖铜绿假单胞菌。如患者有既往痰培养结果，可参考进行抗菌药物治疗。对于既往痰培养有多重耐药铜绿假单胞菌或黏液型铜绿假单胞菌的患者，应建议医生联合2~3种不同类型抗菌药物治疗。

临床疗效欠佳时，需根据药敏试验结果调整抗菌药物。急性加重期抗菌药物治疗的最佳疗程尚不确定，建议疗程为14天，轻度急性加重的支气管扩张症患者可适当缩短疗程。除细菌外的病毒等其他病原体也可能与支气管扩张症急性加重有关，可根据患者情况决定抗菌药物的使用疗程。

2）祛痰治疗：支气管扩张症患者的支气管壁弹性丧失，支气管黏膜纤毛上皮被破坏，痰液排出不畅，促进呼吸道分泌物的清除可有效控制感染，缩短住院时间。在给患者使用黏液溶解剂如氨溴索、乙酰半胱氨酸等时，应尽量避免与强力镇咳药联用，以免痰液堵塞气道。在治疗过程中药师应关注患者咳嗽是否改善，痰液是否变稀和/或减少，以此判断祛痰治疗的效果。对入院前的祛痰治疗相关信息应重点采集。

3）支气管扩张药的使用：如患者合并气流阻塞和气道高反应性，可使用支气管扩张药吸入治疗。在使用吸入支气管扩张药时应监测心率，治疗过程中应评估患者咳嗽、气促等症状是否改善，有无心悸、口干等不良反应。

4）伴发疾病的管理：针对支气管扩张症外其他疾病的治疗，评估是否使用了合适的药物，重点关注用法用量、主要监测指标、患者依从性和不良反应。

（2）出院时药物重整要点

1）抗感染治疗：①患者出院时需评估急性加重症状改善程度，抗感染药物静脉制剂疗程是否足够，后续是否还需序贯进行抗菌药物治疗。抗菌药物推荐疗程14天，可根据患者治疗反应、住院期间病原学培养结果调整抗菌药物治疗方案。应告知患者本次抗菌药物使用疗程，不宜长期使用抗菌药物。②对于急性加重≥3次/年，排除非结核分枝杆菌感染后予以口服3~6个月大环内酯类抗菌药物，减少急性加重发作次数。可选择阿奇霉素250mg 3次/周或1次/d，或者红霉素250mg 1次/d。

2）祛痰治疗：对于排痰困难、生活质量差以及体位引流等效果不佳的支气管扩张症患者，可尝试长期使用（≥ 3 个月）一种祛痰药。药师在药物重整时应告知患者药物使用方法和疗程。

3）支气管扩张药的使用：支气管扩张症患者不需要常规使用支气管扩张药，合并慢阻肺或哮喘的患者应按照相应指南推荐规范选择支气管扩张药治疗。药师在药物重整时判断支气管扩张药使用指征，交代药物使用方法和注意事项。

4）伴发疾病的管理：慢阻肺的患者中 15% ~ 30% 的患者可发现支气管扩张病变，重度慢阻肺患者合并支气管扩张的甚至可达 50%。这类患者应参考慢阻肺指南进行规范治疗。药师应说明依从性的重要性，告知患者出院后的主要监测治疗指标以及呼吸科门诊随访。

二、药物重整案例

1. 病例介绍

（1）病情介绍：患者男性，85 岁，反复咳嗽咳痰 30 余年，气促 10 余年，加重 20 余天，2021 年 12 月 16 日入院。

（2）既往史：有冠心病病史 10 余年，因冠心病心肌梗死分别于 2010 年、2017 年行冠脉支架置入术，坚持服用瑞舒伐他汀钙片 10mg q.d.，阿司匹林肠溶片 100mg q.d.，间断服用螺内酯 10mg 利尿。有"青霉素"过敏史。

（3）查体：体温 36.4℃，脉搏 86 次 /min，呼吸 22 次 /min，血压 122/84mmHg，血氧饱和度 96%（吸氧 2L/min）。桶状胸，双侧呼吸动度对称，语颤无增强，双肺叩诊过清音，双肺呼吸音清晰，双肺闻及湿啰音。

（4）实验室检查

1）血常规：WBC 5.72×10^9/L，Hb 121g/L ↓，RBC 4.07×10^{12}/L ↓，PLT 207×10^9/L，嗜酸性粒细胞（E）0.50×10^9/L，E% 8.7% ↑。

2）血气分析：pH 7.35，$PaCO_2$ 58mmHg ↑，PaO_2 77mmHg ↓，BE（B）3.9mmol/L、SaO_{2c} 95%。

3）血脂：TG 0.73mmol/L，TC 3.31mmol/L，高密度脂蛋白胆固醇（HDL-C）1.17mmol/L，LDL-C 1.7mmol/L ↑。

4）肝肾功能基本正常，ALB 33.5g/L ↓。

5）炎症指标：红细胞沉降率（ESR）19mm/h ↑，降钙素原 0.110ng/ml ↑，C 反应蛋白（CRP）4.51mg/L。

6）痰涂片：发现真菌假菌丝和孢子；痰培养示白念珠菌生长，菌量 + +。

7）肺功能检查：极重度阻塞性肺通气功能障碍；支气管扩张试验阴性；

FeNO 23ppb。

（5）影像学检查

1）心电图：窦性心律。

2）胸部高分辨率 CT：①慢性支气管疾患并肺气肿，双肺多发支气管扩张并感染（渗出较前稍增多），双侧胸腔新发少量积液；②动脉硬化，升主动脉及主动脉弓扩张。

3）心脏彩超：左室壁运动欠协调，主动脉瓣退行性变并反流（轻度），二尖瓣、三尖瓣反流（轻度），左室收缩功能测值为正常低值。

（6）入院诊断：①支气管扩张并感染。②慢性阻塞性肺疾病？③冠心病陈旧性心肌梗死，心功能Ⅲ级。

（7）入院时初始用药医嘱：见表 3-9。

表 3-9　入院时初始用药医嘱

用药目的	药品	单次剂量	频次	开始时间
抗感染	注射用头孢哌酮钠舒巴坦钠（1∶1）	2g	q.8h.	2021 年 12 月 16 日
抗炎	吸入用丙酸倍氯米松混悬液	1.6mg	q.8h.（雾化吸入）	2021 年 12 月 17 日
扩张支气管	吸入用硫酸沙丁胺醇溶液	5mg	q.8h.（雾化吸入）	2021 年 12 月 17 日
祛痰	盐酸氨溴索溶液	15mg	q.8h.（雾化吸入）	2021 年 12 月 17 日
祛痰	氨溴索注射液	30mg	q.d.	2021 年 12 月 16 日
祛痰	桉柠蒎肠溶胶囊	300mg	q.8h.	2021 年 12 月 18 日
祛痰	乙酰半胱氨酸泡腾片	600mg	b.i.d.	2021 年 12 月 18 日
免疫治疗	细菌溶解产物胶囊	7mg	q.d.	2021 年 12 月 17 日
抗血小板	阿司匹林肠溶片	100mg	q.d.	2021 年 12 月 16 日
抗心肌缺血	单硝酸异山梨酯分散片	20mg	q.d.	2021 年 12 月 16 日
调血脂	瑞舒伐他汀钙片	10mg	q.d.	2021 年 12 月 16 日
利尿	螺内酯片	20mg	q.d.	2021 年 12 月 17 日

2. 入院后药物重整流程

（1）药师采集住院期间及入院前用药清单，并与入院时初始用药医嘱进行对比，相关信息见表 3-10。

表 3-10　入院时初始用药医嘱与入院前用药比较及药师意见

入院前用药清单							入院时初始用药医嘱					
用药目的	药品	单次剂量	频次	开始	结束	备注	用药目的	药品	单次剂量	频次	与院外药品比较	药师意见
抗感染	左氧氟沙星片	0.5g	q.d.	2021年12月10日	2021年12月16日	咳嗽咳痰无明显改善					停用	同意停用
							抗感染	注射用头孢哌酮钠舒巴坦钠	2g	q.8h.	新增药品	建议使用
抗血小板	阿司匹林肠溶片	100mg	q.d.	2010年	入院后继续使用	无不适症状	抗血小板	阿司匹林肠溶片	100mg	q.d.	用法用量无变化	建议继续使用
调血脂	瑞舒伐他汀钙片	10mg	q.d.	2021年11月26日	入院后继续使用	无不适症状	调血脂	瑞舒伐他汀钙片	10mg	q.d.	用法用量无变化	建议继续使用
利尿	螺内酯片	20mg	q.d.	间断使用	入院后继续使用	无不适症状	利尿	螺内酯片	20mg	q.d.	用法用量无变化	建议继续使用，监测电解质变化
							抗炎	吸入用丙酸倍氯米松混悬液	1.6mg	q.8h.	新增药品	建议使用，观察不良反应
							扩张支气管	吸入用硫酸沙丁胺醇溶液	5mg	q.8h.	新增药品	建议使用，观察不良反应

续表

入院前用药清单							入院时初始用药医嘱				与院外药品比较	药师意见
用药目的	药品	单次剂量	频次	开始	结束	备注	用药目的	药品	单次剂量	频次		
							祛痰	盐酸氨溴索溶液	15mg	q.8h.	新增药品	重复用药，建议停用一种
							祛痰	氨溴索注射液	30mg	q.d.	新增药品	重复用药，建议停用一种
							祛痰	枸橼酸派罗肠溶胶囊	300mg	q.8h.	新增药品	建议口服祛痰药保留一种
							祛痰	乙酰半胱氨酸泡腾片	600mg	b.i.d.	新增药品	建议口服祛痰药保留一种
							免疫治疗	细菌溶解产物胶囊	7mg	q.d.	新增药品	建议使用
							抗心肌缺血，治疗冠心病	单硝酸异山梨酯分散片	20mg	q.d.	新增药品	建议使用改为b.i.d.

（2）识别问题、解决方案及与医患沟通要点：见表 3-11。

表 3-11　药物重整发现的问题、解决方案及与医患沟通要点

序号	问题描述	解决方案	与医生沟通要点	与患者沟通要点
1	使用多种祛痰药，存在重复用药	（1）询问患者痰的性状、是否容易咳出。（2）与医生讨论选择最适宜祛痰药的品种	（1）告知医生有祛痰药的重复用药。（2）根据痰的性状、是否容易咳出，分析当前药物特点，建议医生停用氨溴索注射剂、乙酰半胱氨酸泡腾片	告知患者正确的用药方式
2	单硝酸异山梨酯分散片使用频次不适宜	（1）询问医生单硝酸异山梨酯分散片每日1次的原因。（2）调整用药频次	告知医生单硝酸异山梨酯半衰期5～6小时，应每日2次给药	（1）告知患者正确的服药方法。（2）告知患者首次使用单硝酸异山梨酯分散片可能出现头晕、头痛等症状，用药后可逐渐耐受
3	冠心病患者雾化吸入沙丁胺醇溶液可能加快心率，存在引起心律失常的风险	监护心率，发生心悸或心动过速时复查心电图	告知医生该患者有冠心病，存在心律失常风险，应密切监测患者心率，必要时进行心电监护	嘱患者雾化吸入药物期间如有心悸、心慌等不适，应及时告知医护人员

（3）分析及小结：本案例中共发现了3个用药相关问题。

1）重复用药：患者入院后同时使用4种祛痰药，包括2种口服祛痰药物（乙酰半胱氨酸泡腾片和桉柠蒎肠溶胶囊）、1种雾化吸入药物（盐酸氨溴索溶液）和1种注射药物（盐酸氨溴索注射液）。雾化和静脉注射氨溴索保留1种，乙酰半胱氨酸和桉柠蒎同为黏液溶解剂，选用1种即可。桉柠蒎除祛痰作用外还有抗炎作用，能减轻支气管黏膜肿胀起到舒张支气管的作用，在急性加重期对该患者更为适宜。

2）用药频次：患者有冠状动脉粥样硬化性心脏病陈旧性心肌梗死，心功能3级，医嘱单硝酸异山梨酯。该药可通过扩张外周血管，增加静脉血容量，减少回心血量，降低心脏前后负荷，而减少心肌耗氧量；同时还可通过促进心肌血流重新分布而改善缺血区血流供应。单硝酸异山梨酯半衰期5～6小

时，分散片没有缓释作用，需每日 2 次给药，每日 1 次给药不适宜。

3）药物不良反应：患者雾化吸入沙丁胺醇溶液，该药属 β₂ 受体激动剂，可松弛气道平滑肌，缓解咳嗽、气促等不适症状。常见不良反应有心动过速、心悸、震颤、头痛等。患者支气管扩张并感染，合并冠心病，使用沙丁胺醇有潜在的促心律失常的风险，建议在用药的同时密切监测心率。

第四节　肺结核

一、概述

1. **定义**　肺结核（pulmonary tuberculosis）是指发生在肺组织、气管、支气管和胸膜的结核病变，包括肺实质的结核，气管、支气管结核和结核性胸膜炎，占各器官结核病总数的 80% ~ 90%。

2. **分类**　结核病分为结核分枝杆菌潜伏感染者、活动性结核病和非活动性结核病。肺结核属于活动性结核病，根据耐药状况可分为非耐药结核病和耐药结核病；根据治疗史可分为初治结核病和复治结核病；根据肺结核病变部位及胸部影像学表现的不同可分为 5 类，包括原发性肺结核、血行播散性肺结核、继发性肺结核、气管支气管结核和结核性胸膜炎，其定义见表 3-12。

表 3-12　肺结核的分类

分类	定义
原发性肺结核	又称儿童型肺结核，为结核分枝杆菌初次侵入人体后发生的原发感染，并引起淋巴管炎和淋巴结炎。包括原发综合征及胸内淋巴结结核（儿童尚包括干酪性肺炎和气管支气管结核）
血行播散性肺结核	结核分枝杆菌侵入血流中通过血液循环广泛播散到肺部而引起的肺结核病，包括急性血行播散性肺结核、亚急性及慢性血行播散性肺结核。大量结核分枝杆菌短期内进入血液循环引起急性血行播散性肺结核；而少量结核分枝杆菌多次间断侵入血液循环则引起亚急性及慢性血行播散性肺结核
继发性肺结核	又称成人型肺结核，结核分枝杆菌初次感染机体后，经早期菌血症播散至体内，其潜伏病灶中的结核分枝杆菌重新活动引起病灶复燃，或再次感染结核分枝杆菌而发生的肺结核病。主要包括浸润性肺结核、干酪性肺炎、结核球、慢性纤维空洞性肺结核和毁损肺等

分类	定义
气管支气管结核	发生在气管或支气管的黏膜、黏膜下层、平滑肌、软骨及外膜的结核病
结核性胸膜炎	由于结核分枝杆菌直接感染，和 / 或胸膜对结核分枝杆菌产生高度变态反应而发生的胸膜炎症。临床上常分为干性结核性胸膜炎、渗出性结核性胸膜炎和结核性脓胸三种类型

3. 临床表现 肺结核的临床表现不尽相同，但有共同之处。咳嗽、咳痰≥ 2 周，或痰中带血、咯血是肺结核的常见可疑症状。肺结核多数起病缓慢，部分患者可无明显症状，仅在胸部影像学检查时发现。随着病变进展，可出现咳嗽、咳痰、痰中带血或咯血等，部分患者有反复发作的上呼吸道感染症状。肺结核还可出现全身症状，如盗汗、疲乏、间断或持续午后低热、食欲减退、体重减轻等，女性患者可伴有月经失调或闭经。若合并支气管结核，表现为刺激性咳嗽；结核累及胸膜时可表现出随呼吸运动和咳嗽加重的胸痛。呼吸困难多见于干酪样肺炎和大量胸腔积液患者。

4. 疾病管理 肺结核的治疗包括化学治疗、营养支持治疗、对症治疗以及手术治疗等，其中化学治疗是核心。2013 年 WHO 首次提出结核病并发营养不良时，给予合理的营养支持与干预是结核病治疗需要解决的关键问题之一。

（1）化学治疗管理：肺结核化学治疗的原则是早期、规律、全程、适量、联合。整个治疗方案分为强化期和巩固期两个阶段。强化期，大部分结核分枝杆菌被杀死，症状消失，患者不再有传染性。巩固期需要消除持续存在的结核分枝杆菌，防止复发。用药方式有两种类型：全程每日用药和全程间歇用药；目前 WHO 主张采用全程每日用药。肺结核化学治疗方案应根据患者肺结核的类型、初治、复治、耐药情况不同而制订：如一般肺结核初治患者可采取 2HRZE/4HR 的治疗方案，即强化期 2 个月，异烟肼（H）、利福平（R）、吡嗪酰胺（Z）、乙胺丁醇（E），每日顿服；巩固期 4 个月，异烟肼（H）、利福平（R），每日顿服；如果患者居住于高异烟肼耐药地区，巩固期可加用乙胺丁醇；结核性胸膜炎、血行播散性肺结核、气管支气管结核应适当延长疗程，强化期 2 ～ 3 个月，总疗程 9 ～ 12 个月；复治患者疗程应适当延长，建议根据药敏试验结果来确定治疗方案。抗结核治疗疗程长，药物不良反应发生率高，治疗期间密切观察、及时处理药物不良反应并做好用药教育尤为重要，必要时应及时调整抗结核治疗方案。如果患者使用异烟肼诱发癫痫或产生严重肝损伤等，可用链霉素（S）或乙胺丁醇替换，方案 2HRZE/4HR 调整为 2SRZE/4RE，不能使用链霉素的患者也可用左氧氟沙星替代。

（2）营养支持治疗管理：WHO 建议，所有结核病住院患者建议进行营养风险筛查，18 岁以上推荐使用营养风险筛查 2002（nutritional risk screening 2002，NSR2002），儿童患者推荐使用标准差评分（Z 评分）。营养治疗首选肠内营养治疗，当肠内营养不能满足患者总热量的 60% 或有肠内营养禁忌和不耐受时，应选用肠外营养。

（3）对症治疗管理：肺结核的一般症状在合理化疗下很快减轻或消失，无须处理，需重点关注的是发热和咯血。少数发热不退者可应用非甾体抗炎药，如布洛芬；对伴有高热等严重毒性症状或高热持续不退者，在抗结核药基础上可使用糖皮质激素类药物。少量咯血时多以安慰和消除紧张情绪、卧床休息为主，可用氨基己酸、氨甲苯酸、酚磺乙胺等止血药；大咯血者可使用垂体后叶激素；对于药物难以控制的大咯血可采用支气管动脉栓塞术。对于结核中毒症状严重者可使用糖皮质激素类药物治疗，急性血行播散性肺结核可常规使用，主要利用其抗炎、抗毒作用，以加速减轻患者结核中毒症状。值得注意的是，必须确保在强有力的抗结核药保护下使用糖皮质激素类药物，停药时注意逐渐减量，关注药物相互作用。

5. 药物重整过程中的重点关注内容

（1）入院时药物重整要点

1）化学治疗管理：充分评估患者肺结核的病情、既往治疗情况、治疗方案及实施情况、耐药情况以及是否伴发特殊情况，对于初治失败患者需了解失败的原因；对于正在进行抗结核治疗的患者，评估患者依从性、不良反应和疗效，确定是否继续沿用原抗结核方案。对于发生严重药物不良反应的患者需停药处理，待各脏器功能恢复正常再重新开始化疗，应从产生不良反应可能性最小的药品试起，在密切观察下逐一加药，避免使用导致严重不良反应的药物。如果患者出现药物性肝损伤、视神经炎、高尿酸血症、皮疹等药物不良反应，需评估不良反应的程度，确定是否减量或停用可疑药物，选择合适的可替代药物继续治疗。当病情需要必须用药而无替代药品时，可从治疗方案中最重要的药物开始给予患者脱敏疗法，应注意该方法需在备有监护与急救设备的病房中进行，脱敏成功后继续应用。

2）营养支持治疗管理：如患者在入院前已行营养治疗，入院后仍应对患者行营养风险筛查与营养评定，并评估患者的能量、蛋白质支持治疗是否达标，定期评估营养治疗疗效。对于使用异烟肼、环丝氨酸治疗的患者，需加用维生素 B_6 以拮抗药物导致的维生素 B_6 缺乏症及外周神经性疾病等药物不良反应。

3）对症治疗管理：评估患者是否存在发热、咯血等症状，是否需要使用药物治疗，确定给药方案，包括品种选择、用法用量。对于急性血行播散性肺结核、肺结核合并顽固性咯血、干酪性肺炎、抗结核药引起的严重过敏反应等患者，可使用糖皮质激素类药物，根据患者病情特点确定使用大剂量突击疗法、一般剂量长期疗法还是两者相结合，并明确用法用量。

4）合并其他疾病管理：评估患者其他疾病用药与肺结核治疗药物的相互作用。肺结核患者可能会合并其他病原微生物肺部感染，如曲霉菌感染好发于结核性空洞、结核性毁损肺患者；需注意患者抗真菌药与抗结核药的相互作用，如利福平可显著降低伏立康唑的血药浓度而影响疗效，禁止两者合用，可选择两性霉素 B；二线抗结核药莫西沙星与伏立康唑都有延长 Q-T 间期的不良反应，导致恶性室性心律失常引起猝死的风险大，禁止合用。对于合并糖尿病的肺结核患者首选胰岛素降血糖治疗，当患者使用磺酰脲类药物降血糖时，应关注利福平可能促进其代谢灭活，降低其降血糖作用；入院时如需要用糖皮质激素类药物辅助治疗结核，注意调整胰岛素剂量，并缩短糖皮质激素类药物疗程。

（2）出院时药物重整要点

1）化学治疗管理：关注使用抗结核药后是否出现过敏反应、肝损害、视力下降等不良反应，告知出院后需要长期使用哪些药物及潜在的不良反应，重点关注是否发生药物性肝炎，如果出现尿色加深、食欲减退等症状，应立即到医院复诊；强调用药依从性的重要性，不得擅自减量或停药；告知患者出院后门诊随访时间及主要检测指标如肝肾功能、血尿常规，注意避免擅自联合使用其他药物。

2）营养支持管理：评估患者的营养风险，告知患者出院后饮食要求、自身营养状态监测指标。

3）对症治疗管理：评估患者的症状是否控制良好，出院后如需继续药物治疗，应告知患者用药疗程、不良反应以及注意事项。

4）合并其他疾病管理：患者出院时合并的其他疾病需要继续药物治疗时，需评估其与抗结核药是否存在具有临床意义的相互作用，同时应告知患者不得擅自调整药物。

二、药物重整案例

1. 病例介绍

（1）病情介绍：患者女性，21 岁，体重 46.5kg，因间断咳嗽、咳痰 3 个月余，间断呕吐 1 周入院。患者诉因受凉后反复出现咳嗽、咳痰 1 个月余，痰为白色黏痰，在当地医院多次就诊（治疗方案不详），咳嗽咳痰症状未见明显好转；于 2021 年 10 月 12 日至门诊就诊，以"支气管扩张并感染"收住院，2021 年 10 月 21 日确诊为"继发性肺结核（浸润性）右中下左上中下涂（－）分子生物学（＋）初治"，经 HRZE 抗结核治疗同时予复方益肝灵胶囊、甘草酸二铵肠溶胶囊护肝治疗，于 2021 年 11 月 2 日病情好转出院。出院后，患者继续服用 HRZE 抗结核药及护肝药。2021 年 12 月 8 日患者在月经期间出现间断非喷射性呕吐，为胃内容物，无咖啡色物质，稍感食欲减退，无腹胀、腹泻，无畏寒、发热、皮疹及皮肤瘙痒，自行停用所有抗结核药、护肝药，停药后上述症状有所改善。2021 年 12 月 16 日患者再次就诊于门诊，以"肺结核，呕吐查因"收住院。起病以来，精神、食欲可，睡眠欠佳，大小便正常，体重无明显变化。

（2）既往史：慢性胃炎史 2 年。

（3）查体：体温 36.1℃，脉搏 93 次/min，呼吸 20 次/min，血压 105/70mmHg，血氧饱和度 96%（未吸氧）。

（4）实验室检查和影像学检查

1）血常规：WBC 4.79×10^9/L，RBC 3.64×10^{12}/L，Hb 108g/L，PLT 243×10^9/L。

2）肝肾功能：Scr 46μmol/L，UA 367μmol/L，GPT 28U/L，GOT 26U/L，ALB 38g/L。

3）炎症指标：CRP ＜ 3.30mg/L，ESR 16mm/h。

4）胸部 CT：2021 年 12 月 17 日与 2021 年 10 月 11 日对比，右下肺部分病灶较前稍增多，部分较前减少。

（5）入院诊断：①继发性肺结核（浸润性）右中下左上中下涂（－）分子生物学（＋）培（－）初治。②呕吐查因，药物胃肠道反应？药物性肝损伤？③支气管扩张。④慢性胃炎。

（6）诊疗经过：入院后予 HRZE 抗结核；复方益肝灵、双环醇护肝；维生素 B$_1$ 注射液、结核丸辅助治疗。2021 年 12 月 24 日，支气管灌洗液培养结果示产气肠杆菌，对第三代头孢菌素、喹诺酮类等药物敏感，加用左氧氟沙星抗感染治疗。2021 年 12 月 27 日肾功能检查示：UA 536μmol/L，血常规、凝血常规、肝功能等均未见明显异常。治疗后，患者病情好转，无明显咳嗽、咳痰，准予出院。

（7）出院诊断：①继发性肺结核（浸润性）右中下左上中下涂（－）分子

生物学（＋）培（－）初治；②呕吐查因：药物胃肠道反应所致可能性大；③支气管扩张并感染；④慢性胃炎；⑤高尿酸血症。

（8）出院带药医嘱：见表3-13。

表3-13　出院带药医嘱

用药目的	药品	单次剂量	频次	用药疗程
抗结核	异烟肼片	0.3g	q.d.	5个月
	利福平胶囊	0.45g	q.d.	5个月
	乙胺丁醇片	0.75g	q.d.	1个月
	吡嗪酰胺片	1.5g	q.d.	1个月
辅助抗结核	结核丸	20丸	b.i.d.	5个月
抗感染	左氧氟沙星片	0.5g	q.d.	14天
护肝	复方益肝灵胶囊	1.2g	t.i.d.	5个月
	双环醇片	25mg	t.i.d.	5个月

2. 出院时药物重整流程

（1）药师采集现病史获取住院期间用药清单，并与出院医嘱进行对比，相关信息见表3-14。

（2）识别问题、解决方案及与医患沟通要点：见表3-15。

（3）分析及小结：本案例中共发现了4个用药相关问题。

1）药物不良反应问题：患者住院期间进行化学治疗时出现无症状高尿酸血症，考虑吡嗪酰胺的不良反应可能性大，主要由于其代谢产物吡嗪酸抑制尿酸的排泄，一般停药后即缓解，如果出现关节痛不缓解则需停用相关药物，建议可继续服用吡嗪酰胺。根据中华医学会内分泌学分会发表的《中国高尿酸血症与痛风诊疗指南（2019）》，无症状高尿酸血症患者出现下列情况时予降尿酸药治疗。血尿酸水平 ≥ 540μmol/L 或 ≥ 480μmol/L 且有以下合并症之一：高血压、脂代谢异常、糖尿病、肥胖、脑卒中、冠心病、心功能不全、尿酸性肾石病、肾功能损害（≥慢性肾脏病2期）。建议患者采用非药物治疗措施控制血尿酸水平，饮水促进尿酸排泄，低嘌呤饮食，定期复查肾功能；必要时可用别嘌醇或苯溴马隆进行药物干预。

表3-14 出院带药医嘱与住院期间用药比较及药师意见

住院期间用药医嘱						出院带药医嘱				与住院期间药品比较	药师意见
用药目的	药品	单次剂量	频次	开始	备注	用药目的	药品	单次剂量	频次		
抗结核	异烟肼片	0.3g	q.d.	2021年12月16日	无不适症状,血尿酸599μmol/L	抗结核	异烟肼片	0.3g	q.d.	用法用量无变化,出院后沿用	继续使用,关注肝损害、周围神经炎不良反应
	利福平胶囊	0.45g	q.d.	2021年12月16日			利福平胶囊	0.45g	q.d.		继续使用,关注肝损害、过敏反应等不良反应
	乙胺丁醇片	0.75g	q.d.	2021年12月16日			乙胺丁醇片	0.75g	q.d.		继续使用,关注视神经炎不良反应
	吡嗪酰胺片	1.5g	q.d.	2021年12月16日			吡嗪酰胺片	1.5g	q.d.		继续使用,对患者进行饮食教育,同时关注肝功能,定期复查肾功能,食欲减退、恶心等不良反应
辅助抗结核	结核丸	20丸	b.i.d.	2021年12月16日	无辨证论治中医诊断	辅助抗结核	结核丸	20丸	b.i.d.	用法用量无变化,出院后沿用	建议根据辨证论治中医诊断决定是否使用
护肝	复方益肝灵胶囊	1.2g	t.i.d.	2021年12月16日	肝功能无异常	护肝	复方益肝灵胶囊	1.2g	t.i.d.	用法用量无变化,出院后沿用	无药物性肝损伤高危因素,建议停用
	双环醇片	25mg	t.i.d.	2021年12月16日			双环醇片	25mg	t.i.d.		
抗感染	左氧氟沙星片	0.5g	q.d.	2021年12月24日	未满疗程	抗感染	左氧氟沙星片	0.5g	q.d.	用法用量无变化,出院后沿用	继续使用

表3-15 药物重整发现的问题、解决方案及与医患沟通要点

序号	问题描述	解决方案	与医生沟通要点	与患者沟通要点
1	患者住院治疗期间出现不耐受高尿酸血症治疗期间出现高尿酸血症不良反应	(1)对患者住院治疗期间出现的高尿酸血症进行关联性评价,结果为药物与吡嗪酰胺可能与吡嗪酰胺有关。(2)对患者进行化学治疗的用药教育	(1)抗结核药中,高尿酸血症是吡嗪酰胺常见的不良反应之一,偶见丁胺乙醇引起急性痛风。患者从2021年10月21日开始使用HRZE抗结核治疗,7天后复查肾功能尿酸为536μmol/L,此次入院前患者因月经期出现呕吐,稍感食纳减退自行停用抗结核药后尿酸恢复正常,再次用药10天后又出现升高,考虑吡嗪酰胺不良反应可能性大。(2)吡嗪酰胺导致高尿酸血症主要是因为其代谢产物吡嗪酸抑制尿酸的排泄,一般停药后即缓解,患者目前为无症状高尿酸血症,建议通过多饮水、调节饮食控制	(1)告知多饮水:每天饮水总量为2~3L,饮用弱碱性水,柠檬水有助于降尿酸。(2)告知低嘌呤、低脂肪、低盐饮食,避免食用动物内脏、海鲜、啤酒等高嘌呤食物。(3)平时注意观察有无关节痛,定期复查肾功能。(4)告知每日同一时间顿服抗结核药,否则可能增加治疗失败的风险
2	患者使用护肝药物为无适应证用药	(1)了解病史,确认患者无酗酒,肝炎病毒感染,合并其他急慢性肝病,营养不良,HIV感染等药物性肝损伤的高危因素,建议停用预防药物性肝损伤的用药复方益肝灵胶囊,双环醇片。(2)对患者进行预防药物性肝损伤用药教育	青年患者无酗酒,肝炎病毒感染,合并其他急慢性肝病,营养不良,HIV感染等药物性肝损伤的高危因素,对于无高危因素的患者常规给予预防性保肝治疗是否能减少药物性肝损伤的发生,目前尚缺乏充足的证据,建议停用复方益肝灵胶囊,双环醇片	告知每月至少监测肝功能1次,出现肝损伤可疑症状(如尿色加深,食欲减退)时及时监测肝功能并到医院复诊;治疗期间避免饮酒,避免同时并用其他损害肝脏的药物,如需使用应咨询医生或药师
3	使用中成药结核丸无中医诊断	肺结核的中医药治疗需辨证论治,建议请中医科会诊	肺结核的常见证型有肺阴亏虚,阴虚火旺,气阴耗伤,阴阳两虚等。阴阳两虚证。中医治疗以滋阴为主,火旺的兼以降火,如合并气虚,阴虚见证,则当同时兼顾;结核丸主要治疗阴虚火旺,建议辨证用药	告知中药能辅助抗结核治疗,但需要根据中医辨证用药

2）用药依从性问题：抗结核化学治疗依从性差不仅是治愈肺结核的最大障碍，而且容易产生耐药。药物不良反应是导致患者依从性差的重要原因之一。该患者既往在接受化学治疗过程中存在因间断呕吐自行停药的情况，对其进行用药依从性教育尤为重要，告知患者每日定时服药的重要性，不得自行停药，否则可能导致细菌耐药，治疗失败；治疗期间，如果出现视物模糊、食欲减退、尿色加深等症状，及时到院就诊。

3）不必要的药物治疗问题：根据中华医学会结核病学分会发表的《抗结核药物性肝损伤诊治指南（2019 年版）》，建议对有药物性肝损伤高危因素的患者给予预防性保肝治疗，但对无高危因素的患者常规给予预防性保肝治疗是否能减少抗结核药物性肝损伤的发生，目前尚缺乏充足的证据。该患者为青年女性，无酗酒、肝炎病毒感染、合并其他急慢性肝病、营养不良、HIV 感染等药物性肝损伤的高危因素，不建议预防使用保肝药；应注意告知患者务必每月至少监测肝功能 1 次，如出现尿色加深、食欲减退等肝损害可疑症状应及时监测肝功能并到院复诊，治疗期间避免饮酒，避免同时并用其他损害肝脏的药物，如需使用应咨询医生或药师。

4）无效药物问题：根据国家中医药管理局颁布的《中成药临床应用指导原则》，建议中成药辨病辨证相结合用药，不能仅根据西医诊断选用中成药。肺结核的常见证型有肺阴亏虚、阴虚火旺、气阴耗伤、阴阳两虚等，治疗分别以滋阴润肺、滋阴降火、益气养阴、滋阴补阳为主；而结核丸主要治疗阴虚火旺，患者选用中成药未依据中医诊断辨证选方，可能无效。

第五节　肺栓塞

一、概述

1. 定义　肺栓塞（pulmonary embolism，PE）是以各种栓子阻塞肺动脉或其分支为其发病原因的一组疾病或临床综合征的总称，包括肺血栓栓塞症（pulmonary thromboembolism，PTE）、脂肪栓塞综合征、羊水栓塞、空气栓塞、肿瘤栓塞等，其中肺血栓栓塞症为肺栓塞的最常见类型。本章节后续内容涉及的肺栓塞未特殊说明时均指肺血栓栓塞症。

2. 危险分层　对确诊的急性 PTE 患者进行危险分层可便于医师对 PTE 患者病情严重程度进行准确评价，从而采取更加个体化的治疗方案。PTE 危险分层主要基于患者血流动力学状态、心肌损伤标志物及右心室功能等指标进行综合评估,以血流动力学不稳定的 PTE 为高危;血流动力学稳定的 PTE,可根据是否合并有右心功能不全(RVD)和心脏生物学标志物异常将其分为中危和低危,见表 3-16。

表 3-16　肺栓塞的危险分层

危险分层	定义
高危	以休克和低血压为主要表现,即体循环收缩压 < 90mmHg 或较基础值下降幅度 ≥ 40mmHg,持续 15 分钟以上。须除外新发心律失常、低血容量或感染中毒症所致的血压下降
中危	血流动力学稳定,但存在 RVD 的影像学证据和 / 或心脏生物学标志物升高为中危组。根据病情严重程度,可将中危 PTE 再分层。 中高危:RVD 和心脏生物学标志物升高同时存在。 中低危:单纯存在 RVD 或心脏生物学标志物升高
低危	血流动力学稳定,不存在 RVD 和心脏生物学标志物升高的 PTE

3. **临床表现**　肺栓塞患者的症状多种多样,均缺乏特异性,其严重程度亦有很大差别,从轻者无症状到重者出现血流动力学不稳定,甚或猝死,具体可表现为:呼吸困难及气促、胸膜炎性胸痛、晕厥、烦躁不安、惊恐甚至濒死感、咳嗽、咯血、心悸、低血压和 / 或休克、猝死。其次,要特别注意患者是否同时存在深静脉血栓形成(deep venous thrombosis,DVT),特别是下肢 DVT 的临床表现,比如肢体肿胀、疼痛、红斑或麻木等。

4. **疾病诊断和管理**　2019 年欧洲心脏病学会(European Society of Cardiology,ESC)与欧洲呼吸学会(European Respiratory Society,ERS)联合发表的《2019 ESC/ERS 指南:急性肺栓塞的诊断和管理》指出,对于急性肺栓塞,早期的识别与诊断、及时有效的救治、规范的随访与管理至关重要。工作组强调:对于血流动力学不稳定的患者,及时区分疑似高危 PE 与其他急性危及生命的情况。如果怀疑急性 PE,如无禁忌,尽快进行抗凝治疗,同时行诊断检查,诊断过程使用推荐的、经过验证的 PE 诊断流程。如果 CT 肺动脉造影(computed tomographic pulmonary angiography,CTPA)提示单个亚段 PE,应排除假阳性,避免不必要、可能有害的抗凝治疗。血流动力学稳定的 PE 患者应进行进一步的风险评估,对高风险患者行再灌注治疗和生命体征监测,低风险患者应早期出院和持续抗凝治疗。一旦诊断(或高度怀疑)

高风险 PE，应选择最佳的再灌注方案，对于中、高危 PE 患者，并非必需再灌注治疗，但为应对患者情况恶化，应准备好应急预案。若无禁忌证，患者均应优先使用非维生素 K 拮抗剂口服抗凝血药（oral anticoagulant，OAC）进行抗凝治疗，而非"传统"的低分子肝素 - 维生素 K 拮抗剂方案。考虑到患者首次 PE 发作后 DVT 复发的风险，抗凝治疗 3 ~ 6 个月后重新评估，决定抗凝治疗的时长和剂量，并定期复查，如每年 1 次。如果怀疑孕妇患有 PE，应考虑包括 CTPA 或通气 / 灌注肺扫描在内，可安全用于妊娠期的诊断方法。患者急性 PE 后应密切随访，明确是否存在慢性血栓栓塞性肺动脉高压（pulmonary hypertension due to chronic thrombotic and/or embolic disease，CTEPH）或慢性血栓栓塞性疾病，并治疗相关合并症。

5. 药物重整过程中的重点关注内容

（1）入院时药物重整要点

1）危险分层管理：及时对患者进行危险分层评估，患者的血流动力学是否稳定，是否有右心功能不全或心脏生物学标志物升高，是否需要采用溶栓治疗方案，发病时间是否在溶栓治疗窗，是否有溶栓禁忌证，了解患者当前的抗凝方案，若需溶栓治疗选择合适的溶栓药物并确定用法用量，评估在溶栓治疗同时是否有必要合用抗凝治疗，是否需要更改抗凝方案。

2）血栓风险因素筛查：了解患者的病史、家族史，特别是用药史，结合易栓症相关筛查结果，积极寻找并尽可能去除患者发生肺栓塞的可逆高危因素。在用药史询问方面，需要重点了解患者是否正在使用口服或经皮避孕药、激素替代治疗、糖皮质激素类药物、免疫调节药物（沙利度胺、来那度胺等）、氨甲环酸等止血药、他莫昔芬、贝伐珠单抗、抗抑郁药等。询问患者近期是否使用过肝素类的药物，是否有肝素诱导的血小板减少症病史等。

3）抗凝治疗管理

A. 对肺栓塞急性期患者，评估是否有使用抗凝血药禁忌证，出血风险如何；是否合并 DVT，是否需行下腔滤器置入；是否有食物、药物过敏史；是否为孕妇、哺乳期妇女、儿童、肿瘤患者、严重肝肾功能不全患者等特殊人群；是否正在使用抗血小板药、非甾体抗炎药等增加出血风险的药物；是否正在使用维生素 K、利福平、伏立康唑、胺碘酮、决奈达隆、克拉霉素、红霉素、利托那韦等与抗凝血药存在明显相互作用的药物；了解患者经济状况，结合患者意愿选择最合适的抗凝方案。

B. 如果是肺栓塞稳定期患者，及时了解患者既往抗凝血药使用品种、用法用量、依从性等。如果是已经使用了华法林的患者，注意华法林既往服用剂量，国际标准化比值（international normalized ratio，INR）是否达标，如果不达标，积极寻找原因，进行剂量调整，加强用药教育；如果患者的治疗范围内的时间百分比（percentage of time in therapeutic range，TTR）很低，建议更换为非维生素 K 拮抗剂 OAC。如果是使用了非维生素 K 拮抗剂 OAC 的患者，注意评估患者的肝肾功能，是否需要调整非维生素 K 拮抗剂 OAC 剂量或者因禁用需改用其他抗凝血药，有条件的医院如果开展了非维生素 K 拮抗剂 OAC 的 HPLC/MS 检测，可以对非维生素 K 拮抗剂 OAC 进行血药浓度监测。了解患者目前使用的其他药物与抗凝血药之间是否存在药物相互作用，是否有出血、栓塞等不良反应。

4）一般支持治疗管理：急性 PE 患者，根据呼吸、心率、血压、心电图及血气的变化，评估是否需要血管活性药物用于维持有效的血流动力学。对于焦虑和有惊恐症状的患者应予安慰，可适当应用镇静药；胸痛者可予镇痛药；便秘患者可考虑加用通便药物，保持大便通畅，避免用力；若患者血压控制欠佳，应考虑尽快调整降压方案，积极控制血压；若患者消化道出血风险高，可考虑加用质子泵抑制剂，以防止血栓脱落及降低抗凝后出血风险。

（2）出院时药物重整要点

1）药物管理

A. 抗凝血药种类的选择：患者出院前需根据患者是否为孕妇、哺乳期妇女、儿童、肿瘤患者、严重肝肾功能不全患者等特殊人群；是否正在使用维生素 K、利福平、伏立康唑、胺碘酮、决奈达隆、克拉霉素、红霉素、利托那韦等与抗凝血药存在明显相互作用的药物；若患者住院期间已经选择并使用了一段时间的口服抗凝血药，则需要评估患者对药物治疗的反应性如何，症状是否改善，有无出现出血、肝功能异常、血小板下降等不良反应。若使用华法林抗凝，需了解 INR 是否达标，如果不达标，积极寻找原因，评估是否存在华法林抵抗或过度敏感并进行剂量调整。根据患者治疗反应、依从性并了解患者经济状况，结合患者意愿选择最合适的稳定期药物治疗方案。

B. 抗凝血药剂量的确定：出院前复查血常规、肝功能、肾功能、大便隐血等，再次测量体重，根据患者肌酐清除率、出血风险等再次核对药物剂量是否需要调整。若已使用一段时间华法林抗凝，需评估患者目前使用剂量是否合适，并确定华法林抗凝患者出院短期内药物剂量及随访计划。

C. 用药疗程：根据患者血栓发生原因、是否合并易栓症、肿瘤，是否行滤器置入、是否有其他需要长期抗凝治疗的疾病等因素，确定患者药物治疗疗程。

2）症状管理及用药教育：告知患者生活方式的改善及药物治疗的重要性，告知患者药物治疗的目标是改善症状及防止血栓进展、复发，并进行用药依从性宣教。指导患者及家属进行血栓进展及出血症状的识别、评估及处理，其中针对患者担心的出血情况，建议按照出血量的大小及严重程度的不同进行分层讲解并告知不同的处理策略，使患者在易于识别严重出血表现及时就医的同时能尽量避免过度的恐慌。若患者稳定期抗凝方案选择华法林，还需向患者重点强调定期随访并根据 INR 进行华法林剂量调整的重要性，告知患者随访计划及影响华法林疗效的食物、药物相互作用、生病就诊时的注意事项等。告知患者当前使用的药物可能出现的其他不良反应及处理方法，定期随访并评估稳定期治疗效果。

3）并发症及伴发疾病的优化管理：评估是否合并增加血栓风险的疾病，比如近期骨折、手术或其他原因导致的活动受限、风湿免疫性疾病、肿瘤等，积极寻找并尽可能去除患者发生肺栓塞的可逆高危因素，评估合并疾病的药物治疗方案是否能进一步优化。评估是否合并增加患者出血风险的疾病，比如幽门螺杆菌感染、肝硬化、血小板下降、贫血、重症感染、严重肾功能不全、未控制的高血压等，积极治疗原发病，降低患者抗凝出血风险。

了解患者既往居家使用的药品，尽量避免使用避孕药、激素替代治疗、糖皮质激素类药物、免疫调节药物、抗纤溶类止血药、他莫昔芬、贝伐珠单抗、抗抑郁药等增加血栓风险药物；了解患者是否正在使用抗血小板药、非甾体抗炎药、激素等增加出血风险的药物；评估以上药物能否停药或改用其他药物，以期降低患者的血栓及出血风险。评估出院后需长期使用的药物与治疗肺栓塞的抗凝血药之间是否存在药物相互作用及潜在不良反应。

关注患者的伴发疾病主要监测指标是否达标，告知患者伴发疾病出院后门诊随访科室、随访时间及主要检测指标。

二、药物重整案例

1. 病例介绍

（1）病情介绍：患者男性，87 岁，因气促 1 天，于 2021 年 12 月 20 日入院。

（2）既往史：2016 年 2 月首次诊断肺栓塞，服用华法林钠片 5mg q.d. 抗凝，早期规律复查凝血功能，服药一段时间后自行停用；有高血压病史 10 年，6 年前予以苯磺酸左氨氯地平片 2.5mg q.d. 降压，1 年前自行更改为苯磺酸氨氯地平片 2.5mg q.d.，规律服药，未规律监测血压；发现 2 型糖尿病 4

年，服用阿卡波糖片 50mg t.i.d. 降血糖，偶尔忘记服用，未检测血糖；4 年前加用硫酸氢氯吡格雷片 75mg q.d. 进行心脑血管病一级预防，规律服药，无明显出血表现；4 年前加用阿托伐他汀钙片 10mg q.n. 调血脂，因担心肝损害，服药 1 年后自行停用。

（3）查体：血压 164/91mmHg，脉搏 94 次 /min，体温 36.5℃，呼吸 23 次 /min，心率 94 次 /min，律齐。入院当天血压波动在 153 ~ 168/85 ~ 93mmHg。体重 50kg。

（4）实验室检查

1）血常规：Hb 145g/L，RBC 4.34×10^{12}/L，WBC 10.4×10^9/L，PLT 154×10^9/L。

2）血脂：TC 4.85mmol/L，TG 1.3mmol/L，HDL-C 0.94mmol/L，LDL-C 2.72mmol/L。

3）空腹血糖：11.97mmol/L。

4）糖化血红蛋白：8.2%。

5）肝肾功能：Scr 121μmol/L，肌酐清除率 26.9ml/min。肝功能未见异常。

6）肌钙蛋白：0.58μg/L，复查正常。

7）凝血功能：D- 二聚体 13.00mg/L。

（5）影像学检查

1）心电图：房性心动过速，扩展到后壁的下壁心肌梗死，中度 ST 压低，T 波异常；第二天复查未见明显异常。

2）心脏彩超：左室射血分数（left ventricular ejection fraction，LVEF）58%，右心增大，三尖瓣反流（轻度），肺动脉高压（轻度）。

3）下肢彩超：左侧股静脉、腘静脉血栓形成；双侧股动脉、腘动脉斑块形成。

4）CT 肺动脉造影：肺动脉左右叶各段主干多发充盈缺损，考虑肺栓塞。

（6）入院诊断：①肺栓塞；②下肢静脉血栓；③2 型糖尿病；④高血压 2 级，很高危。

（7）入院时初始用药医嘱：见表 3-17。

表 3-17　入院时初始用药医嘱

用药目的	药品	单次剂量	频次	开始时间
抗血小板	硫酸氢氯吡格雷片	75mg	q.d.	2021 年 12 月 20 日
抗凝	低分子肝素钠注射液	5 000IU	q.12h.	2021 年 12 月 20 日
降压	苯磺酸氨氯地平片	2.5mg	q.d.	2021 年 12 月 20 日
调血脂、稳定斑块	阿托伐他汀钙片	10mg	q.n.	2021 年 12 月 20 日
降血糖	阿卡波糖片	50mg	t.i.d.	2021 年 12 月 20 日

2. 入院后药物重整流程

（1）药师采集既往用药史获取入院前用药清单，并与入院时初始用药医嘱进行对比，相关信息见表 3-18。

（2）识别问题、解决方案及与医患沟通要点：见表 3-19。

（3）分析及小结：本案例中共发现了 5 个用药相关问题。

1）不必要的药物治疗：根据中华医学会呼吸病学分会肺栓塞与肺血管病学组等 2018 年发表的《肺血栓栓塞症诊治与预防指南》，该患者的血流动力学稳定，有右心负荷增加及心脏生物学标志物升高，危险分层为中高危组，入院暂未给予溶栓治疗，密切关注患者生命体征变化。患者既往无心脑血管病，入院时一过性心电图及肌钙蛋白异常，后复查均未见异常，考虑肺栓塞引起的心肌损伤，无明确抗血小板治疗指征，双联抗栓会增加出血风险，建议单用抗凝治疗，停用氯吡格雷。

2）给药剂量过高：低分子肝素钠注射液的常规给药剂量为 100IU/kg q.12h.，对于肾功能不全的患者，肌酐清除率在 30 ~ 49ml/min，可不调整剂量；肌酐清除率在 15 ~ 29ml/min，需调整给药剂量为 100IU/kg q.d.；若肌酐清除率 < 15ml/min 建议改用普通肝素抗凝。该患者肌酐清除率 26.9ml/min，体重 50kg，使用常规剂量 5 000IU q.12h.，且联合使用氯吡格雷，目前偶有少量痔疮出血，建议及时根据肾功能及体重将低分子肝素钠注射液调整为 5 000IU q.d. 给药。

3）需要增加药物：患者入院后有便秘，偶有少量痔疮出血，目前肺栓塞、下肢静脉血栓正进行抗凝治疗。而患者便秘，用力大便时会增加下肢血栓脱落的可能性，进一步加重肺栓塞及抗凝后痔疮出血的风险，因此建议患者增加膳食纤维摄入，加用通便药物保持大便通畅，避免用力大便，关注痔疮出血情况是否好转，必要时加用痔疮治疗药物降低痔疮出血风险。

表 3-18 入院时初始用药医嘱与入院前用药比较及药师意见

入院前用药清单							入院时初始用药医嘱					
用药目的	药品	单次剂量	频次	开始	结束	备注	用药目的	药品	单次剂量	频次	与院外药品比较	药师意见
抗血小板	硫酸氢氯吡格雷片	75mg	q.d.	2017年8月	入院后继续使用	无胃肠道不适及出血症状	抗血小板	硫酸氢氯吡格雷片	75mg	q.d.	用法用量无变化,入院后继续使用	建议停用
							抗凝	低分子肝素钠注射液	5 000IU	q.12h.	新增药品	建议改为 q.d.
调血脂,稳定斑块	阿托伐他汀钙片	10mg	q.n.	2017年8月	2018年8月	因担心肝损害,服药1年后自行停用	调血脂,稳定斑块	阿托伐他汀钙片	10mg	q.n.	新增药品	建议继续使用
降压	苯磺酸氨氯地平片	2.5mg	q.d.	2020年12月	入院后继续使用	未规律监测血压	降压	苯磺酸氨氯地平片	2.5mg	q.d.	用法用量无变化,沿用	暂建议增加单次剂量至5mg,后续可改用 ACEI 类抗高血压药
降血糖	阿卡波糖片	50mg	t.i.d.	2017年8月	入院后继续使用	偶尔忘记服用,未检测血糖	降血糖	阿卡波糖片	50mg	t.i.d.	用法用量无变化,沿用	建议继续使用

表3-19 药物重整发现的问题、解决方案及与医患沟通要点

序号	问题描述	解决方案	与医生沟通要点	与患者沟通要点
1	(1)患者长期使用硫酸氢氯吡格雷片,入院后继续使用,目前肺栓塞有明确抗凝指征,无心脑血管病史、硫酸氢氯吡格雷片为无适应证用药。(2)抗凝过度情况下联用氯吡格雷增加出血风险	了解患者既往病史,无心脑血管病,只需单用抗凝治疗,无须联用抗血小板治疗以免增加出血风险,与医生沟通,建议停用氯吡格雷	患者既往无心脑血管病,本次入院一过性心电图及肌钙蛋白异常考虑肺栓塞引起的心肌损伤,无明确抗血小板治疗指征,双联抗栓药会增加出血风险,建议单用抗凝治疗,停用氯吡格雷	和患者确认既往无心脑血管病,告知目前肺栓塞有明确抗凝指征,无心脑血管病史,联用氯吡格雷增加出血风险,建议停用
2	患者肾功能不全,肌酐清除率小于30ml/min,高龄,低分子肝素钠注射液未根据肾功能调整剂量,剂量过高	(1)患者高龄,根据肾功能及体重调整低分子肝素钠注射用量。(2)关注患者是否因抗凝过度有出血等不良反应	(1)患者高龄,肌酐清除率小于30ml/min,需根据肾功能及体重将低分子肝素钠注射液用法用量调整为5 000IU q.d.。(2)密切关注患者有无出血表现,定期复查血常规、D-二聚体,关注肾功能变化,病情稳定及时改用口服抗凝血药	交代患者密切关注有无出血表现,如有其他不良反应,如有不适及时向医务人员反馈
3	患者入院后活动量减少,便秘,偶有少量痔疮出血,暂无其他出血表现	加用通便药物,改善便秘症状,降低痔疮出血及用力大便致血栓脱落风险	建议加用通便药物保持大便通畅,必要时加用痔疮治疗药物,降低出血风险	(1)增加膳食纤维摄入,保持大便通畅,避免用力大便。(2)关注痔疮出血情况是否好转

续表

序号	问题描述	解决方案	与医生沟通要点	与患者沟通要点
4	既往服用"阿托伐他汀钙片"后，担心肝损害，服药1年后自行停用，对药物使用的必要性了解不够，对药物不良反应存在误解，用药依从性差	(1) 患者为高血压合并糖尿病患者，动脉粥样硬化性心血管疾病(ASCVD)风险高危，需要使用他汀进行调血脂，稳定斑块治疗。 (2) 需对患者进行阿托伐他汀钙片的用药教育，了解用药目的及必要性，提高服药依从性。 (3) 提醒医生监测用药后血脂水平，警惕不良反应，及时与患者沟通	(1) 患者用药后应注意复查肝功能，关注患者是否有肌痛表现，复查的肝功能结果及时与患者沟通。 (2) 注意复查用药后血脂水平，将LDL-C控制在1.8mmol/L(70mg/dl)以下	(1) 告知患者控制血脂的重要性，现停用调血脂药3年余，血脂未达标，应该继续使用阿托伐他汀片，而且即使使用阿托伐他汀钙片正常，也需要坚持服用他汀类药物以降低心血管事件风险。 (2) 注意定期复查血脂和肝功能，平时观察有无肌痛表现。 (3) 注意清淡饮食，适当活动
5	(1) 经详细了解病史，确认患者6年前初始降压方案为苯磺酸左氨氯地平片2.5mg q.d.，1年前药店自行购药后改为苯磺酸氨氯地平片2.5mg q.d.，无特殊不适，未定期监测血压，入院当天血压波动在153～168/85～93mmHg，血压控制欠佳，存在用药依从性差的问题。 (2) 苯磺酸氨氯地平并非该患者最优选的抗高血压药，可选择高血压合并糖尿病肾功能不全患者首选的ACEI/ARB类药物	(1) 对患者进行血压管理及监测的用药教育。 (2) 患者目前血压控制欠佳，可增加苯磺酸氨氯地平剂量至5mg q.d.。 (3) 高血压合并糖尿病、肾功能不全患者，建议停用苯磺酸氨氯地平片，改用ACEI/ARB类药物	(1) 该患者为ASCVD风险高危患者，年龄≥75岁，目标血压可考虑控制＜140/90mmHg，目前血压未达标。 (2) 肺栓塞急性期建议继续苯磺酸氨氯地平控制血压，增加剂量至5mg q.d.。 (3) 高血压合并糖尿病，肾功能不全患者，首选抗高血压药为ACEI/ARB类药物，患者目前使用的苯磺酸氨氯地平为钙通道阻滞剂，无明显心脏肾脏获益，待肺栓塞病情稳定后建议改用ACEI/ARB类药物	(1) 告知患者苯磺酸左氨氯地平与苯磺酸氨氯地平的区别，自行购药需谨慎，提高用药依从性。 (2) 对患者进行血压管理及监测用药教育。 (3) 告知患者暂继续苯磺酸氨氯地平控制血压，增加剂量至5mg q.d.，定期监测血压，待肺栓塞病情稳定后再就诊，评估是否改用ACEI/ARB类药物
6	患者服用阿卡波糖片50mg t.i.d.，血糖控制不佳。因需每日服用3次，偶尔忘记服用，用药依从性差，未检测血糖，用药依从性差	(1) 明确血糖控制目标值。 (2) 对患者进行阿卡波糖片的用药教育	患者血糖控制不佳，建议将腹血糖控制在4.4～7.0mmol/L，糖化血红蛋白应＜7.0%	告知患者糖尿病的危害，按时服药，控制血糖的重要性，提高用药依从性，定期监测血糖

注: ASCVD，动脉粥样硬化性心血管疾病；ACEI，血管紧张素转换酶抑制剂；ARB，血管紧张素Ⅱ受体拮抗剂。

4）患者依从性问题：根据中华医学会心血管病学分会高血压学组等2021年发表的《中国高血压患者血压血脂综合管理的专家共识》，患者ASCVD危险分层评估为高危：既往无ASCVD事件，高血压合并糖尿病；原则上ASCVD高危患者血压应控制在 < 130/80mmHg，≥ 75岁的老年患者血压目标可考虑 < 140/90mmHg。该患者87岁，目标血压可考虑控制在 < 140/90mmHg，建议将LDL-C控制在1.8mmol/L（70mg/dl）以下，空腹血糖控制在4.4 ~ 7.0mmol/L，糖化血红蛋白应 < 7.0%。患者目前血压、血脂、血糖均未达标，既往初始降压方案为苯磺酸左氨氯地平片2.5mg q.d.，1年前在药店自行购药后改为苯磺酸氨氯地平片，使用2.5mg q.d.降压，需告知患者苯磺酸左氨氯地平片与苯磺酸氨氯地平片的区别，前者是后者的活性有效成分，同样剂量下其降压作用是后者的2倍，因此不能随意更换药物，也不建议随意更换厂家。另外需告知患者其血脂水平虽然在化验单正常参考范围内，但因患者合并有高血压、糖尿病，ASCVD风险高，他汀类药物不仅能减低血脂，还有延缓斑块进展、稳定斑块及抗炎等有益作用，因此即使血脂正常也需要坚持服用他汀类药物以降低心血管事件。同时，患者担心他汀类药物使用有肝损伤的风险，需向患者解释他汀类药物确实有可能发生肝损伤，但不是一定发生，因其有明显的获益，建议使用后再密切观察有无肌肉疼痛，复查肝功能，关注有无肝损伤，后续再充分权衡利弊，无禁忌时仍建议使用。此外应该教育患者，坚持使用降压、调血脂、降血糖药并进行相关指标监测的重要性，无特殊情况需要长期坚持服用，经常减量甚至漏服会引起血压、血脂、血糖不达标，增加心脑血管事件的发生风险。

5）给药剂量过低和遴选药品不适宜：《中国高血压防治指南》修订委员会发表的《中国高血压防治指南2018年修订版》推荐，高血压合并慢性肾脏病、糖尿病患者，首先考虑使用ACEI或ARB类药物降压，ACEI/ARB不但具有降压作用，还能降低蛋白尿，延缓肾功能的减退，改善慢性肾脏病患者的肾脏预后。该患者目前使用小剂量苯磺酸氨氯地平片进行降压治疗，血压不达标，苯磺酸氨氯地平片为钙通道阻滞剂（CCB），无肾脏获益，后续待肺栓塞病情稳定后需再次就诊，评估是否改用ACEI/ARB类药物。目前患者处于肺栓塞急性期，可暂继续苯磺酸氨氯地平片控制血压，增加剂量为5mg q.d.，定期监测血压，动态调整降压方案。

（肖轶雯）

参考文献 --

[1] 中华医学会呼吸病学分会慢性阻塞性肺疾病学组，中国医师协会呼吸医师分会慢性阻塞性肺疾病工作委员会．慢性阻塞性肺疾病诊治指南（2021 年修订版）．中华结核和呼吸杂志，2021, 44(3): 170-205.

[2] 国家卫生计生委合理用药专家委员会，中国药师协会．冠心病合理用药指南（第 2 版）．中国医学前沿杂志（电子版），2018, 10(6): 1-130.

[3] 葛均波，徐永健，王晨．内科学．9 版．北京：人民卫生出版社，2020.

[4] 中华医学会呼吸病学分会哮喘学组．支气管哮喘防治指南（2020 年版）．中华结核和呼吸杂志，2020, 43(12): 1023-1048.

[5] Global Initiative for Asthma. Global strategy for asthma management and prevention (2022 update) [2022-7-3].https://ginasthma.org/wp-content/uploads/2022/07/GINA-Main-Report-2022-FINAL-22-07-01-WMS.pdf.

[6] 蔡映云，吕迁洲．临床药物治疗学：呼吸系统疾病．北京：人民卫生出版社, 2016.

[7] 中国老年医学学会呼吸病学分会哮喘学术工作委员会．老年人支气管哮喘诊断与管理中国专家共识．中华医学杂志，2020, 100(38): 2970-2981.

[8] 王宇璠，刘传合．儿童支气管哮喘管理的新策略：2020 全球哮喘创议解读．中国医刊，2020, 55(10): 1065-1068.

[9] 赵树花．100 例支气管哮喘合并高血压患者的药学监护．心血管病防治知识（学术版），2016(6): 43-45.

[10] 中国成人血脂异常防治指南修订联合委员会．中国成人血脂异常防治指南（2016 年修订版）．中华健康管理学杂志，2017, 11(1): 7-28.

[11] 中华医学会，中华医学会临床药学分会，中华医学会杂志社，等．血脂异常基层合理用药指南．中华全科医师杂志，2021, 20(1): 29-33.

[12] 支气管扩张症专家共识撰写协作组，中华医学会呼吸病学分会感染学组．中国成人支气管扩张症诊断与治疗专家共识．中华结核和呼吸杂志，2021, 44(4): 311-321.

[13] 中华人民共和国国家卫生和计划生育委员会．结核病分类（WS 196—2017）．中国感染控制杂志，2018, 17(4): 367-368.

[14] 中华医学会，中华医学会杂志社，中华医学会全科医学分会，等．肺结核基层诊疗指南（2018 年）．中华全科医学杂志，2019, 18(8): 709-717.

[15] 中华医学会，中华医学会杂志社，中华医学会全科医学分会，等．肺结核基层诊疗指南（实践版·2018）．中华全科医学杂志，2019, 18(8): 718-722.

[16] 中华医学会，中华医学会临床药学分会，中华医学会杂志社，等．肺结核基层合理用药指南．中华全科医学杂志，2020, 19(10): 891-899.

[17] 中华医学会结核病学分会.抗结核药物性肝损伤诊治指南（2019 年版）.中华结核和呼吸病杂志，2019, 42(5): 343-356.

[18] 中华医学会结核病学分会重症专业委员会.结核病营养治疗专家共识.中华结核和呼吸杂志，2020, 43(1): 17-26.

[19] World Health Organization.Nutritional care and supplements for patients with tuberculosis（2013）[2022-12-5].https://www.who.int/publications/i/item/9789241506410.

[20] 唐神结，高文.临床结核病学.2 版.北京：人民卫生出版社，2019.

[21] 赵雁林，陈明亭.中国结核病防治工作技术指南.北京：人民卫生出版社，2021.

[22] 中华医学会内分泌学分会.中国高尿酸血症与痛风诊疗指南（2019）.中华内分泌代谢杂志，2020, 36(1): 1-13.

[23] 曹俊岭，李学林，李春晓，等.中成药临床应用专家共识（第一版）.中国药学杂志，2022, 57(6): 502-506.

[24] 中华医学会呼吸病学分会肺栓塞与肺血管病学组，中国医师协会呼吸医师分会肺栓塞与肺血管病工作委员会，全国肺栓塞与肺血管病防治协作组.肺血栓栓塞症诊治与预防指南.中华医学杂志，2018, 98(14): 1060-1087.

[25] 中华医学会心血管病学分会肺血管病学组.急性肺栓塞诊断与治疗中国专家共识（2015）.中华心血管病杂志，2016, 44(3): 197-211.

[26] KONSTANTINIDES S V, MEYER G, BECATTINI C, et al. 2019 ESC guidelines for the diagnosis and management of acute pulmonary embolism developed in collaboration with the European Respiratory Society (ERS): the Task Force for the diagnosis and management of acute pulmonary embolism of the European Society of Cardiology (ESC). Eur Respir J, 2019, 54(3): 1901647.

[27] 中华医学会心血管病学分会高血压学组，中华心血管病杂志编辑委员会.中国高血压患者血压血脂综合管理的专家共识.中华心血管病杂志，2021, 49(6): 554-563.

[28] 《中国高血压防治指南》修订委员会.中国高血压防治指南 2018 年修订版.心脑血管病防治，2019, 19(1): 1-44.

第四章

循环系统疾病药物重整

第一节　慢性冠状动脉疾病

一、概述

1. **定义**　慢性冠状动脉疾病（chronic coronary artery disease，CAD）简称慢性冠脉疾病，又被称为稳定性冠心病，包括隐匿型冠心病、稳定型心绞痛及缺血性心肌病等。其最具代表性的病种是稳定型心绞痛，这是一种由冠状动脉供血不足，心肌急剧的、暂时的缺血与缺氧所引起的临床综合征。

2. **分类**　近年来，为适应冠心病诊疗理念的不断更新，便于治疗策略的制定，临床上提出两种综合征的分类，即慢性冠脉疾病和急性冠脉综合征，其中慢性冠脉疾病的分类及定义见表 4-1。

表 4-1　慢性冠脉疾病的分类及定义

分类	定义
隐匿型冠心病（latent coronary heart disease）	没有心绞痛的临床症状,但有心肌缺血的客观证据(心电活动、心肌血流灌注及心肌代谢等异常)的冠心病,也称为隐匿性冠心病或无症状性冠心病
稳定型心绞痛（stable angina pectoris）	也称为劳力性心绞痛、普通型心绞痛,是最常见的心绞痛
缺血性心肌病（ischemic cardiomyopathy,ICM）	属于冠心病的一种特殊类型或晚期阶段,是指由冠状动脉粥样硬化引起长期心肌缺血,导致心肌弥漫性纤维化,产生与原发性扩张型心肌病类似的临床表现

3. 临床表现

（1）稳定型心绞痛：其临床表现在 1 ~ 3 个月内相对稳定，即每日和每周疼痛发作次数大致相同，诱发疼痛的劳力和情绪激动程度相同，每次发作疼痛的性质和疼痛部位无改变，疼痛时限相仿，服用硝酸甘油后也在相近时间内产生疗效。

（2）隐匿型冠心病：部分患者仅有心肌缺血的客观证据，但无心绞痛症状，另一部分有心肌缺血发作，有时有症状，有时无症状，此类患者居多。应及时发现这类患者，可及早为其提供治疗，预防心肌梗死或死亡发生。

（3）缺血性心肌病：主要临床表现为心绞痛、心力衰竭、心律失常、血栓和栓塞；有部分患者表现为劳力性呼吸困难和／或心绞痛，活动受限，也可反复发生肺水肿。

4. 疾病管理　对于稳定型心绞痛及隐匿型冠心病，其治疗主要在于预防新的动脉粥样硬化的发生发展和治疗已存在的动脉粥样硬化病变，积极控制冠心病危险因素（如高血压、高脂血症和糖尿病等）；改善冠脉血供和降低心肌耗氧以改善患者症状，提高生活质量，同时治疗冠脉粥样硬化，预防心肌梗死和死亡，延长生存期。而对于缺血性心肌病，早期预防尤为重要，积极控制冠心病危险因素（如高血压、高脂血症和糖尿病等）；改善心肌缺血，预防再次心肌梗死和死亡发生；纠正心律失常；积极治疗心功能不全。其用药主要包括以下 3 类：①改善缺血、减轻症状的药物；②预防心肌梗死，改善预后的药物；③用于冠心病的相关中成药。

（1）改善缺血、减轻症状的药物：改善缺血、减轻症状的药物应与预防心肌梗死和死亡的药物联合使用，其中一些药物，如 β 受体拮抗剂，同时兼具两方面的作用。目前改善缺血、减轻症状的药物主要包括 β 受体拮抗剂、硝酸酯类药物、钙通道阻滞剂（calcium channel blocker，CCB）及其他类型药物如曲美他嗪、尼可地尔等。

（2）预防心肌梗死，改善预后的药物：①血小板激活在冠心病早期和进展阶段发挥重要作用。因此，充分抑制血小板治疗是必须的。②他汀类药物在急性期应用可促使内皮细胞释放一氧化氮，有类似硝酸酯的作用，远期有抗炎和稳定斑块的作用，能降低冠状动脉疾病的死亡和心肌梗死发生率。所有明确诊断的冠心病患者，无论其血脂水平如何，均应给予他汀类药物。③血管紧张素转换酶抑制药（angiotensin converting enzyme inhibitor，ACEI）或血管紧张素 Ⅱ 受体拮抗剂（angiotensin receptor blocker，ARB）可使冠心病患者的心血管死亡、非致死性心肌梗死等主要终点事件的相对危险性显著降低。稳定型心绞痛合并高血压、糖尿病、心力衰竭或左心室收缩功能不全的高危患者建议使用ACEI 或 ARB。④β 受体拮抗剂能减少心血管事件的发生率。

（3）用于冠心病的相关中成药：冠心病在中医领域被定义为"胸痹心痛"的范畴。中医中药治疗目前以"活血化瘀""芳香温通"和"祛痰通络"最为常用。但是中成药所含成分复杂，且市面所售品类繁多，建议对于药品的选择应在心血管医师指导下进行。

5. 药物重整过程中的重点关注内容

（1）入院时药物重整要点

1）改善缺血、减轻症状管理：评估患者的心率是否达标，从较小剂量开始，逐级增加剂量，使用 β 受体拮抗剂后静息心率降至 55～60 次 /min，严重心绞痛患者如无心动过缓症状可降至 50 次 /min。评估患者心绞痛发作的频率和程度，舌下含服或喷雾用硝酸甘油可作为心绞痛发作时缓解症状用药，也可于运动前数分钟使用，以减少或避免心绞痛发作。长效硝酸酯类药物用于降低心绞痛发作的频率和程度，并可能增加运动耐量。需要注意的是，硝酸酯类药物如果使用不规范可导致耐药，应保证每日有一定的硝酸酯空白期，可采取间歇给药、偏心给药、逐渐增量等方法减少耐药性的发生。

2）预后管理：如果是初治患者，评估使用抗血小板药的适应证和出血风险，结合患者意愿选择最合适的抗血小板药。阿司匹林为抗血小板治疗的基石，无用药禁忌（如胃肠道活动性出血、阿司匹林过敏或有不耐受阿司匹林的病史）者首选阿司匹林。对于不能使用阿司匹林的患者，如阿司匹林过敏者，使用氯吡格雷作为替代治疗。监护用药期间是否出血或消化道不适，并积极处理。使用阿司匹林或氯吡格雷抗血小板治疗应注意评估患者血小板抑制率，有条件的医院如果开展了氯吡格雷基因检测，可以对患者 CYP2C19 进行基因分型，预测患者是否为氯吡格雷慢代谢型，及时调整抗血小板方案。

3）针对合并疾病的治疗及二级预防：评估是否使用了合适的药物，重点关注用法用量、主要监测指标、患者依从性和不良反应。

（2）出院时药物重整要点

1）改善缺血、减轻症状管理：评估患者的症状是否控制良好，出院后用药疗程、不良反应、监测指标。

2）预后管理：使用抗血小板药后是否出现出血等不良反应，告知出院后需要自我识别及正确应对出血的情况；如果患者行经皮冠状动脉介入治疗（PCI），术后使用双联抗血小板治疗，应告知患者双抗使用疗程；如使用阿司匹林或氯吡格雷单抗治疗，告知服药 1～2 周后监测血常规，一旦出现白细胞或血小板计数显著下降应立即停药，并继续监测至恢复正常。评估合并疾病的主要监测指标是否达标，告知患者出院后需长期使用哪些药物及其潜在不良反应。强调用药依从性的重要性，告知患者出院后门诊随访时间及主要监测指标。

3）高危因素的管理：控制体重、血脂，戒烟，健康教育和运动。

二、药物重整案例

1. 病例介绍

（1）病情介绍：患者女性，75 岁，因胸痛 1 个月余于 2021 年 12 月 1 日入院。

（2）既往史：高血压病史 36 年，最高收缩压达 200mmHg，目前服用硝苯地平控释片 30mg q.d. 降压治疗，血压波动；有高脂血症病史 2 年余，目前口服普伐他汀片 40mg q.n.，依折麦布片 10mg q.d. 调血脂。6 个月前诊断为缺血性脑卒中，规律服用阿司匹林肠溶片 100mg q.d. 抗血小板治疗。

（3）查体：血压 156/96mmHg，脉搏 70 次 /min，体温 36℃，呼吸 20 次 /min，心率 70 次 /min。

（4）实验室检查

1）血常规：Hb 125g/L，RBC 4.32×10^{12}/L，WBC 5.29×10^9/L，PLT 148×10^9/L。

2）血脂：TC 5.41mmol/L，TG 2.35mmol/L，HDL-C 1.36mmol/L，LDL-C 2.85mmol/L。

3）心肌酶正常，心肌肌钙蛋白（cTn）< 3.00pg/ml，N 末端 B 型脑利尿钠肽原（NT-proBNP）69.9pg/ml。

4）肝肾功能：Scr 75μmol/L，GPT 18.4μ/L，GOT 25.2μ/L。

5）凝血功能等均正常。

（5）影像学检查

1）心电图：窦性心律，电轴左偏。

2）心脏彩超：射血分数（EF）62%，升主动脉增宽，左室壁运动欠协调，主动脉瓣退行性变并反流（轻度），二、三尖瓣反流（轻度），左室收缩功能测值正常范围。

（6）入院诊断：①冠状动脉粥样硬化性心脏病稳定型心绞痛心功能 Ⅱ级；②高血压 3 级，很高危；③高脂血症。

（7）入院时初始用药医嘱：见表 4-2。

表 4-2　入院时初始用药医嘱

用药目的	药品	单次剂量	频次	开始时间
抗血小板	阿司匹林肠溶片	100mg	q.d.	2021 年 12 月 1 日
抗凝	那屈肝素钙注射液	0.4ml	q.d.	2021 年 12 月 1 日
控制心率	琥珀酸美托洛尔缓释片	23.75mg	q.d.	2021 年 12 月 1 日
抗心肌缺血	单硝酸异山梨酯分散片	20mg	b.i.d.	2021 年 12 月 1 日
降压	硝苯地平控释片	30mg	q.d.	2021 年 12 月 1 日
调血脂、稳定斑块	普伐他汀片	40mg	q.n.	2021 年 12 月 1 日
调血脂	依折麦布片	10mg	q.d.	2021 年 12 月 1 日

2. 入院后药物重整流程

（1）药师采集既往用药史获取入院前用药清单，并与入院时初始用药医嘱进行对比，相关信息见表 4-3。

（2）识别问题、解决方案及与医患沟通要点：见表 4-4。

（3）分析及小结：本案例中共发现了 3 个用药相关问题。

1）不必要的药物治疗：根据《冠心病合理用药指南（第 2 版）》建议，稳定性冠心病心绞痛患者无须抗凝。该患者为稳定型心绞痛患者，无抗凝血药用药指征，在阿司匹林的基础上加用那屈肝素将增加其出血风险，因此建议停用那屈肝素。

2）需要增加药物治疗：该患者的血脂和血压均未达标，需要增加药物治疗。首先，《冠心病合理用药指南（第 2 版）》指出，控制血脂是冠心病二级预防的重要一环，他汀类药物是基石。根据《中国血脂管理指南（2023 年）》建议，该患者 ASCVD 危险分层为极高危组，其 LDL-C 目标值为 < 1.4mmol/L 且较基线降幅超过 50%。该患者已用他汀 + 依折麦布治疗 1 年余，血脂仍不达标，建议采用他汀 + 依折麦布 + PCSK9 抑制剂的三联合用方案强效调血脂。联合调血脂治疗能够提高 LDL-C 达标率，降低 ASCVD 事件再发率。同时应嘱咐患者注意观察有无肌肉疼痛或肌肉压痛、肌肉无力现象，如出现上述现象，及时就医治疗；建议 3 个月后复查肝功能，并定期复查血脂水平。其次，根据《高血压合理用药指南（第 2 版）》，高血压合并冠心病患者的用药原则是在生活方式干预的基础上，既要控制血压以减少心脏负担，又要扩张冠状动脉以改善心肌血液供应，即"降压又护心"。而《中国高血压防治指南（2018

表4-3 入院时初始用药医嘱与入院前用药比较及药师意见

入院前用药清单							入院时初始用药医嘱				与院外药品比较	药师意见
用药目的	药品	单次剂量	频次	开始	结束	备注	用药目的	药品	单次剂量	频次		
抗血小板	阿司匹林肠溶片	100mg	q.d.	2019年11月	入院后继续使用	现无胃肠道不适症状	抗血小板	阿司匹林肠溶片	100mg	q.d.	用法用量无变化，入院后继续使用	建议继续使用
降压	硝苯地平控释片	30mg	q.d.	2020年10月	入院后继续使用	入院血压164/88mmHg，控制不佳，无明显不适	降压	硝苯地平控释片	30mg	q.d.	用法用量无变化，沿用	患者血压控制不佳，建议在继续使用该药的基础上，再加用一种抗高血压药
							控制心率	琥珀酸美托洛尔缓释片	23.75mg	q.d.	新增药品	同意新增该药
							抗凝	那屈肝素钙注射液	0.4ml	q.d.	新增药品	患者无抗凝指征，建议停用
调血脂、稳定斑块	普伐他汀片	40mg	q.n.	2019年12月	入院后继续使用	无不适症状	调血脂、稳定斑块	普伐他汀片	40mg	q.n.	用法用量无变化，沿用	建议继续使用

续表

入院前用药清单							入院时初始用药医嘱				与院外药品比较	药师意见
用药目的	药品	单次剂量	频次	开始	结束	备注	用药目的	药品	单次剂量	频次		
调血脂	依折麦布片	10mg	q.d.	2020年10月	入院后继续使用	无不适症状	调血脂	依折麦布片	10mg	q.d.	用法用量无变化，沿用	建议继续使用，患者血脂不达标，建议加用前蛋白转化酶枯草溶菌素Kexin9型即PCSK9抑制剂进一步调血脂治疗
							抗心肌缺血	单硝酸异山梨酯分散片	20mg	b.i.d.	新增药品	同意新增该药，用法须向患者交代

表 4-4　药物重整发现的问题、解决方案及与医患沟通要点

序号	问题描述	解决方案	与医生沟通要点	与患者沟通要点
1	患者服用硝苯地平控释片30mg q.d.降压治疗，血压控制不佳	(1) 了解患者病史，患者既往曾服用缬沙坦氢氯噻嗪片(92.5mg q.d.) + 苯磺酸左氨氯地平片(2.5mg q.d.)，血压可控制在130~100mmHg，因自觉血压控制可，自行将药物调整为硝苯地平控释片。(2) 患者为稳定型心绞痛合并高血压，为高血压很高危组。原则上血压控制在 < 130/80mmHg，与医生沟通，应加用不同机制的抗高血压药。(3) 对患者进行抗高血压药的用药教育	患者目前血压控制不佳，既往服用缬沙坦氢氯噻嗪片，降压效果好，且未出现不良反应，建议加用该药物继续服用。ACEI/ARB类药物对高血压合并冠心病患者具有心脏血管保护作用，是优选降压方案	(1) 须告知患者不可自行停用或调整高血压药，否则可能使血压波动大。(2) 平时在家注意监测血压，若血压低于 90/60mmHg 及时就医

续表

序号	问题描述	解决方案	与医生沟通要点	与患者沟通要点
2	患者规律服用普伐他汀+依折麦布调脂治疗1年,LDL-C:2.85mmol/L,未达标	(1) 患者为冠心病患者,调血脂治疗是冠心病二级预防的重要一环,患者为ASCVD超高危组,其LDL-C目标值为<1.4mmol/L且较基线降幅超过50%。(2) 患者规律服用普伐他汀+依折麦布调血脂治疗1年多,LDL-C仍未达标,可考虑加用PCSK9抑制剂治疗	(1) PCSK9是肝脏分泌合成的分泌丝氨酸蛋白酶,可与LDL受体结合并使其降解,从而减少LDL受体对血清LDL的清除。通过抑制PCSK9,可阻止LDL受体降解,促进LDL-C的清除。(2) 最大耐受剂量他汀/依折麦布治疗后LDL-C仍不达标的患者,可联用PCSK9抑制剂。联合调血脂治疗能够提高LDL-C达标率,降低ASCVD事件再发率	(1) 告知控制血脂的重要性,应该继续普伐他汀+依折麦布,建议加用PCSK9抑制剂调血脂治疗,将LDL-C控制在1.4mmol/L以下。(2) 注意定期复查血脂和肝功能,平时观察有无肌痛表现。(3) 注意清淡饮食,适当运动
3	患者服用单硝酸异山梨酯分散片,用法为早晚各1次	(1) 患者为稳定型心绞痛患者,硝酸酯类药物为内皮依赖性血管扩张剂,能够减少心肌耗氧量,改善心肌灌注,缓解心绞痛症状。(2) 长效硝酸酯类药物不适宜治疗心绞痛急性发作,而适宜慢性长期治疗。每天用药时应注意给予足够的无药间期,以减少耐药性的发生	患者入院时诉快步行走后胸前区疼痛,为典型的稳定型心绞痛(劳力性心绞痛),建议患者日间服药,夜间停药。硝酸酯类药物连续应用24小时后可发生耐药,一旦发生耐药,不仅疗效减弱或缺失,而且可能造成内皮功能损害,对预后产生不良影响,因此长期使用硝酸酯类药物必须采用偏心给药的方法,保证提供每天8~12小时的无硝酸酯或低硝酸酯浓度	(1) 建议患者在早晨7~8时及下午2~3时服药。(2) 告知患者该药可能出现的不良反应包括头痛,面部潮红,心率反射性加快及低血压
4	患者皮下注射那屈肝素0.4ml q.d.,抗凝治疗无适应证	(1) 患者为稳定型心绞痛,无抗凝用药指征。(2) 患者CRUSADE出血风险评分为46分,为高危组,目前已使用阿司匹林抗血小板治疗,再加用抗凝治疗出血风险高,建议停用	(1) 那屈肝素为抗凝血药,其临床适应证为急性冠脉综合征,深静脉血栓形成等。(2) 该患者诊断为稳定型心绞痛,无使用那屈肝素抗凝治疗的适应证	目前无须使用该药物,今后如果使用该药,应注意检查局部出血情况,全身各系统有无出血倾向及其他不良反应,如出现腹部注射部位出血硬结,瘀斑,疼痛等,应警惕出血可能

年修订版）》推荐合并冠心病的高血压患者降压目标 < 130/80mmHg，应注意舒张压（DBP）不宜降至 60mmHg 以下。鉴于 CCB 具有抗心绞痛和抗动脉粥样硬化的作用，心绞痛患者推荐使用 β 受体拮抗剂 + CCB。该患者目前采用硝苯地平降压治疗，血压未达到目标值，而患者曾服用缬沙坦氢氯噻嗪片未出现明显不适，并且噻嗪类利尿药已被证实可改善高血压合并稳定型心绞痛患者的预后。根据患者具体情况，建议加用缬沙坦氢氯噻嗪片降压治疗。

3）给药时间不当：根据《冠心病合理用药指南（第 2 版）》，硝酸酯类药物是首选抗心肌缺血的血管扩张药，能够通过降低心脏前后负荷保护心脏；扩张冠状动脉，增加缺血区心肌供血量，缩小心肌梗死范围；降低心力衰竭发生率和心室颤动发生率。硝酸酯类药物连续应用 24 小时后可发生耐药，一旦发生耐药，不仅疗效减弱或缺失，而且可能造成内皮功能损害，对预后产生不良影响，因此长期使用硝酸酯类药物必须采用偏心给药的方法，保证提供每天 8 ~ 12 小时的无硝酸酯或低硝酸酯浓度。对于该患者，使用单硝酸异山梨酯分散片 20mg，每天 2 次治疗，应纠正患者之前早一次晚一次的服药方式。

第二节　急性冠脉综合征

一、概述

1. **定义**　急性冠脉综合征（acute coronary syndrome，ACS）是一组由急性心肌缺血引起的临床综合征。

2. **分类**　ACS 分为三类，包括不稳定型心绞痛（unstable angina pectoris，UAP）、非 ST 段抬高心肌梗死（non-ST segment elevation myocardial infarction，NSTEMI）和 ST 段抬高心肌梗死（ST segment elevation myocardial infarction，STEMI）。其中，UAP 和 NSTEMI 都是由动脉粥样斑块破裂或糜烂，伴不同程度的表面血栓形成、血管痉挛及远端血管栓塞所导致的，因此合称为非 ST 段抬高急性冠脉综合征（non-ST segment elevation acute coronary syndrome，NSTEACS）。

3. **临床表现**　ACS 特征性的症状包括稳定型心绞痛（劳力性心绞痛）发作频率的增加，或静息时胸痛、新发的严重的胸部不适，或心绞痛持续时间超过 20 分钟。疼痛以胸前壁中线不适为特征，可放射至左臂、背部、肩或者下颌，可能也会引起出汗、呼吸困难、恶心、呕吐和无法解释的晕厥。STEMI 患者主诉持续不缓解的胸痛，而 UAP 或 NSTEMI 患者即使在休息时也可发生心绞痛，也会有新发（≤ 2 个月）心绞痛或心绞痛频率增加、持续时间延长或疼痛程度增加。不同性别、年龄患者表现会有所不同，男性常诉胸痛，而女性常表现出恶心、出汗，老年患者更可能表现低血压或脑血管症状。

4. 疾病管理　ACS 的治疗目标为即刻缓解缺血症状，恢复梗死相关血管的血流，防止梗死扩大或者缩小心肌缺血范围，降低严重不良事件发生风险（即死亡或心肌梗死后再梗死）。治疗措施包括吸氧、抗缺血治疗、抗血栓治疗等。STEMI 患者强调应及早发现和住院，并加强住院前的就地处理。尽快恢复心肌的血液灌注，及时处理严重心律失常、泵衰竭和各种并发症。

（1）抗缺血治疗

1）硝酸酯类药物：大多数急性心肌梗死患者有应用硝酸酯类药物指征。

2）β 受体拮抗剂：对改善近、远期预后均有重要作用，应尽早用于所有无禁忌证的急性心肌梗死患者。少数高危患者，可先静脉使用，后改口服；中度或低度危险患者主张直接口服。口服从小剂量开始（相当于目标剂量的 25%），逐渐递增，使静息心率降至 55 ~ 60 次 /min。

3）钙通道阻滞剂：可有效减轻心绞痛症状。足量 β 受体拮抗剂与硝酸酯类药物治疗后仍不能控制缺血症状的患者可口服长效钙通道阻滞剂。对于血管痉挛性心绞痛的患者，可作为首选药物，可联用长效硝酸酯类。

（2）抗血栓治疗

1）抗血小板治疗：如无禁忌证，所有患者均应口服阿司匹林；对于阿司匹林不耐受者，可考虑使用吲哚布芬替代。除非有高出血风险，ACS 患者均建议在阿司匹林基础上，联合应用一种 P_2Y_{12} 受体拮抗剂（如氯吡格雷、替格瑞洛），并维持至少 12 个月。联合抗血小板治疗疗程应根据患者 PCI 支架类型、血栓风险和出血风险制订个体化方案。其他抗血小板药包括替罗非班和西洛他唑等。

2）抗凝治疗：除非有禁忌，所有患者均应在抗血小板治疗基础上常规接受抗凝治疗，根据治疗策略以及缺血风险、出血事件风险选择不同药物。常用的抗凝血药包括普通肝素、低分子肝素、磺达肝癸钠和比伐芦定等。

（3）再灌注治疗：根据 ACS 危险分层，进行有创治疗，包括经皮冠状动脉介入治疗（percutaneous coronary intervention，PCI）和冠状动脉旁路移植术（coronary artery bypass grafting，CABG）。对于 STEMI 患者，如果预计直接

PCI 时间大于 120 分钟且无溶栓禁忌证，静脉溶栓仍是较好的选择。常用溶栓药物包括阿替普酶、瑞替普酶、尿激酶。

（4）改善预后治疗

1）调血脂治疗：无论基线血脂水平如何，ACS 患者均应尽早（24 小时内）开始使用他汀类药物。目标是使 LDL-C 在基线的基础上降低 50% 以上和 / 或达到 LDL-C < 1.4mmol/L（55mg/dl），使用期间注意监测患者肌痛、肝功能、肌酶等指标。如果最大耐受剂量他汀类药物应用 4～6 周后 LDL-C 仍未达标，则推荐联合应用依折麦布，如果还不达标，推荐增加 PCSK9 抑制剂。

2）ACEI 或 ARB 治疗：如果不存在低血压（收缩压 < 100mmHg 或较基线下降 30mmHg 以上）或其他已知的禁忌证，应该在 24 小时内给予口服 ACEI，不能耐受 ACEI 者可用 ARB 替代。

3）其他治疗：包括镇痛、镇静、抗心律失常、抗休克、抗心力衰竭等治疗。

5. 药物重整过程中的重点关注内容

（1）入院时药物重整要点：使用硝酸酯类药物期间可能有头痛、反射性心动过速和低血压等，注意要密切监测心率和血压，收缩压 < 90mmHg 或心率 > 100 次 /min 应停药。明确患者在无禁忌情况下，24 小时内给予了 β 受体拮抗剂和 ACEI/ARB。用药期间应密切监测心率、血压、电解质、胸痛缓解情况，注意药物的不良反应。无禁忌证的患者，应尽早接受抗栓治疗。阿司匹林、氯吡格雷等抗血小板药首次使用需采用负荷剂量，注意监护药物不良反应及药物相互作用。使用阿司匹林或氯吡格雷抗血小板治疗可行血小板抑制率检测，有条件的医院可对氯吡格雷进行 CYP2C19 基因检测。如果患者入院时已长期服用他汀类药物，明确 LDL-C 是否达标，如未达标，且他汀类药物的用药剂量及疗程已经充分，可考虑联用依折麦布和 / 或 PCSK9 抑制剂。

（2）出院时药物重整要点

1）抗缺血和改善预后：急性冠脉综合征的急性期在 2 个月左右，在此期间发生心肌梗死或死亡的风险最高。告知患者出院后要坚持长期药物治疗，控制缺血症状，降低心肌梗死和死亡的发生。使用的药物包括长期服用他汀类药物、β 受体拮抗剂、ACEI/ARB 以及抗血小板药等。告知患者使用这些药物要定期门诊随访，根据医嘱要求复查血脂、肝功能、肾功能、电解质、肌酸激酶、心电图、心脏彩超等。

2）症状管理：出院时应评估患者的症状是否控制良好，告知患者出院带药的用药疗程和潜在不良反应。指导患者回家后应监测血压和心率，血压控

制目标为 < 140/90mmHg，目标静息心率（早上起床后在活动及服药前的心率）为 55 ~ 60 次 /min。

3）高危因素的管理：控制体重、血脂，戒烟，健康教育和运动。

二、药物重整案例

1. 病例介绍

（1）病情介绍：患者男性，71 岁，因胸痛 4 个月余，再发加重 3 小时入院，住院时间为 2021 年 12 月 12 日至 2021 年 12 月 15 日。患者诉 2021 年 7 月 25 日因无明显诱因突然出现胸痛，为持续性左胸前区胀痛，疼痛评分 8 分，每次持续 4 ~ 5 分钟，伴大汗、气促，无喉头紧缩感，无放射痛，在当地医院诊断为"冠心病急性冠脉综合征，高血压 3 级很高危组，高脂血症"，入院后行 PCI，置入 1 枚支架，予以抗血小板、改善心肌重构、降压、扩冠、调血脂、护胃等治疗，患者病情好转，于 2021 年 8 月 7 日出院，术后继续长期服用阿司匹林 + 氯吡格雷抗血栓，瑞舒伐他汀钙调血脂，美托洛尔控制心率等治疗。患者于 2021 年 12 月 12 日凌晨 4 点睡眠中出现胸痛，为胸骨左缘持续性胀痛，疼痛评分 9 分，伴左肩及后背放射痛、气促、大汗淋漓，持续十几分钟，含服硝酸甘油后无缓解，于凌晨 6:40 至急诊就诊，以"冠心病急性冠脉综合征，高血压 3 级，很高危组"收入院。起病以来，患者精神、食欲、睡眠尚可，大小便正常，体重无明显变化。

（2）既往史：冠心病史 8 年，因担心不良反应，未规律服用瑞舒伐他汀钙片 5mg q.n.；规律服用阿司匹林肠溶片 100mg q.d. 和氯吡格雷片 75mg q.d. 抗血小板；服用琥珀酸美托洛尔缓释片 47.5mg q.d. 控制心率，心率维持在 70 ~ 80 次 /min。高血压病史 10 年，规律服用马来酸依那普利片 10mg q.d.，血压控制在 133 ~ 141/78 ~ 92mmHg。

（3）查体：血压 120/72mmHg，脉搏 76 次 /min，体温 36.3℃，呼吸 20 次 /min，心率 76 次 /min，律齐。

（4）实验室检查和影像学检查

1）血常规：WBC 10.85×10^9/L，Hb 163g/L，RBC 4.98×10^{12}/L，PLT 243×10^9/L，N% 68.9%。

2）血脂：TC 3.77mmol/L，TG 1.40mmol/L，HDL-C 1.19mmol/L，LDL-C 2.02mmol/L。

3）肝肾功能：Scr 83.7μmol/L，GPT 22.0U/L，GOT 27.0U/L。

4）高敏肌钙蛋白 T：178.50pg/ml。

5）心电图：①窦性心律；②前壁导联 R 波递增不良；③T 波对称深倒置。

（5）入院诊断：①冠状动脉粥样硬化性心脏病急性冠脉综合征 Killip Ⅰ级；②高血压 3 级，很高危；③高脂血症。

（6）诊疗经过：入院后予急诊行冠状动脉造影 + PCI。前降支中段可见弥漫性狭窄，最重狭窄 90%，远端血流血流分级（TIMI）3 级。SYNTAX 总评分：36 分。于前降支置入 3 个药物支架，开通成功。术后予以单硝酸异山梨酯分散片缓解胸痛、阿司匹林肠溶片 + 硫酸氢氯吡格雷片抗栓、琥珀酸美托洛尔缓释片控制心率、马来酸依那普利片改善心肌重构、瑞舒伐他汀钙片调血脂、泮托拉唑肠溶片护胃、头孢克洛分散片抗感染等治疗。治疗后患者病情平稳，准予出院。

（7）出院诊断：①冠状动脉粥样硬化性心脏病急性非 ST 段抬高急性冠脉综合征 Killip Ⅱ级；②高血压 3 级，很高危；③高脂血症。

（8）出院带药医嘱：见表 4-5。

表 4-5　出院带药医嘱

用药目的	药品	单次剂量	频次	用药疗程
抗血小板	阿司匹林肠溶片	100mg	q.d.	长期
抗血小板	硫酸氢氯吡格雷片	75mg	q.d.	1 年
控制心率	琥珀酸美托洛尔缓释片	71.25mg	q.d.	长期
护胃	泮托拉唑肠溶片	40mg	q.d.	长期
抗心肌缺血	单硝酸异山梨酯分散片	20mg	q.d.	1 个月后复查再决定用药疗程
降压和改善心肌重构	马来酸依那普利片	10mg	q.d.	长期
调血脂、稳定斑块	瑞舒伐他汀钙片	5mg	q.n.	长期
抗感染	头孢克洛分散片	0.25g	t.i.d.	1 周

2. 出院时药物重整流程

（1）药师采集现病史获取住院期间用药清单，并与出院医嘱进行对比，相关信息见表 4-6。

（2）识别问题、解决方案及与医患沟通要点：见表 4-7。

表4-6 出院带药医嘱与住院期间用药医嘱比较及药师意见

住院期间用药医嘱						出院带药医嘱				与住院期间药品比较	药师意见
用药目的	药品	单次剂量	频次	开始	备注	用药目的	药品	单次剂量	频次		
抗血小板	阿司匹林肠溶片	100mg	q.d.	2021年7月25日	无胃肠道不适症状	抗血小板	阿司匹林肠溶片	100mg	q.d.	用法用量无变化，出院后沿用	继续使用
	硫酸氢氯吡格雷片	75mg	q.d.	2021年7月25日			硫酸氢氯吡格雷片	75mg	q.d.		建议作氯吡格雷的血小板抑制率和CYP2C19基因检测，再决定是否沿用还是换药
控制心率	琥珀酸美托洛尔缓释片	47.5mg	q.d.	2021年7月25日	心率76次/min	控制心率	琥珀酸美托洛尔缓释片	71.25mg	q.d.	剂量增加，出院后沿用	患者心率未达目标范围，同意医生增加剂量
护胃	洋托拉唑肠溶片	40mg	q.d.	2012年12月12日	无不适症状	护胃	洋托拉唑肠溶片	40mg	q.d.	用法用量无变化，出院后沿用	建议使用6个月后停用
调血脂、稳定斑块	瑞舒伐他汀钙片	5mg	q.n.	2021年7月25日	LDL-C 2.02mmol/L	调血脂、稳定斑块	瑞舒伐他汀钙片	5mg	q.n.		血脂未达目标，建议增加瑞舒伐他汀钙片剂量至10mg
降压及改善心肌重构	马来酸依那普利片	10mg	q.d.	2011年	血压控制可，无明显不适	降压及改善心肌重构	马来酸依那普利片	10mg	q.d.		建议继续使用
抗感染	头孢克洛分散片	0.25g	t.i.d.	2012年12月12日	炎症指标基本正常	抗感染	头孢克洛分散片	0.25g	t.i.d.		炎症指标基本正常，建议停用
抗心肌缺血	单硝酸异山梨酯分散片	20mg	q.d.	2012年12月12日	无明显胸痛	抗心肌缺血	单硝酸异山梨酯分散片	20mg	q.d.		用药1个月后门诊复查，再决定是否继续使用

表 4-7 药物重整发现的问题、解决方案及与医患沟通要点

序号	问题描述	解决方案	与医生沟通要点	与患者沟通要点
1	患者 PCI 后，需长期服用双联抗血小板治疗	(1) 了解患者 PCI 置入支架类型、栓塞和出血风险。 (2) 患者 PCI 后再发心肌梗死，建议给患者行氯吡格雷血小板抑制率检查和 CYP2C19 基因检测，评估是否需更换为替格瑞洛。 (3) 对患者进行抗血小板药用药教育	(1) 患者的支架类型是药物洗脱支架(DES)，GRACE 评分 110 分，血栓风险中危，CRUSADE 评分 35 分，出血风险中度，PCI 后患者中度出血，双抗治疗的时间为 12 个月。 (2) 普通患者不常规推荐行血小板功能试验评估抗血小板治疗效果；但对于经 PCI 置入支架的患者，存在不良临床预后高风险时，可考虑测定血小板功能试验和 CYP2C19 基因检测指导抗血小板治疗的药物方案选择	(1) 告知患者阿司匹林肠溶片，须空腹服用，以减少不良反应。 (2) 平时注意观察有无出血等不良反应。 (3) 需要做氯吡格雷血小板抑制率检查和 CYP2C19 基因检测的原因
2	服用瑞舒伐他汀钙片，血脂未达标	(1) 患者出现了 2 次严重的心血管事件，属于超高危患者，LDL-C 应控制在 1.4mmol/L(70mg/dl) 以下，而患者实际的 LDL-C 为 2.02mmol/L，需生沟通调整剂量。 (2) 对患者进行瑞舒伐他汀钙片用药教育	患者危险分级属于超高危组，LDL-C 应控制在 1.4mmol/L(70mg/dl) 以下，可以先增加瑞舒伐他汀钙剂量，而且教育患者必须每日服药，如果使用 4 周后仍不达标，再加用依折麦布	(1) 告知控制血脂的重要性，即使血脂正常也需坚持服用他汀以降低心血管事件，他汀不仅可以调节血脂，还能稳定斑块。 (2) 注意定期复查血脂和肝功能，平时观察有无肌痛表现。 (3) 日常注意清淡饮食，适当运动，控制体重，戒烟，限制饮酒等
3	患者出院医嘱开具头孢克洛分散片，但无明显感染症状，炎症指标基本正常	患者一般情况可，除白细胞稍高，余炎症指标正常，无感染指征，建议停用抗感染药	(1) 急性冠脉综合征发作时，可引起白细胞稍升高。 (2) 患者无感染指征，无特殊不适，建议停用头孢克洛	患者任何不适，可不予抗感染治疗

（3）分析及小结：本案例中共发现了 3 个用药相关问题。

1）无效药物：根据《中国急性血栓性疾病抗栓治疗共识》，不推荐使用血小板功能试验常规监测抗血小板治疗；但对于经 PCI 置入支架的患者，存在不良临床预后高风险时，可考虑测定血小板功能试验指导抗血小板治疗药物方案选择。本例患者行 PCI 后再次出现心肌梗死，属于 PCI 后使用氯吡格雷无效，如果血小板功能试验提示氯吡格雷治疗后高血小板反应性，可考虑将氯吡格雷替换为替格瑞洛。

2）给药剂量过低：根据《超高危动脉粥样硬化性心血管疾病患者血脂管理中国专家共识》，超高危患者调血脂目标为 LDL-C < 1.4mmol/L。他汀类药物是超高危 ASCVD 患者二级预防的基石。当超高危 ASCVD 患者已接受他汀类药物治疗但 LDL-C 尚不达标时，需评估其原因。如他汀类药物的治疗依从性，是否改善生活方式，是否已使用最大耐受剂量的他汀类药物等。本例患者冠心病史 8 年，因担心不良反应，未规律服用瑞舒伐他汀钙片 5mg q.d.，使用瑞舒伐他汀尚未达到最大剂量，故建议增加剂量至 10mg q.d.，如果在改善生活方式的基础上仍不能达标，建议联用依折麦布。

3）不必要的药物治疗：根据《抗菌药物临床应用指导原则（2015 年版）》，只有诊断为细菌、真菌感染者方有指征应用抗菌药物。本例患者无感染症状，且炎症指标基本正常，无应用抗菌药物指征，建议出院停用头孢克洛分散片。

第三节　原发性高血压

一、概述

1. 定义　高血压是以体循环动脉压升高为主要临床表现的心血管综合征，可分为原发性高血压和继发性高血压。原发性高血压又称高血压病，是心脑血管病最重要的危险因素。根据《中国高血压防治指南（2018 年修订版）》，高血压定义为未使用抗高血压药的情况下，非同日 3 次测量诊室血压，收缩压 ≥ 140mmHg 和 / 或舒张压 ≥ 90mmHg。患者既往有高血压史，目前正在使用抗高血压药，血压虽然低于 140/90mmHg，仍应诊断为高血压。

2. 分类　《中国高血压防治指南（2018 年修订版）》根据血压升高水平，将高血压分为 1 级、2 级和 3 级，其定义见表 4-8。

表 4-8　血压水平分类和定义

类别	收缩压 /mmHg		舒张压 /mmHg
正常血压	< 120	和	< 80
正常高值	120 ~ 139	和 / 或	80 ~ 89
高血压	≥ 140	和 / 或	≥ 90
1 级高血压（轻度）	140 ~ 159	和 / 或	90 ~ 99
2 级高血压（中度）	160 ~ 179	和 / 或	100 ~ 109
3 级高血压（重度）	≥ 180	和 / 或	≥ 110
单纯收缩期高血压	≥ 140	和	< 90

注：当收缩压和舒张压分属于不同级别时，以较高的分级为准。

　　3. 临床表现　高血压患者的症状存在个体差异：大多数起病缓慢，缺乏特殊临床表现，仅在测量血压时或发生心、脑、肾等并发症时才被发现。常见症状有头晕、头痛、疲劳、心悸等，也可出现视物模糊、鼻出血等较重症状。高血压患者还可出现受累器官的症状，如胸闷、气短、心绞痛、多尿等。

　　4. 疾病管理　根据《中国高血压防治指南（2018 年修订版）》，推荐对高血压患者进行综合管理。高血压治疗的根本目标是降低总体心、脑、肾及血管并发症和死亡的发生率。降压治疗的获益主要来自血压降低本身。在改善生活方式的基础上，应根据高血压患者的总体风险水平决定给予抗高血压药，同时干预可纠正的危险因素、靶器官损害和并存的临床疾病。在条件允许的情况下，应采取强化降压的治疗策略，以取得最大的心血管获益。

　　（1）生活方式干预：生活方式干预可以降低血压，预防或延迟高血压的发生，降低心血管疾病风险。主要措施包括：①减少钠盐摄入，每人每日食盐摄入量逐步降至 < 5g，增加钾摄入；②合理膳食，平衡膳食，坚持水果、蔬菜、全谷物和低钠低脂乳制品；③控制体重；④不吸烟，彻底戒烟，避免被动吸烟；⑤不饮或限制饮酒；⑥增加运动；⑦减轻精神压力，保持心理平衡。

　　（2）高血压的药物治疗：常用的五大类抗高血压药包括血管紧张素转换酶抑制药、血管紧张素Ⅱ受体拮抗剂、β受体拮抗剂、钙通道阻滞剂和利尿药均可作为初始治疗用药，应根据特殊人群的类型、合并症选择针对性的药物，进行个体化治疗。根据血压水平和心血管风险选择初始单药或联合治疗。一般患者采用常规剂量；老年人及高龄老年人初始治疗时通常应采用较小的有效治疗剂量。优先使用长效抗高血压药，以有效控制 24 小时血压，更有效预防心脑血管并发症发生。对血压 ≥ 160/100mmHg、高于目标血压 20/10mmHg 的高危患者，或单药治疗未达标的高血压患者应进行联合降压治疗。对血压 ≥ 140/90mmHg 的患者，也可起始小剂量联合治疗。

（3）相关危险因素的处理：高血压伴血脂异常的患者，应在生活方式干预的基础上，积极降压治疗以及适度调血脂治疗。高血压伴有缺血性心脑血管病的患者，应进行抗血小板治疗。高血压患者合并高血糖很常见，应通过健康的生活方式和药物进行血糖控制。易发生心房颤动（简称房颤）的高血压患者（如合并左心房增大、左心室肥厚、心功能降低），推荐使用血管紧张素转换酶抑制药或血管紧张素 II 受体拮抗剂，以减少房颤的发生。

5. 药物重整过程中的重点关注内容

（1）入院时药物重整要点

1）降压治疗管理：如果是初治患者，评估使用抗高血压药的适应证，结合患者意愿选择最合适的抗高血压药，确定抗高血压药的用法用量，注意药物相互作用。如果是已经使用了抗高血压药的患者，注意血压是否达标；如果不达标，积极寻找原因，评估是否需进行剂量调整或联合其他抗高血压药，加强用药教育。了解是否出现抗高血压药相关的不良反应。

2）相关危险因素的管理：针对相关危险因素的治疗及二级预防，评估是否使用了合适的药物，重点关注用法用量、不良反应和患者依从性。

（2）出院时药物重整要点

1）降压治疗管理：高血压患者出院后仍然需要进行降压治疗，特别是对于在院内血压控制不佳的患者，还可能需要多药联合降压。注意使用抗高血压药后是否出现药物不良反应，告知出院后需要自我监测血压以及目标血压值。如果患者使用利尿药、AECI 或 ARB 类药物，告知要定期门诊随访，监测血压、血钾和肾功能。

2）相关危险因素的管理：评估合并疾病的主要监测指标是否达标，出院后需长期使用的药物及潜在不良反应。告知患者用药依从性的重要性、出院后门诊随访时间及主要监测指标。

二、药物重整案例

1. 病例介绍

（1）病情介绍：患者男性，60 岁，因体检发现血压升高 6 年，头晕 1 个月于 2021 年 12 月 20 日入院。住院时间为 2021 年 12 月 20 日至 2021 年 12

月 26 日。患者自诉 6 年前体检时发现血压升高，当时测血压 170/90mmHg，因无其他不适，未服药治疗。1 年前因头痛至社区医院就诊，测血压为 160/90mmHg，社区医院诊断为"高血压 2 级，很高危"，予以口服左氨氯地平片 2.5mg q.d.。服药半年后患者复测血压，发现血压降至 140/90mmHg 以下，遂自行停药，此后未再规律监测血压。近 1 个月以来头晕，伴有颈项板紧，遂就诊于医院心血管内科门诊，门诊以"高血压"收住院。起病以来，患者精神、食欲、睡眠尚可，大小便正常，体重无明显变化。

（2）既往史：2 型糖尿病病史 4 年，规律服用二甲双胍片 0.25g t.i.d.，阿卡波糖片 50mg t.i.d.，空腹血糖控制在 6.0 ~ 7.0mmol/L，未规律监测餐后血糖以及糖化血红蛋白。

（3）查体：血压 176/90mmHg，脉搏 96 次 /min，体温 36.1℃，呼吸 20 次 /min，身高 165cm，体重 74kg。心率 96 次 /min，律齐。

（4）实验室检查和影像学检查

1）血常规：Hb 128g/L，RBC 4.22×10^{12}/L，WBC 7.8×10^9/L，PLT 255×10^9/L。

2）尿常规：尿蛋白阳性。

3）血脂：TC 5.20mmol/L，TG 0.69mmol/L，HDL-C 1.13mmol/L，LDL-C 2.90mmol/L。

4）空腹血糖：5.6mmol/L；餐后 2 小时血糖：8.5mmol/L。

5）肝肾功能：Scr 116μmol/L，GPT 14.8U/L，GOT 15.5U/L。

6）心电图：窦性心律，左心室肥厚。

7）心脏彩超：左心室肥厚。

（5）入院诊断：①高血压 2 级，很高危；②2 型糖尿病。

（6）诊疗经过：入院后以福辛普利联合左氨氯地平降压、二甲双胍联合阿卡波糖降血糖、阿司匹林抗血小板治疗，阿托伐他汀调血脂。出院前患者头晕症状明显好转，血压波动在 130 ~ 140/80 ~ 90mmHg，病情平稳，于 2021 年 12 月 26 日出院。

（7）出院诊断：①高血压 2 级，很高危；②2 型糖尿病；③血脂异常。

（8）出院带药医嘱：见表 4-9。

表 4-9　出院带药医嘱

用药目的	药品	单次剂量	频次	疗程
抗血小板	阿司匹林肠溶片	100mg	q.d.	长期

用药目的	药品	单次剂量	频次	疗程
降压	福辛普利片	10mg	q.d.	长期
降压	左氨氯地平片	2.5mg	q.d.	长期
控制血糖	二甲双胍片	0.25g	t.i.d.	长期
控制血糖	阿卡波糖片	50mg	t.i.d.	长期
调血脂	阿托伐他汀钙片	10mg	q.n.	长期

2. 出院时药物重整流程

（1）药师采集现病史获取住院期间用药清单，并与出院医嘱进行对比，相关信息见表 4-10。

（2）识别问题、解决方案及与医患沟通要点：见表 4-11。

（3）分析及小结：本案例中共发现了 1 个出院后潜在的用药相关问题——患者依从性。

1）患者对阿司匹林的用药依从性问题：该患者对出院后继续服用阿司匹林肠溶片有疑虑，主要是担心阿司匹林肠溶片的胃肠道出血风险。根据《中国高血压防治指南（2018 年修订版）》，抗血小板治疗对心脑血管病一级预防的获益主要体现在高危人群，如高血压伴糖尿病、高血压伴慢性肾病、50～69 岁心血管病高风险者（10 年心血管总风险 ≥ 10% 或高血压合并 3 项及以上其他危险因素），可用小剂量阿司匹林（75～150mg/d）进行一级预防。《中国 2 型糖尿病防治指南（2020 年版）》建议，阿司匹林（75～150mg/d）作为一级预防用于糖尿病合并动脉粥样硬化性心血管疾病高危患者的适应证为年龄 ≥ 50 岁而且合并至少 1 项主要危险因素（早发动脉粥样硬化性心血管疾病家族史、高血压、血脂异常、吸烟或慢性肾脏病 / 蛋白尿），无出血风险。该患者确有使用阿司匹林的适应证，对患者进行用药教育，使患者充分理解用药的目的，有利于提高患者出院后的用药依从性。

2）患者对两联抗高血压药治疗的依从性问题：患者认为自己刚开始服用抗高血压药，品种不宜过多，最好先用 1 种控制，对于服用福辛普利＋左氨氯地平两种抗高血压药有顾虑。实际上，抗高血压药应用的基本原则之一是联合用药，对血压 ≥ 160/100mmHg、高于目标血压 20/10mmHg 的高危患者应进行联合降压治疗。糖尿病合并高血压患者收缩压每下降 10mmHg，糖尿病相关的任何并发症风险下降 12%，死亡风险下降 15%，目前建议糖尿病患者的降压目标为 130/80mmHg，且糖尿病患者的血压达标通常需要 2 种或 2

表 4-10　出院带药医嘱与住院期间用药医嘱比较及药师意见

住院期间用药医嘱						出院带药医嘱				与住院期间用药品比较	药师意见
用药目的	药品	单次剂量	频次	开始	备注	用药目的	药品	单次剂量	频次		
抗血小板	阿司匹林肠溶片	100mg	q.d.	2021年12月20日	服药期间无胃肠道不适症状,但患者对出院后继续服用阿司匹林肠溶片有疑惑,担心其胃肠道出血风险	抗血小板	阿司匹林肠溶片	100mg	q.d.	用法用量无变化,出院后继续使用	建议继续使用
降压	福辛普利片	10mg	q.d.	2021年12月20日	服药期间无不适症状,但患者希望出院后能停用该药,仅服用左氨氯地平这一种药物来降压	降压	福辛普利片	10mg	q.d.	用法用量无变化,出院后继续使用	建议继续使用
降压	左氨氯地平片	2.5mg	q.d.	2021年12月20日		降压	左氨氯地平片	2.5mg	q.d.	用法用量无变化,出院后继续使用	建议继续使用
控制血糖	二甲双胍片	0.25g	t.i.d.	2021年12月20日		控制血糖	二甲双胍片	0.25g	t.i.d.	用法用量无变化,出院后继续使用	建议继续使用
控制血糖	阿卡波糖片	50mg	t.i.d.	2021年12月20日		控制血糖	阿卡波糖片	50mg	t.i.d.	用法用量无变化,出院后继续使用	建议继续使用
调血脂	阿托伐他汀钙片	10mg	q.n.	2021年12月20日		调血脂	阿托伐他汀钙片	10mg	q.n.	用法用量无变化,出院后继续使用	建议继续使用

表4-11 药物重整发现的问题、解决方案及与医患沟通要点

序号	问题描述	解决方案	与医生沟通要点	与患者沟通要点
1	患者住院期间服用阿司匹林肠溶片100mg q.d.,但对于出院后是否需要继续服用该药表示疑虑，且担心阿司匹林肠溶片的胃肠道出血风险	(1) 了解患者住院期间的用药耐受性，患者服用阿司匹林期间无胃肠道不适，无黑便等出血反应。(2) 告知患者服用阿司匹林肠溶片的目的是预防心脑血管事件。(3) 对患者进行阿司匹林肠溶片的用药教育	建议与患者进一步沟通，使患者理解使用阿司匹林的重要性，减少对药物不良反应的担忧	(1) 告知阿司匹林肠溶片应空腹服用，完整吞服，不要掰开、碾碎或咀嚼。(2) 服药期间避免饮酒或饮用含有乙醇的饮料；如发生胃部灼热、腹痛、黑便等情况，应及时告知医生或药师。(3) 出现大量黑便或鲜血便等提示严重出血的情况需要及时就医
2	患者服用福辛普利合左氨氯地平降压，出院前患者血压达标了，只想服用一种抗高血压药的想法	(1) 患者为高血压合并糖尿病，且伴有蛋白尿，其血压控制目标是<130/80mmHg。患者出院时血压波动在130~140/80~90mmHg，实际并未达标。(2) 对患者进行福辛普利与左氨氯地平的用药教育	建议加强对患者抗高血压药的用药教育，明确降压治疗目标，告知抗高血压药的使用原则	(1) 告知控制血压的重要性，出院时血压未达标，应继续服用两联抗高血压药，将血压控制在130/80mmHg以下，而且即目即使血压正常也不能随意停药，高血压通常需要终身治疗。(2) 建议居家监测血压，并记录血压控制情况，以便复诊时医生根据血压情况调整治疗方案。(3) 注意定期复查血钾和肾功能。(4) 建议保持健康的生活方式，清淡饮食，适当运动，减轻精神压力，保持心理平衡
3	患者入院后加用了调血脂药，患者对于出院后是否继续服用有顾虑，希望可以尽可能不用	(1) 患者60岁，高血压合并糖尿病，TC 5.20mmol/L，LDL-C 2.90mmol/L，属于动脉粥样硬化性心血管疾病极高危人群，其LDL-C的目标值为<1.8mmol/L，患者未达标。(2) 对患者进行阿托伐他汀的用药教育	建议加强对患者的教育，使患者明确调血脂治疗的目标，以增加患者用药依从性	(1) 告知控制血脂的重要性，服用他汀类药物可降低心血管事件，他汀类药物不仅可以调节血脂，还能稳定斑块。(2) 生活方式干预的教育：日常注意清淡饮食，适当运动，控制体重，戒烟，限制饮酒等。(3) 注意定期复查血脂和肝功能，观察有无肌痛、乏力等表现

种以上药物的联合治疗。对于合并糖尿病的高血压患者，《中国高血压防治指南（2018 年修订版）》推荐的联合降压治疗方案是以血管紧张素转换酶抑制药或血管紧张素 II 受体拮抗剂为基础，加用利尿药或二氢吡啶类钙通道阻滞剂，合并心绞痛可加用 β 受体拮抗剂，因此建议该患者出院后继续福辛普利联合左氨氯地平治疗，并注意调整生活方式，监测血压。

3）患者对使用调血脂药治疗的依从性问题：该患者对出院后继续服用阿托伐他汀钙片有疑虑，主要是担心阿托伐他汀的肝脏毒性。根据《中国 2 型糖尿病合并血脂异常防治专家共识（2017 年修订版）》，年龄 40 岁以上男性、2 型糖尿病合并血脂异常为动脉粥样硬化性心血管疾病的极高危人群，其血脂管理的目标是 LDL-L < 1.8mmol/L。针对患者担忧，要向患者解释调血脂治疗的目的和重要作用，告知患者日常监测他汀类药物的常见不良反应，并定期复查血脂和肝功能，评估用药的疗效与安全性。

第四节　慢性心力衰竭

一、概述

1. 定义　心力衰竭（heart failure，HF），简称心衰，是指各种心脏结构或功能性疾病导致心室充盈和 / 或射血功能受损，心排血量不能满足机体组织代谢需要，以肺循环和 / 或体循环淤血，器官、组织血液灌注不足为临床表现的一组综合征。根据心衰发生的时间和速度可分为慢性心衰和急性心衰。在原有慢性心脏疾病基础上逐渐出现心衰症状和体征的为慢性心衰，慢性心衰患者常因各种诱因急性加重而需住院治疗。

2. 分类及分级　根据心脏受损的部位，可将心力衰竭分为左心、右心及全心衰竭。根据左室射血分数（left ventricular ejection fraction，LVEF），分为射血分数降低的心衰（heart failure with reduced ejection fraction，HFrEF）、射血分数保留的心衰（heart failure with preserved ejection fraction，HFpEF）和射血分数中间值的心衰（heart failure with mid-range ejection fraction，HFmrEF）。纽约心脏协会（New York Heart Association，NYHA）心功能分级是临床常用的心功能评估方法，根据症状可分为心功能 I 级、II 级、III 级和IV级，其定义见表 4-12。

表 4-12　心力衰竭的分级

分级	症状
Ⅰ级	活动不受限。日常体力活动不引起明显的气促、疲乏或心悸
Ⅱ级	活动轻度受限。休息时无症状,日常活动可引起明显的气促、疲乏或心悸
Ⅲ级	活动明显受限。休息时可无症状,轻于日常活动即引起显著的气促、疲乏、心悸
Ⅳ级	休息时也有症状,任何体力活动均会引起不适。不需要静脉给药,可在室内或床边活动者为Ⅳa级;不能下床并需静脉给药支持者为Ⅳb级

3. 临床表现　左心衰竭以肺循环淤血及心排血量降低为主要表现,临床主要表现为不同程度的呼吸困难,如劳力性呼吸困难、端坐呼吸、夜间阵发性呼吸困难、急性肺水肿;肺泡和支气管黏膜淤血可导致咳嗽、咳痰、咯血;器官、组织灌注不足导致乏力、疲倦、运动耐量减低、头晕、心慌;严重左心衰竭血液再分配时,引起少尿及肾功能损害。右心衰竭以体循环淤血为主要表现。胃肠道及肝淤血引起腹胀、食欲减退、恶心、呕吐等消化道症状是右心衰竭最常见的症状。

4. 疾病管理　根据 2018 年中华医学会心血管病学分会心力衰竭学组等发表的《中国心力衰竭诊断和治疗指南 2018》、2019 年中华医学会等发表的《慢性心力衰竭基层诊疗指南(2019 年)》,慢性心力衰竭的治疗目标是改善临床症状和生活质量,预防或逆转心脏重构,减少再住院,降低死亡率。心衰的治疗包括三个方面,即一般治疗、药物治疗和非药物治疗。

(1)一般治疗:一般治疗包括去除诱发因素以及调整生活方式。心力衰竭的诱因主要有感染、心律失常、缺血、电解质紊乱和酸碱失衡、贫血、肾功能损害、过量摄盐、过度静脉补液,以及应用损害心肌或心功能的药物等。如感染诱发心衰,应积极选用适当的抗感染治疗。伴有快心室率的心房颤动应尽快控制心室率。在生活方式调整方面,限钠(< 3g/d)有助于控制 NYHA 心功能Ⅲ~Ⅳ级心衰患者的淤血症状和体征。心衰患者宜低脂饮食,吸烟患者应戒烟,肥胖患者应减轻体重。严重心衰伴明显消瘦者,应给予营养支持。

(2)药物治疗:慢性心力衰竭的药物治疗主要包括利尿药、肾素-血管紧张素系统抑制剂、β受体拮抗剂、醛固酮受体拮抗剂、钠-葡萄糖耦联转运体 2 抑制剂、伊伐布雷定和洋地黄类药物。其中肾素-血管紧张素系统抑制剂包括血管紧张素转换酶抑制药(ACEI)、血管紧张素Ⅱ受体拮抗剂(ARB)

以及血管紧张素受体脑啡肽酶抑制剂（angiotensin receptor neprilysin inhibitor，ARNI）。

（3）非药物治疗：心衰患者的非药物治疗是指心脏置入型电子器械治疗。心脏再同步治疗用于纠正心衰患者的心脏失同步以改善心衰。心律转复除颤器用于心衰患者心脏性猝死的一级或二级预防。左室辅助装置适用于严重心脏事件后或准备行心脏移植患者的短期过渡治疗和急性心衰的辅助性治疗。心脏移植是治疗顽固性心力衰竭的最终治疗方法。

5. 药物重整过程中的重点关注内容

（1）入院时药物重整要点

1）抗心衰治疗管理：患者入院后，药师应询问患者有无药物和食物过敏史，查看患者自带药物，了解患者既往是否使用抗心衰药，包括使用药物的品种和规格、用法用量、使用疗程、耐受程度和用药依从性。如果是已经使用了 AECI、ARB、ARNI 和 β 受体拮抗剂的患者，注意其剂量是否已滴定至最大耐受剂量或目标剂量；如果未达到最大耐受剂量或目标剂量，应积极寻找原因。如果是使用了利尿药的患者，注意评估患者肾功能，是否需要调整剂量或者禁用。评估患者的静息心率，是否需要使用伊伐布雷定，确定其用法用量。了解是否出现了药物不良反应。采集相应信息后应及时和医生做好沟通和记录；发现患者用药错误，及时予以纠正，并加强用药教育。

2）心衰危险因素的管理：针对心衰危险因素进行干预，评估是否使用了合适的药物，例如高血压是心衰最常见的危险因素，应评估是否根据高血压指南使用了合适的抗高血压药，重点关注用法用量、不良反应和患者依从性。

（2）出院时药物重整要点

1）抗心衰治疗管理：了解患者使用抗心衰标准治疗后的治疗反应以评估疗效，了解使用药物后是否出现不良反应，告知出院后需要自我识别及正确应对心衰加重的情况；如果患者使用利尿药、ARNI、AECI 或 ARB 类药物，告知要定期门诊随访，监测血压、血钾和肾功能。如果患者使用 β 受体拮抗剂，告知患者监测静息心率，不能自行突然停药，否则可使心衰病情加重。如患者依从性佳，可教会患者根据患者情况（症状、水肿、体重变化）调整利尿药的剂量。

2）心衰危险因素的管理：评估心衰危险因素的主要监测指标如血压、血糖、血脂是否达标，出院后需长期使用的药物及潜在不良反应与药物相互作用。强调用药依从性，告知患者出院后门诊随访时间及主要监测指标。

二、药物重整案例

1. 病例介绍

（1）病情介绍：患者女性，70 岁，因反复胸闷气促 10 余年，双下肢水肿 1 周于 2021 年 10 月 8 日入院。

（2）既往史：冠心病病史 10 年，规律服用阿托伐他汀钙片 10mg q.d.，阿司匹林肠溶片 100mg q.d.，半年前因担心服用阿司匹林肠溶片会导致胃肠道出血，自行将阿司匹林肠溶片剂量减至 50mg q.d.。2 型糖尿病病史 8 年，每天服用二甲双胍片 0.25g t.i.d.，未规律监测血糖及糖化血红蛋白。高血压病史 8 年，血压最高达 170/100mmHg，规律服用培哚普利片 4mg q.d.，间断服用琥珀酸美托洛尔缓释片 23.75mg q.d.，入院前 1 个月居家自测血压 126～138/78～88mmHg，自行停用琥珀酸美托洛尔缓释片。

（3）查体：血压 130/85mmHg，脉搏 96 次 /min，体温 36.3℃，呼吸 20 次 /min，体重 56kg。双下肺可闻及湿啰音，心界向左扩大，心率 96 次 /min，律齐。双下肢轻度水肿。

（4）实验室检查

1）血常规：Hb 135g/L，RBC 4.68×10^{12}/L，WBC 6.8×10^{9}/L，PLT 292×10^{9}/L。

2）血脂：TC 3.21mmol/L，TG 0.85mmol/L，HDL-C 1.45mmol/L，LDL-C 1.7mmol/L。

3）空腹血糖：7.9mmol/L；餐后 2 小时血糖：9.8mmol/L。

4）糖化血红蛋白：8.5%。

5）血钾：4.1mmol/L。

6）肝肾功能：Scr 96μmol/L，GPT 28.5U/L，GOT 25.6U/L。

（5）影像学检查

1）心电图：窦性心律，ST-T 段改变，左心室肥厚。

2）心脏彩超：LVEF% 38%，左心室肥厚，二尖瓣关闭不全（轻度）。

（6）入院诊断：①慢性心力衰竭（心功能Ⅲ级）；②冠心病；③高血压 2 级，很高危；④2 型糖尿病。

（7）入院时初始用药医嘱：见表 4-13。

表 4-13　入院时初始用药医嘱

用药目的	药品	单次剂量	频次	开始时间
抗血小板	阿司匹林肠溶片	100mg	q.d.	2021 年 10 月 8 日

续表

用药目的	药品	单次剂量	频次	开始时间
调血脂、稳定斑块	阿托伐他汀钙片	10mg	q.n.	2021 年 10 月 8 日
降压,抗心肌重构,抗心衰	琥珀酸美托洛尔缓释片	11.875mg	q.d.	2021 年 10 月 8 日
降压、抗心衰	培哚普利片	4mg	q.d.	2021 年 10 月 8 日
利尿、抗心衰	氢氯噻嗪片	12.5mg	b.i.d.	2021 年 10 月 8 日
控制血糖	二甲双胍片	0.25g	t.i.d.	2021 年 10 月 8 日
控制血糖	西格列汀片	100mg	q.d.	2021 年 10 月 8 日

2. 入院后药物重整流程

（1）药师采集既往用药史获取入院前用药清单，并与入院时初始用药医嘱进行对比，相关信息见表 4-14。

（2）识别问题、解决方案及与医患沟通要点：见表 4-15。

（3）分析及小结：本案例中共发现了 3 个用药相关问题。

1）给药剂量过低：抗血小板药可改善冠心病患者的预后，预防心肌梗死、死亡等不良心血管事件的发生。《稳定性冠心病诊断与治疗指南》建议所有稳定性冠心病患者每天服用小剂量阿司匹林（75 ~ 100mg）。该患者入院前阿司匹林日剂量为 50mg，低于指南推荐，应根据指南增加剂量，并告知患者不得随意增减药物剂量，以免影响药物的治疗效果。

2）患者依从性问题：心衰患者长期应用 β 受体拮抗剂能改善症状和生活质量，降低死亡、住院、猝死风险。病情相对稳定的 HFrEF 患者均应使用 β 受体拮抗剂，除非有禁忌证或不能耐受。β 受体拮抗剂禁忌证有心源性休克、病态窦房结综合征、二度及以上房室传导阻滞（无心脏起搏器）、心率 < 50 次 /min、低血压（收缩压 < 90mmHg）、支气管哮喘急性发作期。患者如无以上禁忌证，在病情允许的情况下应尽早使用 β 受体拮抗剂。该患者认为自己血压控制在正常范围内，自行停用了药物，表明患者没有充分理解美托洛尔的用药目的以及降压治疗目标。对于该患者而言，美托洛尔除了具有降压、改善心肌缺血的作用，还有抗心衰的作用。除非禁忌，所有稳定性冠心病左心室收缩功能障碍（LVEF ≤ 40%）并伴有心力衰竭的患者均需长期使用 β 受体拮抗剂（推荐使用琥珀酸美托洛尔、比索洛尔或卡维地洛）。此外，对于合并 2 型糖尿病的高血压患者，其血压控制目标是 < 130/80mmHg，患者所理解的 < 140/90mmHg 正常范围并未达到其理想的控制目标。

表4-14　入院时初始用药医嘱与入院前用药比较及药师意见

入院前用药清单							入院时初始用药医嘱				与院外药品比较	药师意见
用药目的	药品	单次剂量	频次	开始	结束	备注	用药目的	药品	单次剂量	频次		
抗血小板	阿司匹林肠溶片	50mg	q.d.	2021年4月	入院后增加剂量使用	现无胃肠道不适症状	抗血小板	阿司匹林肠溶片	100mg	q.d.	将每日剂量从50mg增至100mg	建议增加剂量后继续使用
调血脂,稳定斑块	阿托伐他汀钙片	10mg	q.n.	2011年10月	入院后继续使用	无肌痛,入院测肝功能正常	调血脂,稳定斑块	阿托伐他汀钙片	10mg	q.n.	用法用量无变化,入院后继续使用	建议继续使用
降压,抗心肌重构,抗心衰	琥珀酸美托洛尔缓释片	23.75mg	q.d.	2013年5月	2021年9月	1个月前测血压正常,自行停药	降压,抗心肌重构,抗心衰	琥珀酸美托洛尔缓释片	11.875mg	q.d.	新增药品,剂量减少	建议继续使用,同意减少剂量
降压,抗心衰	培哚普利片	4mg	q.d.	2013年5月	入院后继续使用	无明显不适	降压,抗心衰	培哚普利片	4mg	q.d.	用法用量无变化,沿用	建议继续使用
控制血糖	二甲双胍片	0.25g	t.i.d.	2013年8月	入院后继续使用	无明显不适	控制血糖	二甲双胍片	0.25g	t.i.d.	用法用量无变化,沿用	建议继续使用
							控制血糖	西格列汀片	100mg	q.d.	新增药品	建议更换为钠-葡萄糖转运体2抑制剂
							利尿,抗心衰	氢氯噻嗪片	12.5mg	b.i.d.	新增药品	建议新增该药

表4-15 药物重整发现的问题、解决方案及与医患沟通要点

序号	问题描述	解决方案	与医生沟通要点	与患者沟通要点
1	患者因担心阿司匹林肠溶片的胃肠道出血风险自行将药物剂量减半	(1) 了解病史,患者为冠心病患者,阿司匹林抗血小板治疗是冠心病二级预防的重要措施,同意医生调整阿司匹林剂量至100mg。(2) 对患者进行阿司匹林肠溶片的用药教育		(1) 告知抗血小板治疗的重要性,应继续服用阿司匹林肠溶片以降低心血管事件。(2) 告知阿司匹林肠溶片应空腹服用,完整吞服,不要掰开、嚼碎或研磨。(3) 服药期间避免饮酒或使用含有乙醇的饮料;如发生胃部灼热、腹痛、黑便等情况,应及时告知医生或药师
2	患者既往服用琥珀酸美托洛尔缓释片23.75mg q.d.,因血压正常自行停药	(1) 心衰患者长期应用β受体拮抗剂琥珀酸美托洛尔缓释片能改善症状和生活质量,降低死亡、住院、猝死风险,同意医生加用β受体拮抗剂。(2) 对患者进行琥珀酸美托洛尔缓释片的用药教育	(1) 琥珀酸美托洛尔缓释片每天服用1次,与或不与食物同服都可以,需进行剂量滴定,如患者可耐受,每隔2~4周可剂量加倍,逐渐达到指南推荐的目标剂量。(2) 静息心率降至60次/min左右的剂量为β受体拮抗剂应用的目标剂量或最大耐受剂量。滴定的剂量及过程需个体化	(1) 琥珀酸美托洛尔缓释片每天服用1次,与或不与食物同服都可以;注意不要咀嚼或碾碎。(2) 需要监测静息状态的心率,如果静息心率低于60次/min,应及时告知医生或药师。(3) 避免突然停药,突然停药可能会使慢性心力衰竭病情恶化,增加猝死风险。是否停药以及如何停药请在医生和药师的指导下进行
3	患者长期服用二甲双胍片,未监测血糖,入院后查空腹血糖及糖化血红蛋白血均未达标	(1) 了解病史,患者2型糖尿病史8年,已进行严格的饮食控制,目前单用二甲双胍血糖控制未达标,对于合并心衰的2型糖尿病患者,根据《中国2型糖尿病防治指南(2020年版)》,优先推荐钠-葡萄糖共转运体2抑制剂如达格列净。(2) 对患者进行达格列净的用药教育	钠-葡萄糖耦联转运体2抑制剂可降低心力衰竭患者心血管死亡和因心衰住院的风险,而临床试验显示使用二肽基肽酶4抑制剂可出现心力衰竭,需权衡风险,故建议选用钠-葡萄糖耦联转运体2抑制剂	(1) 达格列净片每日清晨服用1次,与或不与食物同服都可以。(2) 用药后可能出现恶心、排尿不适、排尿增加、尿路感染、生殖器真菌感染等不良反应,如出现上述不适,请及时告知医生或药师

3）无效药物：入院选择的降血糖药西格列汀不是最佳药物，需要更换另一药物。糖尿病是心衰发生的独立危险因素，控制糖尿病有利于心衰的治疗。《中国心力衰竭诊断和治疗指南 2018》指出，钠 - 葡萄糖耦联转运体 2 抑制剂（恩格列净或卡格列净）能够降低具有心血管高危风险的 2 型糖尿病患者的死亡率和心衰住院率。《中国 2 型糖尿病防治指南（2020 年版）》也推荐，如果没有禁忌证或不耐受，二甲双胍应作为 2 型糖尿病合并心力衰竭患者的一线降血糖药，并且一直保留在治疗方案中；对于 2 型糖尿病合并心力衰竭，不论其糖化血红蛋白是否达标，建议联合钠 - 葡萄糖耦联转运体 2 抑制剂以降低心力衰竭住院或进展风险。该患者入院后初始降血糖方案为二甲双胍联合西格列汀，非最佳药物治疗方案，建议患者更换为有明确心血管获益证据的药物达格列净，并对患者进行用药教育。

第五节　心房颤动

一、概述

1. **定义**　心房颤动（atrial fibrillation，AF），简称房颤，是指不协调的心房电活动并继发无效心房收缩的一种室上性快速心律失常，是临床最常见的快速心律失常之一。

2. **分类**　根据心房颤动的表现、持续时间、终止方式，将心房颤动分为5 类，包括首次诊断的心房颤动、阵发性心房颤动、持续性心房颤动、长程持续性心房颤动和永久性心房颤动，其定义见表 4-16。

表 4-16　心房颤动的分类

分类	定义
首次诊断的心房颤动	首次诊断的心房颤动,无论其时程或有无房颤相关症状 / 严重程度
阵发性心房颤动	心房颤动可在发作 7 天内自行或干预终止
持续性心房颤动	心房颤动持续维持 7 天以上,包括在 7 天以上通过心脏复律(药物或电转复)终止的心房颤动
长程持续性心房颤动	决定接受节律控制策略时,持续时程 > 12 个月的心房颤动

分类	定义
永久性房颤	患者和医生接受房颤,不再进一步尝试转复/维持窦性心律。永久性房颤代表了患者和医生的治疗态度而不是固有的病理生理机制导致的心房颤动,不应用于使用抗心律失常药治疗或房颤消融的节律控制策略的环境中,一旦采用节律控制策略,应再次分类为"长程持续性房颤"

3. **临床表现**　房颤患者的症状存在个体差异:部分房颤患者可完全无症状,大多数患者有心悸、疲乏、头晕、呼吸困难、胸闷/胸痛等,特别是当心室率非常快,超过 150 次/min 时患者可发生心绞痛与充血性心力衰竭。房颤患者具有血栓性卒中的风险,因为心房的无序运动,可能形成附壁血栓,一般位于左心耳。恢复窦性心律后,血栓更容易脱落,增加卒中的风险。

4. **疾病管理**　根据欧洲心脏病学会（ESC）联合欧洲心胸外科协会（European Association of Cardio-Thoracic Surgery, EACTS）发表的《2020 ESC/EACTS 指南:心房颤动的诊断和管理》,推荐对房颤患者进行综合管理。该方法以患者为中心,医疗保健专家讨论通过管理计划,患者参与共同制订决策以提高患者治疗依从性,且治疗随时根据新的风险因素的发展、疾病进展以及新的治疗的出现而进行调整。简要房颤的更佳管理（atrial fibrillation better care, ABC）整体途径包括"ABC"三个方面,即"A"抗凝/避免卒中（anticoagulation/avoid stroke）、"B"更佳的症状管理（better symptom management）和"C"心血管及伴发疾病的优化管理（cardiovascular and comorbidity optimization）。

（1）"A"抗凝/避免卒中:是指进行抗凝治疗预防房颤相关血栓栓塞性并发症的发生,推荐使用 CHA_2DS_2-VASc 评分评估患者栓塞风险,男性 ≥ 2分和女性 ≥ 3 分者均需使用抗凝血药预防卒中。当开始抗血栓治疗时,建议用 HAS-BLED 评分评估潜在的出血风险,如果评分高,提醒要更频繁地复诊,而不是抗凝的禁忌;尽量纠正可以改变的出血风险因素,如控制好血压。直接口服抗凝血药（direct oral anticoagulant, DOAC）由于较好的安全性和有效性,以及受食物和药物影响小、无须常规监测凝血功能等优势,目前在房颤患者中使用越来越广,对大部分房颤患者目前优先推荐 DOAC,尤其适合老年人。然而 DOAC 禁用于合并机械人工心脏瓣膜或中、重度二尖瓣狭窄（通常是风湿性的）的房颤患者,这些患者只能使用华法林。由于华法林治疗窗窄、与药物和食物相互作用多,使用华法林的患者需要定期监测凝血功能指标,如凝血酶原时间（prothrombin time, PT）/国际标准化比值

（international normalized ratio，INR），其中患者的目标治疗范围内的时间百分比（percentage of time in therapeutic range，TTR）推荐≥ 70%，因此做好患者用药教育尤其重要。

（2）"B"更佳的症状管理：主要包括控制心率与节律。严格的心率控制目标为静息时心率 < 80 次 /min，中等运动量时心率 < 110 次 /min；宽松的心率目标 < 110 次 /min。常用的治疗药物包括 β 受体拮抗剂、非二氢吡啶类钙通道阻滞剂、地高辛和胺碘酮。减轻房颤相关症状和改善生活质量，才考虑节律控制，可以采用联合治疗方法，包括心脏复律、抗心律失常药、导管消融，同时给予充分的心率控制、抗凝治疗及综合心血管预防性治疗。

（3）"C"心血管及伴发疾病的优化管理：指生活方式的干预和特定心血管危险因素 / 伴发疾病的控制，如吸烟患者建议戒烟，合并高血压的患者控制好血压，合并糖尿病的患者控制好血糖等。这些措施均可以减少心房重构 / 心肌病以及房颤的发生。

5. 药物重整过程中的重点关注内容

（1）入院时药物重整要点

1）抗凝治疗管理：如果是初治患者，评估使用抗凝血药的适应证和出血风险，结合患者意愿选择最合适的抗凝血药，确定抗凝血药的用法用量和使用疗程，注意药物相互作用。如果是已经使用了华法林的患者，注意 INR 是否达标；如果不达标，积极寻找原因，进行剂量调整，加强用药教育；如果患者的 TTR 很低，建议更换为 DOAC。如果是使用了 DOAC 的患者，注意评估患者肾功能，是否需要调整 DOAC 剂量或者禁用，有条件的医院如果开展了 DOAC 的高效液相色谱 - 质谱法（HPLC-MS）检测，可以对 DOAC 进行血药浓度监测；了解是否出现出血、栓塞等不良反应。

2）症状管理：评估患者的心率是否达标，是否需要使用药物控制心率，确定用法用量；明确是否需要使用药物进行节律控制。

3）心血管及伴发疾病的优化管理：针对合并疾病的治疗及二级预防，评估是否使用了合适的药物，重点关注用法用量、主要监测指标、患者依从性和不良反应。

（2）出院时药物重整要点

1）抗凝治疗：使用抗凝血药后是否出现出血等不良反应，告知出院后需要自我识别及正确应对出血及栓塞的情况；如果患者使用华法林抗凝，告知要定期监测 PT/INR、目标 INR 范围、饮食和用药（如绿叶蔬菜、头孢类等）对 INR 的影响、INR 监测频率等；如果使用 DOAC，告知要定期门诊随访，监测肾功能，注意少量药物（如奥美拉唑等）会影响DOAC疗效，不能合用。

2）症状管理：评估患者的症状是否控制良好，出院后用药疗程、不良反应、监测指标。

3）心血管及伴发疾病的优化管理：评估合并疾病的主要监测指标是否达标，出院后需长期使用哪些药物及潜在不良反应。强调用药依从性的重要性，告知患者出院后门诊随访时间及主要检测指标。

二、药物重整案例

1. 病例介绍

（1）病情介绍：患者女性，68岁，因胸闷、心悸2天于2021年8月10日入院。

（2）既往史：冠心病病史5年，服用瑞舒伐他汀钙片10mg q.n.，1年前因血脂正常自行停用；5年前开始每日规律服用阿司匹林肠溶片100mg q.d.，因偶尔出现胃部不适，长期服用泮托拉唑肠溶片40mg q.d.。持续性房颤病史5年，每天服用华法林钠片2.5mg，但未规律监测，INR控制不佳。服用酒石酸美托洛尔片控制心率，偶尔忘记服用。高血压病史8年，规律服用苯磺酸氨氯地平片5mg q.d.，血压控制在126~135/80~88mmHg。

（3）查体：血压130/85mmHg，脉搏109次/min，体温36.5℃，呼吸20次/min，心率120次/min，律不齐。

（4）实验室检查

1）血常规：WBC $5.7×10^9$/L，Hb 125g/L，RBC $3.88×10^{12}$/L，PLT $155×10^9$/L。

2）血脂：TC 3.01mmol/L，TG 0.59mmol/L，HDL-C 2.13mmol/L，LDL-C 2.7mmol/L。

3）空腹血糖：5.9mmol/L。

4）肝肾功能：Scr 76μmol/L，GPT 12.5U/L，GOT 16.5U/L。

5）凝血功能：PT 29.37秒，INR 3.35。

（5）影像学检查

1）心电图：心房颤动。

2）心脏彩超：EF% 60%，二尖瓣关闭不全（轻度）。

（6）入院诊断：①非瓣膜性房颤；②稳定性冠心病；③高血压2级，很高危。

（7）入院时初始用药医嘱：见表4-17。

表 4-17　入院时初始用药医嘱

用药目的	药品	单次剂量	频次	开始时间
抗血小板	阿司匹林肠溶片	100mg	q.d.	2021 年 8 月 10 日
抗凝	华法林钠片	2.5mg	q.d.	2021 年 8 月 10 日
控制心率	酒石酸美托洛尔片	25mg	b.i.d.	2021 年 8 月 10 日
护胃	泮托拉唑肠溶片	40mg	q.d.	2021 年 8 月 10 日
抗心肌缺血	单硝酸异山梨酯分散片	20mg	b.i.d.	2021 年 8 月 10 日
降压	苯磺酸氨氯地平片	5mg	q.d.	2021 年 8 月 10 日
调血脂、稳定斑块	瑞舒伐他汀钙片	10mg	q.n.	2021 年 8 月 10 日

2. 入院后药物重整流程

（1）药师采集既往用药史获取入院前用药清单，并与入院时初始用药医嘱进行对比，相关信息见表 4-18。

（2）识别问题、解决方案及与医患沟通要点：见表 4-19。

（3）分析及小结：本案例中共发现了 4 个用药相关问题。

1）不必要的药物治疗：根据《冠心病合并心房颤动患者抗栓管理中国专家共识》，如果稳定性冠心病合并房颤患者具有抗凝指征，推荐应用卒中预防剂量的抗凝血药单药治疗。该患者同时使用华法林和阿司匹林抗栓治疗，增加出血风险，建议停用阿司匹林。《抗栓治疗消化道损伤防治中国专家建议（2016·北京）》指出，应根据患者具体情况决定 PPI 联合应用的时间，高危患者可在抗血小板治疗的前 6 个月联合使用 PPI，6 个月后改为 H_2 受体拮抗剂或间断服用 PPI。该患者已经使用 5 年，长期使用 PPI 可能导致高促胃液素血症、维生素 B_{12} 吸收障碍、骨质疏松、骨折、小肠细菌过度增殖、获得性肺炎等，且患者目前无消化道不适症状。目前该患者 HAS-BLED 评分 2 分（高血压 1 分，年龄 > 65 岁 1 分），提示为非出血高危患者，建议停用泮托拉唑肠溶片。

2）药物剂量过低：根据《2020 ESC/EACTS 指南：心房颤动的诊断和管理》，房颤患者严格的心率控制目标为静息心率 < 80 次 /min，中等运动强度心率 < 110 次 /min；宽松的心率控制目标为心率 < 110 次 /min。该患者心率 > 120 次 /min，静息心率 120 次 /min，控制不佳，建议增加美托洛尔剂量。考虑到该患者年龄较大，偶尔忘记吃药，为提高给药依从性，建议改为每天 1 次给药的琥珀酸美托洛尔缓释片。

表 4-18 入院时初始用药医嘱与入院前用药比较及药师意见

入院前用药清单							入院时初始用药医嘱				与院外药品比较	药师意见
用药目的	药品	单次剂量	频次	开始	结束	备注	用药目的	药品	单次剂量	频次		
抗血小板	阿司匹林肠溶片	100mg	q.d.	2016年4月	入院后继续使用	现无胃肠道不适症状	抗血小板	阿司匹林肠溶片	100mg	q.d.	用法用量无变化，入院后继续使用	建议停用
抗凝	华法林钠片	2.5mg	q.d.	2016年4月	入院后继续使用	间断出现牙龈出血、鼻出血。因华法林检测不便，未规律监测，INR不稳定	抗凝	华法林钠片	2.5mg	q.d.	用法用量无变化，入院后继续使用	建议继续使用华法林抗凝，或更换为新型口服抗凝药
控制心率	酒石酸美托洛尔片	25mg	b.i.d.	2016年4月	入院后继续使用	心率控制在60~100次/min，心率波动大。由于需要每日服药2次，偶尔会忘记服药	控制心率	酒石酸美托洛尔片	25mg	b.i.d.	用法用量无变化，沿用	建议改为缓释剂型，增加剂量
护胃	泮托拉唑肠溶片	40mg	q.d.	2016年4月	入院后继续使用	无不适症状	护胃	泮托拉唑肠溶片	40mg	q.d.	用法用量无变化，沿用	建议停用
调血脂、稳定斑块	瑞舒伐他汀钙片	10mg	q.n.	2016年4月	2020年8月	1年前查血脂控制可，自行停药	调血脂、稳定斑块	瑞舒伐他汀钙片	10mg	q.n.	新增药品	同意继续使用

续表

用药目的	入院前用药清单						入院时初始用药医嘱					
	药品	单次剂量	频次	开始	结束	备注	用药目的	药品	单次剂量	频次	与院外药品比较	药师意见
降压	苯磺酸氨氯地平片	5mg	q.d.	2013年5月	入院后继续使用	血压控制可，无明显不适	降压	苯磺酸氨氯地平片	5mg	q.d.	用法用量无变化，沿用	同意继续使用
							抗心肌缺血	单硝酸异山梨酯分散片	20mg	b.i.d.	新增药品	同意新增该药

表4-19 药物重整发现的问题、解决方案及与医患沟通要点

序号	问题描述	解决方案	与医生沟通要点	与患者沟通要点
1	患者长期服用华法林2.5mg q.d.，未规律监测，INR不稳定，间断牙龈出血，本次查INR 3.35	(1)了解患者病史，患者去医院检测INR不方便，且饮食不规律，间断牙龈出血，与医生沟通，建议替换成新型口服抗凝血药 (2)患者为稳定性冠心病合并房颤，只需单用抗凝血药，停用阿司匹林 (3)对患者进行新型口服抗凝血药的用药教育	(1)患者为非瓣膜性房颤患者，建议将华法林更改为DOAC，如利伐沙班片20mg q.d.，该药受食物及药物影响较小，应用过程中无须常规监测凝血功能。 (2)患者为稳定性冠心病合并房颤，只需单用抗凝血药，双联抗栓药会增加出血风险，建议停用阿司匹林	(1)告知须与食物一起服用利伐沙班以提高药物的疗效。 (2)平时注意观察有无出血等不良反应

序号	问题描述	解决方案	与医生沟通要点	与患者沟通要点
2	既往服用瑞舒伐他汀钙片后，因血脂正常自行停药	患者为冠心病患者，他汀治疗是冠心病二级预防的重要一环，同意医生加用他汀类药物调血脂，对患者进行瑞舒伐他汀钙片的用药教育		(1)告知控制血脂的重要性，现停用瑞舒伐他汀钙片1年，血脂未达标，应该继续服用瑞舒伐他汀钙片，将LDL-C控制在1.4mmol/L（70mg/dl）以下，而且即使血脂正常也需要坚持服用以降低心血管事件。(2)注意定期复查血脂和肝功能，平时观察有无肌痛表现。(3)注意清淡饮食，适当运动
3	患者长期服用泮托拉唑肠溶片40mg q.d.，自诉无胃肠道不适	(1)了解病史，确认患者之前泮托拉唑肠溶片用药适应证，评估现在用药需求，建议停用。(2)对患者进行泮托拉唑肠溶片的用药教育	(1)患者入院前使用双抗血小板药和抗凝血药，消化道出血的风险增加，合用质子泵抑制剂（PPI）可以减少胃肠道出血风险，《抗栓治疗消化道损伤防治中国专家建议(2016·北京)》建议连续使用不超过6个月，此后可以换用H2受体拮抗剂或者间断使用PPI。(2)患者已经使用PPI 5年，目前无消化道不适，且需停用阿司匹林，建议停用泮托拉唑肠溶片	长期服用泮托拉唑等药物可能导致感染、骨质疏松等不良反应，目前没有胃部不适，且不再需要服用阿司匹林，可以停药。以后如有胃部不适，专科就诊
4	患者服用酒石酸美托洛尔片25mg b.i.d.，心率控制不佳，因需每天服药2次，偶尔忘记服药1次	(1)患者症状控制不佳，考虑给药剂量偏小，建议增加剂量。患者年龄大，考虑给药依从性，建议改用琥珀酸美托洛尔缓释片(47.5mg)2片 q.d.。(2)对患者进行琥珀酸美托洛尔缓释片的用药教育	(1)患者美托洛尔不是一线的心率控制药物，目前患者心率120次/min，症状控制不佳，建议增加剂量。(2)考虑到偶尔会忘记服药，建议改用琥珀酸美托洛尔缓释片(47.5mg)2片 q.d.，提高美托洛尔缓释片服药依从性	(1)将原来的美托洛尔普通片改成缓释片，每天只需吃1次。(2)因为增加了剂量，需要监测心率和血压，如果心率低于60次/min，专科就诊，调整剂量

3）药物不良反应：该患者服用华法林抗凝期间未规律监测凝血指标，INR 不稳定，间断牙龈出血，本次查 INR 3.35 高于目标范围，出现华法林不良反应——出血。根据《冠心病合并心房颤动患者抗栓管理中国专家共识》，对于适合 DOAC 的患者，推荐 DOAC 优于华法林。该患者 CHA_2DS_2-VASc 评分为 3 分（高血压 1 分，女性 1 分，年龄 56 ~ 75 岁 1 分）具有抗凝指征。考虑到该患者服用华法林期间 INR 经常不达标，且间断牙龈出血，监测 INR 不方便，而 DOAC 的大出血及致死性出血风险低于华法林，其受食物及药物影响较少，应用过程中无须常规监测凝血功能，因此建议该患者将华法林更换为 DOAC 抗凝。由于达比加群酯每天需 2 次给药，利伐沙班只需每天 1 次给药，而且利伐沙班还兼具抗血小板的作用，优先推荐利伐沙班。建议停用阿司匹林和华法林，当 INR < 3.0 后，加用利伐沙班片 20mg q.d.。并提醒患者服用利伐沙班时需与食物同服。

4）患者依从性：根据《冠心病合理用药指南（第 2 版）》，控制血脂是冠心病二级预防的重要一环，冠心病患者 LDL-C 的目标值应 < 1.4mmol/L（70mg/dl）。他汀类药物能够有效降低 TC 和 LDL-C 水平，并减少心血管事件的发生。应该教育患者，他汀类药物还有延缓斑块进展、稳定斑块及抗炎等有益作用。需要长期坚持服用，经常减量甚至不服用会引起血脂异常、不达标，增加心脑血管事件的发生风险。

（谭胜蓝　刘丽华　旷达彬　梁　群）

参考文献

[1] 国家卫生计生委合理用药专家委员会，中国医师协会高血压专业委员会 . 高血压合理用药指南（第 2 版）. 中国医学前沿杂志（电子版），2017, 9(7): 28-126.

[2] 国家卫生计生委合理用药专家委员会，中国药师协会 . 冠心病合理用药指南（第 2 版）. 中国医学前沿杂志（电子版），2018, 10(6): 1-130.

[3] 中华医学会心血管病学分会介入心脏病学组，中华医学会心血管病学分会动脉粥样硬化与冠心病学组，中国医师协会心血管内科医师分会血栓防治专业委员会，等 . 稳定性冠心病诊断与治疗指南 . 中华心血管病杂志，2018, 46(9): 680-694.

[4] 葛卫红，徐航 . 临床药师工作手册：抗栓治疗 . 北京：人民卫生出版社，2019.

[5] 中国血脂管理指南修订联合专家委员会 . 中国血脂管理指南（2023 年）. 中国循环杂志，2023, 38(3): 237-271.

[6] 中国高血压防治指南修订委员会，高血压联盟（中国），中华医学会心血管病学分会中国医师协会高血压专业委员会，等 . 中国高血压防治指南（2018 年修订版）. 中国

心血管杂志，2019, 24(1): 24-56.

[7] 葛均波，徐永健，王辰．内科学．9版．北京：人民卫生出版社，2018.

[8] 中国医师协会心血管内科医师分会血栓防治专业委员会，中华医学会心血管病学分会冠心病与动脉粥样硬化学组，中华心血管病杂志编辑委员会．急性冠状动脉综合征非血运重建患者抗血小板治疗中国专家共识（2018）．中华心血管病杂志，2019, 47(6): 430-442.

[9] 中国医药教育协会急诊医学分会，中华医学会急诊医学分会心脑血管学组，急性血栓性疾病急诊专家共识组．中国急性血栓性疾病抗栓治疗共识．中国急救医学，2019, 39(6): 501-531.

[10] 中华医学会心血管病学分会动脉粥样硬化与冠心病学组，中华心血管病杂志编辑委员会．超高危动脉粥样硬化性心血管疾病患者血脂管理中国专家共识．中华心血管病杂志，2020, 48(4): 280-286.

[11] 《抗菌药物临床应用指导原则》修订工作组．抗菌药物临床应用指导原则（2015年版）．北京：人民卫生出版社，2015.

[12] VALGIMIGLI M, BUENO H, BYRNE R A, et al. 2017 ESC focused update on dual antiplatelet therapy in coronary artery disease developed in collaboration with EACTS. Eur J Cardiothorac Surg, 2018, 53(1): 34-78.

[13] COLLET J P, THIELE H, BARBATO E, et al. 2020 ESC guidelines for the management of acute coronary syndromes in patients presenting without persistent ST-segment elevation. Eur Heart J, 2021, 42(14): 1289-1367.

[14] ZEIND C S, CARVALHO M G. 实用临床药物治疗学：心血管系统疾病．牟燕，周聊生，译．11版．北京：人民卫生出版社，2020.

[15] 应用β肾上腺素能受体阻滞剂规范治疗冠心病中国专家共识组．应用β肾上腺素能受体阻滞剂规范治疗冠心病的中国专家共识．中国循环杂志，2020, 35(2): 108-123.

[16] 中华医学会糖尿病学分会．中国2型糖尿病防治指南（2020年版）．中华内分泌代谢杂志，2021, 37(4): 311-398.

[17] 中国成人血脂异常防治指南修订联合委员会．中国成人血脂异常防治指南（2016年修订版）．中华心血管病杂志，2016, 44(10): 833-853.

[18] 中华医学会内分泌学分会脂代谢学组．中国2型糖尿病合并血脂异常防治专家共识（2017年修订版）．中华内分泌代谢杂志，2017, 33(11): 925-936.

[19] 中华医学会心血管病学分会心力衰竭学组，中国医师协会心力衰竭专业委员会，中华心血管病杂志编辑委员会．中国心力衰竭诊断和治疗指南2018. 中华心血管病杂志，2018, 46(10): 760-789.

[20] 中华医学会, 中华医学会杂志社, 中华医学会全科医学分会, 等. 慢性心力衰竭基层诊疗指南（2019 年）. 中华全科医师杂志, 2019, 18(10): 936-947.

[21] 国家卫生计生委合理用药专家委员会, 中国药师协会. 心力衰竭合理用药指南（第 2 版）. 中国医学前沿杂志（电子版）, 2019, 11(7): 1-78.

[22] MCDONAGH T A, METRA M, ADAMO M, et al. 2021 ESC guidelines for the diagnosis and treatment of acute and chronic heart failure. Eur Heart J, 2021, 42(36): 3599-3726.

[23] MADDOX T M, JANUZZI J L JR, ALLEN L A, et al. 2021 update to the 2017 ACC Expert Consensus Decision Pathway for optimization of heart failure treatment: answers to 10 pivotal issues about heart failure with reduced ejection fraction: a report of the American College of Cardiology Solution Set Oversight Committee. J Am Coll Cardiol, 2021, 77(6): 772-810.

[24] YANCY C W, JESSUP M, BOZKURT B, et al. 2017 ACC/AHA/HFSA focused update of the 2013 ACCF/AHA guideline for the management of heart failure: a report of the American College of Cardiology/American Heart Association Task Force on Clinical Practice Guidelines and the Heart Failure Society of America. Circulation, 2017, 136(6): e137-e161.

[25] Hindricks G, Potpara T, Dagres N, et al. 2020 ESC Guidelines for the diagnosis and management of atrial fibrillation developed in collaboration with the European Association for Cardio-Thoracic Surgery (EACTS): the task force for the diagnosis and management of atrial fibrillation of the European Society of Cardiology (ESC) developed with the special contribution of the European Heart Rhythm Association (EHRA) of the ESC. Eur Heart J, 2021, 42(5): 373-498.

[26] 中华医学会心血管病学分会 中华心血管病杂志编辑委员会. 冠心病合并心房颤动患者抗栓管理中国专家共识. 中华心血管病杂志, 2020, 48(7): 552-564.

[27] 抗栓治疗消化道损伤防治专家组. 抗栓治疗消化道损伤防治中国专家建议（2016·北京）. 中华内科杂志, 2016, 55(7): 564-567.

第五章

消化系统疾病药物重整

第一节　胃食管反流病

一、概述

1. 定义　胃食管反流病（gastroesophageal reflux disease，GERD），是常见的消化系统疾病，是指胃内容物反流入食管、口腔（包括喉部）或肺所致的症状和/或并发症。

2. 分类　根据反流是否导致食管黏膜糜烂、溃疡，分为非糜烂性胃食管反流病（non-erosive gastroesophageal reflux disease，NERD）、反流性食管炎（reflux esophagitis）及巴雷特食管（Barrett esophagus，BE），其中 NERD 最常见。

3. 临床表现　胃食管反流病的临床表现多样，缺乏比较特异的体征，包括食管症状及食管外症状。①食管症状：反流和胃灼热是 GERD 最常见的典型症状；常在餐后 1 小时出现，卧位、弯腰或腹压增高时可加重，部分患者胃灼热和反流症状可在夜间入睡时发生。胸痛、上腹痛、上腹部烧灼感、嗳气等为 GERD 的不典型症状。②食管外症状：GERD 可伴随食管外表现，包括哮喘、慢性咳嗽、特发性肺纤维化、声嘶、咽喉症状和牙蚀症等。反流还可能导致鼻窦炎和反复发作的中耳炎，并引起相关症状。

4. 疾病管理　根据 2020 年中华医学会消化病学分会发表的《2020 年中国胃食管反流病专家共识》的观点，对胃食管反流病的管理主要包括以下两个方面。

（1）调整生活方式：调整生活方式是 GERD 的基础治疗方式，根据患者自身疾病的诱因和临床表现实行个体化的生活方式干预。具体包括：超重或肥胖患者应控制体重；避免浓茶、咖啡、乙醇、巧克力、高脂食物等可能导致胃食管反流的食物；避免刺激性的、可能损伤胃黏膜的食物；改善生活习惯如戒烟，抬高床头 15°~20°，避免睡前进食及餐后立刻卧位。

（2）药物及其他治疗：GERD 的药物治疗的主题是中和或减少胃酸分泌，这类药物包括抑酸剂、H_2 受体拮抗剂（H_2 receptor antagonists，H_2RA）和质子泵抑制剂（proton pump inhibitor，PPI），国内外指南均推荐 PPI、钾离子竞争性酸阻滞剂（potassium channel acid blocker，P-CAB）作为 GERD 的基本治疗药物。建议使用标准剂量，疗程 4~8 周，作为胃食管反流病的初始治疗。经初始治疗有效的 NERD 和轻度食管炎患者可采用按需治疗，停药后症状复发、重度食管炎患者通常需要长期维持治疗。

经统计，经过规范的 8 周初始治疗后仍有 20%~40% 的患者对标准剂量抑酸剂应答不完全，对于标准剂量抑酸剂治疗无充分反应的患者，可使用双倍剂量，一种抑酸剂无效可尝试换用另一种。若患者合并有夜间反流的客观证据，可在日间 PPI 治疗基础上于睡前加服 H_2RA；若患者存在典型反流症状如胃灼热、反酸，其食管外症状与反流的相关程度增强，PPI 治疗的有效率也较高。

采用双倍剂量抑酸剂治疗 8 周后，胃灼热和/或反流等症状无明显改善者被确定为难治性 GERD。研究发现，依从性差是治疗失败的主要原因，需要临床药师仔细询问患者的服药时间、剂量及疗程。对于此类患者，应进一步完善相关检查评估其持续存在症状的原因，优化 PPI 的使用或更换为 P-CAB。药物治疗失败的难治性 GERD，经全面、细致的检查除外其他病因，确实存在反流证据的，可权衡利弊后行内镜或手术治疗。

5. 药物重整过程中的重点关注内容

（1）抗反流治疗管理：如是初治患者，评估使用抗反流药物的适应证，结合患者意愿选择最合适的药物，确定用法用量和使用疗程，注意药物相互作用。如是复治患者，应评估患者生活方式的调整及用药依从性，既往用药方案的药物品种、用法用量、使用疗程、药物相互作用、是否出现相关不良反应。如使用 PPI，应关注患者反酸、胃灼热、胸痛、上腹痛等症状是否有改善，如果病情改善不明显，应该怎样进行剂量调整，或更换何种 PPI；如患者需要长期服用 PPI，该对患者进行怎样的用药教育，另根据患者肝肾功能，是否需要考虑优选某种特定 PPI，或足量、减量用药。

（2）食管外症状及伴发疾病的优化管理：患者可能出现咽痛、慢性咳嗽、哮喘等食管外表现，应注意甄别。对于患者合并疾病的治疗及二级预防，应评估是否使用了合适的药物，重点关注患者依从性、药物的用法用量及相互作用、主要症状和体征变化、药物不良反应。

二、药物重整案例

1. 病例介绍

（1）病情介绍：患者男性，62 岁，因"上腹胀痛、反酸、胃灼热 2 天"于 2021 年 10 月 28 日入院。胃食管反流病、慢性非萎缩性胃炎 3 个月，口服奥美拉唑肠溶胶囊 20mg q.d.、枸橼酸莫沙必利片 5mg t.i.d.（餐前服用）、瑞巴派特片 0.1g t.i.d.、胃苏颗粒 5g t.i.d.，服用 1 个月后症状缓解自行停药，后仍有间断反酸、胃灼热、嗳气，夜间明显，逐渐加重。

（2）既往史：冠心病支架置入术后 1 年，服用硫酸氢氯吡格雷片 75mg q.d.，活动量稍大时偶有胸闷、胸痛等不适。高血压病史 7 年，规律服用培哚普利叔丁胺片 4mg q.d.、琥珀酸美托洛尔缓释片 47.5mg q.d.，血压控制在 125 ~ 135/80 ~ 90mmHg。

（3）查体：血压 132/82mmHg，脉搏 64 次 /min，体温 36.6℃，呼吸 19 次 /min，心率 64 次 /min，律齐。

（4）实验室检查

1）血常规：WBC 5.23×10^9/L，RBC 4.77×10^{12}/L，PLT 126×10^9/L，Hb 135g/L，其余正常。

2）血脂：TC 3.81mmol/L，TG 1.50mmol/L，HDL-C 1.16mmol/L，LDL-C 2.00mmol/L。

3）空腹血糖：5.63mmol/L。

4）肝肾功能：Cr 102μmol/L，GPT 34.3U/L，GOT 28.0U/L，其余正常。

5）凝血功能：PT 10.10 秒，INR 0.94。

（5）影像学检查：消化内镜示胃食管反流病、慢性非萎缩性胃炎。

（6）入院诊断：①胃食管反流病；②慢性非萎缩性胃炎；③冠状动脉粥样硬化性心脏病，冠状动脉支架置入状态；④高血压 2 级，高危。

（7）入院时初始用药医嘱：见表 5-1。

表 5-1　入院时初始用药医嘱

用药目的	药品	单次剂量	频次	开始时间
抑酸	注射用奥美拉唑	40mg	b.i.d.	2021 年 10 月 28 日
抑酸	法莫替丁注射液	20mg	b.i.d.	2021 年 10 月 28 日

续表

用药目的	药品	单次剂量	频次	开始时间
保护胃黏膜	瑞巴派特片	0.1g	t.i.d.	2021 年 10 月 28 日
保护胃黏膜	铝碳酸镁咀嚼片	1g	t.i.d.	2021 年 10 月 28 日
理气和胃	胃苏颗粒	5g	t.i.d.	2021 年 10 月 28 日
胃肠促动	枸橼酸莫沙必利片	5mg	t.i.d.	2021 年 10 月 28 日
抗血小板	硫酸氢氯吡格雷片	75mg	q.d.	2021 年 10 月 28 日
降压	琥珀酸美托洛尔缓释片	47.5mg	q.d.	2021 年 10 月 28 日
降压	培哚普利叔丁胺片	4mg	q.d.	2021 年 10 月 28 日

2. 入院后药物重整流程

（1）药师采集既往用药史获取入院前用药清单，并与入院时初始用药医嘱进行对比，相关信息见表 5-2。

（2）识别问题、解决方案及与医患沟通要点：见表 5-3。

（3）分析及小结：本案例中共发现了 3 个用药相关问题。

1）患者用药依从性问题：《2020 年中国胃食管反流病专家共识》中强调减肥、戒烟、抬高床头等生活方式调整是 GERD 治疗的基础，较前更加重视生活方式调整在 GERD 治疗中的作用。生活方式的调整是基础，也是保证后续药物疗效的重要前提。该患者此次入院为自行停药后原有症状的加重导致，饮食不规律、未规范服用药物及随访均可导致药物治疗效果不佳，因此，提高患者健康生活及配合规范治疗的意识尤为重要。针对该患者，进行详细且实用的生活及用药教育，进行医嘱重整，以提高用药依从性，缓解病情。

2）用药频次过多问题：PPI 在临床多种消化系统疾病的治疗及预防中广泛应用，多项研究结果均显示 PPI 用量过大在 PPI 不合理使用中占据较大比例。根据上述国内外相关指南及药品说明书，PPI 用于胃食管反流病推荐标准剂量（如奥美拉唑 20mg、兰索拉唑 30mg、泮托拉唑 40mg、雷贝拉唑 10mg、艾司奥美拉唑 20mg，q.d.），在对药物应答不完全时可考虑使用双倍标准剂量（如奥美拉唑 20mg、兰索拉唑 30mg、泮托拉唑 40mg、雷贝拉唑 10mg、艾司奥美拉唑 20mg，b.i.d.）。该患者既往服用奥美拉唑 20mg q.d. 能够较好地控制症状，入院初始用注射用奥美拉唑 40mg b.i.d.，即每日 80mg，明显超出推荐剂量，因此建议调整用药频次为 q.d. 并关注反酸、胃灼热等症状的变化。对给药频次进行调整后，患者症状能够得到控制，且未出现头痛、头晕、腹泻、便秘等相关不良反应。

表 5-2 入院时初始用药医嘱与入院前用药比较及药师意见

入院前用药清单							入院时初始用药医嘱				与院外药品比较	药师意见
用药目的	药品	单次剂量	频次	开始	结束	备注	用药目的	药品	单次剂量	频次		
抑酸	奥美拉唑肠溶胶囊	20mg	q.d.	2021年7月	2021年8月	服用1个月后症状缓解自行停药,后原有症状逐步加重	抑酸	注射用奥美拉唑钠	40mg	b.i.d.	剂型改变,用量加倍	建议换用注射用雷贝用泮托拉唑注射用泮托拉唑
胃肠促动	枸橼酸莫沙必利片	5mg	t.i.d.	2021年7月	2021年8月	间断服用1个月后自行停药,后原有症状逐步加重	胃肠促动	枸橼酸莫沙必利片	5mg	t.i.d.	用法用量无变化,沿用	建议继续使用
保护胃黏膜	瑞巴派特片	0.1g	t.i.d.	2021年7月	2021年8月	服用1个月后症状缓解自行停药,后原有症状逐步加重	保护胃黏膜	瑞巴派特片	0.1g	t.i.d.	用法用量无变化,沿用	建议继续使用
理气和胃	胃苏颗粒	5g	t.i.d.	2021年7月	2021年8月	服用2周后自行停药,无其他不适症状	理气和胃	胃苏颗粒	5g	t.i.d.	用法用量无变化,沿用	建议停用
抗血小板	硫酸氢氯吡格雷片	75mg	q.d.	2020年10月	入院后继续使用	偶有胸闷	抗血小板	硫酸氢氯吡格雷片	75mg	q.d.	用法用量无变化,沿用	建议继续使用
降压	琥珀酸美托洛尔缓释片	47.5mg	q.d.	2014年7月	入院后继续使用	血压控制可,无明显不适	降压	琥珀酸美托洛尔缓释片	47.5mg	q.d.	用法用量无变化,沿用	建议继续使用

续表

入院前用药清单							入院时初始用药医嘱				与院外药品比较	药师意见
用药目的	药品	单次剂量	频次	开始	结束	备注	用药目的	药品	单次剂量	频次		
降压	培哚普利叔丁胺片	4mg	q.d.	2014年7月	入院后继续使用	血压控制可，无明显不适	降压	培哚普利叔丁胺片	4mg	q.d.	用法用量无变化，沿用	建议继续使用
							抑酸	法莫替丁注射液	20mg	b.i.d.	新增药品	建议新增该药，调整给药频次为每晚1次
							保护胃黏膜	铝碳酸镁咀嚼片	1g	t.i.d.	新增药品	建议新增该药

表5-3 药物重整发现的问题、解决方案及与医患沟通要点

序号	问题描述	解决方案	与医生沟通要点	与患者沟通要点
1	患者既往在因自觉症状缓解停药，导致原有症状加重；长期进餐时间不规律，服用消化系统及心血管系统用药共7种，未遵医嘱规律服药，常常漏服	(1)与患者沟通，进行生活饮食教育，告知健康规范的生活饮食方式对病情缓解的重要性。(2)进行医嘱重整，对患者进好服药时间，计划行详尽用药教育，提高用药依从性	针对依从性较差的患者，应精简用药，建议处方应在缓解病情的基础上，便于给药，减轻患者思想负担	(1)生活方式改善：规律饮食，改善生活方式，如给高床头，睡前不进食，进食后不要即刻卧位等，减少反流的发生。(2)用药注意事项：胃食管反流病的疗程至少8周，症状转好并不代表反流情况的消失及胃食管黏膜的恢复，应遵医嘱拔疗程用药，及时复查。如未规律服药，很可能导致病情迁延或用药疗程延长

序号	问题描述	解决方案	与医生沟通要点	与患者沟通要点
2	患者入院后给予注射用奥美拉唑40mg,b.i.d. 给药频次过多	(1)了解病史,患者既往服用奥美拉唑肠溶胶囊40mg,期间,反酸、胃灼热等症状明显缓解。(2)与医生沟通,减少给药频次	(1)根据药品说明书,注射用奥美拉唑用于反流性食管炎时的用量为40mg q.d.。相关指南推荐,当初始治疗无效或病情加重时,可使用双倍标准剂量。(2)既往患者服用奥美拉唑肠溶胶囊20mg q.d. 能够有效控制反流症状,因此,注射用奥美拉唑给药频次应调整为q.d.	如果发生头痛、恶心、呕吐、头晕、嗜睡、眩晕等不适,请及时告知。腹痛加重,便秘、腹泻、腹痛等时请及时告知。
3	患者的初始治疗方案中,联合使用了奥美拉唑与泮托拉唑,硫酸氢氯吡格雷、铝碳酸镁,存在药物相互作用	(1)追问病史,患者诉自停药后反酸较前加重,以夜间明显。(2)针对药物间相互作用,与医生沟通,调整用药方案,并对患者进行用药教育	(1)根据《质子泵抑制剂临床应用指导原则(2020年版)》及相关指南,结合患者病情特点,可于睡前使用1剂H2RA,主要是夜间。(2)硫酸氢氯吡格雷通过肝CYP450酶系代谢,主要是CYP2C19和CYP3A4,部分PPI也主要通过CYP2C19代谢,两者合用可能会因竞争某一位点使硫酸氢氯吡格雷产生的活性代谢产物浓度降低,减弱抗血小板作用。其中奥美拉唑抑制作用最明显,泮托拉唑、雷贝拉唑影响较弱。因此,雷贝拉唑需长期服用,则需换用雷贝拉唑或泮托拉唑。(3)铝碳酸镁为抗酸,抗胆汁的胃黏膜保护剂,而奥美拉唑保护胃黏膜保护不足倡两药合用,但在临床中,两药联用较为常见,且对症状缓解有益。因此,铝碳酸镁需要在酸性环境下,药理角度为常见,应有一定的用药间隔	(1)对法莫替丁的用药次数和用药时间作了调整,利于缓解夜间反酸明显的情况,请留意夜间反酸是否有好转,后续是否有好转。(2)对药物品种作了调整,请留意胸闷是否有好转,是否出现牙龈、皮下出血等情况。(3)在输注质子泵抑制剂后间隔1~2小时后再服用铝碳酸镁咀嚼片,且服用后不能大量喝水,否则可能会破坏形成的保护膜,降低药效
4	患者有冠心病史,在初始治疗方案中,同时使用了莫沙必利与美托洛尔,不良反应发生风险增高	(1)了解病史,患者两药合用期间未发生不适。(2)与医生沟通,评估病情,药物相互作用,后及时停用莫沙必利。(3)对患者进行生活教育	(1)莫沙必利虽然目前尚未见单独服用引起尖端扭转型室性心动过速的报道,仍应保持警惕,应避免与可延长Q-T间期的药物合用。(2)鉴于未查到大量的药学循证证据,且患者既往未发生不适,可密切观察,病情控制后及时停用莫沙必利	(1)常规监测心电图,密切观察,留意是否出现胸闷、胸痛等不适,若出现及时就医。(2)规范用药疗程,病情控制后遵医嘱及时停药

　　3）药物间相互作用问题：PPI 在体内主要通过肝 CYP450 酶系代谢，显著抑制胃酸分泌，改变胃内 pH，因此与受肝 CYP450 酶系影响较大的药物间存在药物相互作用，亦影响酸性、碱性药物的解离及吸收。从优化治疗方案、提高药物治疗的有效性及安全性方面，需要给予关注，并给予相应处理。在本案例中发现了以下药物的联合使用问题。

　　A. 奥美拉唑可削弱硫酸氢氯吡格雷的作用：两药均主要通过 CYP2C19 代谢，合用可能会因竞争某一位点使硫酸氢氯吡格雷活性代谢产物浓度降低，减弱硫酸氢氯吡格雷抗血小板作用。该患者因冠状动脉支架置入状态需长期服用抗血小板药，自诉活动量较大时偶有胸闷。因此，建议换用受 CYP2C19 影响较小的雷贝拉唑或泮托拉唑。因较调整前硫酸氢氯吡格雷活性代谢产物浓度有所升高，故应监护患者有无牙龈、皮下出血等情况出现。

　　B. 法莫替丁可削弱奥美拉唑作用：质子泵抑制剂在酸性环境下才能更好地发挥作用，因此，理论上质子泵抑制剂不应与其他抑酸剂联合使用。但根据国家卫生健康委颁布的《质子泵抑制剂临床应用指导原则（2020 年版）》，若患者存在夜间酸突破症状，可在睡前或夜间加用 H_2 受体拮抗剂，加强对夜间反流症状的控制。该患者酸相关症状以夜间明显，可联合使用 PPI 和 H_2RA，初始给药方案中法莫替丁注射液 20mg b.i.d.，故建议调整给药频次，且明确指出应于睡前或夜间使用。

　　C. 奥美拉唑与铝碳酸镁药效相似且联用可削弱铝碳酸镁作用：PPI 抑酸作用强大、持久，故用药期间不宜再使用其他抗酸剂或抑酸剂；PPI 抑制胃酸分泌而影响弱碱性药物的离子化、溶解度和吸收等。抗酸剂起效快，作用时间短，常用于 NERD 及轻度食管炎缓解症状的按需治疗。因此，根据病情需要，如需联合使用，则至少间隔 30 分钟。该患者此次为既往病情控制不佳，症状加重而致入院，为快速缓解症状、缓解患者痛苦，可使用抗酸剂，但与 PPI 使用需保持一定的间隔，并对患者进行相关的用药教育。

　　D. 莫沙必利与美托洛尔联用可增加不良反应发生风险：因为与西沙必利有相似的化学结构，莫沙必利可能会导致 Q-T 间期延长。琥珀酸美托洛尔缓释片为 β 受体拮抗剂，可导致房室传导时间延长、心律失常等罕见不良反应。该患者为冠状动脉粥样硬化性心脏病、高血压，两药联合使用存在一定的风险。但上述不良反应尚无大量研究报道，发生概率极低，且患者联合服用期间血压控制良好，腹胀明显缓解且无其他不适，因此对患者进行生活教育，给予关注，规律随访。

第二节 消化性溃疡

一、概述

1. 定义及分类 消化性溃疡（peptic ulcer，PU），是指在各种致病因子的作用下，黏膜发生炎性反应与坏死、脱落，形成溃疡，溃疡的黏膜坏死缺损穿透黏膜肌层，严重者可达固有肌层或更深。病变可发生于食管、胃或十二指肠，也可发生于胃-空肠吻合口附近或异位的胃黏膜，如肠道的麦克尔憩室内。胃溃疡（gastric ulcer，GU）和十二指肠溃疡（duodenal ulcer，DU）是最常见的消化性溃疡。

2. 临床表现 本病患者临床表现不一，多数表现为中上腹反复发作性节律性疼痛，少数患者无症状，或以出血、穿孔等并发症作为首次症状。

（1）疼痛：消化性溃疡的疼痛具有长期性、周期性、节律性，DU 疼痛多位于中上腹、脐上方或脐上方偏右，GU 疼痛位置多位于中上腹稍高处，或在剑突下和剑突下偏左处。疼痛呈钝痛、灼痛或饥饿样痛，一般程度较轻，持续性剧痛提示溃疡穿孔。疼痛常因精神刺激、过度疲劳、饮食不慎、药物影响、气候变化等因素诱发或加重，可因休息、进食、服抗酸药、以手按压疼痛部位、呕吐等缓解。

（2）其他症状：胃灼热、反酸、嗳气、恶心、呕吐等其他胃肠道症状。食欲多保持正常，但偶可因进食后疼痛发作而畏食，少数患者可伴有失眠、脉搏缓慢、多汗等症状。

（3）体征：溃疡发作期患者中上腹部可有局限性压痛，程度不重，其压痛部位多与溃疡的位置基本相符。

3. 并发症 出血是 PU 相关疾病最常见的并发症，在我国发病率为 $16\% \sim 33\%$；急性胃穿孔是最严重的并发症，典型症状为急骤性上腹部剧痛，进行性加重，腹肌紧张，腹部压痛及反跳痛明显，甚至表现为败血症及休克；溃疡处瘢痕性幽门梗阻及癌变则是 PU 较少见的并发症。

4. 疾病管理 消化性溃疡一旦确诊，要采取正确有效的治疗方法，包括内科药物治疗、外科治疗和并发症的治疗等。应在注意戒烟、戒酒、规律清淡饮食、休息等一般治疗的前提下，抑酸、保护黏膜，涉及的药物包括质子泵抑制剂（PPI）、钾离子竞争性酸阻滞剂（P-CAB）、H_2 受体拮抗剂（H_2RA）、铋剂、瑞巴派特、米索前列醇等。同时应针对消化性溃疡可能的病因，对患者实施个体化管理。

根除幽门螺杆菌（*Helicobacter* pylori，Hp）不仅有助于治疗 HP 相关消化性溃疡，也对溃疡的复发和并发症起预防作用。中华医学会消化病学分会幽门螺杆菌学组等发表的《幽门螺杆菌感染基层诊疗指南（2019 年）》指出，目前仍推荐铋剂四联（PPI ＋ 铋剂 ＋ 2 种抗菌药物）作为主要的经验性根除 Hp 治疗方案，推荐疗程为 14 天。近些年研究发现，我国四环素、呋喃唑酮、阿莫西林的耐药率低，治疗失败后不易产生耐药，可作为我国 Hp 根除治疗方案中的优先选择药物，必要时可重复应用。具体方案的选择需根据当地的 Hp 抗生素耐药率和个人药物使用史，权衡疗效、药物费用、不良反应和其可获得性。抗酸药在根除方案中起重要作用，药品选择方面，作用稳定、疗效高、受 CYP2C19 基因多态性影响较小的 PPI，如泮托拉唑、雷贝拉唑，可提高 Hp 根除率。Hp 是否根除成功需要评估，且应在根除治疗结束至少 4 周后进行。

对于非甾体抗炎药（nonsteroidal antiinflammatory drug，NSAID）相关溃疡，需对患者病情转归进行综合评估。可以停服 NASID 者，可使用 PPI 或 H_2RA 治疗；而必须长期服用 NASID 者，可选用选择性 COX-2 抑制剂，酌情同时服用 PPI。

大多数消化性溃疡可以在 8 周抑酸治疗后痊愈，但有部分患者会在常规治疗后出现复发。此时，应从患者、既往治疗史、疾病等方面综合探寻原因，如患者的生活方式及依从性，有无幽门螺杆菌感染，治疗疗程是否足够，是否长期服用 NSAID，溃疡是否累及胰腺、肝脏或其他器官，是否合并其他疾病等，以采取对应措施，促进疾病康复。

对出血性溃疡患者，若同时服用抗栓药，应考虑抗栓药导致的再出血风险以及与停用相关的血栓栓塞风险。根据《消化性溃疡疾病的循证临床实践指南（2020 年）》，如血栓栓塞风险较高，推荐继续服用阿司匹林，其余中低风险患者暂停使用抗血小板药；内镜止血治疗的患者在必要时停用华法林，并在止血后尽快使用肝素或恢复华法林治疗，尽早（1 ～ 2 天内）恢复直接口服抗凝血药（DOAC）治疗。同时服用抗血小板药和华法林的患者，建议将抗血小板药改为阿司匹林或西洛他唑，在监测凝血酶原时间 - 国际标准化比值（PT-INR）前提下继续服用华法林或将华法林改为肝素。接受双联抗血小板药治疗的患者，推荐单用阿司匹林。服用抗凝 - 抗血小板药患者，建议联合使用 PPI 来预防上消化道出血；服用华法林的患者，联合服用抗血小板药或 NSAID 的患者建议使用 PPI 预防上消化道出血。长期服用小剂量阿司匹林的患者，推荐使用 PPI 或沃诺拉赞降低消化性溃疡出血的发生率。

5. 药物重整过程中的重点关注内容

（1）抗酸及保护黏膜治疗：评估患者在院期间抗酸及黏膜保护药的选择及治疗效果，根据出院时病情恢复情况和机体对所使用药物的耐受程度遴选出院带药。出院后应规范抗酸药的服用时间，留意服用药物后症状、体征是否有改善，是否出现相关常见不良反应，告知患者出院后需要自我识别及正确应对可能出现的情况。若患者合并 Hp 阳性，应适时给予规范抗 Hp 治疗，整个治疗疗程适当延长。若患者为 NSAID 相关溃疡，可于停药后给予 PPI 或 H_2RA 治疗，若患者必须长期服用 NSAID，PPI 比 H_2RA 和米索前列醇更有效。

（2）消化性溃疡病并发症的优化管理：不健康的生活、饮食习惯或用药疗程不足等均可导致治疗效果不佳，病情进一步发展，可并发溃疡穿孔、出血等。一方面，要强调良好用药依从性、规律随访的重要性，同时也应告知患者如出现原有症状的反复或加重，应及时就诊，以免延误病情。

二、药物重整案例

1. 病例介绍

（1）病情介绍：患者男性，33 岁，因"上腹部不适 1 周"，于 2021 年 11 月 16 日入院。

（2）既往史：2 年前于外院诊断为幽门螺杆菌感染，规律服用药物（阿莫西林胶囊 1 000mg b.i.d.、克拉霉素片 500mg b.i.d.、雷贝拉唑肠溶片 20mg b.i.d.、枸橼酸铋钾片 220mg b.i.d.）1 个月，复查 ^{13}C 呼气试验阴性。

（3）查体：体温 36℃，脉搏 78 次 /min，呼吸 20 次 /min，血压 133/90mmHg。

（4）实验室检查和影像学检查

1）血常规：Hb 171g/L，RBC 5.67×10^{12}/L，WBC 9.2×10^9/L，PLT 287×10^9/L，其余正常。

2）血脂：TC 5.46mmol/L，TG 1.69mmol/L，HDL-C 1.75mmol/L，LDL-C 2.87mmol/L。

3）空腹血糖：5.89mmol/L。

4）肝肾功能：GPT 62.6U/L，GOT 25.9U/L，ALP 84.3U/L，γ-GGT 60.7U/L，Cr 110μmol/L，BUN 4.82mmol/L，其余正常。

5）凝血功能：PT 11.90 秒，INR 1.10。

6）^{13}C 呼气试验：阴性。

7）胃镜：十二指肠降段多发霜斑样溃疡，十二指肠球部糜烂并出血。

8）消化系彩超：肝脏不均匀性脂肪沉积。

9）肠镜：结肠多发性息肉；病理结果（横结肠）增生性息肉。

（5）入院诊断：①十二指肠球部糜烂出血；②十二指肠降段多发溃疡；③结肠多发息肉；④非酒精性脂肪性肝炎。

（6）诊疗经过：入院后给予法莫替丁注射液、硫糖铝口服混悬液、康复新液抑酸、保护黏膜、修复受损黏膜。结肠多发息肉行内镜黏膜切除术（EMR）+内镜下氩离子束凝固术（APC）+创面钛夹夹闭治疗，以复方谷氨酰胺肠溶胶囊修复肠道受损黏膜，并给予复方二氯醋酸二异丙胺注射液抗脂肪性肝病治疗。后患者病情平稳，准予出院。

（7）出院诊断：①十二指肠球部糜烂出血；②十二指肠降段多发溃疡；③结肠息肉切除术后；④非酒精性脂肪性肝炎。

（8）出院带药医嘱：见表5-4。

表5-4 出院带药医嘱

用药目的	药品	单次剂量	频次	用药疗程
保护黏膜	硫糖铝口服混悬液	10ml	t.i.d.	6周
促进黏膜修复	康复新液	10ml	t.i.d.	2周
修复肠道黏膜	复方谷氨酰胺肠溶胶囊	2粒	t.i.d.	4周
抑酸	艾司奥美拉唑肠溶胶囊	40mg	q.d.	6周
保肝	多烯磷脂酰胆碱胶囊	0.456g	t.i.d.	2周

2. 出院时药物重整流程

（1）药师采集在院治疗用药清单，并与出院带药医嘱进行对比，相关信息见表5-5。

（2）识别问题、解决方案及与医患沟通要点：见表5-6。

（3）分析及小结：本案例中共发现了3个用药相关问题。

1）给药剂量过大及药物品种遴选不适宜问题：该患者十二指肠溃疡并糜烂出血，在院接受抑酸、促进黏膜修复、保护黏膜等综合性治疗，出院时无阳性体征。艾司奥美拉唑为抑酸效果最强的PPI制剂，常用于较严重的消化系统酸相关疾病病情缓解或症状控制，应用于消化性溃疡的推荐剂量为20mg，每日1次。该药在机体内主要通过肝P450酶系代谢，主要通过CYP2C19，部分通过CYP3A4，对肝酶影响较大，且与经CYP2C19代谢的药物如地西泮、苯妥英等存在药物相互作用。故建议将出院带药调整为一般抑酸效果、对肝酶影响较小的PPI。

表 5-5　出院带药医嘱与住院期间用药医嘱比较及药师意见

用药目的	住院期间用药医嘱					出院带药医嘱				与住院药品比较	药师意见
	药品	单次剂量	频次	开始	备注	用药目的	药品	单次剂量	频次		
保护黏膜	硫糖铝口服混悬液	10ml	t.i.d.	2021年11月16日	症状改善，无明显不适	保护黏膜	硫糖铝口服混悬液	10ml	t.i.d.	用法用量无变化，沿用	建议继续使用
促进黏膜修复	康复新液	10ml	t.i.d.	2021年11月16日	症状改善，无明显不适	促进黏膜修复	康复新液	10ml	t.i.d.	用法用量无变化，沿用	建议续用
抑酸	法莫替丁注射液	20mg	q.d.	2021年11月16日	症状改善，无明显不适					停用	同意停用
						抑酸	艾司奥美拉唑肠溶胶囊	40mg	q.d.	新增药品	建议单次剂量调整为20mg，且换用一般抑酸效果的 PPI
保肝	复方二氯醋酸二异丙胺注射液	80mg	q.d.	2021年11月16日						停用	同意停用
						保肝	多烯磷脂酰胆碱胶囊	0.456g	t.i.d.	新增药品	建议停用
修复肠道黏膜	复方谷氨酰胺肠溶胶囊	2粒	t.i.d.	2021年11月18日		修复肠道黏膜	复方谷氨酰胺肠溶胶囊	2粒	t.i.d.	用法用量无变化，沿用	建议继续使用

表 5-6 药物重整发现的问题及与医患沟通要点

序号	问题描述	解决方案	与医生沟通要点	与患者沟通要点
1	患者经住院治疗,病情稳定后,仍选用抑酸效果较强的PPI,抑酸效果过且单次给药剂量过大;患者GPT稍高于正常水平,而艾司奥美拉唑受肝药影响较大	(1)患者出院时病情稳定后,宜选用抑酸效果一般的PPI,标准剂量,作为疾病的维持治疗。(2)患者GPT轻度升高,非酒精性脂肪性肝炎,宜从用药安全性角度,选用对肝脏影响较小的药物	(1)该患者经住院治疗,得到控制,不宜再选用艾司奥美拉唑强力抑酸;根据《质子泵抑制剂临床应用指导原则(2020年)》及相关指南,消化性溃疡的治疗使用标准剂量质子泵抑制剂,故应调整单次剂量为20mg。(2)患者肝酶升高,影像学检查提示肝脏不均匀性脂肪沉积,故用药应选用对肝脏影响较小的PPI,如埃索美拉唑或雷贝拉唑	(1)这种药物是缓解病情的基本药物,嘱患者于每日早餐前0.5小时服药,疗程为4~6周,不可随意停药或减量。(2)嘱患者避免抽烟或饮酒,以免刺激胃酸分泌而降低疗效;若需合并服用抗感染药,应咨询医师或药师。(3)若发生腹泻、头痛、皮疹等不适,请及时告知;随访时建议复查肝功能
2	患者入院GPT轻度升高(62.6U/L),影像学检查提示轻度脂肪性肝病,经保肝治疗后出院仍使用多烯磷脂酰胆碱	(1)查阅相关资料,明确保肝药使用的指征,明确患者出院时是否仍需要服用保肝药物。(2)针对非酒精性脂肪性肝炎,对患者进行生活饮食教育	(1)目前我国专家共识、指南、临床研究等未给出使用保肝药非常明确的指征,需要结合患者的临床症状、病因综合评估。(2)患者入院GPT 62.6U/L,轻度脂肪性肝病,经住院抗脂性肝病治疗后病情平稳,故建议停用多烯磷脂酰胆碱胶囊,院外树立正确的生活饮食习惯、监测肝功能	(1)宜低糖低脂清淡的平衡膳食,不饮用或减少饮用含糖饮料,减少动物脂肪和油炸食品的摄入,增加豆类、蔬菜、水果含量;进行中等量有氧运动,如骑自行车、快走、游泳等,每周4次以上,累计时间150~250分钟。(2)监测肝功能,若出现腹泻、肝区隐痛等请及时就医
3	硫糖铝与PPI同存在药物相互作用	与患者沟通,进行用药教育	硫糖铝需要在酸性环境下才能发挥作用,与PPI存在药物相互作用,故若需联用,要有一定的服药间隔	(1)硫糖铝混悬液一次10ml,一天3次,餐前1小时或睡前服用,服用前摇匀,与"PPI类"药物同时服用时应间隔1小时,服用后不能大量喝水,否则可能会破坏形成的保护膜,降低药效。(2)若出现头晕、恶心呕吐、疲倦、头痛、腹痛、腹泻等,请勿惊慌,若上述症状持续且加重,请及时就医

2）不必要的药物治疗问题：保肝药使用的前提是病因治疗，在针对性的病因治疗前提下，选择适宜的保肝药。目前我国的专家共识并未给出保肝药使用的明确指征，但临床治疗中多以转氨酶超过 10 倍正常值上限和 / 或胆红素升高超过 2 倍正常值上限作为指征。转氨酶的影响因素较多，需区分生理性或病理性因素，且结合患者的临床症状综合评估。患者为青年男性，GPT轻度升高，影像学检查提示肝脏不均匀性脂肪沉积，病情较轻，且在院已行抗脂肪性肝病、保肝治疗，出院时无肝区及其他部位不适。因此，建议停用多烯磷脂酰胆碱，减轻肝脏负担，配合健康的生活方式，规律随访。

3）药物相互作用问题：硫糖铝需在酸性环境下才能发挥作用，同时使用PPI 抑酸可影响药效。建议两药间隔一定时间服用。

第三节　炎性肠病

一、概述

1. **定义**　炎性肠病（inflammatory bowel disease，IBD）是一种特发性肠道炎性疾病，包括溃疡性结肠炎（ulcerative colitis，UC）和克罗恩病（crohn disease，CD），以慢性、反复发作、病因不明为其特征。溃疡性结肠炎是局限于大肠黏膜与黏膜下层连续性炎症，疾病通常先累及直肠，逐渐向全结肠蔓延；克罗恩病可累及全消化道，为非连续性全层炎症，最常累及部位为末端回肠、结肠和肛周。

2. **分类**　UC 临床类型分为初发型和慢性复发型；CD 临床类型可分为非狭窄非穿透型、狭窄型、穿透型，各型可有交叉或互相转化。两种 IBD 根据疾病分期均可分为活动期和缓解期，活动期按严重程度分为轻、中、重度，其分类标准见表 5-7、表 5-8。

表 5-7　溃疡性结肠炎疾病程度的分类标准

严重程度分型	排便 /（次 /d）	便血	脉搏 /（次 /min）	体温 /℃	血红蛋白	红细胞沉降率 /（mm/h）
轻度	< 4	轻或无	正常	正常	正常	< 20
重度	≥ 6	重	> 90	> 37.8	< 75% 正常值	> 30

注：中度的表现介于轻、重度之间。

表 5-8　简化克罗恩病活动指数计算法

项目	不同分值对应的情况				
	0分	1分	2分	3分	4分
一般情况	良好	稍差	差	不良	极差
腹痛	无	轻	中	重	
腹部包块	无	可疑	确定	伴触痛	
腹泻	稀便一天 1 次记 1 分				
伴随疾病	每种症状记 1 分				

注：空格为无此项。伴随疾病包括关节痛、虹膜炎、结节性红斑、坏疽性脓皮病、阿弗他溃疡、裂沟、新瘘管和脓肿等。≤ 4 分为缓解期，5 ~ 7 分为轻度活动期，8 ~ 16 分为中度活动期，> 16 分为重度活动期。

3. 临床表现　UC 临床表现为持续或反复发作的腹泻、黏液脓血便伴腹痛、里急后重和不同程度的全身症状，病程多在 4 ~ 6 周以上；可有皮肤、黏膜、关节、眼、肝胆等肠外表现；黏液脓血便是 UC 最常见的症状。CD 临床表现呈多样化，包括消化道表现、全身性表现、肠外表现和并发症，常见有瘘管、腹腔脓肿、肠腔狭窄和肠梗阻、肛周病变（肛周脓肿、肛周瘘管、皮赘、肛裂等）；消化道表现主要有腹泻和腹痛，可有血便；全身性表现主要有体重减轻、发热、食欲减退、疲劳、贫血等，青少年患者可见生长发育迟缓；肠外表现与 UC 相似；腹泻、腹痛、体重减轻是 CD 的常见症状。

4. 疾病管理　根据 2018 年中华医学会消化病学分会炎症性肠病学组发表的《炎症性肠病诊断与治疗的共识意见（2018 年·北京）》，IBD 治疗目标：诱导并维持临床缓解以及黏膜愈合，防治并发症，改善患者生命质量，加强对患者的长期管理。欧洲克罗恩病和结肠炎组织（ECCO）、亚洲克罗恩病和结肠炎组织（AOCC）联合亚太地区胃肠病学协会（APAGE）相关指南在治疗管理上均包括活动期的药物或者手术治疗和缓解期的维持治疗，IBD 患者住院期间应常规进行营养评估与营养监测。2021 年中华医学会消化病学分会炎症性肠病学组发表的《炎症性肠病多学科团队诊疗模式的共识意见》指出，IBD 需要多学科团队（multi-disciplinary team，MDT）合作，为患者提供规范高效的诊疗。临床药师给予患者用药的个体化指导，以减少用药错误，提高 IBD 患者对药物的接受度和依从性。必要时，可对患者进行治疗药物监测，以获得更佳的药物疗效和减少药物不良反应。活动期的药物治疗方案的选择建立在对病情进行全面评估的基础上，主要根据病情活动性的严重程度、病变累及的范围和疾病类型（复发频率、既往对治疗药物的反应、肠外表现等）制订治疗方案。治疗过程中应根据患者对治疗的反应以及对药物的耐受情况随时调整治疗方案。决定治疗方案前应向患者详细解释方案的获益和风险，在与患者充分交流并取得合作之后实施。在 UC 药物治疗上，轻度活动期可选用氨基水杨酸制剂；中度活动期水杨酸类药物疗效不佳者，适当加量或改用糖皮质激素类药物，对糖皮质激素类药物无效或依赖者，可使用硫唑嘌呤类药物，或者使用生物制剂治疗。临床上，UC 治疗时常会将氨基水杨酸制剂与硫唑嘌呤类药物合用，但氨基水杨酸制剂会增加硫唑嘌呤类药物骨髓抑制的毒性。对病变局限者，重视局部用药，用栓剂、灌肠剂，口服与局部用药联合应用疗效更佳。而对于重度 UC，在药物治疗的同时，要注意维持循环、离子的平衡，同时还要注意对血栓的预防和治疗以及对合并机会性感染的治疗。而在 CD 的治疗管理上，由于其是一种可引起累积性结构损伤的慢性进展性疾病，目前治疗策略的重点已从单纯的症状控制和提高生活质量转为阻断疾病进展，以防止肠道损伤和残疾。CD 治疗的药物选择基本与 UC 一致。对于 IBD 患者除了常规的药物治疗外，更要注意生活方式的改变（如戒烟）以及增强营养支持。缓解期的维持治疗目标是维持临床和内镜的无激素缓解；一般除轻度初发病例、很少复发且复发时为轻度易于控制者外，均应接受维持治疗。对于 IBD 患者（无论 UC/CD），糖皮质激素类药物均不能作为维持治疗药物。维持治疗药物的选择视诱导缓解时用药情况而定。黏膜愈合已成为新时代 IBD 的关键治疗目标，目前临床最为认可的评价黏膜愈合的方式是内镜检查。实现黏膜愈合，需要通过消化内镜定期评估疾病活动度并及时调整治疗方案。维持治疗的疗程亦要视患者具体情况而定，氨基水杨酸制剂维持治疗的疗程为 3～5 年或长期维持；对硫唑嘌呤类药物以及英夫利西单抗维持治疗的疗程未达成共识。对英夫利西单抗维持治疗达 1 年，维持无糖皮质激素类药物缓解伴黏膜愈合和 CRP 正常者，可考虑停用英夫利西单抗，继以免疫抑制剂维持治疗。

5. 药物重整过程中的重点关注内容

（1）抗炎治疗管理：评估使用抗炎药物方案的适宜性，结合患者意愿和目前 IBD 分期程度，确定药物治疗方案、用法用量、使用疗程，注意药物相互作用以及是否出现继发药物相关性腹泻、恶心等常见不良反应。若为炎症复发患者，评估复发原因，明确是否存在药物依从性差、用法用量以及治疗方案的不合理。如果使用糖皮质激素类药物，注意免疫抑制后的并发症，同时更应该注意监测使用糖皮质激素类药物是否出现相关不良反应，并且注意监护糖皮质激素类药物减停时是否出现停药反应，根据患者个体差异和病情变化进行糖皮质激素类药物剂量调整和减停。如果调整为生物制剂治疗，建议根据患者具体情况，个体化选择不同药理机制的生物制剂，对生物制剂治疗 IBD 的适应证、禁忌证、疗效证据、用药前机会性感染疾病筛查和预防、使用方法、疗效监测、特殊人群使用和安全性等多方进行评估。

（2）症状管理：评估患者的症状是否控制良好，出院后用药疗程、不良反应、监测指标。

（3）炎性肠病及伴发疾病的优化管理：评估合并疾病的主要监测指标是否达标，出院后需长期使用哪些药物及潜在不良反应。强调用药依从性的重要性，告知患者出院后门诊随访时间及主要监测指标。评估新增或者调整的治疗方案与合并疾病用药之间是否存在相互作用。

二、药物重整案例

1. 病例介绍

（1）病情介绍：患者女性，75 岁，因"间断大便带血"于 2021 年 1 月 16 日入院。7 年前无明显诱因出现大便带血，未重视及治疗。4 年前诊断溃疡性结肠炎，给予"美沙拉秦缓释颗粒剂 1g q.i.d. 口服 + 美沙拉秦栓剂 0.5g t.i.d. 直肠给药"，1 年余前自行停服美沙拉秦缓释颗粒剂，便血症状间断发作，使用美沙拉秦栓剂可缓解，未规律复查。3 个月前自行停用美沙拉秦栓剂，近 2 个月大便带血量较前略增多，大便 1 次 /3d，大便干结，排便费力，偶有里急后重、稀水样便，无黏液及脓血，无发热、腹痛，患者精神、饮食、睡眠尚可，小便正常，大便同上所诉。近半年体重下降 4kg。

（2）既往史：3 个月前因摔倒后就诊，诊断为"脑梗死"；长期服用阿司匹林肠溶片 100mg q.d.、阿托伐他汀钙片 20mg q.n.；高血压病史 1 年，口服苯磺酸氨氯地平片 5mg q.d.；糖尿病病史 18 年，规律口服二甲双胍缓释片 0.5g q.d.，皮下注射甘精胰岛素注射液 8U q.d.。血压、血糖控制尚可。

（3）查体：慢性病容，有肝掌。双下肢轻度水肿，左侧肢体活动轻度受限。

（4）实验室检查和影像学检查

1）血常规：Hb 119g/L，RBC 4.02×10^{12}/L，WBC 5.98×10^9/L，PLT 204×10^9/L，其余正常。

2）血脂：TC 3.12mmol/L，TG 0.61mmol/L，HDL-C 1.20mmol/L，LDL-C 1.51mmol/L。

3）空腹血糖：5.13mmol/L。

4）肝肾功能：Cr 59μmol/L，GPT 14U/L，GOT 17U/L，其余正常。

5）凝血功能：PT 10.5 秒，INR 0.92。

6）ESR：34mm/h。

7）心电图：窦性心律，心电图正常。

8）心脏彩超：主动脉硬化；左室舒张功能减低，收缩功能正常。

9）胃镜：胃息肉多发，慢性浅表性胃炎。

10）结肠镜：溃疡性结肠炎（中度活动）。

（5）入院诊断：①溃疡性结肠炎；②脑梗死后遗症期；③2 型糖尿病；④高血压 2 级，高危；⑤子宫切除术后；⑥左侧卵巢切除术后。

（6）诊疗经过：入院后完善相关检查，大便潜血阳性，大便转铁蛋白阳性，快速红细胞沉降率试验 34mm/h，维生素 B_{12} 759.0pmol/L；肝肾功能、血脂、血常规、尿常规、凝血、甲状腺功能、叶酸、甲胎蛋白、25- 羟基维生素 D、大便培养、肠道菌群分析未见明显异常。入院后给予对症支持治疗，同时重新启用美沙拉秦口服 + 灌肠治疗，病情稳定后，于 2021 年 1 月 22 日出院。

（7）出院诊断：①溃疡性结肠炎（慢性复发性 中度 活动期 直肠）；②胃息肉；③脑梗死后遗症期；④2 型糖尿病；⑤高血压 2 级，高危；⑥子宫切除术后；⑦左侧卵巢切除术后。

（8）出院带药医嘱：见表 5-9。

表 5-9　出院带药医嘱

用药目的	药品	单次剂量	频次	用药疗程
抗炎	美沙拉秦缓释颗粒	1 000mg	q.i.d.	长期（定期复诊）
抗炎	美沙拉秦灌肠液	60ml	q.n.	长期（定期复诊）
抗血小板	阿司匹林肠溶片	100mg	q.d.	长期（定期复诊）
调血脂、稳定斑块	阿托伐他汀钙片	20mg	q.n.	长期（定期复诊）
降压	苯磺酸氨氯地平片	5mg	q.d.	长期（定期复诊）
降血糖	甘精胰岛素注射液	8U	q.n.	长期（定期复诊）
降血糖	二甲双胍缓释片	500mg	q.d.	长期（定期复诊）
调节肠道菌群	盐酸小檗碱片	0.4g	t.i.d.	2 周
纠正贫血	叶酸片	5mg	t.i.d.	1 个月（定期复诊）
纠正贫血	甲钴胺片	0.5mg	t.i.d.	1 个月（定期复诊）

2. 出院时药物重整流程

（1）药师采集现病史获取住院期间用药清单，并与出院医嘱进行对比，相关信息见表 5-10。

表 5-10　出院带药医嘱与住院期间用药医嘱比较及药师意见

住院期间用药医嘱						出院带药医嘱				与住院期间药品比较	药师意见
用药目的	药品	单次剂量	频次	开始	备注	用药目的	药品	单次剂量	频次		
抗炎	美沙拉秦缓释颗粒	1 000mg	q.i.d.	2021年1月	无大便带血，入院1年前自行停药	抗炎	美沙拉秦缓释颗粒	1 000mg	q.i.d.	用法用量无变化，出院后继续沿用	建议继续使用
						抗炎	美沙拉秦灌肠液	60ml	q.n.	新增药品	建议继续使用，可结合患者意愿，必要时调整为栓剂纳肛
抗血小板	阿司匹林肠溶片	100mg	q.d.	2020年9月	现无药物相关胃肠道不适症状	抗血小板	阿司匹林肠溶片	100mg	q.d.	用法用量无变化，出院后继续沿用	建议继续使用
调血脂、稳定斑块	阿托伐他汀钙片	20mg	q.n.	2020年9月	血脂控制可，无明显不适	调血脂、稳定斑块	阿托伐他汀钙片	20mg	q.n.	后继续沿用	建议继续使用
降压	苯磺酸氨氯地平片	5mg	q.d.	2020年1月	血压控制可，无明显不适	降压	苯磺酸氨氯地平片	5mg	q.d.		建议继续使用
降血糖	甘精胰岛素注射液	8U	q.n.	2016年1月	血糖控制可，无明显不适	降血糖	甘精胰岛素注射液	8U	q.n.		建议继续使用
降血糖	二甲双胍缓释片	500mg	q.d.	2005年8月	血糖控制可，无明显不适	降血糖	二甲双胍缓释片	500mg	q.d.		建议继续使用
						调节肠道菌群	盐酸小檗碱片	0.4g	t.i.d.	新增药品	建议停用
						纠正贫血	叶酸片	5mg	t.i.d.	新增药品	建议停用
						纠正贫血	甲钴胺片	0.5mg	t.i.d.	新增药品	建议停用

（2）识别问题、解决方案及与医患沟通要点：见表 5-11。

表 5-11 药物重整发现的问题、解决方案及与医患沟通要点

序号	问题描述	解决方案	与医生沟通要点	与患者沟通要点
1	患者两次自行停用溃疡性结肠炎治疗药物，并规律复查，本次住院为停药后病情反复	(1) 了解患者病史，患者及家属对溃疡性结肠炎疾病认识不足，未能做到规律复诊，且用药依从性差，间断出现大便带血，对患者进行详细用药教育，告知其坚持用药的重要性，避免疾病反复。 (2) 患者入院后结肠镜检查明确为溃疡性结肠炎(慢性复发性 中度 活动期 直肠)，同意医生新增氨基水杨酸类的美沙拉秦口服+直肠给药。 (3) 对患者进行灌肠给药方式的用药指导和对 UC 的用药教育	(1) 患者入院后结肠镜检查明确为溃疡性结肠炎(慢性复发性 中度 活动期 直肠)，对病变局限在直肠或直肠乙状结肠者，强调局部用药(病变局限在直肠用栓剂，局限在直肠乙状结肠用灌肠剂)，口服与局部用药联合应用疗效更佳。 (2) 患者 2020 年 9 月急性缺血性脑梗死，2021 年 1 月 18 日心脏彩超提示主动脉硬化，并且左侧肢体活动和轻度受限，对患者目前缺血性卒中的二级预防推荐抗血小板及他汀类药物治疗，不能调整；与阿司匹林结合患者新增美沙拉秦口服+灌肠，与可能会使不良反应(如胃肠损害、出血、肾毒性)增加，随访中注意检查患者相关指标	(1) 告知须按照医师指示用药，不可自行调整剂量或增加服药次数。 (2) 美沙拉秦缓释颗粒在口服时不能嚼，将颗粒倒在舌头上，用水或果汁于各餐时服用，可于餐时服用。 (3) 告知患者如出现不明的出血、血肿、紫斑症、贫血等情况请立刻就医
2	新增出院期用药医嘱用"盐酸小檗碱片"，无相关适应证	了解病史，确认患者目前无"盐酸小檗碱片"用药相关适应证，评估现无在用药需求，建议停用	(1) 患者在住院期间大便最多一日 3 次，大便培养、艰难梭菌、结核均无明显异常，出院前一日大便 1 次，黄色成形便，带少量鲜血。炎性肠病是发生在消化道的慢性进展性炎性病变，结合该患者无细菌感染相关指征，考虑患者服药次数较多，且合并用药小檗碱片，建议停用盐酸小檗碱片。 (2) 若患者后续存在细菌相关证据，可结合发病情况，使用抗生素药物对因治疗	告知患者溃疡性结肠炎症状再发，最常见的是便血，腹泻亦多见，若出现明显的腹泻次数增多，或者便血情况，建议立刻就医，不可自行随意服用止泻药或抗生素等

续表

序号	问题描述	解决方案	与医生沟通要点	与患者沟通要点
3	新增出院用药医嘱"叶酸片""甲钴胺片"，可暂时不予预防贫血	(1) 了解病史，确认患者目前暂无"叶酸片""甲钴胺片"用药相关适应证，评估现在用药需求，建议停用。 (2) 对患者进行饮食、营养摄入等生活教育	(1) IBD相关贫血的常见类型为缺铁性贫血、慢性病性贫血和混合型；患者在院期间血红蛋白、红细胞计数、红细胞积等均未见异常，无贫血相关证据。 (2) 维生素 B_{12}（甲钴胺）主要在回肠末端吸收，患者病变部位主要在直肠，且住院期间检查维生素 B_{12} 759.0pmol/L，高于正常水平，说明患者的维生素摄入量目前充足，目前无巨幼细胞贫血相关证据，建议停用甲钴胺片。 (3) IBD患者因为摄入减少、吸收不良，较多见使用美沙拉秦和甲氨蝶呤、柳氮磺吡啶等药物等因素可能出现叶酸缺乏，该患者使用美沙拉秦，黏膜炎症风险相关性较低，且叶酸水平检查正常，目前无巨幼细胞贫血相关证据，建议停用叶酸片	(1) 告知患者由于摄入不足、吸收障碍以及代谢异常等原因，IBD患者常常缺乏维生素，病变部位、范围、程度以及治疗方案的不同会导致维生素缺乏的种类和程度的不同，建议通过监测，在医生指导下选择补充何种维生素。 (2) IBD患者最常见维生素 D 缺乏，建议接受充足阳光照射，晒太阳时间以每次 20～25 分钟为最佳。 (3) 美沙拉秦可致光敏反应，每次服药后不可立即在阳光下直晒，如果暴露于阳光的皮肤处出现了损伤，请立即避免户外阳光直射，并及时就医

（3）分析及小结：本案例中共发现了 3 个用药相关问题。

1）患者依从性问题：《炎症性肠病诊断与治疗的共识意见（2018 年·北京）》建议，对病变局限在直肠或直肠乙状结肠者，强调局部用药（病变局限在直肠用栓剂，局限在直肠乙状结肠用灌肠剂），口服与局部用药联合应用疗效更佳；氨基水杨酸制剂维持治疗的疗程为 3～5 年或长期维持。该患者诊断溃疡性结肠炎并且使用美沙拉秦口服和直肠栓剂给药达到临床缓解期后未能做到规律监测，且自行停药，导致病情复发，因此建议该患者建立规律服药和规律复查监测的意识，当出现病情变化需调整治疗方案时须依照医师指示服药，不可自行调整剂量或增加用药次数。

2）无指征用药问题：根据《2021 ECCO 指南：炎症性肠病感染的预防，诊断和管理》和《炎症性肠病合并机会性感染专家共识意见》，使用免疫抑制剂治疗的 IBD 患者有机会性感染风险，尤其是联合用药者。其他的高风险预测因素包括营养不良、肥胖、合并症、活动性疾病和高龄。免疫抑制剂治疗的患者严重肠炎沙门菌和鼠伤寒沙门菌感染的风险高，尤其是在免疫抑制剂治疗期间每次疾病发作时建议增加筛查艰难梭菌感染（CDI）。炎性肠病是发生在消化道的慢性进展性炎性病变，UC 症状再发，最常见的是便血，腹泻亦多见。若无细菌感染相关证据，不建议常规抗细菌感染治疗，避免增加细菌耐药风险。关于本例医嘱重整的患者，建议停用"盐酸小檗碱片"，无相关适应证；该患者住院期间大便最多一日 3 次，粪便常规肠道菌群正常，大便培养、艰难梭菌、结核均无明显异常，出院前一日大便 1 次，黄色成形便，带少量鲜血。结合该患者现有临床证据，目前无细菌感染性肠炎相关指征，考虑患者服药的种类及频次较多，建议停用盐酸小檗碱片，至第二次复查，未出现细菌性痢疾等相关感染性肠炎症状。

3）预防贫血不必要的药物治疗问题：根据 2021 年中华医学会肠内肠外营养学分会等发表的《中国炎症性肠病营养诊疗共识》和《中国炎症性肠病饮食管理专家建议》，IBD 相关性贫血不仅常见，而且原因复杂，部分患者病情可能非常严重，可影响治疗效果及预后，应该予以高度重视。IBD 相关性贫血既有缺铁性贫血，也有非缺铁性贫血，其中炎症可明显影响铁代谢，可导致严重和顽固性贫血。同时，铁代谢异常又可进一步加重炎症反应。原则上，轻度 IBD 相关性贫血随着 IBD 的缓解可以得到迅速改善，无须专门针对贫血进行治疗；中重度贫血则需要在系统性治疗的基础上针对贫血酌情静脉补铁或者补充叶酸、维生素 B_{12}。维生素 B_{12} 主要在回肠末端吸收，IBD 患者的回肠末端如病变严重（回肠末端病变超过 30～60cm 时）或被切除（超过

20cm），则会影响维生素 B_{12} 的吸收。测定血维生素 B_{12} 水平可以知道自己是否需要进行补充。治疗 IBD 的药物甲氨蝶呤、柳氮磺吡啶等可导致叶酸缺乏，因此，使用这些药物的 IBD 患者需根据专科医生的建议补充叶酸。结合该患者在院期间血红蛋白、红细胞计数、红细胞体积等均未见异常，因此无贫血相关证据；同时该患者病变部位主要在直肠，且住院期间检查维生素 B_{12} 759.0pmol/L，高于正常水平，说明患者的摄入量充足，目前无巨幼细胞贫血相关证据，因此建议停用甲钴胺片；IBD 患者因为摄入减少、吸收不良、黏膜炎症和药物等因素可能出现叶酸缺乏，较多见的药物为甲氨蝶呤、柳氮磺吡啶，该患者使用美沙拉秦，风险相对较低，且叶酸水平检查正常，目前无巨幼细胞贫血相关证据，建议停用叶酸片。结合该患者目前病情，建议监测血维生素 B_{12} 和叶酸水平，监测血常规，根据结果再启动维生素补充、增加营养支持治疗，尽可能减少患者服药的次数和种类。

第四节 急性胰腺炎

一、概述

1. **定义** 急性胰腺炎（acute pancreatitis，AP）指因胰酶异常激活对胰腺自身及周围器官产生消化作用而引起的、以胰腺局部炎症反应为主要特征，甚至可导致器官功能障碍的急腹症。

2. **分类** 根据器官衰竭、胰腺坏死及胰腺感染情况，将 AP 分为以下 4 种程度：①轻症急性胰腺炎（mild acute pancreatitis，MAP），占急性胰腺炎的 80%～85%，不伴有器官功能障碍及局部或全身并发症，通常在 1～2 周内恢复，病死率极低；②中度重症急性胰腺炎（moderately severe acute pancreatitis，MSAP），伴有一过性（≤ 48 小时）的器官功能障碍和 / 或局部并发症，早期病死率低，如坏死组织合并感染，则病死率增高；③重症急性胰腺炎（severe acute pancreatitis，SAP），占急性胰腺炎的 5%～10%，伴有持续（> 48 小时）的器官功能障碍，病死率高；④危重急性胰腺炎（critical acute pancreatitis，CAP），持续性器官功能障碍伴感染性胰腺（胰周）坏死，病死率高，须予以高度重视。急性胰腺炎程度诊断见表 5-12。

表 5-12　急性胰腺炎程度诊断

程度	器官衰竭		胰腺坏死
轻症	无	和	无
中度重症	出现一过性（≤ 48 小时）	和 / 或	无菌性
重症	出现持续性（> 48 小时）	或	感染性
危重症	出现持续性（> 48 小时）	和	感染性

急性胰腺炎的病程可分为早期（发病 ≤ 2 周）和后期（> 2 周），分别对应病程中的两个死亡高峰，两个阶段的病情可能有重叠。早期指发病至发病后 2 周，其特点为出现全身炎症反应综合征（systemic inflammatory response syndrome，SIRS）及器官功能障碍；后期指发病 2 周后，其特点为有可能持续存在的 SIRS、器官功能障碍和局部并发症。

3. 临床表现　急性胰腺炎的典型症状为急性发作的持续性上腹部剧烈疼痛，常向背部放射，伴有腹胀、恶心、呕吐，且呕吐后疼痛不缓解，部分患者可出现心动过速、低血压、少尿等休克表现，严重脱水和老年患者可出现精神状态改变。临床体征轻者仅表现为腹部轻压痛，重者可出现腹膜刺激征，偶见腰肋部皮下格雷·特纳征（Grey-Turner sign）和脐周皮下卡伦征（Cullen sign）。急性胰腺炎可并发一个或多个器官功能障碍，以呼吸功能、肾功能损害常见。实验室检查可见血清淀粉酶及脂肪酶升高，急性胰腺炎早期典型的影像学表现为胰腺水肿、胰周渗出、胰腺和 / 或胰周组织坏死等。

4. 疾病管理　急性胰腺炎治疗目标：寻找并去除病因，控制炎症，防止重症，避免复发。根据中华医学会外科学分会胰腺外科学组颁布的《中国急性胰腺炎诊治指南（2021）》，急性胰腺炎的治疗，特别是伴有多种并发症的 SAP 的治疗是涉及外科、消化内科、急诊科、重症医学科、感染科、介入科、营养科、康复科等多个学科的复杂问题，应采用多学科协作诊治的模式。

在治疗管理上，AP，即使是 SAP，应尽可能采用内科及内镜治疗，临床实践表明，SAP 时经历大的手术创伤将增加全身炎症反应，增加病死率；近年有系统综述和荟萃分析结果表明推迟手术干预至发病 4 周后可降低病死率。根据 2021 年中华医学会急诊分会等发表的《急性胰腺炎急诊诊断及治疗专家共识》，外科手术干预的指征包括 ACS、急性持续性出血血管介入治疗不成功、肠缺血或急性坏死性胆囊炎、肠瘘导致胰周积液。近年来，研究发现对 AP 患者急性反应期进行综合治疗，预防脏器功能障碍，可降低病死率。根据

《中国急性胰腺炎诊治指南（2021）》，急性胰腺炎的基本管理分为早期治疗和后期治疗管理。

（1）早期治疗：主要包括液体治疗、镇痛与营养支持、针对病因和早期并发症的治疗。

1）急性胰腺炎患者的液体治疗：早期液体治疗可改善组织灌注，需在诊断急性胰腺炎后即刻进行，SAP 患者可采用目标导向的治疗模式，应反复评估血流动力学状态以指导液体滴注；乳酸林格液、生理盐水等晶体液可作为液体治疗的首选；对持续存在低血压的急性胰腺炎患者，可在液体复苏过程中或之后给予去甲肾上腺素提升血压。

2）急性胰腺炎患者的镇痛治疗：疼痛是急性胰腺炎的主要症状，缓解疼痛是临床重要的治疗目标。目前推荐对急性胰腺炎患者按照围手术期急性疼痛方式（全身给药与局部给药联合，患者自控镇痛与多模式镇痛联合）进行镇痛治疗。

3）急性胰腺炎患者的营养支持治疗：在胃肠功能耐受的情况下，应尽早开展经口或肠内营养；对于不能经口进食的急性胰腺炎患者，肠内营养效果优于肠外营养。

4）病因治疗：胆源性 AP 是我国 AP 的主要病因，高甘油三酯血症引起的 AP 增多明显，需要引起重视。血清甘油三酯水平超过 11.3mmol/L（1 000mg/dl）时，可以被视为病因。目前，推荐尽快将甘油三酯水平降至 5.65mmol/L 以下。

（2）后期治疗：主要针对其各种局部并发症，在此阶段，患者仍可能存在器官功能障碍。持续的器官功能障碍是患者预后不佳的独立危险因素，显著增加外科处理风险。急性胰腺炎的后期并发症主要包括胰腺假性囊肿（pancreatic pseudocyst，PP）、胰腺包裹性坏死（walled-off necrosis，WON）、出血、消化道瘘等。无症状的 PP 及胰腺 WON 无须处理，而胰腺 WON 合并感染是外科处理的主要对象。感染性胰腺坏死（infectious pancreatic necrosis，IPN）包括早期的急性坏死物积聚（acute necrotic collection，ANC）合并感染和后期的胰腺 WON 合并感染。急性胰腺炎患者出现发热、腹痛、全身状况恶化等感染症状时应考虑 IPN 可能，动态监测白细胞计数、C 反应蛋白、IL-6、降钙素原等实验室指标有助于 IPN 的诊断及疗效判断。IPN 的主要治疗手段包括应用抗菌药物、经皮穿刺引流（percutaneous catheter drainage，PCD）或内镜下穿刺引流、外科视频辅助清创或内镜下清创及开腹手术。应用抗菌药物是治疗 IPN 的重要手段，对考虑 IPN 的患者应经验性使用抗菌药物，并尽快进行体液细菌培养，根据药物敏感性试验结果调整抗菌药物，以减少耐药菌的产生。PCD 或内镜下穿刺引流对部分患者有效，可使其免于进一步的手术治疗。目前，视频辅助清创与内镜下清创等微创手术逐渐成为 IPN 手术的主流方式。开腹手术可作为微创治疗失败后的补充手段。

（3）复发预防及随访管理：约 1/5 的急性胰腺炎患者会进展复发性急性胰腺炎（recurrent acute pancreatitis，RAP），针对病因的治疗有助于预防急性胰腺炎复发；病因治疗是预防急性胰腺炎反复发作的主要手段。胆囊切除术有助于预防胆源性胰腺炎反复发作；对高甘油三酯血症患者，通过低脂饮食和减重后血脂控制仍不佳者，需要口服调血脂药治疗；戒酒是酒精性急性胰腺炎的重要治疗方式，即便是入院后短期戒酒对预防酒精性急性胰腺炎反复发作亦有作用。

5. 药物重整常见用药监护问题

（1）早期药物治疗管理：评估急性胰腺炎的早期治疗中的液体治疗、镇痛与营养支持、针对病因和早期并发症的治疗是否合理；结合患者意愿，评估药物方案的适宜性，明确用法用量和使用疗程，注意药物相互作用。评估是否有抗生素使用指征，抗感染治疗药物选择是否合理，抗菌谱是否能覆盖可能的致病菌，是否可以有效透过血胰屏障；评估患者营养情况，肠道是全身炎症反应的源头，早期肠内营养有助于控制全身炎症反应。

（2）症状管理：评估患者是否存在明显疼痛症状，疼痛管理是否规范，是否需要调整镇痛方案。

（3）病因治疗及并发症管理：若为高甘油三酯血症性急性胰腺炎，血脂水平是否达标，是否需要使用调血脂药控制血脂水平；针对合并急性胰腺炎并发症（如胰源性门静脉高压）的治疗及营养管理，评估药物治疗方案是否合理。

（4）胰腺及伴发疾病的优化管理：针对合并疾病的治疗及营养管理，评估是否使用了合适的药物，重点关注用法用量、主要监测指标、患者依从性和不良反应。

二、药物重整案例

1. 病例介绍

（1）病情介绍：患者男性，41 岁，因急性胰腺炎于 2021 年 4 月 16 日入院。13 天前因进食"羊蹄"后出现持续性胀痛，阵发性加剧，伴恶心，自服"消炎利胆片"治疗无效，查血淀粉酶 2 600IU/L，腹部 CT：急性胰腺炎；给予禁食水、胃肠减压、抑酸、抑制胰酶分泌、抗感染等对症治疗 2 天，上述症状无缓解，并逐渐出现全身皮肤黄染、气短、呼吸急促、发热，尿量减少，呈酱油色尿。11天前转入ICU，诊断"重症急性胰腺炎，多器官功能障碍综合征，急性呼吸窘迫综合征，急性肾损伤"，予以禁食水、胃肠减压、抑酸、抑制胰酶分泌、抗感染等治疗基础上，联合连续性肾脏替代治疗（CRRT）、呼吸机辅助呼吸等治疗，上述症状逐渐缓解，5天前逐渐开通肠内营养，今晨于ICU转入消化科普通病房。患者仍感腹胀，进食后明显，无腹痛、便秘，复查腹部CT：急性胰腺炎，周围渗出积液、腹膜炎性改变并多发肿大淋巴结，均较前加重。

（2）既往史：无。

（3）查体：右下肺部呼吸音粗。腹膨隆，上腹部压痛，无反跳痛，Grey-turner征（＋），墨菲（Murphy）征（－）。

（4）实验室检查

1）血常规：WBC 11.78×10^9/L，N% 86.3%，N 10.17×10^9/L，Hb 100g/L，其余正常。

2）血脂：TC 3.71mmol/L，TG 2.03mmol/L，HDL-C 0.34mmol/L，LDL-C 2.28mmol/L。

3）空腹血糖：12.48mmol/L。

4）肝肾功能：Cr 64μmol/L，半胱氨酸蛋白酶抑制剂C（Cys C）1.13mg/L，GPT 34U/L，GOT 30U/L，ALB 31.3g/L，TBIL 26.2μmol/L，其余正常。

5）凝血功能：PT 10.5秒，INR 0.92。

6）血清淀粉酶：102IU/L；血清脂肪酶：113U/L。

7）炎症四项：血清淀粉样蛋白A（SAA）352mg/L，超敏C反应蛋白（hs-CRP）58.2mg/L，降钙素原0.191ng/ml，IL-6 31.13pg/ml。

8）深静脉置管、血培养均为阴性。

（5）影像学检查

1）胸腹部CT：急性胰腺炎，周围渗出积液、腹膜炎性改变并多发肿大淋巴结，均较前（2021年4月5日）加重；脂肪性肝病，肝左右叶低密灶同前，小囊肿可能；胆囊管结石，结石性胆囊同前；双肺下叶部分膨胀不良较前减轻。

2）腹部超声：脂肪性肝病中度，肝囊肿，胆囊胆汁淤积，胆囊多发结石，胰体、胰尾大，符合急性胰腺炎，胰体部假性囊肿（4.1cm×2.9cm×3.9cm），脾大。

（6）入院诊断：①急性胰腺炎（中度重症）；②脂肪性肝病；③胆囊结石；④睡眠呼吸暂停综合征。

（7）入院时初始用药医嘱：见表 5-13。

表 5-13　入院时初始用药医嘱

用药目的	药品	单次剂量	频次	开始时间
抗感染	注射用哌拉西林钠他唑巴坦钠 + 0.9% 氯化钠注射液 100ml	4.5g	b.i.d.	2021 年 4 月 16 日
抗感染	左奥硝唑氯化钠注射液	100ml	b.i.d.	2021 年 4 月 16 日
抗炎、抑制腺体分泌	注射用生长抑素 + 0.9% 氯化钠注射液 60ml	3mg	b.i.d.，微量泵入	2021 年 4 月 16 日
抑制胃酸分泌(间接抑制胰腺分泌)	注射用艾司奥美拉唑钠 + 0.9% 氯化钠注射液 100ml	40mg	q.d.	2021 年 4 月 16 日
补充维生素	5% 葡萄糖注射液	250ml	q.d.	2021 年 4 月 16 日
	注射用脂溶性维生素（Ⅱ）/注射用水溶性维生素	1 套（组合包装）	q.d.	2021 年 4 月 16 日
肠外营养	脂肪乳氨基酸葡萄糖注射液	1 440ml	q.d.	2021 年 4 月 16 日
补充蛋白	20% 人血白蛋白注射液	10g	q.d.	2021 年 4 月 16 日

2. 入院后药物重整流程

（1）药师采集既往用药史获取入院前用药清单，并与入院时初始用药医嘱进行对比，相关信息见表 5-14。

（2）识别问题、解决方案及与医患沟通要点：见表 5-15。

（3）分析及小结：本案例中共发现了 1 个用药相关问题——四种不必要的药物治疗问题。

1）左奥硝唑：《急性胰腺炎急诊诊断及治疗专家共识》和《中国急性胰腺炎诊治指南（2021）》建议，AP 患者预防性使用抗生素与病死率或发病率的显著降低无关。因此，不推荐所有 AP 患者常规预防性使用抗生素。而在有应用指征时，应该使用已知可穿透坏死胰腺的抗生素，抗菌谱应包括需氧和厌氧革兰氏阴性和阳性菌。第三代头孢菌素对胰腺组织有中度渗透作用，可覆盖胰腺感染中大多数革兰氏阴性菌。哌拉西林他唑巴坦对革兰氏阳性菌和厌氧菌也有效，而左奥硝唑仅覆盖厌氧菌，因此结合该患者情况，使用哌拉西林他唑巴坦和左奥硝唑存在重叠，建议抗感染方案中停用左奥硝唑，密切监测炎症指标和临床症状，在排除感染后及时停药。

表 5-14 入院时初始用药医嘱与入院前用药比较及药师意见

入院前用药清单（ICU）							入院时初始用药医嘱				与院外药品比较	药师意见
用药目的	药品	单次剂量	频次	开始	结束	备注	用药目的	药品	单次剂量	频次		
抗感染	注射用哌拉西林钠他唑巴坦钠	4.5g	q.i.d.	2021年4月7日	2021年4月13日		抗感染	注射用哌拉西林钠他唑巴坦钠	4.5g	b.i.d.	新增药品（4月16日重新启用）	建议继续使用
							抗感染	左奥硝唑氯化钠注射液	100ml	b.i.d.	新增药品	建议停用
抗炎，抑制腺体分泌	注射用生长抑素	3mg	b.i.d.	2021年4月7日	2021年4月12日		抗炎，抑制腺体分泌	注射用生长抑素	3mg	b.i.d.	单次用量无变化，增加给药频次	患者入科前已开通肠内营养，且连续使用较长时间，建议停用
			q.d.	2021年4月13日	2021年4月16日							
抑制胃酸分泌（同接抑制胰腺分泌）	注射用艾司奥美拉唑钠	40mg	q.d.	2021年4月6日、2021年4月10日	临时两次		抑制胃酸分泌（同接抑制胰腺分泌）	注射用艾司奥美拉唑钠	40mg	q.d.	新增药品（4月16日重新启用）	建议继续使用
							补充维生素	注射用脂溶性维生素（II）/注射用水溶性维生素	1支	q.d.	新增药品	建议继续使用

续表

用药目的	入院前用药清单（ICU）						用药目的	入院时初始用药医嘱			与院外药品比较	药师意见
	药品	单次剂量	频次	开始	结束	备注		药品	单次剂量	频次		
肠外营养	脂肪乳氨基酸葡萄糖注射液	1 440ml	q.d.	2021年4月7日	2021年4月15日		肠外营养	脂肪乳氨基酸葡萄糖注射液	1 440ml	q.d.	用法用量无变化，入院后继续使用	建议停用
补充蛋白	20%人血白蛋白注射液	10g	q.d.	2021年4月7日	2021年4月14日		补充蛋白	20%人血白蛋白注射液	10g	q.d.	新增药品（4月16日重新启用）	建议停用

表 5-15 药物重整发现的问题、解决方案及与医患沟通要点

序号	问题描述	解决方案	与医生沟通要点	与患者沟通要点
1	患者 MAP 恢复期，入院后重启抗感染治疗，并新增抗厌氧菌药	(1)了解患者病史，结合入院前的 CT 检查和实验室感染指标，不排除存在感染，可继续抗感染治疗。(2)患者为中度重症急性胰腺炎复发治疗，既往无明确特殊厌氧菌感染指征，与医生沟通，停用左奥硝唑氯化钠注射液	(1)患者既往无基础疾病，在 ICU 停用抗感染药当天（4月13日）复查 CT 示急性胰腺炎，周围渗出积液，腹膜炎性改变并多发肿大淋巴结，均较入院时（4月5日）加重，入院前血常规高于正常，对于胆源性感染，患者临床症状虽较前趋于好转，但不排除仍存在感染，对于胆源性感染的 MAP 或伴有感染的 MSAP 和 SAP 应常规使用抗菌药物。建议可继续抗感染治疗，并密切监测炎症指标和临床症状，在排除感染后及时停药。(2)胰腺感染的致病菌主要为革兰氏阴性菌和厌氧菌等肠道常驻菌，哌拉西林他唑巴坦一定程度上覆盖厌氧菌，从抗菌谱上考虑，存在重复，结合患者目前状态和既往用药情况，建议停用左奥硝唑氯化钠注射液	

续表

序号	问题描述	解决方案	与医生沟通要点	与患者沟通要点
2	入院前ICU已较长时间使用生长抑素，入院后依然继续使用	患者为急性胰腺炎（中度重症），入院时同生长抑素已减量至一天1次，入院后院后依然继续使用，结合患者症状和实验室指标，建议停用	已有研究表明，生长抑素可以直接抑制胰腺外分泌，在临床治疗中依然存在争议，目前研究和指南建议早期、足量应用生长抑素及其类似物以及蛋白酶抑制剂，但都推荐短期使用，现患者已连续使用9天，并已减量，且患者已在5天前通过逐步开通肠内营养，并已开始少量经口进食，停用生长抑素	
3	患者已肠外营养1周左右，目前已逐步开始经口进食，入科后依然继续启用全肠外营养	了解病史，5天前逐渐开通肠内营养，自ICU出院时，患者神志清楚，体力较差，饮食量少，小便正常，大便1～3次/d。鼓励肠内营养，建议停用脂肪乳内营养、氨基酸葡萄糖注射液	(1)早期采用肠内营养有助于保护肠黏膜屏障，减少菌群易位，从而降低发生感染以及其他严重并发症的风险。(2)欧洲临床营养与代谢协会(European Society for Clinical Nutrition and Metabolism，ESPEN)、美国胃肠病协会(American Gastroenterological Association，AGA)和英国国家卫生与临床优化研究所(NICE)发布了胰腺炎指南建议MAP患者尽早开放饮食，无法经口进食的SAP患者采用肠内营养。肠外营养用于无法肠内或不能耐受肠内营养的患者。我国急性胰腺炎指南也建议在能够耐受的情况下早期经口进食(通常在24小时内)，而非禁食，该患者在ICU逐渐开通肠内营养，目前患者处于逐步恢复阶段，该患者体重108kg，BMI $34.09kg/m^2$，目前白蛋白水平大于30g/L，肌酐和尿素氮均在正常水平，建议可以结合患者饮食情况对症补充营养，尽量避免全肠外营养，必要时可给予肠内营养	
4	患者白蛋白水平大于30g/L，人科后不建议使用人血白蛋白注射液	患者无明确人血白蛋白使用指征，建议停用	患者入科前(4月15日)ALB 32.5g/L，无其他明显不适，血压未见异常，大小便正常，结合该患者肝功能白蛋白水平，建议停用人血白蛋白	建议患者目前低脂、软食饮食。适当增加蛋白质的摄入

2）生长抑素及其类似物：《急性胰腺炎急诊诊断及治疗专家共识》主张早期足量应用生长抑素及其类似物以及蛋白酶抑制；《中国急性胰腺炎诊治指南（2021）》指出，有关蛋白酶抑制剂及胰酶抑制剂，如生长抑素及其类似物在急性胰腺炎中的治疗价值尚缺乏高质量的临床证据。由于缺乏多中心大样本临床研究的数据，《2013 IAP/APA 循证指南：急性胰腺炎的处理》（注：IAP/APA 是指国际胰腺病协会／美国胰腺协会）、加拿大的《2016 急性膜腺炎管理临床实践指南》《2018 AGA 指南：急性胰腺炎的初期管理》（注：AGA 是指美国胃肠病协会）均未提及生长抑素用于急性胰腺炎。2017 年，Cochrane 急性胰腺炎的药理学干预措施综述结果显示，没有证据表明生长抑素治疗可以降低急性胰腺炎患者的短期死亡率（非常低质量的证据）；《消化病学》建议 MAP 起病初期可以使用 3 天左右的生长抑素。因此结合该患者情况，急性胰腺炎目前已处于恢复期，且使用较长时间生长抑素，以及 ICU 已经减量使用 3 天，参考目前的循证研究证据，不建议继续使用生长抑素。

3）脂肪乳氨基酸葡萄糖注射液（1 440ml）：《中国急性胰腺炎诊治指南（2021）》推荐，在胃肠功能耐受的情况下，应尽早开展经口或肠内营养（证据等级：高；推荐强度：强烈推荐）；对于不能经口进食的急性胰腺炎患者，肠内营养效果优于肠外营养。《急性胰腺炎急诊诊断及治疗专家共识》建议对 MSAP 及 SAP 患者尽早实施肠内营养（证据质量：中，推荐等级：强）。因此结合该患者情况，已开始经口进食第 5 天，不建议继续使用全肠外营养。目前该患者神志清楚，可正常下地活动，结合患者白蛋白、肌酐、尿素氮水平，提示该患者目前基本处于氮平衡状态，建议可行肠内营养素和能量的补充；提醒患者以低脂、软食饮食，可以适当增加蛋白质的摄入。

4）人血白蛋白注射液：根据 2012 年《北京市医疗机构处方专项点评指南（试行）》的《血液制品处方点评指南》，人血白蛋白适应证包括：①失血、创伤及烧伤等引起的休克；②脑水肿及大脑损伤所致的颅内压升高；③防治低蛋白血症；④肝硬化或肾病引起的水肿或腹水；⑤新生儿高胆红素血症；⑥成人呼吸窘迫综合征；⑦用于心肺分流术、烧伤和血液透析的辅助治疗。目前，国内外对部分适应证仍存在争议；《国家基本医疗保险、工伤保险和生育保险药品目录（2021 年）》对人血白蛋白的报销限抢救、重症或因肝硬化、癌症引起胸腹水，且白蛋白低于 30g/L 的患者；2017 年日本输血医学和细胞治疗学会《白蛋白产品使用循证指南》在因内科疾病（如急性胰腺炎）引起的循环血浆容量减少而继发休克的情况下，应使用等渗白蛋白产品，而对于肝功能正常的患者而言，体内白蛋白水平的适度下降可以刺激机体产生白蛋白，输注外源性白蛋白反而会抑制肝脏内源性白蛋白的合成，促进机体蛋白质的分解。因此，结合该患者目前情况，白蛋白水平高于 30g/L，未见明显肝功能异常，建议停用人血白蛋白注射液。

第五节　慢性乙型肝炎

一、概述

1. **定义**　慢性乙型肝炎（chronic hepatitis B，CHB）是由 HBV 持续感染引起的肝脏慢性炎性疾病。慢性乙型肝炎病毒（hepatitis B virus，HBV）感染是指乙型肝炎表面抗原（HBsAg）和 / 或 HBV 脱氧核糖核酸（HBV DNA）阳性 6 个月以上。

2. **分类**　根据 HBV 感染者的血清学、病毒学、生物化学试验及其他临床和辅助检查结果，临床上可将慢性 HBV 感染分为以下几种：①慢性 HBV 携带状态；②乙型肝炎 e 抗原（HBeAg）阳性 CHB；③非活动性 HBsAg 携带状态；④ HBeAg 阴性 CHB；⑤隐匿性 HBV 感染；⑥乙型肝炎肝硬化。

3. **临床表现**　常见症状为乏力、全身不适、食欲减退、肝区不适或疼痛、腹胀、低热，体征为面色晦暗、巩膜黄染，可有蜘蛛痣或肝掌、肝大、质地中等或充实感，有叩痛，脾大严重者，可有黄疸加深、腹水、下肢水肿、出血倾向及肝性脑病。患者临床表现轻重不同，病情较轻者，症状不明显或虽有症状体征，但生化指标仅轻度异常，也可出现显著肝功能异常。重度肝炎者有明显或持续的症状，如乏力、纳差、腹胀、稀便等，可伴有肝病面容、肝掌、蜘蛛痣或肝脾肿大。慢性肝炎也可进展成为肝硬化、肝癌。乙型肝炎肝外表现包括关节炎、皮炎、结节性多动脉炎、肾小球肾病等。

4. **疾病管理**　根据中华医学会等发表的《慢性乙型肝炎基层诊疗指南（2020年）》和《慢性乙型肝炎防治指南（2019 年版）》，最大限度地长期抑制 HBV 复制，减轻肝细胞炎症坏死及肝纤维化，延缓和减少肝衰竭、肝硬化失代偿、肝细胞癌（HCC）及其他并发症的发生，从而改善生命质量和延长生存时间。在治疗的过程中，对于部分适合的患者尽可能追求 CHB 的临床治愈（或功能性治愈）。

在治疗管理上，包括开始抗病毒治疗时机、抗病毒药选择、药物疗效和安全性监测；动态评估比单次检测更有临床意义。

（1）启动抗病毒治疗：依据血清 HBV DNA、GPT 水平和肝脏疾病严重程度，同时需结合年龄、家族史和伴随疾病等因素，综合评估患者疾病进展风险，决定是否需要启动抗病毒治疗。

（2）抗病毒药选择：结合乙型肝炎药物可及性以及慢性乙型肝炎患者长期获益原则，一般建议首选强效低耐药药物。初始患者应首选强效低耐药药物（恩替卡韦、富马酸替诺福韦酯、富马酸丙酚替诺福韦），可强效抑制病毒复制，改善肝脏炎症，安全性较好，总体的耐药率发生较低，长期应用可显著减低肝硬化并发症和 HCC 的发生率，减低肝脏相关和全因死亡率。

（3）药物疗效和安全性监测：治疗前后相关指标基线检测。①生物化学指标主要有 GPT、GOT、胆红素、白蛋白等。②病毒学和血清学标志物主要有 HBV DNA 定量和 HBsAg、HBeAg、乙型肝炎 e 抗体（HBeAb）。③根据病情需要，检测血常规、血清肌酐水平、血磷水平、肾小管功能等。④肝脏无创纤维化检测，如肝脏硬度值测定。⑤当恩替卡韦（ETV）和富马酸替诺福韦酯（TDF）用于肌酐清除率 < 50ml/min 患者时均需调整剂量；富马酸丙酚替诺福韦（TAF）用于肌酐清除率 < 15ml/min 且未接受透析的患者时，无推荐剂量；其余情况均无须调整剂量。密切关注患者治疗依从性问题，包括用药剂量、使用方法、是否有漏用药物或自行停药等情况，确保患者已经了解随意停药可能导致的风险，提高患者依从性；关注药物相关常见、少见或罕见不良反应的预防和处理，对治疗中出现血肌酐、肌酸激酶或乳酸脱氢酶水平明显升高，并伴相应临床表现如全身情况变差、肌痛、肌无力、骨痛等症状的患者，应密切观察。

《2018 AASLD 指南：慢性乙型肝炎的预防，诊断和治疗（更新版）》（注：AASLD 是指美国肝病研究学会）、《2017 EASL 临床实践指南：乙型肝炎感染的管理》（注：EASL 是指欧洲肝脏研究学会年会）和《2021 APASL 指南：慢性乙型肝炎患者停用核苷（酸）类似物》（注：APASL 是指亚太肝病研究学会）等相关指南针对慢性乙型肝炎的管理建议与上述我国《慢性乙型肝炎防治指南（2019 年版）》的推荐意见基本一致。

5. 药物重整常见用药监护问题

（1）抗病毒治疗管理：评估使用抗病毒药的适应证和耐药风险，评估正在应用非首选药物治疗的患者疗效，必要时建议换用强效低耐药的抗病毒药，以进一步降低耐药风险。评估核苷类似物（NA）抗病毒药安全性和耐受性，是否出现血肌酐、肌酸激酶或乳酸脱氢酶明显升高，并伴相应临床表现者如全身情况变差、明显肌痛、肌无力等症状；若患者使用干扰素治疗，注意病毒载量是否得到有效控制，若发生中性粒细胞或血小板减少，应降低干扰素 α（IFN-α）剂量；1～2 周后复查，如恢复，则逐渐增加至原量。

（2）症状管理：评估患者是否出现肝病相关症状，是否需要进一步药物干预；若已使用药物干预，目前是否症状或者指标控制良好，需要明确患者出院后用药疗程、不良反应、监测指标。

（3）肝炎及伴发疾病的优化管理：评估合并疾病的主要监测指标是否达标，出院后需长期使用哪些药物及潜在不良反应。强调用药依从性的重要性，告知患者出院后门诊随访时间及主要检测指标。评估新增或者调整的治疗方案与合并疾病用药之间是否存在药物相互作用。

二、药物重整案例

1. 病例介绍

（1）病情介绍：患者女性，65 岁，因"皮肤巩膜黄染 22 天，加重 17 天"主诉，门诊以"慢加急性肝衰竭"于 2021 年 7 月 1 日入院。患者 8 年前体检发现乙型肝炎阳性，在当地医院口服药物治疗 1 年（具体不详）后自行停药，未定期复查。25 天前无明显诱因出现腹痛，在当地诊所给予口服药物治疗（具体用药不详），腹痛症状无缓解，22 天前出现皮肤巩膜黄染，诊断为急性胃炎、肝损害，给予"艾普拉唑肠溶片、枸橼酸莫沙必利片、复方甘草酸苷片、水飞蓟宾胶囊"治疗 3 天，腹痛症状仍未缓解，皮肤巩膜黄染程度较前加重，查乙型肝炎五项：HBsAg 阳性、HBsAb 阴性、HBeAb 阳性、HBeAg 阴性、HBcAb 阳性，肝功能：谷丙转氨酶 GPT 281.9U/L，谷草转氨酶 GOT 132.2U/L，白蛋白 31.3g/L，总胆红素 291.9μmol/L，凝血指标：凝血酶原时间 27.4 秒，凝血酶原活动度 28.5%。结合 CT、B 超、胃镜结果，诊断为慢加急性肝衰竭、幽门管溃疡，给予保肝、输血浆、抑酸等对症治疗后腹痛症状好转，皮肤巩膜黄染症状无缓解，今为进一步诊治，以"慢加急性肝衰竭"收住院治疗。

（2）既往史：无。

（3）查体：急性面容，全身皮肤黄染，无皮疹、皮下出血，无肝掌、蜘蛛痣，颈静脉未见怒张。腹平坦、未见腹壁静脉曲张，全腹无压痛，无反跳痛，无肌紧张，Murphy 征阴性，肝脾肋下未及，肝脾区无叩击痛，腹部移动性浊音阳性，双下肢无水肿。

（4）实验室检查和影像学检查

1）血常规：Hb 122g/L，WBC 13.93×10^9/L，PLT 112×10^9/L，其余正常。

2）肝肾功能：GPT 101U/L，GOT 40U/L，TBIL 240.7μmol/L，ALB 27.5g/L。

3）25- 羟基维生素 D：13.53nmol/L。

4）凝血功能：PT 16.8 秒，INR 1.49，PT% 45.8%。

5）炎症指标：降钙素原 0.433ng/ml，IL-6 11.610pg/ml。

6）肿瘤标志物：糖类抗原 CA19-9 246U/ml、糖类抗原 CA125 375U/ml、甲胎蛋白 231ng/ml。

7）胸、腹部 CT：①肝硬化？肝病胆囊，门静脉高压，腹、盆腔积液。②双肺下叶膨胀不全。

8）腹部超声：弥漫性肝损害，考虑肝硬化改变，腹腔大量积液，胆囊壁水肿，考虑肝硬化所致，脾脏轻度肿大。

9）胃镜：①糜烂性胃炎伴胆汁反流；②幽门管溃疡 A1 期；③十二指肠球炎。

（5）入院诊断：①慢加急性肝衰竭；②肝硬化失代偿期；③病毒性肝炎（慢性乙型）；④幽门管溃疡；⑤糜烂性胃炎伴胆汁反流。

（6）诊疗经过：入院后完善相关检查，乙型肝炎五项：HBsAg 阳性、HBeAb 阳性、HBcAb 阳性，肝功能检查结果提示碱性磷酸酶、γ-谷氨酰转移酶、胆红素（直接胆红素升高为主）、总胆汁酸高于正常范围，提示存在胆汁排泄不畅。白细胞介素-6、降钙素原定量高于正常，结合血常规，不排除感染，入院后给予抗病毒、保肝、利尿、抗感染、补充白蛋白和维生素等对症支持，调节肠道微生态等治疗，患者病情明显好转，于 2021 年 7 月 11 日出院。

（7）出院诊断：①慢加急性肝衰竭；②肝硬化失代偿期；③病毒性肝炎（慢性乙型）；④幽门管溃疡；⑤糜烂性胃炎伴胆汁反流；⑥十二指肠球炎。

（8）出院带药医嘱：见表 5-16。

表 5-16　出院带药医嘱

用药目的	药品	单次剂量	频次	用药疗程
抗 HBV	恩替卡韦胶囊	0.5mg	q.d.	长期
缓解胆汁淤积及胆汁反流	熊去氧胆酸胶囊	250mg	t.i.d.	长期（定期复查）
利尿	呋塞米片	100mg	q.d.	1 周
利尿	螺内酯片	40mg	q.d.	1 周
抗微生物、预防肝性脑病	利福昔明片	0.4g	t.i.d.	1 周
预防肝性脑病	乳果糖口服溶液	10ml	t.i.d.	1 周

2. 出院时药物重整流程

（1）药师采集现病史获取住院期间用药清单，并与出院带药医嘱进行对比，相关信息见表 5-17。

（2）识别问题、解决方案及与医患沟通要点：见表 5-18。

表 5-17　出院带药医嘱与住院期间用药医嘱比较及药师意见

住院期间用药医嘱						出院带药医嘱				与住院期间药品比较	药师意见
用药目的	药品	单次剂量	频次	开始	备注	用药目的	药品	单次剂量	频次		
抗HBV	恩替卡韦胶囊	0.5mg	q.d.	2021年7月6日	8年前口服抗病毒治疗,药品不详,此次重启抗病毒治疗	抗HBV	恩替卡韦胶囊	0.5mg	q.d.	用法用量无变化,出院后沿用	建议继续使用
缓解胆汁淤积	注射用丁二磺酸腺苷蛋氨酸	1.0g	q.d.	2021年7月1日	用药后皮肤巩膜黄染较前有所消退,腹胀、纳差较前减轻					停用	同意停用
						缓解胆汁淤积及胆汁反流	熊去氧胆酸胶囊	250mg	t.i.d.	新增药品	建议继续使用
肝硬化腹水	20%人血白蛋白注射液	10g	q.d.	2021年7月1日	院内对症补充治疗,出院后嘱加强蛋白质摄入					停用	同意停用
利尿	呋塞米片	100mg	q.d.	2021年7月1日	住院期间增加尿量,减少腹水	利尿	呋塞米片	100mg	q.d.	用法用量无变化,出院后遵医嘱继续期内继续使用	建议继续使用
利尿	螺内酯片	40mg	q.d.	2021年7月1日	住院期间增加尿量,减少腹水	利尿	螺内酯片	40mg	q.d.	用法用量无变化,出院后遵医嘱继续期内继续使用	建议继续使用
抗微生物、预防肝性脑病	利福昔明片	0.4g	t.i.d.	2021年7月1日	肝衰竭并发症预防	抗微生物、预防肝性脑病	利福昔明片	0.4g	t.i.d.	用法用量无变化,出院后沿用	建议停用

住院期间用药医嘱						出院带药医嘱				与住院期间药品比较	药师意见
用药目的	药品	单次剂量	频次	开始	备注	用药目的	药品	单次剂量	频次		
预防肝性脑病	乳果糖口服溶液	10ml	t.i.d.	2021年7月1日	维持大便通畅,缓解黄疸症状	预防肝性脑病	乳果糖口服溶液	10ml	t.i.d.	用法用量无变化,继续使用,遵医嘱出院后根据大便情况调整用量	建议继续使用

表 5-18 药物重整发现的问题、解决方案及与医患沟通要点

序号	问题描述	解决方案	与医生沟通要点	与患者沟通要点
1	患者口服抗病毒药治疗1年后自行停药,未定期复查	(1)了解患者病史,患者及家属对慢性乙型肝炎认识不足,未能做到规律复诊;对患者进行疾病科普,打消恐慌,告知其坚持服用的重要性,避免疾病反复。 (2)由于8年前抗病毒治疗药费相对较贵,患者在自我感觉好转后自行停药,未复查,告知患者现在国家集中采购后药品价格大幅下降,按时按量服药,避免病情反复。 (3)对患者进行抗病毒药(恩替卡韦胶囊)服用注意事项项用药教育	与医生沟通要点	(1)告知须依照医师指示服药,定期复诊,不可自行调整剂量或增加服药次数。 (2)恩替卡韦胶囊为每日1次,建议于餐前1小时或餐后2小时空腹服用。 (3)如出现忘记服,想起时尽快补服,若已接近下次服药时间就不用补服;按原来时间服用下一剂量,千万不可一次服用两倍的剂量

续表

序号	问题描述	解决方案	与医生沟通要点	与患者沟通要点
2	患者肝硬化腹水,使用利尿药效果明显,无相关不良反应	了解用药史,确认既往无口服利尿药的经验,此次患者肝硬化腹水明显,院内治疗后腹水缓解,出院后继续口服两种利尿药,告知患者切不可自行改变两药的配比剂量(5片呋塞米:2片螺内酯),同时服药期间注意监测尿量	由于恩替卡韦主要经肾脏清除,与呋塞米同时服用肝肾功能浓度,应密切监测是否有不良反应的发生	(1)告知患者须严格遵医嘱服药。(2)告知患者服用利尿药期间注意监测尿量变化,不可自行调整药物的用量,若出现腹水缓解不明显,及时到医院就诊。(3)该类药可能会使皮肤对光敏感,服药期间请采取适当防晒措施,避免直接或过度日晒
3	患者为慢加急性肝衰竭,使用利福昔明片和乳果糖口服溶液预防肝性脑病	了解病史,患者神志清,精神、饮食、睡眠均较入院时明显改善,炎症指标好转,胆红素明显下降,结合目前病情,建议出院后停用利福昔明片,继续口服乳果糖口服溶液保持大便通畅,预防肝性脑病(HE)发生	利福昔明是一种不可吸收的抗生素,用于减少复发性肝性脑病,研究表明,利福昔明可以预防肝性脑病的发生;同样地,乳果糖对患有严重脑病症状的急性发作和轻度、慢性症状的患者有帮助,同时还有通便功效,可以一定程度上缓解黄疸症状。结合目前患者情况,建议出院后停用抗生素,保留乳果糖口服溶液继续服用	(1)告知患者乳果糖口服液需遵医嘱服用,不可长期服用。(2)剂量可以根据每天大便次数适当调整,保证每天有2~4次软便为宜。(3)乳果糖口服仅少量进入血液,不必担心对血糖的影响。(4)若对口感有特殊要求,可搭配白开水、果汁或与牛奶混合后使用

（3）分析及小结：本案例中共发现了 3 个用药相关问题。

1）患者依从性问题

A. 核苷类似物抗病毒药：《慢性乙型肝炎基层诊疗指南（实践版·2020年）》建议，准备治疗之前，应给患者提供咨询建议，包括详细解释治疗获益和可能出现的不良反应，治疗过程中和停药后的随访监测时间间隔和检查项目、长期治疗的必要性、治疗依从性对于疗效和降低耐药风险的重要性，以及突然停止治疗可能引起病毒及生化学反弹或慢加急性肝衰竭，以及长期治疗监测的费用等。在启动抗病毒治疗时，应对患者进行充分告知，使其认识治疗连贯性的重要性，以及对治疗费用的心理预期，保证抗病毒治疗效果。

B. 利尿药：根据中华医学会肝病学分会 2018 年发表的《肝硬化腹水及相关并发症的诊疗指南》以及 2019 年发表的《肝硬化诊治指南》，肝硬化腹水一线的治疗方案包括：限制盐的摄入（4～6g/d），合理使用螺内酯、呋塞米等利尿药。肝硬化腹水患者钠、水潴留的主要原因是肾脏近曲、远曲小管钠重吸收增加。螺内酯为醛固酮的竞争性抑制剂，作用于远曲小管和集合管，阻断 Na-K 和 Na-H 交换，导致水钠排泄增多。对于肝硬化腹水复发及顽固型腹水患者，袢利尿药联合螺内酯的疗效与安全性优于单用螺内酯。通常按照螺内酯：呋塞米为 5：2 或 2：1 比例给药。

2）患者安全性问题：对患者进行利尿药治疗时，充分告知该类药物的注意事项，避免患者居家自行选药、服药。与通过肾排泄的药物合用时，注意监测肾毒性以及相关药物的安全性和疗效。

3）不必要的药物治疗问题：肝性脑病（hepatic encephalopathy，HE）是由急、慢性肝功能严重障碍或各种门静脉－体循环分流（门－体分流）异常所致的、以代谢紊乱为基础、轻重程度不同的神经精神异常综合征。目前 HE 发病率日渐增高，有研究显示，HE 发病 3 年后存活率仅为 23%，严重影响患者和亲属的生活质量。肝硬化 HE 可分为轻微肝性脑病（MHE）和 HE 1～4级。根据《肝硬化肝性脑病诊疗指南》和《2014 AASLD/EASL 实践指南：慢性肝病中的肝性脑病》，推荐早期识别、及时治疗是改善 HE 预后的关键；如 MHE 或显性肝性脑病（OHE）发生风险高，需进行一级预防。MHE 在肝硬化患者中常见，特别是 Child-Pugh C 级肝硬化及经颈静脉门体分流（TIPS）。术后患者，可影响患者预后，指南中明确乳果糖是降低血氨的主要药物，可有效改善 HE/MHE 肝硬化患者的生活质量及生存率，血氨升高不作为病情轻重、预后及 HE 分级的指标；HE 的一级预防的重点是治疗肝脏原发疾病及营养干预，《肝硬化肝性脑病诊疗指南》指出，肝硬化患者无 HE 症状者属于

MHE/HE 高风险，推荐一级预防。因此，在肝硬化患者中，对症治疗同时可以改善肠道菌群的代谢。该患者经住院治疗后，入院时血氨 40μmol/L，该患者诊断慢加急性肝衰竭、肝硬化失代偿期，肝脏对血氨的清除能力降低，通过住院期间给予乳果糖 + 利福昔明治疗以及相关抗病毒等对症治疗后，肝功能指标明显改善，精神状态较前好转，出院后可以继续口服乳果糖口服溶液，还有通便功效，可以一定程度上缓解黄疸症状，结合目前患者情况，建议出院后停用抗生素类的利福昔明片，保留乳果糖口服溶液继续服用。

（乔 逸 刘 鑫 陈 丹）

参考文献

[1] 中华消化杂志编委会. 消化性溃疡诊断与治疗规范（2016 年，西安）. 中华消化杂志，2016, 36(8): 508-513.

[2] 中华人民共和国国家卫生健康委员会. 质子泵抑制剂临床应用指导原则（2020 年版）. 中国实用乡村医生杂志，2021, 28(1): 1-9.

[3] 中国药学会医院药学专业委员会，中华医学会临床药学分会，《质子泵抑制剂优化应用专家共识》写作组. 质子泵抑制剂优化应用专家共识. 中国医院药学杂志，2020, 40(21): 2195-2213.

[4] 中华医学会，中华医学会杂志社，中华医学会全科医学分会，等. 幽门螺杆菌感染基层诊疗指南（2019 年）. 中华全科医师杂志，2020, 19(5): 397-402.

[5] 中华医学会消化病学分会幽门螺杆菌和消化性溃疡学组，全国幽门螺杆菌研究协作组. 第五次全国幽门螺杆菌感染处理共识报告. 中华消化杂志，2017, 37(6): 364-378.

[6] 中国中西医结合学会消化系统疾病专业委员. 消化性溃疡中西医结合诊疗共识意见（2017 年）. 中国中西医结合消化杂志，2018, 26(2): 112-120.

[7] 张声生，王垂杰，李玉锋，等. 消化性溃疡中医诊疗专家共识意见（2017）. 中华中医药杂志，2017, 32(9): 4089-4093.

[8] KAMADA T, SATOH K, ITOH T, et al. Evidence-based clinical practice guidelines for peptic ulcer disease 2020. J Gastroenterol, 2021, 56(4): 303-322.

[9] 中国研究型医院学会肝病专业委员会，中国医师协会脂肪性肝病专家委员会，中华医学会肝病学分会脂肪肝和酒精性肝病学组，等. 中国脂肪性肝病诊疗规范化的专家建议（2019 年修订版）. 中华肝脏病杂志，2019, 27(10): 748-775.

[10] 中华医学会，中华医学会杂志社，中华医学会消化病学分会，等. 胃食管反流病基层诊疗指南（2019 年）. 中华全科医师杂志，2019, 18(7): 635-641.

[11] 中国医疗保健国际交流促进会胃食管反流多学科分会. 中国胃食管反流病多学科诊疗

共识 . 中国医学前沿杂志（电子版），2019, 11(9): 30-56.

[12] 中华医学会消化病学分会 . 2020 年中国胃食管反流病专家共识 . 中华内科杂志，2020, 40(10): 649-663.

[13] JUNG H K, TAE C H, SONG K H, et al. 2020 Seoul consensus on the diagnosis and management of gastroesophageal reflux disease. J Neurogastroenterol Motil, 2021, 27(4): 453-481.

[14] GOH K L, LEE Y Y, LEELAKUSOLVONG S, et al. Consensus statements and recommendations on the management of mild-to-moderate gastroesophageal reflux disease in the Southeast Asian region. JGH Open, 2021, 5(8): 855-863.

[15] KATZKA D A, KAHRILAS P J. Advances in the diagnosis and management of gastroesophageal reflux disease. BMJ, 2020, 371: m3786.

[16] GYAWALI C P, FASS R. Management of gastroesophageal reflux disease. Gastroenterology, 2018, 154(2): 302-318.

[17] 王吉耀，葛均波，邹和建 . 实用内科学 . 16 版 . 北京：人民卫生出版社，2022.

[18] 陈旻湖，杨云生，唐承薇 . 消化病学 . 北京：人民卫生出版社，2019.

[19] 中华医学会消化病学分会炎症性肠病学组 . 炎症性肠病诊断与治疗的共识意见（2018 年·北京）. 中国实用内科杂志，2018, 38(9): 796-813.

[20] KUCHARZIK T, ELLUL P, GREUTER T, et al. ECCO guidelines on the prevention, diagnosis, and management of infections in inflammatory bowel disease. J Crohns Colitis, 2021, 15(6): 879-913.

[21] 中华医学会消化病学分会炎症性肠病学组 . 炎症性肠病合并机会性感染专家共识意见 . 中国实用内科杂志，2017, 37(4): 303-316.

[22] 中华医学会肠内肠外营养学分会，中国医药教育协会炎症性肠病专业委员会 . 中国炎症性肠病营养诊疗共识 . 中华消化病与影像杂志（电子版），2021, 11(1): 8-15.

[23] 李明松，石汉平，杨桦 . 中国炎症性肠病饮食管理专家建议 . 中华消化病与影像杂志（电子版），2021, 11(3): 97-105.

[24] RAINE T, BONOVAS S, BURISCH J, et al. ECCO guidelines on therapeutics in ulcerative colitis: medical treatment. J Crohns Colitis, 2022, 16(1): 2-17.

[25] 梁洁，周禾，杨红，等 . 炎症性肠病多学科团队诊疗模式的共识意见 . 中华炎性肠病杂志，2021, 5(4): 276-283.

[26] 中华医学会，中华医学会杂志社，中华医学会全科医学分会，等 . 缺血性卒中基层诊疗指南（实践版·2021）. 中华全科医师杂志，2021, 20(9): 947-958.

[27] 中华医学会外科学分会胰腺外科学组 . 中国急性胰腺炎诊治指南（2021）. 中华外科杂

志，2021, 59(7): 578-587.

[28] 中华医学会急诊分会，京津冀急诊急救联盟，北京医学会急诊分会，等. 急性胰腺炎急诊诊断及治疗专家共识. 中华急诊医学杂志，2021, 30(2): 161-172.

[29] 中华医学会消化病学分会胰腺疾病学组，《中华胰腺病杂志》编委会，《中华消化杂志》编委会. 中国急性胰腺炎诊治指南（2019年，沈阳）. 临床肝胆病杂志，2019, 35(12): 2706-2711.

[30] 中华医学会，中华医学会杂志社，中华医学会消化病学分会，等. 急性胰腺炎基层诊疗指南（2019年）. 中华全科医师杂志，2019, 18(9): 819-826.

[31] CROCKETT S D, WANI S, GARDNER T B, et al. American Gastroenterological Association Institute guideline on initial management of acute pancreatitis. Gastroenterology, 2018, 154(4): 1096-1101.

[32] LEPPÄNIEMI A, TOLONEN M, TARASCONI A, et al. 2019 WSES guidelines for the management of severe acute pancreatitis. World J Emerg Surg, 2019, 14: 27.

[33] BOXHOORN L, VOERMANS R P, BOUWENSE S A, et al. Acute pancreatitis. Lancet, 2020, 396(10252): 726-734.

[34] GREENBERG J A, HSU J, BAWAZEER M, et al. Clinical practice guideline: management of acute pancreatitis. Can J Surg, 2016, 59(2): 128-140.

[35] MOGGIA E, KOTI R, BELGAUMKAR A P, et al. Pharmacological interventions for acute pancreatitis. Cochrane Database Syst Rev, 2017, 4(4): CD011384.

[36] LIUMBRUNO G M, BENNARDELLO F, LATTANZIO A, et al. Recommendations for the use of albumin and immunoglobulins. Blood Transfus, 2009, 7(3): 216-234.

[37] SATOSHI Y, SHIGEYOSHI M, MASANORI M, et al. Evidence-based guidelines for the use of albumin products Japan Society of Transfusion Medicine and Cell Therapy. 日本輸血細胞治療学会誌，2017, 63(5): 641-663.

[38] 北京市卫生局. 北京市医疗机构处方专项点评指南（试行）. [2024-01-24].http://www.nhc.gov.cn/yzygj/s3590/201212/93a34b9643bc47c5acf138228c69a60e.shtml.

[39] 中华医学会感染病学分会，中华医学会肝病学分会. 慢性乙型肝炎防治指南（2019年版）. 中华临床感染病杂志，2019, 12(6): 401-428.

[40] 中华医学会，中华医学会杂志社，中华医学会全科医学分会，等. 慢性乙型肝炎基层诊疗指南（实践版·2020）. 中华全科医师杂志，2021, 20(3): 281-289.

[41] 中华医学会肝病学分会. 肝硬化诊治指南. 临床肝胆病杂志，2019, 35(11): 2408-2425.

[42] 中华医学会肝病学分会. 肝硬化肝性脑病诊疗指南. 中国肝脏病杂志，2018, 10(4): 17-32.

[43] 中华医学会肝病学分会 . 肝硬化腹水及相关并发症的诊疗指南 . 实用肝脏病杂志，
    2018, 21(1): 21-31.

[44] 中华医学会，中华医学会杂志社，中华医学会全科医学分会，等 . 慢性乙型肝炎基层
    诊疗指南（2020 年）. 中华全科医师杂志，2021, 20(2): 137-149.

[45] KAO J H, JENG W J, NING Q, et al. APASL guidance on stopping nucleos(t)ide analogues
    in chronic hepatitis B patients. Hepatol Int, 2021, 15(4): 833-851.

[46] TERRAULT N A, LOK A S F, MCMAHON B J, et al. Update on prevention, diagnosis, and
    treatment of chronic hepatitis B: AASLD 2018 hepatitis B guidance. Hepatology, 2018,
    67(4): 1560-1599.

[47] European Association for the Study of the Liver. EASL 2017 clinical practice guidelines on
    the management of hepatitis B virus infection. J Hepatol, 2017, 67(2): 370-398.

[48] VILSTRUP H, AMODIO P, BAJAJ J, et al. Hepatic encephalopathy in chronic liver disease:
    2014 practice guideline by the American Association for the Study of Liver Diseases and the
    European Association for the Study of the Liver. Hepatology, 2014, 60(2): 715-735.

第六章
泌尿系统疾病药物重整

第一节　肾病综合征

一、概述

1. **定义**　肾病综合征（nephrotic syndrome，NS），是指有大量蛋白尿（成人＞3.5g/d）、低白蛋白血症（＜30g/L）、明显水肿和/或高脂血症等一组临床表现相似的综合征。

2. **分类**　肾病综合征的常见病理类型有微小病变型肾病、膜性肾病、局灶性节段性肾小球硬化症、系膜增生性肾小球肾炎、膜增生性肾小球肾炎等。其中青少年微小病变型肾病、系膜增生性肾小球肾炎、局灶性节段性肾小球硬化症的发病率较高，老年患者膜性肾病较多，但近年来，年轻患者肾脏病理为膜性肾病者明显增多（表6-1）。继发性肾病综合征根据其疾病本身，病理各有其自身疾病的特征。

表 6-1　不同年龄段肾病综合征常见病理类型

人群	常见病理类型	
	原发性	继发性
儿童	微小病变型肾病	过敏性紫癜肾炎 乙型肝炎病毒相关性肾炎 系统性红斑狼疮肾炎
青少年	系膜增生性肾小球肾炎 微小病变型肾病 局灶性节段性肾小球硬化症 膜增生性肾小球肾炎	系统性红斑狼疮肾炎 过敏性紫癜肾炎 乙型肝炎病毒相关性肾炎

人群	常见病理类型	
	原发性	继发性
中老年	膜性肾病	糖尿病肾病 肾淀粉样变性 骨髓瘤性肾炎 淋巴瘤或实体肿瘤性肾病

3. 临床表现　肾病综合征主要表现为水肿及蛋白尿。肾病综合征水肿特点：首先发生在组织疏松的部位，如眼睑或颜面部、足踝部，以晨起为明显，严重时可以涉及下肢及全身。肾性水肿的性质是软而易移动，临床上呈现凹陷性水肿，即用手指按压局部皮肤可出现凹陷。水肿严重时，可出现胸腔积液、腹水、阴囊水肿及心包积液。值得注意的是，尽管部分患者有严重低蛋白血症，但水肿不明显。

肾病综合征患者除水肿及蛋白尿外，还可表现为血尿、高血压及肾功能减退。系膜增生性肾小球肾炎、膜增生性肾小球肾炎及局灶性节段性肾小球硬化症患者，其血尿、高血压及肾功能减退的发生率较高；微小病变型肾病及膜性肾病患者，其血尿、高血压及肾功能减退发生率较低。

4. 疾病管理　肾病综合征是由多种病因引起肾脏损害，肾小球基底膜通透性增加，导致大量蛋白尿的一组疾病。大量蛋白尿是肾小球疾病的常见临床表现，而肾小管间质及肾血管疾病很少出现大量蛋白尿。根据《肾脏病学》《内科学：肾脏内科分册》与改善全球肾脏病预后组织（Kidney Disease：Improving Global Outcomes，KDIGO）发表的《2021KDIGO 临床实践指南：肾小球肾炎的管理》，肾病综合征治疗的环节包括一般治疗（休息和饮食）、对症治疗（利尿和减少尿蛋白）、对因治疗（糖皮质激素类药物、免疫抑制剂、细胞毒性药物和生物制剂）和并发症的处理。

（1）一般治疗：包含了休息和饮食控制两个方面。有严重水肿及低蛋白血症的患者应以卧床休息为主；饮食方面，当肾病综合征伴严重低白蛋白血症时，蛋白质的摄入量为 0.8 ~ 1.0g/（kg·d），热量需要 30 ~ 35kal/（kg·d），水肿时应低盐饮食（< 3g/d）。

（2）对症治疗：主要包括利尿消肿和减少尿蛋白。肾病综合征患者应适当限水限钠；明显水肿患者可使用利尿药，常用药物有呋塞米、托拉塞米、螺内酯和氢氯噻嗪等，用药期间需密切监测电解质及肾功能变化；严重水肿但利尿药效果不佳者，可采用单纯超滤脱水。肾病综合征患者，应用血管紧张素转换酶抑制药（ACEI）或血管紧张素 II 受体拮抗剂（ARB）类药物，减轻肾小球高滤过状态，减少蛋白尿，延缓肾功能恶化。肾病综合征患者出现严重水肿时，需慎重使用 ACEI 或 ARB，以免引起急性肾衰竭。

（3）对因治疗：指的是糖皮质激素类药物、免疫抑制剂和生物制剂的应用。糖皮质激素类药物的应用原则为"起始足量、缓慢减量、长期维持"，对于肝功能损害患者，宜用等剂量泼尼松龙或甲泼尼龙治疗；当患者表现为糖皮质激素类药物无效、糖皮质激素类药物依赖或复发的难治性肾病综合征时，可加用细胞毒性药物、免疫抑制剂或生物制剂治疗，常用的药物有环磷酰胺（cyclophosphamide，CTX）、环孢素（cyclosporin A，CsA）、吗替麦考酚酯（mycophenolate mofetil，MMF）、他克莫司（tacrolimus，Tac）和利妥昔单抗（rituximab，RTX）。下面重点介绍最常见的两种病理类型——膜性肾病和微小病变型肾病的治疗方案。

1）膜性肾病（membranous nephropathy，MN）的治疗：根据患者尿蛋白、血白蛋白和肾小球滤过率（glomerular filtration rate，GFR）水平先进行风险分层，再制订治疗方案（表 6-2、图 6-1）。

表 6-2　膜性肾病的风险分层

风险分层	症状或实验室数据
低危	（1）正常 eGFR，尿蛋白 < 3.5g/d 和血白蛋白 > 30g/L。 或 （2）正常 eGFR，尿蛋白 < 3.5g/d 或在 ACEI/ARB 保守治疗 6 个月后下降 > 50%
中危	（1）正常 eGFR，尿蛋白 > 3.5g/d 并且在 ACEI/ARB 保守治疗 6 个月后下降 < 50%，并且 （2）不符合高危
高危	（1）eGFR < 60ml/（min·1.73m^2）和 / 或蛋白尿 > 8g/d 持续 > 6 个月。 或 （2）正常 eGFR，尿蛋白 > 3.5g/d 并且在 ACEI/ARB 保守治疗 6 个月后下降 < 50%，合并下列至少一项： 1）血白蛋白 < 25g/L。 2）PLA$_2$R 抗体 > 50RU/ml。 3）尿 α$_1$- 微球蛋白 > 40μg/min。 4）尿 IgG > 1μg/min。 5）尿 β$_2$- 微球蛋白 > 250mg/d。 6）选择指数 > 2.0

风险分层	症状或实验室数据
极高危	(1)威胁生命的肾病综合征。 或 (2)肾功能急剧恶化

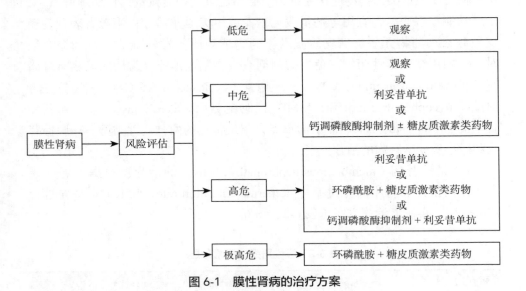

图 6-1 膜性肾病的治疗方案

2）成人微小病变型肾病（minimal change nephrosis，MCN）的治疗见图6-2。

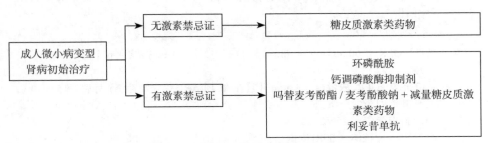

图 6-2 成人微小病变型肾病的治疗方案

（4）并发症处理

1）血栓及栓塞：有血栓及栓塞高危风险的肾病综合征患者应给予抗凝治疗，特别是血浆白蛋白低于25g/L及膜性肾病患者。可给予低分子肝素或华法林治疗，监测凝血指标，活化部分凝血活酶时间（APTT）达 2～3 倍，国际标准化比值（INR）需要控制在 1.8～2.0。

2）脂质代谢紊乱：在配合饮食控制的前提下，可根据患者情况使用调血脂药，如他汀类药物。

3）感染：在免疫抑制治疗的同时无须应用抗生素预防感染。一旦发生感染，需及时应用有效的抗生素积极治疗，必要时停用免疫抑制剂，或糖皮质激素类药物减量。

4）急性肾损伤：患者出现严重相对血容量下降时，尿量减少，尿渗透压上升，给白蛋白或血浆以纠正相对容量不足。肾病综合征合并急性肾损伤，有部分患者是特发性急性肾衰竭，其肾小球病变轻微，而间质水肿明显，肾小管上皮细胞变性、坏死或脱落。特发性急性肾衰竭多为中老年患者，小儿少见。患者常无明显诱因出现少尿或无尿，尿钠排泄增多。给予胶体扩容效果欠佳，常需要透析治疗，肾功能可缓慢恢复。

5. 药物重整过程中的重点关注内容

（1）入院时药物重整要点

1）既往用药评估：对于初诊的肾病综合征患者，需要进行肾穿刺活检术的，需了解入院前是否有服用影响凝血功能的药物和食物，如有服用应要求停用并监测凝血指标。对于复诊的肾病综合征患者，需要仔细询问患者居家期间相关药物的用法用量是否正确，对于患者的疗效、不良反应、用药依从性进行评估。关注点还有入院后的用药方案与患者既往的用药方案相比是否有差异，要特别告知患者。

2）症状管理：评估患者的水肿、血压、血脂等指标，必要时可调整药物方案。

3）并发症管理：肾病综合征主要的并发症有血栓及栓塞、脂质代谢紊乱、感染，需要及时评估患者是否需要进行抗凝、调血脂以及预防感染等方面的治疗。

（2）出院时药物重整要点：住院时使用糖皮质激素类药物、细胞毒性药物、免疫抑制剂或生物制剂的患者，在排除用药禁忌证后，确定药物的用法用量与使用疗程，用药后需密切监测患者血常规、感染、血糖、血压等指标，如使用了环孢素、他克莫司等药物，有条件的医院应进行监测血药浓度，做到个体化精准用药。出院前应对患者行用药宣教，向患者解释用药方案，嘱严格按时用药，告知患者出院后需定期监测血常规、血压、血糖等情况，使用了糖皮质激素类药物患者还需要使用胃黏膜保护药、钙剂等预防相关不良反应的发生，告知患者需定期门诊随访，监测和评估用药效果和鉴别不良反应。对于复诊患者重点关注方案变化情况，并与患者做好沟通。

（3）门诊时药物重整要点：基本同入院时药物重整要点，重点关注患者居家期间相关药物的用法用量是否正确，评估药物的疗效、不良反应，评估患者的用药依从性，有无出现其他症状或并发症，及时调整治疗方案。

二、药物重整案例

1. 病例介绍

（1）病情介绍：患者男性，16 岁，51kg，因"眼睑、下肢水肿 2 个月，再发 10 天"于 2021 年 10 月 12 日入院。患者 1 个月前诊断"肾病综合征"，行肾穿刺活检术明确肾脏病理为"微小病变型肾病"，予足量糖皮质激素类药物、利尿、调血脂、护胃、补钙等治疗。10 天前再次无明显诱因下出现眼睑及双下肢轻度水肿，每天尿量 600ml 左右，近 10 天体重增加 2kg。

（2）既往史：既往诊断为肾病综合征，予甲泼尼龙片 40mg q.d.（自行调整为 20mg b.i.d.），阿托伐他汀钙片 20mg q.n.，泮托拉唑肠溶片 40mg q.d.，呋塞米片 20mg q.d.，螺内酯片 20mg q.d.，碳酸钙 D_3 片 600mg/125IU q.d.（自行停药）。

（3）查体：血压 123/93mmHg，脉搏 77 次/min，体温 36.6℃，呼吸 20 次/min，心率 77 次/min。

（4）实验室检查

1）血常规：WBC 12.38×10^9/L，RBC 5.64×10^{12}/L，Hb 123g/L，PLT 245×10^9/L。

2）生化急诊八项：Na^+ 130.2mmol/L，K^+ 3.87mmol/L，Ca^{2+} 1.95mmol/L，Cl^- 97.2mmol/L，Scr 174.3μmol/L，CO_2CP 25.5mmol/L，BUN 18.61mmol/L，GLU 7.09mmol/L。

3）血脂：TC 11.21mmol/L，TG 1.36mmol/L，HDL-C 1.77mmol/L，LDL-C 7.75mmol/L。

4）肝肾功能：TP 40.7g/L，ALB 16.7g/L，TBIL 2.9μmol/L，GPT 14U/L，GOT 23U/L。

5）24 小时尿蛋白总量：9 993.44mg，24 小时尿白蛋白总量：5 868mg。

（5）入院诊断：①肾病综合征；②微小病变型肾病。

（6）入院时初始用药医嘱：见表 6-3。

表6-3 入院时初始用药医嘱

用药目的	药品	单次剂量	频次	开始时间
免疫抑制	甲泼尼龙片	40mg	q.d.	2021 年 10 月 12 日
利尿	呋塞米片	20mg	t.i.d.	2021 年 10 月 13 日
利尿	螺内酯片	20mg	q.d.	2021 年 10 月 12 日
调血脂	阿托伐他汀钙片	20mg	q.n.	2021 年 10 月 12 日
护胃	泮托拉唑肠溶片	40mg	q.d.	2021 年 10 月 12 日
补钙	碳酸钙 D_3 片	600mg/125IU	q.d.	2021 年 10 月 12 日
调血脂	依折麦布片	10mg	q.d.	2021 年 10 月 13 日
利尿	托伐普坦片	7.5mg	q.d.	2021 年 10 月 13 日

2. 入院后药物重整流程

（1）药师采集既往用药史获取入院前用药清单，并与入院时初始用药医嘱进行对比，相关信息见表6-4。

（2）识别问题、解决方案及与医患沟通要点：见表6-5。

（3）分析及小结：本案例中共发现了2个用药相关问题。

1）患者依从性问题

A. 糖皮质激素类药物依从性不佳。患者既往服用甲泼尼龙片后，因对糖皮质激素类药物的不良反应有顾虑遂自行调整药物用法用量，将 40mg q.d. 改为 20mg b.i.d.。《中国成人肾病综合征免疫抑制治疗专家共识》建议，使用糖皮质激素类药物应遵循"足量、缓慢减量、长期维持"的原则，建议泼尼松 1mg/（kg·d）顿服（最大剂量60mg/d），维持 6 ~ 8 周，微小病变型肾病患者完全缓解率高，达到缓解后，糖皮质激素类药物在 6 个月内缓慢减量。患者体重50kg，甲泼尼龙片用量为40mg/d，目前糖皮质激素类药物治疗时间 1 个月余，仍应继续维持每日 40mg 顿服以确保治疗的效果。

药师了解患者改用法用量的原因之后，向患者解释：由于人体内源性的糖皮质激素分泌呈脉冲式释放，具有昼夜节律，夜间睡眠时最低，清晨醒后到达高峰，糖皮质激素的分泌受下丘脑 - 垂体 - 肾上腺轴的反馈调节，因此建议在早晨 7 ~ 8 点服用，可在一定程度上减轻不良反应的发生。另告知患者已使用护胃药、钙剂等预防相关不良反应的发生，复诊时医生和药师也会对患者进行评估，如发现不良反应会及时处理，患者不必过于担心药物不良反应。

表 6-4　入院时初始用药医嘱与入院前用药比较及药师意见

| 入院前用药清单 | | | | | | | 入院时初始用药医嘱 | | | | | |
用药目的	药品	单次剂量	频次	开始	结束	备注	用药目的	药品	单次剂量	频次	与院外药品比较	药师意见
免疫抑制	甲泼尼龙片	20mg	b.i.d.	2021年9月	入院后继续使用	患者诉自己对激素类药物的不良反应有顾虑，自行将40mg q.d.改为20mg b.i.d.	免疫抑制	甲泼尼龙片	40mg	q.d.	入院后继续使用，调整用法用量	建议及时纠正患者不正确用药方法，调整用药为每日早上7~8点一次性顿服
利尿	呋塞米片	20mg	q.d.	2021年9月	入院后继续使用	患者入院前每日尿量600ml，近10天体重增加2kg，伴眼睑及双下肢轻度水肿	利尿	呋塞米片	20mg	t.i.d.	入院后继续使用，增加用药频次	建议增加用药频次，加强利尿
利尿	螺内酯片	20mg	q.d.	2021年9月	入院后继续使用	患者血钾正常	利尿	螺内酯片	20mg	q.d.	用法用量无变化，入院后继续使用	建议继续使用
调血脂	阿托伐他汀钙片	20mg	q.n.	2021年9月	入院后继续使用	患者血脂控制不佳	调血脂	阿托伐他汀钙片	20mg	q.n.	用法用量无变化，沿用	患者血脂控制不佳，建议加强调血脂治疗
护胃	泮托拉唑肠溶片	40mg	q.d.	2021年9月	入院后继续使用	现无胃肠道不适症状	护胃	泮托拉唑肠溶片	40mg	q.d.	用法用量无变化，沿用	建议继续使用
							补钙	碳酸钙D₃片	600mg/125IU	q.d.	新增药品	建议新增该药

续表

入院前用药清单							入院时初始用药医嘱				与院外药品比较	药师意见
用药目的	药品	单次剂量	频次	开始	结束	备注	用药目的	药品	单次剂量	频次		
							调血脂	依折麦布片	10mg	q.d.	新增药品	建议新增该药
							利尿	托伐普坦片	7.5mg	q.d.	新增药品	建议新增该药

表 6-5 药物重整发现的问题及与医患沟通要点

序号	问题描述	解决方案	与医生沟通要点	与患者沟通要点
1	患者既往服用甲泼尼龙片后，因对糖皮质激素类药物的不良反应有顾虑遂自行调整药物用法，将 40mg q.d. 改为 20mg b.i.d.	(1) 了解患者改变糖皮质激素类药物用法用量的原因，主要考虑糖皮质激素类药物的不良反应。 (2) 与医生沟通，建议医药护联合加强对患者糖皮质激素类药物的用药宣教。 (3) 告知患者糖皮质激素类药物在人体内分泌的自然节律，在早晨 7～8 点达到峰值，因此在 7～8 点一次性顿服可以顺应人体节律并减少不良反应的发生	经详细药学问诊，患者对于服用糖皮质激素类药物可能出现的不良反应有顾虑，服药时间不规律，建议医药护联合加强对患者糖皮质激素类药物的用药宣教	告知患者糖皮质激素在人体内分泌的自然节律，在早晨 7～8 点达到峰值，因此在 7～8 点一次性顿服可以顺应人体节律并减少不良反应的发生的发生，不能擅自调整用药方案或停药
2	患者入院前有口服呋塞米利尿剂内酯利尿消肿，入院前每日尿量 600ml 左右，近 10 天体重增加 2kg，伴眼睑及双下肢轻度水肿	(1) 患者因长期服用利尿药增加，考虑利尿效果不佳。 (2) 与医生沟通，可增加呋塞米的每日给药频率。 (3) 患者血钠偏低，增加呋塞米可能会进一步降低血钠，增加托伐普坦加大步降低血钠，可以考虑增加托伐普坦同于维持血钠的稳定利尿作用，并有助于维持血钠	(1) 可增加呋塞米的每日给药频率。 (2) 患者血钠偏低，增加呋塞米可能会进一步降低血钠，托伐普坦是一种新型口服血管升压素 V2 受体拮抗剂，利水不利钠，可减少水负荷，稳定血流动力学，改善低钠血症。建议加用托伐普坦利尿	告知调整利尿方案的意义，且增加了呋塞米的给药频率，前目加用了托伐普坦，并目加用了托伐普坦。长期服用利尿药可能会导致电解质异常，用药期间需定期复查电解质指标（血钠、血钾、血钙等）。服用利尿药期间需保持低盐饮食，忌食一切腌制食品

167

序号	问题描述	解决方案	与医生沟通要点	与患者沟通要点
3	既往单用阿托伐他汀钙片调血脂治疗1个月余，入院时LDL-C 7.75mmol/L依然偏高	患者血脂指标控制不佳，考患单用他汀类调血脂强度不够，建议加用依折麦布片10mg q.d.联合加强调血脂治疗	《中国血脂管理指南（2023年）》指南推荐降胆固醇药物的顺序首先是中等强度他汀类药物治疗，若LDL-C不达标可联合依折麦布治疗。依折麦布是胆固醇吸收抑制剂，加强调血脂治疗，将LDL-C控制在2.6mmol/L以下，建议医生加用依折麦布联合调血脂	(1)告知控制血脂的意义，现阿托伐他汀钙片治疗1个月余，血脂未达标，需要继续维持使用，同时加用依折麦布片加强调血脂治疗，将LDL-C控制在2.6mmol/L以下，而目即使血脂正常也需要坚持服用他汀类药物以降低心血管事件的发生。(2)注意定期复查血脂和肝功能，平时观察有无肌痛表现
4	患者上次出院时遵医嘱服用碳酸钙D₃片，出院后患者认为自己年轻不会缺钙，遂自行停用了钙剂	了解患者自行停药原因，告知患者长期服用糖皮质激素类药物可能导致钙的流失，加用碳酸钙D₃片预防骨质疏松	此患者服用钙剂的依从性不佳，医药护联合加强对患者钙片用药的用药宣教	告知患者长期服用糖皮质激素药物可能导致钙的流失，因此需要补钙。碳酸钙D₃常见的不良反应有便秘、腹胀、腹痛等症状。用药期间需定期监测血钙水平

B. 补钙剂的依从性问题。骨质疏松症是糖皮质激素类药物最常见的不良反应之一，糖皮质激素类药物的使用可导致钙在肠道的吸收减少以及尿中排出增加。同时，糖皮质激素类药物还可以诱导成骨细胞凋亡、破骨细胞活性增加等。根据《2020版中国糖皮质激素性骨质疏松症防治专家共识》，建议所有使用糖皮质激素类药物疗程 ≥ 3 个月者，调整生活方式并且每日补充钙元素、维生素 D 或活性维生素 D 以预防骨质疏松症的发生。患者依从性不佳，认为自己年轻不易缺钙，遂自行停用了钙剂。告知患者长期服用糖皮质激素类药物可能导致钙的流失，因此需要补钙，以预防并减少糖皮质激素类药物的使用可能带来的不良反应。

2）需要增加药物治疗

A. 利尿药治疗方案不足。患者既往有服用利尿药消肿，入院前每日尿量600ml 左右，近 10 天体重增加 2kg，伴眼睑及双下肢轻度水肿，考虑患者利尿效果不佳，可增加呋塞米片的每日使用量加强利尿。患者入院时查电解质：Na^+ 130.2mmol/L 偏低，K^+ 3.87mmol/L 正常，联合螺内酯是合理的，但增加呋塞米频次可能会加重血钠降低的情况，因此加用托伐普坦片。托伐普坦与传统利尿药相比，不增加电解质排泄，不激活肾素 - 血管紧张素 - 醛固酮系统，仅作用于水通道蛋白，减少水的重吸收而发挥利尿作用，避免袢利尿药常见的电解质紊乱、肾功能损害等不良反应。利尿的使用过程中需密切关注患者的血压、体重、尿量以及水肿改善情况，定期复查电解质常规以防止出现低钾、低钠血症的发生。

B. 调血脂药的治疗强度不足。慢性肾脏病（CKD）患者由于肾功能下降、内环境紊乱、蛋白尿等原因，脂代谢紊乱较普通人群更易发生。血脂异常是动脉粥样硬化性心血管疾病（ASCVD）发生、发展中最主要的致病性危险因素之一。根据《血脂异常基层诊疗指南（实践版·2019）》和《中国心血管病一级预防指南》推荐，降低 LDL-C 是防治 ASCVD 的首要干预靶标，ASCVD 高危患者 LDL-C 目标值 < 2.6mmol/L。对高危患者生活方式干预同时立即启动他汀类药物进行调血脂治疗。起始应使用中等强度他汀类调血脂药，他汀类药物不耐受或 LDL-C 水平不达标者考虑联合使用非他汀类调血脂药（如依折麦布）。此患者 16 岁，Scr 174.3μmol/L，计算 eGFR（EPI）= 48.82ml/（min·1.73m²），属于慢性肾脏病 3 期，为 ASCVD 高危人群，使用阿托伐他汀钙片调血脂治疗 1 个月，此次入院血脂指标：TC 11.21mmol/L，LDL-C 7.75mmol/L。根据指南建议可联用依折麦布片加强调血脂治疗。同时，告知患者用药应定期复查血脂水平以评估用药疗效，用药过程中关注他汀类药物可能导致肌痛、肌

无力等肌损害，如有出现相关症状应及时到医院复查。

第二节　糖尿病肾病

一、概述

1. 定义　糖尿病肾病（diabetic nephropathy，DN）是指由糖尿病（diabetes mellitus，DM）所致的慢性肾脏病，主要表现为尿白蛋白与肌酐比值（urinary albumin/creatinine ratio，UACR）≥30mg/g 和/或估算的肾小球滤过率（estimated glomerular filtration rate，eGFR）< 60ml/（min·1.73m²），且持续超过 3 个月。诊断标准为在明确 DM 作为肾损害的病因并排除其他原因引起慢性肾脏病（chronic kidney disease，CKD）的情况下，至少具备下列一项者可诊断为 DN：①排除干扰因素的情况下，在 3～6 个月内的 3 次检测中至少 2 次 UACR ≥ 30mg/g 或 24 小时尿白蛋白排泄率（urine albumin excretion rate，UAER）≥ 30mg/24h；②eGFR < 60ml/（min·1.73m²）持续超过 3 个月以上；③肾活检符合 DN 的病理改变。

2. 病理分级和临床分期　2010 年美国肾脏病理学会制定了 DN 肾小球病理分级标准，见表 6-6。中华医学会糖尿病学分会微血管并发症学组发表的《中国糖尿病肾脏病防治指南（2021 年版）》根据 GFR 及尿白蛋白水平对 DN 进行了临床分期，即 GA 分期法，其中 G 代表估计 eGFR 水平，分为 G1～G5[G1：eGFR ≥ 90ml/（min·1.73m²）；G2：eGFR 60～89ml/（min·1.73m²）；G3：eGFR 30～59ml/（min·1.73m²）；G4：eGFR 15～29ml/（min·1.73m²）；G5：eGFR < 15ml/（min·1.73m²）]；A 代表尿白蛋白水平，分为 A1～A3（A1：UACR < 30mg/g；A2：UACR 30～300mg/g；A3：UACR > 300mg/g）。

表 6-6　2010 年美国肾脏病理学会 DN 肾小球病理分级标准

病理分级	病理描述	病理标准
Ⅰ 级	单纯肾小球基底膜增厚	光学显微镜下显示无或轻度特异性改变；电子显微镜提示肾小球基底膜增厚：女性 > 395nm，男性 > 430nm（年龄 ≥ 9 岁）；病理改变未达 Ⅱ、Ⅲ 或Ⅳ级
Ⅱa 级	轻度系膜基质增宽	> 25% 的肾小球有轻度系膜基质增宽；病理改变未达Ⅲ、Ⅳ级

病理分级	病理描述	病理标准
Ⅱb级	重度系膜基质增宽	> 25% 的肾小球有重度系膜基质增宽;病理改变未达Ⅲ、Ⅳ级
Ⅲ级	结节性硬化	1个以上结节性硬化(Kimmelstiel-Wilson结节);病理改变未达Ⅳ级
Ⅳ级	晚期糖尿病肾小球硬化	总肾小球硬化 > 50%,同时存在Ⅰ~Ⅲ级病理改变

3. 临床表现 出现糖尿病症状:多饮、多尿、多食、消瘦,部分严重患者可表现为"糖尿病肾脏疾病三联征",即大量蛋白尿、高血压、水肿,当 eGFR < 15ml/(min·1.73m^2)时常有终末期肾病相关临床表现。

4. 疾病管理 根据《中国糖尿病肾脏病防治指南(2021年版)》和《糖尿病肾脏疾病临床诊疗中国指南》,DN 的防治应强调早期筛查、早期诊断、早期治疗,一体化综合管理。

(1)控制血糖:中华医学会糖尿病学分会发表的《中国2型糖尿病防治指南(2020年版)》建议空腹血糖控制目标为4.4~7.0mmol/L,非空腹血糖目标为 < 10.0mmol/L。KDIGO 发表的《2022 KDIGO 临床实践指南:慢性肾脏病患者的糖尿病管理》建议 HbA1c 目标应个体化,范围为 6.5% < HbA1c < 8%,推荐 HbA1c 联合自我血糖监测和持续葡萄糖监测作为 DN 患者血糖控制状况的评估方式,并制订个体化控制目标。二甲双胍是患者控制血糖的首选药物和基础用药,肾功能不全时需调整用量或停用。确诊 DN 的2型糖尿病(T2DM)患者,无论血糖是否达标,若 eGFR ≥ 45ml/(min·1.73m^2),均推荐使用钠-葡萄糖耦联转运体2抑制剂(sodium-glucose linked transporter 2 inhibitor,SGLT2i)以延缓 DN 进展。对于无法使用 SGLT2i 或使用后血糖仍不达标的 T2DM 患者,推荐使用具有延缓 DN 进展证据的胰高血糖素样肽-1受体激动剂。

(2)控制血压:DN 患者的血压控制目标应个体化,《2021 KDIGO 临床实践指南:慢性肾脏病患者的血压管理》对于 CKD 合并高血压的成人患者,如可耐受,以收缩压(SBP) < 120mmHg 为血压控制目标;对于 CKD 合并高血压,中重度蛋白尿(G1~G4,A2 和 A3)且合并糖尿病的患者,建议起始使用 ACEI 或 ARB。

(3)控制蛋白尿:DN 伴有白蛋白尿患者首选 ACEI/ARB 类药物,大量白蛋白尿 DN 的治疗中,不推荐联合使用 ACEI 和 ARB。SGLT2i 在大量白蛋白尿的 DN 中具有减少尿蛋白的作用。

（4）调节血脂：推荐 LDL-C 作为 DN 患者血脂控制的主要目标，首选他汀类药物治疗。推荐 DN 患者的 LDL-C 目标值 < 2.6mmol/L，其中 ASCVD 极高危患者的 LDL-C 应 < 1.8mmol/L。

5. 药物重整过程中的重点关注内容　入院时和出院时的药物重整都需重点关注患者的肾功能水平，评估患者的疗效，各方面是否达标，方案是否需要更改，患者用药依从性如何，是否出现药物不良反应。

（1）血糖管理：T2DM 合并 DN 的患者在选择降血糖药时，应优先考虑具有肾脏获益证据的药物，同时应充分考虑患者的心、肾功能情况，并根据 eGFR 调整药物剂量。

（2）血压管理：应根据并发症及可耐受情况设定个体化的血压目标。合理的 DN 降压方案，除了将血压降到目标值之外，还应注重脏器保护，强调心血管获益，合理联合，适当个体化用药，以减少药物不良反应，提高患者依从性。

（3）血脂管理：根据 DN 患者的 ASCVD 危险度评估制订 LDL-C 控制目标，根据患者 eGFR、疗效及耐受情况进行药物选择和剂量调整。

（4）蛋白尿管理：使用 ACEI/ARB 需要关注患者的肌酐、血钾和血压变化情况，使用 SGLT2i 初始几周内应关注血肌酐和血糖的变化情况。

二、药物重整案例

1. 病例介绍

（1）病情介绍：患者男性，54 岁，因"尿泡沫增多 11 年、双下肢水肿 1 个月"于 2021 年 8 月 21 日入院。

（2）既往史：糖尿病史 10 年，目前使用二甲双胍片 0.25g b.i.d.，甘精胰岛素注射液 10U 睡前皮下注射，平素空腹血糖 6～7mmol/L，餐后 2 小时血糖 10～12mmol/L。高血压病史 1 个月，最高血压为 170/80mmHg，目前使用硝苯地平控释片 30mg q.d. 控制血压。半年前诊断糖尿病视网膜病变。

（3）查体：体温 36.7℃，脉搏 73 次 /min，呼吸 20 次 /min，血压 142/87mmHg。身高 170cm，体重 78.02kg。双侧下肢轻度水肿。

（4）实验室检查：

1）血常规：WBC 6.03×10^9/L，N 4.30×10^9/L，RBC 3.84×10^{12}/L，Hb 119g/L，PLT 194×10^9/L，N% 71.2%。

2）血脂：TC 5.57mmol/L，TG 2.80mmol/L，HDL-C 1.06mmol/L，LDL-C 3.76mmol/L。

3）血糖：糖化血红蛋白 5.4%，空腹血糖 7.2mmol/L，非空腹血糖 7.3～

18.6mmol/L。

4）肝肾功能：TP 62.4g/L，ALB 33.78g/L，TBIL 7.2μmol/L，DBIL < 1.5μmol/L，GPT 35U/L，GOT 25U/L，Scr 157.30μmol/L，eGFR 42.32ml/（min·1.73m^2），BUN 13.30mmol/L，CO$_2$CP 21.0mmol/L。

5）尿蛋白与肌酐比值：4 505.43mg/g，尿白蛋白与肌酐比值：2 779.83mg/g，24 小时尿蛋白总量：5 606.29mg，24 小时尿白蛋白总量：3 331.6mg。

（5）影像学检查

1）心电图：大致正常心电图。

2）心脏彩超：左室舒张功能减退，LVEF 69%。

3）CT：双肺未见异常；胃术后改变；双侧颈总、颈内、颈外动脉斑块形成（软斑、混合斑），主动脉及冠状动脉粥样硬化。

（6）肾穿刺病理：结节性糖尿病肾小球硬化症（Ⅲ型）。

（7）入院诊断：①糖尿病肾病Ⅳ期（结节性糖尿病肾小球硬化症Ⅲ型）；②慢性肾脏病3期；③高血压2级 中危；④2型糖尿病；⑤糖尿病视网膜病变。

（8）入院时初始用药医嘱：见表6-7。

表 6-7 入院时初始用药医嘱

用药目的	药品	单次剂量	频次	开始时间
降血糖	甘精胰岛素注射液	10U	q.n.	2021 年 8 月 21 日
	达格列净片	10mg	q.d.	2021 年 8 月 21 日
	瑞格列奈片	1mg	t.i.d.	2021 年 8 月 21 日
降压	沙库巴曲缬沙坦钠片	50mg	b.i.d.	2021 年 8 月 21 日
促进尿酸排泄,调节酸碱平衡	碳酸氢钠片	1 000mg	t.i.d.	2021 年 8 月 21 日
调血脂、稳定斑块	阿托伐他汀钙片	20mg	q.d.	2021 年 8 月 21 日
补充营养	复方 α-酮酸片	4 片	t.i.d.	2021 年 8 月 21 日
降尿酸	非布司他片	20mg	q.d.	2021 年 8 月 21 日

注：复方α-酮酸片为复方制剂，含4种酮氨基酸钙、1种羟氨基酸钙和5种氨基酸。其组分为每片含：消旋酮异亮氨酸钙67mg，酮亮氨酸钙101mg，酮苯丙氨酸钙68mg，酮缬氨酸钙86mg，消旋羟蛋氨酸钙59mg，L-赖氨酸醋酸盐105mg，L-苏氨酸53mg，L-色氨酸23mg，L-组氨酸38mg，L-酪氨酸30mg，总氮量/片36mg，总钙量/片1.25 mmol≈50mg。

2. 入院后药物重整流程

（1）药师采集既往用药史获取入院前用药清单，并与入院时初始用药医嘱进行对比，相关信息见表6-8。

（2）识别问题、解决方案及与医患沟通要点：见表6-9。

（3）分析及小结：本案例中共发现了2个用药相关问题——无效药物治疗和需要增加药物治疗。

1）降血糖治疗方案重整，属于无效药物问题和需要增加药物治疗的问题。患者eGFR = 42.32ml/（min·1.73m^2），根据中华医学会糖尿病学分会微血管并发症学组发表的《中国糖尿病肾脏病防治指南（2021年版）》仍推荐二甲双胍作为T2DM合并DN［eGFR ≥ 45 ml/（min·1.73m^2）］患者的一线降血糖药，当eGFR < 60ml/（min·1.73m^2）时需减量使用（CKD G3a期1 500mg/d、CKD G3b期1 000mg/d），eGFR < 30ml/（min·1.73m^2）时禁忌使用二甲双胍。因此，患者予二甲双胍片0.25g b.i.d.用法用量适宜，但餐后血糖控制未达标，调整二甲双胍片为瑞格列奈片1mg t.i.d.和达格列净片10mg q.d.。瑞格列奈为短效胰岛素促泌剂，口服30分钟内出现促胰岛素分泌反应，引起进餐时血糖降低。且瑞格列奈及其代谢产物主要通过胆汁排泄，仅有很少部分（约8%）以代谢产物自尿排出。根据《中国糖尿病肾脏病防治指南（2021年版）》，确诊DN的T2DM患者，无论血糖是否达标，若eGFR ≥ 45ml/（min·1.73m^2），均推荐使用SGLT2i以延缓DN进展。DAPA-CKD（the dapagliflozin and prevention of adverse outcomes in chronic kidney disease，一种临床研究名）研究提示达格列净具有独立于降血糖之外的肾脏保护作用，能显著降低肾脏复合终点风险，在eGFR 25 ~ 45ml/（min·1.73m^2）的患者肾脏终点风险也显著降低了37%。因此，二甲双胍调整为瑞格列奈和达格列净，可能更好地控制餐后血糖并降低尿蛋白，延缓肾病进展。

2）降压方案重整，属于无效药物问题和需要增加药物治疗的问题。根据改善全球肾脏病预后组织（KDIGO）发表的《2021 KDIGO临床实践指南：慢性肾脏病患者的血压管理》，对于CKD合并高血压的成人患者，如可耐受，以收缩压（SBP）< 120mmHg为血压控制目标；对于CKD合并高血压，中重度蛋白尿（G1 ~ G4，A2和A3）且合并糖尿病的患者，建议起始使用肾素-血管紧张素系统抑制剂（ACEI或ARB）。予患者硝苯地平控释片30mg q.d.，血压142/87mmHg，血压控制未达标，且患者24小时尿蛋白总量5 606.29mg，ACEI或ARB具有显著降尿蛋白作用。将降压方案由硝苯地平控释片调整为沙库巴曲缬沙坦片50mg b.i.d.，沙库巴曲缬沙坦是血管紧张素受体脑啡肽酶抑制剂和ARB组成的共晶体，通过多个途径具有显著的心肾获益，但用药过程中应密切监测血压情况，并复查血肌酐，避免发生低血压和肌酐升高。

表 6-8 入院时初始用药医嘱与入院前用药比较及药师意见

入院前用药清单							入院时初始用药医嘱				与院外药品比较	药师意见
用药目的	药品	单次剂量	频次	开始	结束	备注	用药目的	药品	单次剂量	频次		
降血糖	甘精胰岛素注射液	10U	q.n.	2020年4月	入院后继续使用	空腹血糖：7.2mmol/L	降血糖	甘精胰岛素注射液	10U	q.n.	用法用量无变化,沿用	建议根据空腹血糖调整剂量
降血糖	二甲双胍片	0.25g	b.i.d.	2011年7月	入院后停用	餐后2小时血糖10~12mmol/L,睡前血糖18.6mmol/L					入院后停用	建议停用
							降血糖	达格列净片	10mg	q.d.	新增药品	建议新增
							降血糖	瑞格列奈片	1mg	t.i.d.	新增药品	建议新增
降压	硝苯地平控释片	30mg	q.d.	2021年7月	入院后停用	血压142/87mmHg					入院后停用	建议停用
							降压	沙库巴曲缬沙坦钠片	50mg（沙库巴曲24mg/缬沙坦26mg）	b.i.d.	新增药品	建议新增
							调血脂、稳定斑块	阿托伐他汀钙片	20mg	q.d.	新增药品	建议新增
							补充营养	复方α-酮酸片	4片	t.i.d.	新增药品	建议新增
							降尿酸	非布司他片	20mg	q.d.	新增药品	建议新增

入院前用药清单							入院时初始用药医嘱				与院外药品比较	药师意见
用药目的	药品	单次剂量	频次	开始	结束	备注	用药目的	药品	单次剂量	频次		
							促进尿酸排泄，调节酸碱平衡	碳酸氢钠片	1 000mg	t.i.d.	新增药品	建议新增

表 6-9 药物重整发现的问题、解决方案与医患沟通要点

序号	问题描述	解决方案	与医生沟通要点	与患者沟通要点
1	患者入院前使用二甲双胍片 0.25g b.i.d.，甘精胰岛素注射液 10U 睡前皮下注射；空腹血糖 7.2mmol/L，非空腹血糖 7.3～18.6mmol/L，餐后血糖控制未达标	(1) 患者为 CKD G3b 期，餐后血糖控制未达标，与医生沟通，调整降血糖方案。 (2) 对患者进行糖尿病饮食宣教和降血糖药的用药教育	患者 eGFR = 42.32ml/(min·1.73m²)，CKD G3b 期。CKD G3b 期患者减量使用二甲双胍片（1 000mg/d），患者二甲双胍片 0.25g b.i.d. 用法用量合理。但餐后血糖控制未达标，停用二甲双胍片，改用瑞格列奈和达格列净，瑞格列奈控制餐后血糖可能更理想，达格列净可降低尿蛋白延缓肾病进展	与患者解释为何要改变方案，并宣教：①在控制碳水化合物总量的同时应选择低血糖指数碳水化合物，进餐应定时定量；②瑞格列奈餐前 15 分钟内服用，三餐前分别服用 1 片；③达格列净每日 1 次，晨服 2 片，不受进食限制；④每日监测 2～4 次空腹或餐后 2 小时血糖
2	患者予硝苯地平控释片 30mg q.d.，血压 142/87mmHg，血压控制未达标	(1) 与医生沟通，根据血压监测情况调整血压降压方案。 (2) 对患者进行抗高血压药的注意事项宣教	患者血压 142/87mmHg，血压控制未达标，且患者 24 小时尿蛋白总量 5 606.29mg，ACEI 或 ARB 具有显著降尿蛋白作用，糖尿病肾病伴高血压患者推荐首选 ACEI 或 ARB 类药物治疗，沙库巴曲缬沙坦片降压作用显著，且具有良好的心肾获益，但可引起低血压和肌酐升高，应观察患者是否耐受	每日监测血压情况，1 周后复查血压控制情况，且患者血肌酐，如发生低血压和肌酐升高应在医生指导下调整降压方案

续表

序号	问题描述	解决方案	与医生沟通要点	与患者沟通要点
3	患者低密度脂蛋白胆固醇 3.76mmol/L,双侧颈总、颈内,颈外动脉斑块形成(软斑,混合斑),主动脉及冠状动脉粥样硬化,既往未予调血脂药治疗	同意医生加用他汀调血脂药,对患者进行阿托伐他汀钙片的用药教育	DN患者的LDL-C目标值<2.6mmol/L,患者低密度脂蛋白胆固醇3.76mmol/L,双侧颈总、颈内,颈外动脉斑块形成(软斑,混合斑),主动脉粥样硬化及冠状动脉粥样硬化,启动他汀类治疗1~3个月后复查血脂,8~12周检测1次肝酶	告知患者要遵医嘱长期服用调血脂药,即使血脂正常也需要坚持服用阿托伐他汀钙片以降低心血管事件。注意定期复查血脂和肝功能,平时观察有无肌痛表现,如有肌痛现象应立即就医,并注意清淡饮食,适当运动
4	患者尿酸 498.1μmol/L,有糖尿病,DN和高血压合并症,无痛风史,既往未予降尿酸治疗	建议启动降尿酸治疗,并对患者进行降尿酸治疗的生活方式建议和用药宣教	无症状高尿酸血症患者合并糖尿病、CKD、血尿酸水平≥480μmol/L启动降尿酸治疗。患者尿酸498.1μmol/L,有糖尿病,DN和高血压合并症,无痛风史,符合启始降尿酸药物治疗指征,尿酸控制目标<360μmol/L,建议启动降尿酸治疗,无症状高尿酸血症患者使用非布司他能够显著降低心脑血管不良事件的发生率并延缓肾功能不全的进展。建议加用碳酸氢钠片碱化尿液,促进尿酸排泄	嘱患者控制体重,规律运动,限制乙醇及高嘌呤、高果糖饮食的摄入,鼓励动物内脏和新鲜蔬菜的摄入及适量饮水,遵医嘱服药,将尿酸控制在<360μmol/L,减少痛风发作和心脑血管不良事件的发生
5	患者目前eGFR 42.32ml/(min·1.73m²),诊断为慢性肾脏病3期,既往未予肾营养支持治疗	建议患者低蛋白饮食配合复方α-酮酸片	根据《中国慢性肾脏病营养治疗临床实践指南(2021版)》,推荐CKD 3~5期糖尿病且代谢稳定的患者蛋白质摄入量为0.6g/(kg·d),并可补充酮酸制剂0.12g/(kg·d)	嘱患者低蛋白饮食,配合服用复方α-酮酸片4片 t.i.d. 餐中咀嚼服

3）调血脂治疗方案重整，属于需要增加药物治疗的问题：《中国糖尿病肾脏病防治指南（2021 年版）》推荐 DN 患者的 LDL-C 目标值 < 2.6mmol/L，其中 ASCVD 极高危患者的 LDL-C 应 < 1.8mmol/L，推荐 LDL-C 为 DN 患者血脂控制的主要目标，首选他汀类药物治疗。患者低密度脂蛋白胆固醇 3.76mmol/L，双侧颈总、颈内、颈外动脉斑块形成（软斑、混合斑），主动脉及冠状动脉粥样硬化，予阿托伐他汀钙片 20mg q.d.，起始调血脂药治疗用法用量合理。阿托伐他汀及其代谢产物主要经肝脏和 / 或肝外代谢后经胆汁清除，因此，DN 患者使用时无须调整剂量。起始调血脂药治疗者应 1～3 个月后复查血脂，之后每 3～12 个月复查。起始他汀类药物治疗 8～12 周检测 1 次肝酶，嘱咐患者如有肌痛现象应立即就医。

4）降尿酸药物治疗方案重整，属于需要增加药物治疗的问题：中华医学会内分泌学分会发表的《中国高尿酸血症与痛风诊疗指南（2019）》推荐血尿酸水平 ≥ 480μmol/L 且有下列合并症之一：高血压、脂代谢异常、糖尿病、肥胖、脑卒中、冠心病、心功能不全、尿酸性肾石病、肾功能损害（≥ CKD 2 期）时起始降尿酸药物治疗，尿酸控制目标 < 360μmol/L。患者尿酸 498.1μmol/L，有糖尿病、DN 和高血压合并症，无痛风史，符合起始降尿酸药物治疗指征。对无症状高尿酸血症患者进行非布司他干预能够显著降低心脑血管不良事件的发生率并延缓肾功能不全的进展。非布司他小剂量（20mg/d）起始治疗，可减少痛风发作。碳酸氢钠可以简化尿液促进尿酸排泄。

5）营养支持治疗方案重整，属于需要增加药物治疗的问题：患者目前 eGFR 42.32ml/（min·1.73m^2），诊断为慢性肾脏病 3 期。根据《中国慢性肾脏病营养治疗临床实践指南（2021 版）》，推荐 CKD 3～5 期糖尿病且代谢稳定的患者蛋白质摄入量为 0.6g/（kg·d），并可补充酮酸制剂 0.12g/（kg·d）。建议患者低蛋白饮食配合复方 α- 酮酸片。

第三节　慢性肾衰竭

一、概述

1. **定义**　慢性肾脏病（chronic kidney disease，CKD）的定义为出现以下任何一项肾脏损伤指标：尿白蛋白与肌酐比值（UACR）≥ 30mg/g、尿沉渣异常、肾小管功能障碍导致的电解质异常及其他异常、组织病理学异常、影像学检查提示的肾脏结构异常、肾移植经历，或是 GFR < 60ml/（min·1.73m^2）持续超过 3 个月或以上。慢性肾衰竭（chronic renal failure，CRF）指 CKD 进行性进展引起的肾单位和肾功能不可逆地丧失，导致以代谢产物和毒物潴留、水电解质紊乱以及内分泌失调为特征的临床综合征。

2. **慢性肾脏病分期** 见表 6-10。

表 6-10 慢性肾脏病分期

分期	特征	GFR 水平 /[ml/（min·1.73m^2）]
G1	正常或增高	≥ 90
G2	轻度降低	60 ~ 89
G3a	轻度 / 中度降低	45 ~ 59
G3b	中度 / 严重降低	30 ~ 44
G4	严重降低	15 ~ 29
G5	肾衰竭	< 15

3. CRF 进展的危险因素

（1）CRF 渐进性发展的危险因素：蛋白尿、高血糖、高血压、低蛋白血症，同时贫血、血脂异常、高同型半胱氨酸血症、营养不良、老年、尿毒症毒素蓄积等，为 CRF 病程渐进性发展的危险因素。

（2）CRF 急性加重的危险因素：CRF 病程中肾功能可能出现急性加重。急性加重的危险因素主要包括①累及肾脏疾病复发或加重；②血容量不足；③肾脏局部血供急剧减少；④严重高血压未能控制；⑤肾毒性药物；⑥泌尿系统梗阻；⑦严重感染；⑧其他，如高钙血症、严重肝功能不全等。

4. **疾病管理** 在 CKD 患者长期管理过程中应提倡一体化管理概念。CKD 一体化管理是指从发生 CKD，开展针对控制肾脏原发病、避免或纠正导致肾功能恶化的诱因、延缓肾功能进行性下降、防治并发症（包括心脑血管病，以及肾性贫血、矿物质和骨代谢异常等）、控制合并症、适时进行肾脏替代治疗前准备等环节，对 CKD 患者进行生活方式、心理及药物等多方面的干预。

（1）控制血压：对于 CKD 患者而言，降压治疗的获益是双重的，既延缓肾功能进展又降低心血管疾病风险。根据《2021 KDIGO 临床实践指南：慢性肾脏病患者的血压管理》，建议非透析 CKD 患者的强化降压目标为收缩压 < 120mmHg，但对于透析的 CKD 患者血压目标没有明确规定。指南中还建

议 CKD 患者不管是否合并糖尿病，ACEI/ARB 和直接肾素抑制剂三种药物应避免相互间联合使用。

（2）纠正肾性贫血：随着肾功能的下降，各种原因引起的 CKD 患者均会出现贫血。肾性贫血是指由各类肾脏疾病造成红细胞生成素的相对或绝对不足导致的贫血，以及尿毒症毒素影响红细胞生成及其寿命而发生的贫血。根据中国医师协会肾脏内科医师分会肾性贫血指南工作组发表的《中国肾性贫血诊治临床实践指南》，肾性贫血治疗的血红蛋白（hemoglobin，Hb）靶目标为：Hb ≥ 110g/L，但不超过 130g/L；铁代谢指标的靶目标为：铁蛋白 > 100μg/L 且转铁蛋白饱和度 > 20%，应维持铁蛋白 200 ～ 500μg/L，转铁蛋白饱和度 20% ～ 50%。治疗肾性贫血的药物主要有三大类：铁剂（分为口服和静脉铁剂）、红细胞生成刺激剂（erythropoiesis-stimulating agent，ESA）、缺氧诱导因子 - 脯氨酰羟化酶抑制剂（hypoxia inducible factor prolyl hydroxylase inhibitor，HIF-PHI）。口服铁剂剂量为元素铁 150 ～ 200mg/d，治疗 1 ～ 3 个月后再次评价铁状态。如果在每周 ESA 100 ～ 150U/kg 治疗下，患者铁蛋白、转铁蛋白饱和度等铁代谢指标以及 Hb 没有达到目标值或口服铁剂不能耐受，可改用静脉补铁治疗。根据 CKD 患者 Hb 水平和临床情况选择 ESA 种类，并决定 ESA 初始治疗剂量。ESA 初始治疗 Hb 速度控制在每月增长 10 ～ 20g/L，若每月 Hb 增长速度 > 20g/L，应减少 ESA 剂量的 25% ～ 50%；若每月 Hb 增长速度 < 10g/L，应将 ESA 的剂量每次增加 20U/kg，每周 3 次。

（3）纠正矿物质代谢紊乱及其骨病：根据国家肾脏疾病临床医学研究中心发表的《中国慢性肾脏病矿物质和骨异常诊治指南》，慢性肾脏病矿物质和骨代谢异常（chronic kidney disease-mineral and bone disorder，CKD-MBD）的定义为：由慢性肾脏病所致的矿物质及骨代谢异常综合征，可出现以下一项或多项临床表现：①钙、磷、甲状旁腺素或维生素 D 代谢异常；②骨转化、骨矿化、骨量、骨线性生长或骨强度异常；③血管或其他软组织钙化。高磷血症诊断标准：血清磷水平超过实验室设定的正常值高限（ > 1.45mmol/L）；治疗靶目标：CKD G3a ～ G5 期，建议尽可能将升高的血清磷降至接近正常范围。治疗高磷血症的药物有：含铝磷结合剂、含钙磷结合剂、非含铝钙磷结合剂，由于含铝磷结合剂的不良反应多，故目前临床不常用。血钙的范围为 2.10 ～ 2.50mmol/L，高钙血症为矫正血清总钙水平超过实验室设定的正常值高限（ > 2.50mmol/L）；治疗靶目标：成年 CKD G3a ～ G5 期患者，建议尽可能避免高钙血症。继发性甲状旁腺功能亢进（secondary hyperparathyroidism，SHPT）诊断标准：由 CKD 导致的甲状旁腺组织继发性增生、腺瘤形成及甲状旁腺激素血清水平升高；治疗靶目标：KDIGO 发表的《2017 KDIGO 临床实践指南：慢性肾脏病矿物质和骨代谢紊乱的诊断，评估，预防和治疗（更新版）》建议甲状旁腺激素的控制范围为正常值的 2～9 倍；而美国肾脏病基金会肾脏病预后质量倡议（Kidney Disease Outcomes Quality Initiative，KDOQI）发表的《2003 KDOQI 慢性肾脏病骨代谢及其疾病的临床实践指南》建议甲状旁腺激素的控制范围为 150～300pg/ml，临床目前多采用该靶目标。降低甲状旁腺激素的药物有活性维生素 D 及其类似物、拟钙剂。钙、磷、甲状旁腺激素三者有着相互作用，相互影响。在治疗过程中，应根据具体情况，选择合适的药物。

（4）控制脂代谢紊乱：根据 KDIGO 发表的《2013 KDIGO 慢性肾病血脂管理临床实践指南》，对于年龄在 18～49 岁且未开始长期透析或接受肾移植的 CKD 患者，建议在出现以下一种或多种情况时使用他汀类药物：已合并冠脉疾病（心肌梗死或冠脉再血管化）、糖尿病、既往缺血性脑卒中史、预计 10 年内因冠脉病变致死或发生非致死性心肌梗死的风险超过 10%。对于年龄 ≥ 50 岁，eGFR < 60ml/（min·1.73m^2）且未开始长期透析或接受肾移植的 CKD 患者（GFR 分期 G3a～G5），推荐他汀类或他汀类/依折麦布联合制剂。对于年龄 ≥ 50 岁，eGFR ≥ 60ml/（min·1.73m^2）的 CKD 患者（GFR 分期 G1～G2），推荐使用他汀类药物。在透析依赖的成人 CKD 患者中，不建议他汀类或他汀类/依折麦布联合制剂的治疗。如果开始透析时患者已经在服用他汀类或他汀类/依折麦布联合制剂，则建议继续使用。

（5）关注水、电解质、酸碱平衡：在 CKD 病理状态下，肾脏对水、电解质、酸碱平衡的调节出现异常，容易出现水、电解质、酸碱失衡。对 CKD 患者需进行容量负荷及心功能评估，预防并发症的发生。电解质的正常范围：钠 135～145mmol/L、钾 3.5～5mmol/L、氯 98～107mmol/L、钙 2.1～2.5mmol/L、磷 0.87～1.45mmol/L、CO_2 结合力 24～30mmol/L、渗透压 280～295mOsm/kg·H$_2$O。对 CKD 患者电解质紊乱和酸碱失衡评估，及时进行纠正。

（6）关注营养：营养不良是 CKD 的常见并发症，是 CKD 发生、进展以及心血管事件与死亡的危险因素。根据中国医师协会肾脏内科医师分会、中国中西医结合学会肾脏疾病专业委员会营养治疗指南专家协作组发表的《中国慢性肾脏病营养治疗临床实践指南（2021 版）》，要积极对 CKD 患者进行营养评估以及监测患者的营养状况，根据患者不同 CKD 分期提供不同的营养治疗方案，营养治疗方案主要从蛋白质、能量、液体及钠、钙、磷、钾、维生素 D 及微量元素、外源性营养素、代谢性酸中毒等方面进行调整。

5. 药物重整过程中的重点关注内容

入院时和出院时的药物重整都需重点关注患者的肾功能水平，评估患者的疗效，各方面是否达标，方案是否需要更改，患者用药依从性如何，是否出现药物不良反应。

（1）药物是否存在使用禁忌：由于 CKD 患者的肾功能处于波动的状态，有些药物在肾功能不同的阶段需要进行相应的剂量调整或是存在禁忌证，故在重整入院药物时需要关注患者的肾功能，及时调整药物。

（2）CKD 一体化管理：针对 CKD 患者防治并发症（包括心脑血管病，以及肾性贫血、矿物质和骨代谢异常等）、控制合并症，评估是否使用了合适的药物，重点关注用法用量、主要监测指标、不良反应。评估患者是否明确药物正确的服用方法以及用药依从性，对患者进行用药教育。

二、药物重整案例

1. 病例介绍

（1）病情介绍：患者男性，61 岁，因"夜尿增多、双下肢水肿 4 年"于 2021 年 4 月 9 日入院。

（2）既往史

1）患者既往诊断Ⅲ期膜性肾病伴部分肾小球硬化及节段性硬化，高血压肾损害。经半量糖皮质激素类药物＋环磷酰胺治疗足疗程后，效果欠佳，血肌酐进行性上升，2021 年 1 月 8 日至医院复查血肌酐 572μmol/L，患者入院建立长期血液透析通道，2021 年 3 月开始规律血液透析，每周 3 次。现为定期复查入院。

2）既往史：高血压 15 年，收缩压最高 200mmHg，目前予"缬沙坦氨氯地平（80mg：5mg）1 片 b.i.d. ＋特拉唑嗪胶囊 2mg q.8h. ＋培哚普利叔丁胺片 4mg b.i.d."控制血压；2 型糖尿病 15 年，现予"门冬胰岛素 30 注射液早餐前 12U，晚餐前 10U ＋阿卡波糖片 50mg t.i.d."控制血糖，近来睡前血糖控制在 8～9mmol/L，未监测空腹及餐后血糖。使用重组人促红素注射液皮下注射 6 000U t.i.w. 以及蛋白琥珀酸铁口服液 15ml q.d. 改善肾性贫血。

（3）查体：血压 130/69mmHg，脉搏 87 次/min，体温 36.2℃，呼吸 19 次/min，心率 75 次/min，心律齐，体重 74.80kg。

（4）实验室检查

1）血常规：WBC 2.55×10^9/L，N 1.87×10^9/L，RBC 2.68×10^{12}/L，Hb 87g/L，PLT 225×10^9/L，N% 73.3%。

2）尿常规：酸碱度 6.5，比重 1.010，白蛋白 1g/L（＋＋），血液（含血红蛋白）±，管型 0 个 /μl，白细胞 5 个 /μl，红细胞 2 个 /μl。

3）急诊生化八项：GLU 7.22mmol/L，BUN 19.26mmol/L，CO_2CP 24.6mmol/L，Scr 572μmol/L，K^+ 3.54mmol/L，Na^+ 136.2mmol/L，Cl^- 101.1mmol/L，Ca^{2+} 2.58mmol/L。

4）血脂四项：TC 3.94mmol/L，TG 1.91mmol/L，HDL-C 0.61mmol/L，LDL-C 2.73mmol/L。

5）糖化血红蛋白：5.1%。

6）肝肾功能：TC 72.9g/L，ALB 42.9g/L，GPT 11U/L，GOT 12U/L。

7）贫血指标：血清铁 12.66μmol/L，铁蛋白 61.2ng/ml，转铁蛋白 1.73g/L，转铁蛋白饱和度 29%，叶酸 21.73ng/ml，维生素 B_{12} 417ng/ml。

8）血尿酸：376.8μmol/L。

9）无机磷：2.12mmol/L。

10）甲状旁腺激素：518.60pg/ml。

11）尿蛋白与肌酐比值：1 969.83mg/g，尿白蛋白与肌酐比值：1 088.45mg/g。

（5）影像学检查

1）胸部 CT：心包少量积液；主动脉及冠状动脉粥样硬化。

2）心脏彩超：符合高血压心脏病超声改变；左室壁节段性运动异常；左室舒张功能减退；轻度二尖瓣反流；轻 - 中度三尖瓣反流。

3）甲状腺彩超：甲状腺双侧叶后方可见大小分别约 1.2cm×1.0cm（左）、1.3cm×0.9cm（右）低回声光团。提示甲状腺双侧叶后方实质性病灶（考虑甲状旁腺腺瘤样增生）。

（6）入院诊断：①慢性肾脏病 5 期；②血液透析；③膜性肾病（Ⅲ期）；④肾性贫血；⑤继发性甲状旁腺功能亢进；⑥高磷血症；⑦高血压病 3 级很高危；⑧高血压心脏病；⑨2 型糖尿病；⑩下肢动脉粥样硬化。

（7）入院时初始用药医嘱：见表 6-11。

表 6-11　入院时初始用药医嘱

用药目的	药品	单次剂量	频次	开始时间
降压	缬沙坦氨氯地平片（80mg：5mg）	1 片	b.i.d.	2021 年 4 月 9 日
	特拉唑嗪胶囊	2mg	q.8h.	2021 年 4 月 9 日

续表

用药目的	药品	单次剂量	频次	开始时间
降血糖	门冬胰岛素 30 注射液	早餐前 12U,晚餐前 10U		2021 年 4 月 9 日
	阿卡波糖片	50mg	t.i.d.,随三餐服用	2021 年 4 月 9 日
治疗贫血	重组人促红素注射液	6 000U	t.i.w.,皮下注射	2021 年 4 月 9 日
	多糖铁复合物胶囊	150mg	q.d.	2021 年 4 月 9 日
维持酸碱平衡	碳酸氢钠片	500mg	t.i.d.	2021 年 4 月 9 日
降磷	司维拉姆片	800mg	t.i.d.,餐中吞服	2021 年 4 月 9 日
治疗继发性甲状旁腺功能亢进	西那卡塞片	25mg	q.d.,随餐服用,或餐后马上服用	2021 年 4 月 9 日

2. 入院后药物重整流程

（1）药师采集既往用药史获取入院前用药清单，并与入院时初始用药医嘱进行对比，相关信息见表 6-12。

（2）识别问题、解决方案及与医患沟通要点：见表 6-13。

（3）分析及小结：本案例中共发现了 5 个用药相关问题——不必要的药物治疗、药物不良反应、需要增加药物治疗、患者依从性问题。

1）降压药物存在不必要的药物治疗：ACEI 联用 ARB 属于不必要的药物治疗。根据《2021 KDIGO 临床实践指南：慢性肾脏病患者的血压管理》，建议 CKD 患者不管合并或不合并糖尿病，ACEI、ARB 和肾素抑制剂应避免相互间联合使用。患者的入院前降压方案为缬沙坦氨氯地平片 + 特拉唑嗪胶囊 + 培哚普利叔丁胺片，该方案含有 ACEI + ARB，ACEI 与 ARB 同属 RASS 抑制剂，联用应谨慎。患者目前已经进入了终末期肾病，肾脏排钾能力下降，此时 ACEI 联用 ARB 更容易引起高钾血症，故建议停用培哚普利叔丁胺，换用其他类型的抗高血压药。同时应严密监测患者血钾指标。

2）药物不良反应

A. 培哚普利叔丁胺片产生了不良反应：患者自从服用培哚普利叔丁胺片后出现了干咳的现象，排除了其他引起干咳的原因，考虑是培哚普利叔丁胺片的不良反应，且患者难以耐受，建议停用。

B. 特拉唑嗪胶囊产生了药物不良反应：患者服用特拉唑嗪胶囊期间偶有站起时头晕，考虑为发生直立性低血压的不良反应，加强患者的用药教育，交代患者调整服药时间，服药后减少活动，如果改变体位需缓慢，避免直立性低血压的发生。

表 6-12 入院时初始用药医嘱与入院前用药比较及药师意见

用药目的	入院前用药清单						用药目的	入院时初始用药医嘱				与院外药品比较	药师意见
	药品	单次剂量	频次	开始	结束	备注		药品	单次剂量	频次			
降压	缬沙坦氨氯地平片（80mg∶5mg）	1片	b.i.d.	2016年6月	入院后继续使用	血压控制可，无明显不适	降压	缬沙坦氨氯地平片	1片	b.i.d.	用法用量无变化，沿用	建议继续使用
降压	特拉唑嗪胶囊	2mg	q.8h.	2016年6月	入院后继续使用	服药期间，偶有发生直立性低血压的不良反应	降压	特拉唑嗪胶囊	2mg	q.8h.	用法用量无变化，沿用	建议继续使用，加强患者的用药教育，避免再次发生直立性低血压的不良反应
降压	培哚普利叔丁胺片	4mg	b.i.d.	2016年6月	入院后停用	血压控制可，有干咳的现象					入院后停用	建议停用
降血糖	门冬胰岛素30注射液	早餐前12U，晚餐前10U		2016年6月	入院后继续使用	无不适症状	降血糖	门冬胰岛素30注射液	早餐前12U，晚餐前10U	t.i.d.	用法用量无变化，沿用	建议继续使用
降血糖	阿卡波糖片	50mg	t.i.d.	2016年6月	入院后继续使用	无不适症状	降血糖	阿卡波糖片	50mg	t.i.d.	用法用量无变化，沿用	建议将阿卡波糖更换为瑞格列奈
治疗贫血	重组人促红素注射液	6000U	t.i.w.	2019年6月	入院后继续使用	无不适症状，自从血液透析后患者一直存在不同程度的贫血	治疗贫血	重组人促红素注射液	6000U	t.i.w.	用法用量无变化，沿用	建议继续使用

入院前用药清单							入院时初始用药医嘱				与院外药品比较	药师意见
用药目的	药品	单次剂量	频次	开始	结束	备注	用药目的	药品	单次剂量	频次		
治疗贫血	蛋白琥珀酸铁口服液	15ml	q.d.	不规律服用	入院后停用	无不适症状					停用	建议停用
							治疗贫血	多糖铁复合物胶囊	150mg	q.d.	新增药品	建议新增，必要时启动静脉铁剂治疗
营养	复方α-酮酸片	4片	t.i.d.	2016年6月	入院后停用	无不适症状					停用	由于高钙血症，建议停用
维持酸碱平衡	碳酸氢钠片	500mg	t.i.d.	2016年6月	入院后继续使用	无不适症状	维持酸碱平衡	碳酸氢钠片	500mg	t.i.d.，随三餐服用	用法用量无变化沿用	建议继续使用
降磷	司维拉姆片	800mg	t.i.d.餐后服用	2016年6月	入院后继续使用	有便秘诊症状	降磷	司维拉姆片	800mg	t.i.d.，餐中吞服	用法变化沿用	建议继续使用，纠正服用方法
治疗SHPT	骨化三醇胶丸	0.25μg	q.n.	2016年6月	入院后停用	患者血钙升高，停用					停用	建议停用
							治疗SHPT	西那卡塞片	25mg	q.d.	新增药品	建议新增，患者血钙升高，不合适用骨化三醇胶丸，换用西那卡塞片进行降磷治疗

注：复方α-酮酸片为复方制剂，含4种酮氨基酸，1种羟氨基酸和5种氨基酸。其组分为每片含：消旋酮异亮氨酸钙67mg，酮亮氨酸钙101mg，酮苯丙氨酸钙68mg，酮缬氨酸钙86mg，消旋羟基蛋氨酸钙59mg，，L-赖氨酸醋酸盐105mg，L-苏氨酸53mg，L-色氨酸23mg，L-组氨酸38mg，L-酪氨酸30mg，总氮量/片36mg，总钙量/片1.25 mmol≈50mg。

表 6-13 药物重整发现的问题、解决方案及与医患沟通要点

序号	问题描述	解决方案	与医生沟通要点	与患者沟通要点
1	患者长期同时服用氨沙坦氨氯地平片,换普利叔丁胺片进行降压治疗,属于 ACEI 类与 ARB 类药物的联合,不建议两者联用	(1) 停用培哚普利叔丁胺片,换其他作用机制的抗高血压药 (2) 严密监测患者血钾指标,并对患者进行饮食宣教,避免高钾血症的发生	(1) 根据《2021 KDIGO 临床实践指南:慢性肾脏病患者的血压管理》,不推荐 ACEI 与 ARB 类药物联用,联用可能会增加低血压、高钾血症的风险。 (2) 该患者目前已经进入了终末期肾病,即将启动肾脏替代治疗,肾脏排钾能力下降,更容易发生高钾血症,故建议停用培哚普利叔丁胺,并严密监测患者血钾指标	(1) 避免服用大量新鲜蔬菜、黄色水果,严密监测血钾指标。 (2) 每天固定时间服用抗高血压药;规律监测血压、心率,做好相关记录。 (3) 低盐、清淡饮食,改变生活方式,早睡早起,适当运动,保持美好心情
2	患者服用培哚普利叔丁胺片以后,出现了干咳的现象,不排除是培哚普利叔丁胺片的不良反应	培哚普利叔丁胺片引起的干咳是其常见的不良反应,患者自从服药后出现了干咳,影响生活质量,建议停用	(1) 干咳是培哚普利叔丁胺片最常见的不良反应,通常为持续性,一般可耐受,部分患者难以耐受。 (2) 患者服用培哚普利叔丁胺片以后,出现了干咳,排除了其他引起干咳的原因,考虑是培哚普利叔丁胺片的不良反应,且患者难以耐受,建议停用	告知患者干咳考虑是培哚普利叔丁胺片引起的,停用该药物,观察临床症状是否改善
3	患者服用特拉唑嗪胶囊期间偶有发生站起时头晕	(1) 加强患者的用药教育,跟患者耐心解释服药后容易出现直立性低血压的不良反应。 (2) 对患者进行用药后药学监护,如果发现患者使用该药物频繁出现直立性低血压,且不耐受,可建议医生换用其他类型的抗高血压药	(1) 特拉唑嗪的降压机制主要是由突触后 α 肾上腺素受体的竞争拮抗作用引起的,容易发生直立性低血压不良反应,做好患者的用药教育。 (2) 如果患者依从性欠佳,且频繁出现直立性低血压,建议换用其他类型的抗高血压药	告知患者服用该药物后容易出现直立性低血压从卧位或坐位突然转向立位时可能发生头晕,轻度头痛甚至晕厥。出现这些症状时患者应躺下,然后在站立前稍坐片刻以防症状再度发生

序号	问题描述	解决方案	与医生沟通要点	与患者沟通要点
4	患者存在长期对铁绝对铁缺乏,不规律服用蛋白琥珀酸铁口服液15ml q.d.,该药物含铁元素的量为40mg,每天的铁元素摄入不足,患者依从性差	(1)患者长期处于贫血状态,自2020年以来,Hb一直<100g/L,排除其他因素引起的贫血,诊断为肾性贫血,目前查铁在长期对铁绝对铁缺乏,需尽快查铁指标:铁蛋白61.2ng/ml,转铁蛋白饱和度29%,需尽快纠正铁缺乏,增加时启动静脉补铁。 (2)患者依从性差,对患者进行补充铁剂的用药教育,让患者引起重视,提高用药从性	(1)患者肾性贫血长期得不到纠正,存在长期对铁绝对铁缺乏,建议将蛋白琥珀酸铁口服液换成铁元素含量更高的多糖铁复合物胶囊,必要时启动静脉铁剂治疗。 (2)定期复查铁指标,纠正铁代谢,提高对肾性贫血的管理	(1)跟患者耐心解释肾释性贫血的危害,提升患者关注铁代谢指标的重视程度,告知患者贫血治疗必须在医生指导下规律进行,不可自行停药。 (2)定期复查Hb,铁代谢指标、维生素B12,叶酸等指标
5	患者入院后查血钙2.58mmol/L,血磷2.12mmol/L,甲状旁腺激素518.60pg/ml,故患者目前存在高钙血症、高磷血症,继发性甲状旁腺功能亢进,需要停用含钙药物,避免使用含钙磷结合剂,避免使用活性维生素D降低甲状旁腺激素	(1)停用复方α-酮酸片,骨化三醇胶丸,换用西那卡塞甲状旁腺激素。 (2)对患者进行高钙血症、高磷血症、继发性甲状旁腺功能亢进,需停用含钙药物、避免使用含钙磷结合剂、避免使用活性维生素D降低甲状旁腺激素 (3)教育患者用药低磷饮食	(1)处理高钙血症:患者入院查血钙>2.5mmol/L,需要降钙处理,首先停用含钙药物,复方α-酮酸片每片含钙50mg,骨化三醇胶丸为活性维生素D3,故需要将这两种药物停用。 (2)降血磷治疗:该患者血钙升高,不适合用钙磷结合剂,故使用司维拉姆降磷合理,需加强患者用药教育。 (3)甲状旁腺功能亢进治疗:该患者血钙升高,不适合用活性维生素D及其类似物,故选用钙拟剂西那卡塞进行治疗	(1)复方α-酮酸片每片含钙50mg,骨化三醇胶丸为活性维生素D3,当血钙升高时,需要停用。 (2)司维拉姆需要餐中整片吞服,有胃肠道的不良反应,不能与环丙沙星同时服用。 (3)西那卡塞应随餐服用,或餐后立即服用,有胃肠道不良反应。 (4)交代患者饮食上注意改变烹饪方式,限制膳食磷的摄入

续表

序号	问题描述	解决方案	与医生沟通要点	与患者沟通要点
6	患者长期以来用胰岛素联合阿卡波糖进行降血糖治疗,但患者血糖控制不佳,本次入院功能持续进展,本次入院患者已启动规律透析,根据阿卡波糖药品说明书,严重肾功能损害[肌酐清除率<25ml/(min·1.73m²)]的患者禁用,故继续使用阿卡波糖不合理	(1)将阿卡波糖换成瑞格列奈。 (2)换药后严密监测患者血糖变化。 (3)教育患者控制饮食,提高用药依从性	(1)本次入院患者已启动规律透析,根据阿卡波糖药品说明书,严重肾功能损害[肌酐清除率<25ml/(min·1.73m²)]的患者禁用,故该患者继续使用阿卡波糖不合理。 (2)将阿卡波糖换成瑞格列奈,并住院期间严密监测患者血糖	(1)向患者解释将阿卡波糖换成瑞格列奈的原因,建议患者在肾功能进展期间定期复查肾功能指标,并遵从医生根据肾功能变化进行的药物调整。 (2)对患者进行胰岛素及口服降血糖药的用药注意事项宣教。 (3)对患者进行糖尿病饮食及运动的宣教

3）改善肾性贫血药物给药剂量过低和患者依从性问题：患者目前 Hb 87g/L，铁蛋白 61.2ng/ml，转铁蛋白饱和度 29%。排除其他引起贫血的原因，目前诊断肾性贫血明确。追问病史，患者自从 2020 年以来，Hb 一直都 < 100g/L，不达标，而且患者长期铁蛋白不达标，存在绝对铁缺乏。根据《中国肾性贫血诊治临床实践指南》，铁元素摄入量为 150～200mg/d，患者依从性差，不规律服用蛋白琥珀酸铁口服液 15ml q.d.，该药物含铁元素的量为 40mg，患者每天口服铁剂剂量是不足的，故建议将蛋白琥珀酸铁口服液换成多糖铁复合物胶囊。多糖铁复合物胶囊 150mg，含铁元素量 150mg，增加每天的补铁量。

4）治疗 CKD-MBD 药物的无效、需要增加药物治疗和患者依从性：目前患者查血钙 2.58mmol/L，血磷 2.12mmol/L；甲状旁腺激素 518.60pg/ml。由此可知，患者目前存在高钙血症、高磷血症、继发性甲状旁腺功能亢进。①高钙血症处理：根据国家肾脏疾病临床医学研究中心发表的《中国慢性肾脏病矿物质和骨异常诊治指南》，建议停用含钙药物，避免使用钙磷结合剂，避免使用活性维生素 D 及其类似物降低甲状旁腺激素。故停用复方 α- 酮酸片（每片含钙 50mg）、骨化三醇胶丸，换用西那卡塞片降低甲状旁腺激素。动态复查患者血钙水平，必要时进行降钙处理。②降血磷方案：该患者血钙升高，不适合用含钙磷结合剂，故使用司维拉姆降磷合理，但患者服用司维拉姆的方法不正确。对患者进行用药教育，纠正患者餐后服用司维拉姆片的用法，耐心解释降磷药物的作用机制，提高患者的依从性。同时对患者进行饮食教育，鼓励患者低磷饮食。③甲状旁腺功能亢进治疗：该患者血钙升高，不适合用活性维生素 D 及其类似物，选用拟钙剂西那卡塞合理。

5）阿卡波糖的无效药物问题：患者长期以来用胰岛素联合阿卡波糖进行降血糖治疗，但患者肾功能持续进展，本次入院后查血肌酐 572μmol/L，计算 eGFR 为 9ml/（min·1.73m^2），根据阿卡波糖药品说明书，严重肾功能损害 [肌酐清除率 < 25ml/（min·1.73m^2）] 的患者禁用，故继续使用阿卡波糖不合理。建议将阿卡波糖换成瑞格列奈。

第四节　狼疮性肾炎

一、概述

1. **定义**　系统性红斑狼疮（systemic lupus erythematosus，SLE）是一种

累及多系统多器官的自身免疫性疾病。SLE 累及肾脏时称为狼疮性肾炎（lupus nephritis，LN）

2. **分类** 对于 SLE 患者有肾脏累及的情况下，一般应进行肾活检穿刺术明确肾脏组织学病变。2003 年国际肾脏病学会和肾脏病理学会修订的 LN 病理组织学分型标准，将 LN 病理类型分为六型，见表 6-14。

表 6-14 狼疮性肾炎组织病理学分型

分型	病理学定义
Ⅰ型:轻度系膜病变	光镜下肾小球正常,免疫荧光下系膜区可见免疫复合物沉积
Ⅱ型:系膜增生性病变	光镜下见单纯系膜细胞增生或系膜区增宽,免疫荧光或电镜下可见系膜区免疫复合物,可能伴有少量上皮下或内皮下复合物沉积
Ⅲ型:局灶型病变	活动或非活动性的局灶节段(或球性)毛细血管内或毛细血管外肾小球肾炎,累及 < 50% 的肾小球。一般可见局灶内皮下免疫复合物沉积伴或不伴系膜区改变。 Ⅲ(A):活动性病变,局灶增生性。 Ⅲ(A/C):活动性和慢性病变,局灶增生和硬化性。 Ⅲ(C):慢性病变,局灶增生和硬化性
Ⅳ型:弥漫性病变	活动或非活动性的弥漫节段(或球性)毛细血管内或毛细血管外肾小球肾炎,累及 > 50% 的肾小球。一般可见弥漫内皮下免疫复合物沉积伴或不伴系膜区改变。 Ⅳ-S(A):活动性病变,弥漫节段增生性 Ⅳ-G(A):活动性病变,弥漫球性增生性 Ⅳ-S(A/C):活动性和慢性病变,弥漫节段增生和硬化性 Ⅳ-G(A/C):活动性和慢性病变,弥漫球性增生和硬化性 Ⅳ-S(C):弥漫节段硬化性 Ⅳ-G(C):弥漫球性硬化性
Ⅴ型:膜型病变	光镜、免疫荧光和电镜下可见球性或节段性上皮下免疫复合物沉积伴或不伴系膜区改变。Ⅴ型常与Ⅲ型或Ⅳ型共同出现
Ⅵ型:晚期硬化型病变	超过 90% 的肾小球球形硬化,且残余肾小球无活动性病变

狼疮性肾炎病理指数包括活动性病变和慢性病变，可使用 Austin 评分评估。活动性病变是指毛细血管内增生、白细胞浸润、内皮下透明物质沉积、纤维素样坏死 / 核碎裂、细胞性或纤维细胞性新月体形成、"白金耳"等。慢性病变包括肾小球硬化、纤维性新月体、肾小管萎缩、肾间质纤维化。

3. **临床表现** 狼疮性肾炎的临床表现多样，多表现为急性肾炎综合征和 /

或肾病综合征，活动期血尿、蛋白尿和白细胞尿常见，也可有不同程度的肾功能异常。

4. 疾病管理

（1）LN 治疗的反应定义：见表 6-15。

表 6-15　常用于 LN 治疗的反应定义

标准	定义
完全缓解	24 小时尿蛋白减少至 < 0.5g/d。 肾功能稳定或波动在基线值的 ±10% ~ 15%。 治疗开始后 6 ~ 12 个月内达到，但也可能超过 12 个月
部分缓解	24 小时尿蛋白减少至少 50%，并 < 3g/d。 肾功能稳定或波动在基线值的 ±10% ~ 15%。 治疗开始后 6 ~ 12 个月内达到
没有肾脏反应	治疗开始 6 ~ 12 个月内未能达到完全缓解或部分缓解标准

（2）不同类型 LN 的治疗推荐：建议患有 SLE 的患者，除非有禁忌证，否则均使用羟氯喹或等效的抗疟疾治疗。表 6-16 是《2021 KDIGO 临床实践指南：肾小球疾病的管理》中 LN 的治疗推荐。

表 6-16　《2021 KDIGO 临床实践指南：肾小球疾病的管理》中 LN 的治疗推荐

分类	治疗建议
Ⅰ型和Ⅱ型	低水平蛋白尿：根据肾外表现治疗。 肾病综合征水平蛋白尿：参考微小病变型肾病方案
Ⅲ型和Ⅳ型，以及Ⅲ + Ⅴ型和Ⅳ + Ⅴ型	治疗过程分为诱导治疗和维持治疗，诱导治疗和维持治疗的总持续时间不应 < 36 个月，详见图 6-3 和图 6-4
单纯Ⅴ型	控制蛋白尿，其他对症治疗。 低水平蛋白尿：ACEI/ARB，控制血压，根据肾外表现给予免疫抑制方案，联合羟氯喹。 肾病综合征水平蛋白尿：ACEI/ARB，控制血压，糖皮质激素类药物联合一种免疫抑制剂 [霉酚酸类似物（mycophenolic acid analogs，MPAA）、CTX、钙调磷酸酶抑制药、RTX、硫唑嘌呤]，联合羟氯喹
Ⅵ型	根据肾外表现给予免疫抑制方案，采用降蛋白尿、降压以及肾脏保护治疗尽可能保护肾功能，延缓肾脏进展

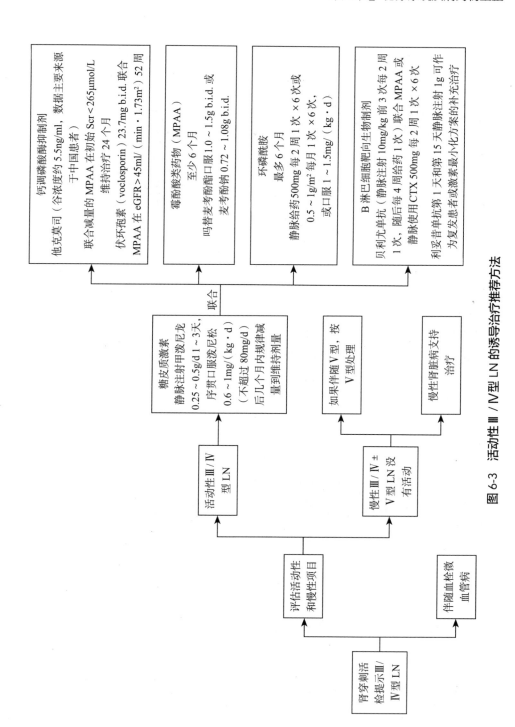

钙调磷酸酶抑制剂

他克莫司（谷浓度约 5.5ng/ml，数据主要来源于中国患者）

联合减量的 MPAA 在初始 Scr<265μmol/L 维持治疗 24 个月

伏考孢素（voclosporin）23.7mg b.i.d. 联合 MPAA 在 eGFR>45ml/（min·1.73m²）52 周

霉酚酸类药物（MPAA）

至少 6 个月

吗替麦考酚酯口服 1.0～1.5g b.i.d. 或 麦考酚钠 0.72～1.08g b.i.d.

环磷酰胺

最多 6 个月

静脉给药 500mg 每 2 周 1 次 ×6 次或 0.5～1g/m² 每月 1 次 ×6 次，或口服 1～1.5mg/（kg·d）

B 淋巴细胞靶向生物制剂

贝利尤单抗（静脉注射 10mg/kg 前 3 次每 2 周 1 次，随后每 4 周给药 1 次）联合 MPAA 或静脉使用 CTX 500mg 每 2 周 1 次 ×6 次

利妥昔单抗第 1 天和第 15 天静脉注射 1g 可作为复发患者或激素最小化方案的补充治疗

糖皮质激素

静脉注射甲泼尼龙 0.25～0.5g/d 1～3 天，序贯口服泼尼松 0.6～1mg/（kg·d）（不超过 80mg/d）后几个月内规律减量到维持剂量

联合

活动性 III/IV 型 LN

如果伴随 V 型，按 V 型处理

慢性肾脏病支持治疗

慢性 III/IV± V 型 LN 没有活动

评估活动性和慢性性项目

伴随血栓微血管病

肾穿刺活检提示 III/IV 型 LN

图 6-3 活动性 III/IV 型 LN 的诱导治疗推荐方法

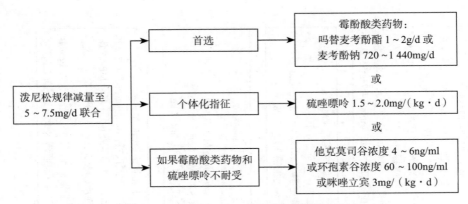

图 6-4　活动性 Ⅲ / Ⅳ LN 的维持治疗推荐方法

（3）LN 复发的治疗：在达到完全缓解或者部分缓解的复发，可重复初始方案，或推荐的一线替代方案。

（4）LN 患者的妊娠管理：活动性 LN 的患者在疾病活动或使用具有潜在致畸毒性药物时应避孕，直至 LN 不再活动 6 个月后。建议妊娠期间使用羟氯喹，在 16 周之前开始使用低剂量阿司匹林。只有糖皮质激素类药物、羟氯喹、硫唑嘌呤和钙调磷酸酶抑制药被认为是妊娠期安全的免疫抑制药物。2016 年英国风湿病学会（BSR）和英国风湿病卫生专业人员协会（BHPR）发表了《妊娠期和哺乳期处方用药指南》，总结了抗风湿免疫病用药和皮质类固醇的安全性，见表 6-17。

表 6-17　抗风湿免疫病用药和皮质类固醇的安全性总结

类别	备孕期可用	妊娠早期可用	妊娠中 / 晚期可用	哺乳期可用	父亲可用
泼尼松	是	是	是	是	是
甲泼尼龙	是	是	是	是	是
羟氯喹	是	是	是	是	是
甲氨蝶呤 < 每周 20mg	停药 3 个月以上	否	否	否	是
来氟米特	否,考来烯胺洗脱	否	否	不详	是
硫唑嘌呤 < 2mg/(kg·d)	是	是	是	是	是
环孢素	是	是	是	是	是

类别	备孕期可用	妊娠早期可用	妊娠中/晚期可用	哺乳期可用	父亲可用
他克莫司	是	是	是	是	是
环磷酰胺	否	否	否	否	否
吗替麦考酚酯	停药 6 周以上	否	否	否	否
静脉注射免疫球蛋白	是	是	是	是	是
利妥昔单抗	停药 6 个月以上	否	否	不详	是
贝利尤单抗	否	否	否	不详	不详

5. 药物重整过程中的重点关注内容

（1）入院时药物重整要点：对于既往已进行了免疫抑制治疗的患者，评估患者的疾病缓解程度，免疫抑制方案是否需要更改，患者用药依从性如何，是否出现药物不良反应。对于尚在诱导缓解期的患者，特别注意静脉环磷酰胺的不良反应。已经进入缓解期的患者，注意与医生沟通，调整治疗方案。复发的患者，注意评估既往方案是否有效以及患者是否耐受。

（2）出院时药物重整要点

1）对于初次给予免疫抑制治疗以及方案调整的患者，告知患者新方案的用法用量和不良反应，不能随意停药和减量，提醒患者定期复诊。

2）对于育龄期女性患者，告知疾病治疗的重要性和严格避孕。

（3）门诊就诊的药物重整要点：对于治疗方案没有变化的患者，评估患者的疾病缓解程度，免疫抑制方案是否需要更改，患者用药依从性如何，是否出现药物不良反应。对于方案调整的患者，告知患者新方案的用法用量和不良反应。

二、药物重整案例

1. 病例介绍

（1）病情介绍：患者女性，25 岁，因"反复面部红斑 3 年，水肿伴尿泡沫增多 1 年"于 2020 年 8 月 17 日于肾内科医生 - 药师联合门诊就诊。

（2）现病史：患者于 2017 年 5 月无明显诱因开始出现双下肢水肿，呈足背及胫前进行性水肿，双掌及颧部红斑，压之不褪色，诉光照后皮疹可加重，伴十指冰冷发紫，双膝关节对称性肿痛，活动稍受限，偶见晨僵，2017 年 11 月开始于当地医院就诊，查抗核抗体示阳性 1：3 200 颗粒型，抗双链

DNA 提示阳性 1∶80，尿常规见蛋白尿，诊断"系统性红斑狼疮"，予"泼尼松片 10mg t.i.d."治疗，水肿消退。2018 年 4 月患者自行停药，2018 年 5 月开始出现双下肢凹陷性水肿，伴胸闷、腹胀，于 2018 年 6 月在肾内科住院，系统性红斑狼疮病情活跃程度指数（SLE disease activity index，SLEDAI）评分 28 分（脉管炎 8 分，管型 4 分，血尿 4 分，蛋白尿 4 分，无菌性白细胞尿 4 分，低补体 2 分，抗双链 DNA 即 dsDNA 抗体 2 分），行肾穿刺活检术，肾脏病理示"符合弥漫节段增生狼疮性肾炎伴膜性狼疮性肾炎，Ⅳ -S（A）+ V，伴血栓性微血管病（thrombotic microangiopathy，TMA）病变，Austin 活动性评分 18/24 分，慢性评分 4/12 分"，遂予"甲泼尼龙 500mg i.v.gtt. q.d."冲击 3 天后改"泼尼松片 40mg q.d. + 吗替麦考酚酯片 500mg b.i.d. + 羟氯喹片 100mg b.i.d."维持治疗。以后激素类药物每两周减 1 片，减至泼尼松 10mg q.d. 后维持至今，吗替麦考酚酯于 2019 年 4 月调整为 1 250mg q.d.，期间无新发皮疹、关节肿痛、口腔溃疡，无水肿、腹胀腹痛，无发热，仍有颜面部少量光过敏、脱发情况，复查尿蛋白与肌酐比值逐渐降至 1 100mg/g 左右，血肌酐波动于 130μmol/L 左右。于 2019 年 8 月再次住院，查 24 小时尿蛋白总量 1 107.4mg，补体 C3 673.0mg/L，补体 C4 415.0mg/L，行 SLEDAI 评分 10 分（抗 dsDNA 抗体 2 分、低 C3 2 分、蛋白尿 4 分、脱发 2 分），考虑患者尿蛋白尚未完全缓解，予调整吗替麦考酚酯 1 250mg q.d. 为 500mg b.i.d.，辅以泼尼松 10mg q.d. + 羟氯喹 100mg b.i.d. 治疗。1 年来出现夜尿增多，4 ~ 6 次 / 晚，偶有睡前大量喝汤，无尿急、尿痛，间伴双侧眼睑水肿，晨起多见。2020 年 5 月尿蛋白仍多，血肌酐 144.6μmol/L，补体 C3 722.0mg/L，dsDNA 滴度较前升高，SLEDAI 评分 8 分（尿蛋白 4 分、dsDNA 2 分、低补体 C3 2 分），仍存在病情活动，肾脏病未完全缓解，予停用吗替麦考酚酯，改用环磷酰胺治疗，分别于 2020 年 5 月 22 日—2020 年 5 月 23 日、2020 年 6 月 22 日—2020 年 6 月 23 日、2020 年 7 月 20 日—2020 年 7 月 21 日予环磷酰胺 400mg q.d. 静脉滴注，三个疗程环磷酰胺累积量 2.4g。现为第四疗程，于门诊复诊，患者诉近两个月月经量减少。目前使用药物还包括：碳酸钙 D_3 片 600mg q.d.，骨化三醇胶丸 0.25μg q.d.，兰索拉唑肠溶片 15mg q.d.，氯沙坦钾片 100mg q.d.，苯磺酸氨氯地平片 5mg q.12h.。

（3）查体：血压 124/75mmHg，脉搏 76 次 /min，体温 36.5℃，呼吸 20 次 /min。体重 50kg，身高 153cm。

（4）实验室检查

1）血常规：WBC $9.44×10^9$/L，N% 75.3%，N $7.10×10^9$/L，RBC 4.09×

10^{12}/L，Hb 90g/L，PLT 483×10^9/L。

2）尿常规：白细胞69个/μl，酸碱度7.0，比重1.010，白细胞反应（+），亚硝酸盐（－），白蛋白0.5g/L，葡萄糖（－），酮体（－），红细胞5个/μl，血液（含血红蛋白）（－），颜色淡黄色，透明度清。

3）补体C3：772.0mg/L；抗dsDNA抗体定量＞200IU/ml，抗核抗体（+），抗核抗体滴度1：320。

4）肝肾功能：BUN 12.16mmol/L，Scr 133.62μmol/L，ALB 39.08g/L。

5）尿蛋白与肌酐比值788.8mg/g，尿白蛋白与肌酐比值444.85mg/g。

（5）门诊诊断：①系统性红斑狼疮；②狼疮性肾炎；③慢性肾脏病3期；④高血压2级。

（6）门诊复诊后新开处方：见表6-18。

表6-18 门诊复诊后新开处方

用药目的	药品	单次剂量	频次	开始时间
治疗狼疮性肾炎	泼尼松片	10mg	q.d.	2020年8月17日
	羟氯喹片	100mg	b.i.d.	2020年8月17日
	吗替麦考酚酯片	250mg	b.i.d.	2020年8月17日
预防糖皮质激素类药物引起的骨质疏松症	碳酸钙D$_3$片	600mg/125IU	q.d.	2020年8月17日
	骨化三醇胶丸	0.25μg	q.d.	2020年8月17日
预防糖皮质激素类药物引起的胃肠道溃疡	兰索拉唑肠溶片	15mg	q.d.	2020年8月17日
降压	氯沙坦钾片	100mg	q.d.	2020年8月17日
	苯磺酸氨氯地平片	5mg	q.12h.	2020年8月17日
营养	复方α-酮酸片	4片	t.i.d.	2020年8月17日

注：复方α-酮酸片为复方制剂，含4种酮氨基酸钙、1种羟氨基酸钙和5种氨基酸。其组分为每片含：消旋酮异亮氨酸钙67mg，酮亮氨酸钙101mg，酮苯丙氨酸钙68mg，酮缬氨酸钙86mg，消旋羟蛋氨酸钙59mg，，L-赖氨酸醋酸盐105mg，L-苏氨酸53mg，L-色氨酸23mg，L-组氨酸38mg，L-酪氨酸30mg，总氮量/片36mg，总钙量/片1.25 mmol≈50mg。

2.门诊复诊药物重整流程

（1）药师采集既往用药史获取门诊复诊前用药清单，并与门诊复诊后新开处方进行对比，相关信息见表6-19。

表6-19 门诊复诊前用药与门诊复诊后用药比较及药师意见

门诊复诊前用药清单							门诊复诊时初始用药医嘱				与院外药品比较	药师意见
用药目的	药品	单次剂量	频次	开始	结束	备注	用药目的	药品	单次剂量	频次		
治疗狼疮性肾炎	泼尼松片	10mg	q.d.	2018年6月	入院后继续使用	无不适症状	治疗狼疮性肾炎	泼尼松片	10mg	q.d.	用法用量无变化,沿用	建议继续使用
治疗狼疮性肾炎	注射用环磷酰胺	400mg	每月2次	2020年5月	入院前停用	使用3个疗程后(累积量2.4g),患者自诉月经量减少					停用	建议停用
治疗狼疮性肾炎	羟氯喹片	100mg	b.i.d.	2018年6月	入院后继续使用	无不适症状	治疗狼疮性肾炎	羟氯喹片	100mg	b.i.d.	用法用量无变化,沿用	建议继续使用
							治疗狼疮性肾炎	吗替麦考酚酯片	250mg	b.i.d.	新增药品	建议新增
预防糖皮质激素类药物引起的骨质疏松症	碳酸钙D$_3$片	600mg/125IU	q.d.	2018年6月	入院后继续使用	无不适症状	预防糖皮质激素类药物引起的骨质疏松症	碳酸钙D$_3$片	600mg/125IU	q.d.	用法用量无变化,沿用	建议继续使用
预防糖皮质激素类药物引起的骨质疏松症	骨化三醇胶丸	0.25μg	q.d.	2018年6月	入院后继续使用	无不适症状	预防糖皮质激素类药物引起的骨质疏松症	骨化三醇胶丸	0.25μg	q.d.	用法用量无变化,沿用	建议继续使用

续表

门诊复诊前用药清单							门诊复诊时初始用药医嘱					
用药目的	药品	单次剂量	频次	开始	结束	备注	用药目的	药品	单次剂量	频次	与院外药品比较	药师意见
预防糖皮质激素类药物引起的胃肠道溃疡	兰索拉唑肠溶片	15mg	q.d.	2018年6月	入院后继续使用	无不适症状	预防糖皮质激素类药物引起的胃肠道溃疡	兰索拉唑肠溶片	15mg	q.d.	用法用量无变化,沿用	建议继续使用
降压	氯沙坦钾片	100mg	q.d.	2020年5月	入院后继续使用	血压控制可,无明显不适	降压	氯沙坦钾片	100mg	q.d.	用法用量无变化,沿用	建议继续使用
降压	苯磺酸氨氯地平片	5mg	q.12h.	2020年5月	入院后继续使用	血压控制可,无明显不适	降压	苯磺酸氨氯地平片	5mg	q.12h.	用法用量无变化,沿用	建议继续使用
							营养	复方α-酮酸片	4片	t.i.d.	新增药品	建议新增

（2）识别问题、解决方案及与医患沟通要点：见表 6-20。

表 6-20　药物重整发现的问题、解决方案及与医患沟通要点

序号	问题描述	解决方案	与医生沟通要点	与患者沟通要点
1	患者从 2020 年 5 月开始使用激素类药物 + 环磷酰胺方案治疗狼疮性肾炎，使用 3 个疗程后（环磷酰胺累积量 2.4g），患者自诉月经量减少	（1）了解患者月经量减少情况，患者为育龄期女性，有生育需求，对此方面的变化非常在意。 （2）与医生沟通，查看检验指标，与 2020 年 5 月相比，肌酐、尿蛋白、补体 C3 与前持平，抗 dsDNA 抗体、抗核抗体较前稍有上升，狼疮性肾炎仍处于活动期，需用诱导免疫方案。 （3）停用环磷酰胺，改用吗替考酚酯	患者为育龄期女性，使用环磷酰胺后出现月经量减少，考虑环磷酰胺对性腺有抑制作用，建议停用环磷酰胺，换成吗替考酚酯	告知患者停用环磷酰胺，换成吗替麦考酚酯，嘱按时服药。注意观察月经量
2	患者血肌酐 133.62μmol/L，计算 eGFR = 47.63ml/（min·1.73m^2），属于 CKD 3 期，应该给予优质低蛋白饮食配合复方 α- 酮酸片	建议医生加用复方 α- 酮酸片，与患者交代复方 α- 酮酸片的用法以及优质低蛋白饮食	患者血肌酐 133.62μmol/L，计算 eGFR 为 47.63ml/（min·1.73m^2），属于 CKD 3 期，建议给予优质低蛋白饮食配合复方 α- 酮酸片	（1）复方 α- 酮酸片的用法：三餐中服用。 （2）配合优质低蛋白饮食 0.6g/（kg·d），含优质蛋白较多的食物包括鱼、虾、蛋、奶制品等

（3）分析及小结：本案例中共发现了 2 个用药相关问题。

1）药物不良反应：环磷酰胺是肾内科常用免疫抑制剂，是狼疮性肾炎治疗的一线方案。但环磷酰胺有多种不良反应，其中对性腺的抑制作用可影响患者的生育能力。狼疮性肾炎Ⅳ + Ⅴ型的诱导免疫方案包括 CTX 方案和吗替麦考酚酯（MMF）方案，患者为育龄期女性，使用 CTX 后出现月经量减少，担心该方案影响生育能力，改为 MMF 方案是合理的。需要注意的是，MMF 虽然不会抑制性腺，但它有致畸作用，所以妊娠期内是禁止使用的，建议患者在治疗期间和治疗终止 6 周内都严格避孕。

2）需要增加药物治疗：慢性肾脏病 3 ~ 5 期营养治疗问题。《中国慢性肾脏病营养治疗临床实践指南（2021 版）》建议，CKD 3 ~ 5 期非糖尿病患者低

蛋白饮食 [0.6g/（kg·d）] 或极低蛋白饮食 [0.3g/（kg·d）]，联合补充酮酸制剂。限制蛋白饮食是 CKD 3～5 期患者营养治疗中最重要的组成部分，可以降低 CKD 3～5 期患者尿蛋白水平，延缓肾脏病进展，降低死亡风险，改善多种代谢紊乱。患者血肌酐 133.62μmol/L，计算 eGFR 为 47.63ml/（min·1.73m^2），属于 CKD 3 期，应该给予优质低蛋白饮食配合复方 α-酮酸片。建议医生加用此药，并交代患者餐中服药和优质低蛋白饮食。

第五节 急性肾损伤

一、概述

1. **定义** 依据《KDIGO 急性肾损伤临床实践指南》，以下三个标准满足一个即可诊断急性肾损伤（AKI）：①血肌酐（serum creatinine，Scr）48 小时内增高 ≥ 0.3mg/dl（≥ 26.5μmol/L）；② Scr 在 7 天内增高 ≥ 基础值的 1.5 倍；③连续 6 个小时尿量少于 0.5ml/（kg·h）。

2. **分类** 根据血肌酐上升程度和尿量，AKI 分为 3 期，见表 6-21。

表 6-21 《KDIGO 急性肾损伤临床实践指南》分期标准

分期	Scr 标准	尿量标准
1	Scr 达基础值的 1.5～1.9 倍，或上升 ≥ 0.3mg/dl（≥ 26.5μmol/L）	< 0.5ml/（kg·h），6～12 小时
2	Scr 达基础值的 2.0～2.9 倍	< 0.5ml/（kg·h），≥ 12 小时
3	Scr 达基础值的 3.0 倍，或升至 ≥ 4.0mg/dl（≥ 353.6μmol/L）；或开始肾脏替代治疗（RRT）	< 0.3ml/（kg·h），≥ 24 小时；或无尿 ≥ 12 小时

根据病因不同，AKI 可分为肾前性、肾性和肾后性。

（1）肾前性 AKI：血容量减少，有效动脉血容量减少和肾内血流动力学改变等。

（2）肾性 AKI：又可分为小管性、间质性、血管性和小球性。其中以急性肾小管坏死最为常见，典型的急性肾小管坏死可分为起始期、维持期（少尿期）和恢复期（多尿期）。

（3）肾后性 AKI：急性尿路梗阻。

3. 临床表现 AKI 常伴有水、电解质和酸碱平衡紊乱，如代谢性酸中毒，高钾血症，低钠血症，低钙、高磷血症。另还有全身并发症。

（1）消化系统：食欲减退、恶心、呕吐、腹胀、腹泻等，严重者可发生消化道出血。

（2）呼吸系统：除感染外，常伴有容量负荷过多导致的急性肺水肿，表现为呼吸困难、咳嗽、憋气等症状。

（3）循环系统：因尿少和未控制饮水，体液过多，出现高血压及心力衰竭；因毒素蓄积、电解质紊乱、贫血及酸中毒引起各种心律失常及心肌病变。

（4）神经系统：出现意识障碍、躁动、谵妄、抽搐、昏迷等尿毒症脑病症状。

（5）血液系统：出血倾向及轻度贫血。

（6）感染：是常见且严重的并发症。

4. 疾病管理 AKI 的治疗强调既要挽救生命，又要保护肾脏。

（1）尽快明确病因，针对不同病因给予治疗。例如纠正血容量不足、解除尿路梗阻、停用肾毒性药物、控制感染等。

（2）支持对症治疗：包括根据血容量状态和尿量、心功能，维持体液平衡；纠正电解质和酸碱平衡；不推荐大量使用袢利尿药；对于高分解型患者，应加强热量及蛋白质营养支持。

（3）对于严重肾功能损害、高钾血症、酸中毒，伴心功能损害者，应给予肾脏替代治疗。

5. 药物重整过程中的重点关注内容

（1）入院时药物重整要点

1）了解患者病史和用药史，明确 AKI 病因：患者发生 AKI 入院之后，药师应详细询问病史和用药史，包括中草药、中成药、非处方药、保健品、疫苗接种、美容日用品使用情况和特殊饮食习惯、化学品接触史等，结合临床症状和检验检查，明确 AKI 是否由肾毒性药物或物质引起，如有则需要及时停用相关药物 / 物质。

2）并发症管理：评估患者的血容量状态和尿量、心功能，是否出现电解质和酸碱平衡，是否需要启动透析治疗；并针对并发症给予合适的药物治疗，如抗感染、降钾、纠酸等。如考虑为急性肾小管 - 间质疾病，可给予泼尼松 30 ~ 40mg/d 短期治疗。

（2）出院时药物重整要点

1）并发症管理：评估患者在院治疗之后，肾脏恢复情况，是否需要继续透析；各种并发症如心衰、高钾血症、代谢性酸中毒、感染等是否需要继续药物治疗。

2）患者用药教育：交代患者避免使用肾毒性药物，定期返院复查。

二、药物重整案例

1. 病例介绍

（1）病情介绍：患者女性，68 岁，因"突发无尿 12 天，血肌酐升高 10 天"于 2019 年 4 月 17 日入院。

（2）现病史：患者于 2019 年 4 月 10 日无明显诱因出现双侧腰痛，无尿泡沫增多，无肉眼血尿，无腹痛、腹泻，无四肢麻木乏力，无畏寒、发热等，2019 年 4 月 15 日自行服用"尼美舒利片 0.1g"，自觉尿量较前明显减少，尿量约为 20～30ml/次，当天再次服用"尼美舒利片 0.1g"后出现无尿，当时无伴发热、畏寒，无胸闷痛、气促，无腹痛、腹泻，未予重视及特殊处理。4 月 16 日患者仍无尿，伴大便次数较前增多，4～5 次/d，先为黄色稀烂便，后为成形软便，伴畏寒、寒战，伴冷汗，无明显胸痛、心悸、气促，无夜间呼吸困难，无伴腹痛、腹胀，无头晕、呕吐，无双下肢水肿等，遂于 2019 年 4 月 17 日凌晨 4 点至急诊就诊。患者发病前长期服用呋塞米片和氯化钾缓释片。

（3）查体：体温 36.3℃，脉搏 69 次/min，呼吸 20 次/min，血压 95/67mmHg。体重 48.55kg，身高 160cm。

（4）实验室检查

1）血常规：WBC 5.35×10^9/L，E% 0.6%，E 0.030×10^9/L，N 4.31×10^9/L，N% 80.5%，RBC 3.13×10^{12}/L，Hb 97g/L，PLT 97×10^9/L。

2）肝肾功能：CO_2CP 12.3mmol/L，BUN 22.85mmol/L，Scr 525.97μmol/L，K^+ 6.99mmol/L，Na^+ 127.9mmol/L，Cl^- 96.6mmol/L，Ca^{2+} 2.31mmol/L，CK 54U/L，CK-MB 23.1U/L，TP 83.3g/L，ALB 36.5g/L，TBIL 30.1μmol/L，DBIL 13.9μmol/L，GPT 25U/L，GOT 47U/L，GLU 9.27mmol/L。

3）心肌二项：NT-proBNP 43.2pg/ml，hs-cTn 43.3pg/ml。

4）凝血功能：血浆纤维蛋白原含量（FIB）5.24g/L，凝血酶时间测定（TT）18.6 秒，凝血酶原活动度（PT%）34.0%，INR 2.23，血浆凝血酶原时间（PT）24.90 秒，活化部分凝血活酶时间（APTT）46.3 秒。

（5）影像学检查

1）心电图：T 波改变。

2）泌尿系 B 超：左、右肾切面大小分别为 10.1cm×4.7cm，9.7cm×4.5cm，

形态正常，包膜完整，皮质回声稍增强，皮髓质分界尚清晰，集合系统光点群未见分离。双侧输尿管未见扩张。膀胱轻度充盈。彩色多普勒血流成像（CDFI）：双肾彩色血流呈指状分布，动静脉分别以红、蓝彩色血流信号显示。超声提示：双肾皮质回声稍增强，请结合临床。

（6）入院诊断：①急性肾损伤；②药物性肾病；③高钾血症；④风湿性联合瓣膜病（二尖瓣换瓣术后、极重度三尖瓣反流）。

（7）入院时初始用药医嘱：见表6-22。

表6-22 入院时初始用药医嘱（备注：入院后行右股静脉临时置管并血液透析治疗）

用药目的	药品	单次剂量	频次	开始时间
利尿降钾	呋塞米注射液	40mg	q.d.	2019年4月17日
利尿	呋塞米片	40mg	t.i.d.	2019年4月17日
降钾	人胰岛素注射液5U + 50%葡萄糖注射液40ml		q.d.	2019年4月17日
稳定心肌	10%葡萄糖注射液20ml + 10%葡萄糖酸钙注射液20ml		q.d.	2019年4月17日
纠酸	碳酸氢钠注射液	250ml	q.d.	2019年4月17日
补钠	10%氯化钠注射液	30ml	q.d.，口服	2019年4月17日
治疗肾小管-间质疾病	泼尼松片	30mg	q.d.	2019年4月17日
预防糖皮质激素类药物引起的骨质疏松	碳酸钙D$_3$片	600mg/125IU	q.d.	2019年4月17日
预防糖皮质激素类药物引起的胃肠道溃疡	兰索拉唑肠溶片	15mg	q.d.	2019年4月17日

2. 入院后药物重整流程

（1）药师采集既往用药史获取入院前用药清单，并与入院时初始用药医嘱进行对比，相关信息见表6-23。

（2）识别问题、解决方案及与医患沟通要点：见表6-24。

（3）分析及小结：本案例中共发现了3个用药相关问题。

1）药物不良反应：根据AKI的诊断标准，患者入院前两日服用尼美舒利0.1g两次后出现无尿，入院查肌酐525.97μmol/L，符合AKI的标准。了解患者病史和用药史，考虑为尼美舒利引起的AKI可能性大。与医生沟通，考虑患者无尿为尼美舒利引起肾小管-间质病变导致的急性肾损伤，评估患者是

表6-23 入院时初始用药医嘱与入院前用药比较及药师意见

用药目的	入院前用药清单						入院时初始用药医嘱					与院外药品比较	药师意见
	药品	单次剂量	频次	开始	结束	备注	用药目的	药品	单次剂量	频次			
止痛	尼美舒利片	0.1g	b.i.d.	2019年4月15日	2019年4月15日	患者因腰痛自行服用该药后出现无尿,考虑为药物引起肾小管-间质病变导致的急性肾损伤						停用	建议停用
利尿	呋塞米片	20mg	b.i.d.	长期使用	入院后继续使用	目前无尿	利尿	呋塞米片	40mg	t.i.d.		加量使用	目前患者无尿,已启动透析治疗,建议停用
补钾	氯化钾缓释片	1 000mg	q.d.	长期使用	入院后停用	入院后测血钾6.99mmol/L,为高钾血症						停用	建议停用
							利尿降钾	呋塞米注射液	40mg	q.d.		新增药品	目前患者无尿,已启动透析治疗,建议停用
							降钾	人胰岛素注射液5U + 50%葡萄糖注射液40ml		q.d.		新增药品	建议新增该药

续表

入院前用药清单							入院时初始用药医嘱				与院外药品比较	药师意见
用药目的	药品	单次剂量	频次	开始	结束	备注	用药目的	药品	单次剂量	频次		
							稳定心肌	10%葡萄糖注射液20ml + 10%葡萄糖酸钙注射液20ml		q.d.	新增药品	建议新增该药
							纠酸	碳酸氢钠注射液	250ml	q.d.	新增药品	建议新增该药
							补钠	10%氯化钠注射液	30ml	q.d.、口服	新增药品	建议新增该药
							治疗肾小管-间质疾病	泼尼松片	30mg	q.d.	新增药品	建议新增该药、建议加量
							预防糖皮质激素类药物引起的骨质疏松	碳酸钙D$_3$片	600mg/125IU	q.d.	新增药品	建议新增该药
							预防糖皮质激素类药物引起的胃肠道溃疡	兰索拉唑肠溶片	15mg	q.d.	新增药品	建议新增该药

表 6-24 药物重整发现的问题、解决方案及与医患沟通要点

序号	问题描述	解决方案	与医生沟通要点	与患者沟通要点
1	患者因腰痛自行服用两次尼美舒利 0.1g 后出现无尿	(1) 了解患者用药史和肾脏疾病发生发展情况，考虑为尼美舒利引起肾变-间质病变导致的急性肾损伤。(2) 嘱患者今后不能随意服用解热镇痛药，评估患者是否能进行肾穿刺活检术，进一步明确肾脏病理类型	与医生沟通，考虑患者无尿为尼美舒利引起肾小管-间质病变导致的急性肾损伤，评估患者是否能进行肾穿刺活检术，进一步明确肾脏病理类型	(1) 了解患者用药史和肾脏疾病情况，药物发展情况。(2) 嘱患者今后不能随意服用解热镇痛药
2	考患为尼美舒利引起肾小管-间质病变导致的急性肾损伤	可加用泼尼松片 30mg q.d.	建议医生加用泼尼松片 30mg q.d.	
3	患者已经无尿，仍在使用利尿药呋塞米	建议医生停用呋塞米	与医生沟通，患者目前无尿，使用利尿药无法起效，并且患者已启动血液透析治疗，建议停用呋塞米	
4	患者入院前长期服用氯化钾缓释片，入院后测血钾 6.99mmol/L，为高钾血症	建议医生停用氯化钾缓释片	与医生沟通，停用氯化钾缓释片	嘱患者停药，避免食用含钾高的食物
5	患者无尿，入院后测 CO_2CP 12.3mmol/L，K^+ 6.99mmol/L，Na^+ 127.9mmol/L	患者急性肾损伤，目前出现高钾血症，代谢性酸中毒，低钠血症。①启动血液透析治疗；②作心电图，评估是否出现心律失常；③给予糖+胰岛素促进钾向细胞内转移；④给予碳酸氢钠注射液纠酸；⑤口服浓氯化钠补钠	(1) 建议给予糖+胰岛素促进钾向细胞内转移。(2) 建议给予葡萄糖酸钙注射液稳定心肌。(3) 给予碳酸氢钠注射液纠酸。(4) 评估容量和中枢症状，口服氯化钠补钠。(5) 频繁监测电解质和酸碱平衡	

否能进行肾穿刺活检术，进一步明确肾脏病理类型，嘱患者今后不能随意服用解热镇痛药。

2）需要增加药物治疗

A. 增加糖皮质激素类药物治疗：非甾体抗炎药引起的急性肾脏损害可能是肾前性急性肾衰竭或急性间质性肾炎。目前考虑该患者 AKI 的病因为尼美舒利引起肾小管 - 间质病变。对于药物引起的急性间质性肾炎，处理方法为停药及短期的糖皮质激素类药物治疗，常用 30～40mg/d。

B. 启动药物治疗高钾血症、代谢性酸中毒和低钠血症：患者无尿，入院后测 CO_2CP 12.3mmol/L，K^+ 6.99mmol/L，Na^+ 127.9mmol/L，启动了血液透析治疗。需要启动药物治疗高钾血症、代谢性酸中毒和低钠血症。建议医生给患者作心电图，评估是否出现心律失常，给予葡萄糖酸钙注射液稳定心肌。可从三个途径促进降钾：由于患者已经无尿，无法利尿促进钾排出，但已启动透析可以清除血钾；患者长期服用氯化钾缓释片，嘱其停用此药，减少钾的摄入；另外给予糖＋胰岛素促进钾向细胞内转移。静脉给予小剂量碳酸氢钠注射液纠酸。患者低钠血症考虑是由长期服用利尿药和急性肾损伤引起的，口服浓氯化钠补钠，频繁监测电解质和酸碱平衡。

3）不必要的药物治疗

A. 停用呋塞米：《KDIGO 急性肾损伤临床实践指南》中建议，除治疗容量超负荷外，不建议使用利尿药治疗 AKI。并且该患者已经无尿了，利尿药不能起到利尿效果，无助于改善容量和电解质水平，还可能加重肾脏损害。建议停用呋塞米片和呋塞米注射液。

B. 停用氯化钾缓释片：患者入院前长期服用氯化钾缓释片，入院后测血钾 6.99mmol/L，为高钾血症，考虑为氯化钾的不良反应和急性肾损伤的并发症。嘱患者停药，避免食用含钾高的食物。

（劳海燕　潘裕华　雷龙龙　黄小理　王小洁）

参考文献

[1] 王海燕，赵明辉. 肾脏病学 [M]. 4 版. 北京：人民卫生出版社，2021.

[2] Kidney Disease: Improving Global Outcomes (KDIGO) Glomerular Diseases Work Group. KDIGO 2021 clinical practice guideline for the management of glomerular diseases. Kidney Int, 2021, 100(4S): S1-S276.

[3] 中国医师协会肾脏内科医师分会，中国中西医结合学会肾脏疾病专业委员会营养治疗指南专家协作组. 中国慢性肾脏病营养治疗临床实践指南（2021 版）. 中华医学杂志，

2021, 101(8): 539-559.

[4] 杨杰，唐熠达. 新型口服抗凝血药在心血管疾病中的应用. 中国分子心脏病学杂志，2021, 21(4): 4142-4146.

[5] 中国医师协会风湿免疫科医师分会，中华医学会风湿病学分会，中华医学会骨质疏松和骨矿盐疾病分会，等. 2020 版中国糖皮质激素性骨质疏松症防治专家共识. 中华内科杂志，2021, 60(1): 13-21.

[6] 赵明辉. 肾脏病临床概览. 2 版. 北京：北京大学医学出版社，2021.

[7] 中华医学会，中华医学会杂志社，中华医学会全科医学分会，等. 血脂异常基层诊疗指南（实践版·2019）. 中华全科医师杂志，2019, 18(5): 417-421.

[8] 中国成人肾病综合征免疫抑制治疗专家组. 中国成人肾病综合征免疫抑制治疗专家共识. 中华肾脏病杂志，2014, 30(6): 467-474.

[9] 中华医学会心血管病学分会，中国康复医学会心脏预防与康复专业委员会，中国老年学和老年医学会心脏专业委员会，等. 中国心血管病一级预防指南. 中华心血管病杂志，2020, 48(12): 1000-1038.

[10] 中华医学会糖尿病学分会微血管并发症学组. 中国糖尿病肾脏病防治指南（2021 年版）. 中华糖尿病杂志，2021, 13(8): 762-784.

[11] 中华医学会肾脏病学分会专家组. 糖尿病肾脏疾病临床诊疗中国指南. 中华肾脏病杂志，2021, 37(3): 255-304.

[12] 中华医学会糖尿病学分会中国 2 型糖尿病防治指南（2020 年版）. 中国实用内科杂志，2021, 41(8): 668-695.

[13] Kidney Disease: Improving Global Outcomes (KDIGO) Diabetes Work Group. KDIGO 2022 Clinical Practice Guideline for Diabetes Management in Chronic Kidney Disease. Kidney Int, 2022, 102(5S): S1-S127.

[14] HIDDO J L, BERGUR V, RICARDO C R, et al. Dapagliflozin in patients with chronic kidney disease. N Engl J Med, 2021, 384(4): 388-389.

[15] Kidney Disease: Improving Global Outcomes (KDIGO) Blood Pressure Work Group. KDIGO 2021 clinical practice guideline for the management of blood pressure in chronic kidney disease. Kidney Int, 2021, 99(3S): S1-S87.

[16] 中华医学会内分泌学分会. 中国高尿酸血症与痛风诊疗指南（2019）. 中华内分泌代谢杂志，2020, 36(1): 1-13.

[17] KOJIMA S, MATSUI K, HIRAMITSU S, et al. Febuxostat for cerebral and cardiorenovascular events prevention study. Eur Heart J, 2019, 40(22): 1778-1786.

[18] CHEUNG A K, CHANG T I, CUSHMAN W C, et al. Executive summary of the KDIGO

2021 clinical practice guideline for the management of blood pressure in chronic kidney disease. Kidney Int, 2021, 99(3): 559-569.

[19] 中国医师协会肾脏内科医师分会肾性贫血指南工作组 . 中国肾性贫血诊治临床实践指南 . 中华医学杂志，2021, 101(20): 1463-1502.

[20] 国家肾脏疾病临床医学研究中心 . 中国慢性肾脏病矿物质和骨异常诊治指南 . 肾脏病与透析肾移植杂志，2019, 28(1): 52-57.

[21] WANNER C, TONELLI M, Kidney Disease: Improving Global Outcomes Lipid Guideline Development Work Group Members. KDIGO clinical practice guideline for lipid management in CKD: summary of recommendation statements and clinical approach to the patient. Kidney Int, 2014, 85(6): 1303-1309.

[22] Kidney Disease: Improving Global Outcomes (KDIGO) Diabetes Work Group. KDIGO 2020 clinical practice guideline for diabetes management in chronic kidney disease. Kidney Int, 2020, 98(4S): S1-S115.

[23] Kidney disease: Improving Global Outcomes (KDIGO) CKD-MBD Update Work Group. KDIGO 2017 clinical practice guideline update for the diagnosis, evaluation, prevention, and treatment of chronic kidney disease-mineral and bone disorder (CKD-MBD). Kidney Int Suppl(2011), 2017, 7(1): 1-59.

[24] SAKAGUCHI T, AKIZAWA T. K/DOQI clinical practice guidelines for bone metabolism and disease in CKD. Clin Calcium, 2004, 14(9): 9-14.

[25] 梅长林，余学清 . 内科学：肾脏内科分册 . 北京：人民卫生出版社，2015.

[26] 史伟，杨敏 . 临床药物治疗学：肾脏疾病 . 北京：人民卫生出版社，2017.

[27] FLINT J, PANCHAL S, HURRELL A, et al. BSR and BHPR guideline on prescribing drugs in pregnancy and breastfeeding-Part I : standard and biologic disease modifying anti-rheumatic drugs and corticosteroids. Rheumatology (Oxford), 2016, 55(9): 1693-1697.

[28] ARIF KHWAJA. KDIGO clinical practice guidelines for acute kidney injury. Nephron Clin Pract. 2012, 120(4): c179- c184.

[29] 周福德 . 非甾体抗炎药肾损害 . 中国医药导刊，2008, 10(6): 812-814.

第七章
内分泌系统与营养代谢性疾病药物重整

第一节　糖尿病

一、概述

1. 定义　糖尿病（diabetes mellitus，DM）是一组由遗传和环境因素共同引起的以慢性高血糖为特征的代谢性疾病，其基本的病理生理机制是胰岛素分泌和 / 或利用缺陷。其诊断标准见表 7-1。

表 7-1　糖尿病的诊断标准

诊断标准	静脉血糖或 HbA1c 水平
糖尿病典型症状	
加上随机血糖 /(mmol·L⁻¹)	≥ 11.1
或加上空腹血糖 /(mmol·L⁻¹)	≥ 7.0
或加上 OGTT 2 小时血糖 /(mmol·L⁻¹)	≥ 11.1
或加上 HbA1c/%	≥ 6.5
无糖尿病典型症状者,需改日复查确认	

注：OGTT，口服葡萄糖耐量试验；HbA1c，糖化血红蛋白。

2. 分类　采用 WHO（1999 年）的糖尿病病因学分型体系，根据病因学证据将糖尿病分为 4 种类型。

（1）1 型糖尿病（type 1 diabetes mellitus，T1DM）：包括免疫介导性 T1DM 和特发性 T1DM。

（2）2 型糖尿病（type 2 diabetes mellitus，T2DM）。

（3）特殊类型糖尿病：包括胰岛 β 细胞功能单基因缺陷所致糖尿病，胰岛素作用单基因缺陷所致糖尿病，胰源性糖尿病，内分泌疾病所致糖尿病，药物或化学品所致糖尿病，感染所致糖尿病，不常见的免疫介导性糖尿病及其他与糖尿病相关的遗传综合征。

（4）妊娠糖尿病。

糖尿病患者中 T2DM 最多见，占 90% ~ 95%。

3. **临床表现**　血糖升高后因渗透性利尿引起多尿，进而口渴多饮；外周组织对葡萄糖利用障碍，脂肪分解增加，蛋白质代谢负平衡，渐见乏力、消瘦，儿童生长发育受阻；患者经常出现易饥、多食，就是常说的"三多一少"，即多尿、多饮、多食和体重减轻。还有皮肤瘙痒，尤其是外阴瘙痒。血糖升高较快时，可使房水、晶状体渗透压改变而引起屈光度改变致视物模糊。许多患者无症状，仅于体检或因各种疾病就诊化验时发现高血糖。糖尿病常见的急性并发症有糖尿病酮症酸中毒、高渗性血糖综合征，慢性并发症包括微血管病变（糖尿病肾病、糖尿病视网膜病变）、大血管病变、神经系统并发症（周围神经病变、自主神经病变）、糖尿病足等。

4. **疾病管理**　糖尿病的医学营养治疗和运动治疗是控制糖尿病高血糖的基本措施，应贯穿于治疗的整个过程。T1DM 一经确诊，就应开始胰岛素治疗并需要终身替代治疗，由于患者残余 β 细胞数量和功能有差异，胰岛素治疗方案应个体化。T2DM 是一种进展性的疾病，在其自然病程中，对外源性的血糖控制手段的依赖会逐渐增大，临床上常需要口服降血糖药，或口服降血糖药与注射降血糖药 [胰岛素相关制剂、胰高血糖素样肽 -1（glucagon-like peptide 1，GLP-1）受体激动剂] 联合治疗，或者胰岛素强化治疗。降血糖药治疗多基于纠正导致血糖升高的两个主要病理生理改变——胰岛素抵抗和胰岛素分泌受损。所以，根据作用机制的不同，口服降血糖药可分为促进胰岛素分泌的药物 [磺酰脲类、格列奈类、二肽基肽酶 -4（dipeptidyl peptidase-4，DPP-4）抑制剂] 和非促胰岛素分泌的药物 [双胍类、噻唑烷二酮类、α- 葡萄糖苷酶抑制剂、钠 - 葡萄糖耦联转运体 2（sodium-glucose linked transporter 2，SGLT-2）抑制剂]。磺酰脲类和格列奈类药物直接刺激胰岛 β 细胞分泌胰岛素；DPP-4 抑制剂通过减少体内 GLP-1 的分解，增加 GLP-1 浓度从而促进胰岛素分泌、抑制胰高血糖素分泌；双胍类的主要药理作用是减少肝糖原的输出、抑制肠道对葡萄糖的吸收、改善外周组织对葡萄糖的利用；噻唑烷二酮类（thiazolidinedione，TZD）的主要药理作用为改善胰岛素抵抗；α- 葡萄糖苷酶抑制剂的主要药理作用为延缓碳水化合物在肠道内的消化吸收。SGLT-2

抑制剂的主要药理作用为减少肾小管对葡萄糖的重吸收从而增加葡萄糖的排出。

糖尿病的治疗应遵循以下几个原则。

（1）综合治疗：饮食治疗、运动治疗、糖尿病教育、药物治疗及自我血糖监测。

（2）不管采用何种降血糖方法，生活方式干预（饮食和运动疗法）始终贯穿于治疗的整个过程。

（3）糖尿病患者的血糖控制采用分层达标（表 7-2）的原则。

（4）治疗过程中要预防低血糖的发生（一次严重的医源性低血糖或由此诱发的心血管事件可能会抵消一生维持血糖在正常范围所带来的益处）。

（5）随着糖尿病病程的延长，要关注其相关急、慢性并发症的诊断和治疗。

（6）关注药物不良反应。

（7）患者如果使用注射降血糖药（胰岛素相关制剂、GLP-1 受体激动剂），应关注患者的注射技术，并进行评估。

表 7-2　糖尿病患者血糖分层达标

患者情况	血糖控制目标	空腹血糖 /（mmol·L^{-1}）	餐后血糖或任意点血糖 /（mmol·L^{-1}）
新诊断、非老年、无并发症及伴发疾病；降血糖治疗无低血糖和体重增加（超重及肥胖患者）等不良反应	严格控制	4.4 ~ 6.1	6.1 ~ 7.8
使用糖皮质激素类药物；独居非老年患者；外科重症监护室患者	一般控制	6.1 ~ 7.8	7.8 ~ 10.0
低血糖高危人群；心脑血管病患者及心脑血管高危人群；肝肾功能不全者；75 岁以上患者；预期寿命 < 5 年（如癌症等）；精神或智力障碍；内科重症监护室患者；肠内、外营养患者	宽松控制	7.8 ~ 10.0	7.8 ~ 13.9

5. 药物重整过程中的重点关注内容

（1）入院时药物重整要点

1）治疗药物的管理：T2DM 患者常合并高血压、血脂异常、肥胖等，患者的用药可能涉及降血糖药、抗高血压药、调血脂药、抗血小板药以及治疗相关并发症（如糖尿病周围神经病变、糖尿病视网膜病变、糖尿病足、脑血管病等）药物等。此类患者使用药物品种较多。对于初次入院治疗的患者，药师必须关注药物间的相互作用（药效学、药动学）和药物不良反应。除此之外，药师还需关注患者是否使用偏方、保健品或消渴丸等中成药。对于多次入院治疗的患者，药师除了关注上述内容外，还要关注患者自备药的使用情况，仔细核对住院用药医嘱与自备药是否有重复用药的情况。

2）症状／指标管理：评估患者入院时糖尿病（多饮、多食、多尿、手脚麻木、视物模糊等）、高血压（头晕、头痛、颈项板紧、疲劳等）等疾病的相关症状及严重程度，及其血糖、血脂、血压、体重、肝肾功能等指标，为入院后的药学监护（包括临床疗效和药物不良反应）做准备。

3）生活方式管理：糖尿病常合并高血压、血脂异常、肥胖等疾病，这些疾病与不良的生活方式密切相关，且都是慢性病，需要长期用药。药师要评估患者的生活方式是否健康，用药依从性是否良好，只有健康的生活方式与依从性良好的药物治疗相结合，才能取得理想的治疗效果。

（2）出院时药物重整要点

1）治疗药物的管理：核对出院用药医嘱是否对患者适宜（适应证、用法用量、禁忌证、相互作用等），是否存在遗漏的、必须处理的临床情况，详细向患者交代降血糖药、抗高血压药及调血脂药等的给药时间（餐前、餐后、睡前等）、用药疗程及门诊复诊时间，确认患者是否已掌握胰岛素、GLP-1受体激动剂等药物的注射方法或胰岛素泵的使用方法。

2）症状／指标管理：在使用降血糖药、治疗糖尿病并发症及其他代谢性疾病等之后，患者相关疾病的症状是否有所改善，血糖（空腹、餐后2小时）、血压、血脂等指标是否有所好转，手脚麻木、视物模糊等症状是否较治疗前有所好转，患者用药过程中是否出现恶心呕吐、腹泻、低血糖等药物不良反应。药师要告知患者识别和处理低血糖，让患者知晓自己血糖、血脂、血压、体重等指标的控制目标及糖化血红蛋白、肾功能、眼底检查的监测频率。

3）生活方式管理：饮食控制、适量运动对控制血糖非常重要，药师一定要加强患者出院后生活方式的教育。

二、药物重整案例

1. 病例介绍

（1）病情介绍：患者女性，52岁，因口干多饮10余年，双下肢麻木刺痛1年，加重2个月入院，住院时间为2021年5月17日—2021年5月25日。

患者于 10 余年前出现口干多饮，每日饮水量约 2 000ml，多食易饥，多尿，夜尿 2～3 次，每次约 200ml，双下肢踩棉花感，至当地医院就诊，予口服降血糖药（具体不详）治疗，患者未遵医嘱，未服药，未复诊，未监测血糖。3年前再次出现口干多饮，在当地人民医院就诊，测空腹血糖 18mmol/L，予格列美脲片，2 片 q.d. 及另一种降血糖药治疗（具体不详），患者未规律服药，监测空腹血糖 18mmol/L，未重视，每年当地医院门诊就诊 1 次，1 年前开始出现四肢麻木，无刺痛感，未重视。2 个月前因感冒在当地医院住院，住院期间双下肢麻木加重，出现刺痛感、冷痛感，予调整降血糖方案为：30/70 混合重组人胰岛素（30/70 混合重组人胰岛素注射液）早餐前 14U 晚餐前 16U，监测空腹血糖 7～11mmol/L，餐后血糖 14～16mmol/L。自发病以来，患者精神可，双下肢麻木，刺痛感、冷痛感，时有口干多饮，饮食可，睡眠可，大便每天 1 次，小便正常，夜尿 1 次。近 1 年体重下降 2kg。

（2）既往史：糖尿病病史 10 余年，因担心副作用，未规律使用降血糖药（具体药物不详），最近两个月降血糖方案为：30/70 混合重组人胰岛素早餐前14U 晚餐前 16U，空腹血糖 7～11mmol/L，餐后血糖 14～16mmol/L。

（3）查体：体温 36.5℃，脉搏 87 次 /min，呼吸 20 次 /min，血压 130/80mmHg。身高 149cm，体重 44kg，BMI 19.82kg/m²，腰围 73cm，臀围83cm，腰臀比 0.88。音叉振动觉正常，10g 尼龙丝压力觉正常，左右足痛温觉减退，踝反射减退。

（4）实验室检查和影像学检查

1）血常规、大便常规、肝功能、肾功能正常。

2）尿常规：pH = 5.0，葡萄糖 + + +。

3）血脂：总胆固醇 5.62mol/L ↑，低密度脂蛋白胆固醇 3.88mmol/L ↑。25- 羟维生素 D：53 nmol/L ↓。

4）急诊葡萄糖 18.12mmol/L，C 肽 -0 分钟 131.9 pmol/L ↓，C 肽 -60 分钟 140 pmol/L ↓，糖化血红蛋白 10.9% ↑。

5）电解质：急诊钠 134.8mmol/L ↓，急诊钙 2.08mmol/L。红细胞沉降率25 mm/h ↑。

6）凝血功能：凝血酶原时间百分活性度 124.00% ↑，急诊血浆纤维蛋白原 4.15g/L ↑。

7）四肢多普勒：双下肢血流呈二相波，右下肢踝肱指数（ABI）=1.04/0.95 = 1.09，左下肢 ABI = 1.03/0.95 = 1.08。

8）眼底照相：左眼可见出血，可见糖尿病视网膜病变；右眼可见出血、硬性渗出、棉絮斑，可见糖尿病视网膜病变。

9）骨密度测量：提示低骨量。

（5）入院诊断：①糖尿病；②高脂血症。

（6）诊疗经过：入院后完善相关检查，予赖脯胰岛素泵降血糖，血糖稳定后改为西格列汀、二甲双胍口服联合德谷胰岛素皮下注射降血糖，匹伐他汀调血脂，依帕司他、甲钴胺营养神经，补钙及补充维生素D治疗。患者住院8天，双下肢麻木刺痛好转，双小腿肌肉疼痛好转，血糖平稳，准予带药出院。

（7）出院诊断：①2型糖尿病、糖尿病周围神经病变；②高脂血症。

（8）出院带药医嘱：见表7-3。

表7-3   出院带药医嘱

用药目的	药品	单次剂量	频次	用药疗程
降血糖治疗	盐酸二甲双胍片	850mg	b.i.d.	长期,1个月后门诊复诊
	磷酸西格列汀片	100mg	q.d.	长期,1个月后门诊复诊
	德谷胰岛素注射液	8U	q.n.	长期,1个月后门诊复诊
治疗糖尿病周围神经病变	依帕司他片	50mg	t.i.d.	3个月,1个月后门诊复诊
	甲钴胺片	0.5mg	q.d.	3个月,1个月后门诊复诊
调血脂治疗	匹伐他汀片	2mg	q.n.	长期,1个月后门诊复诊
补充维生素 D_2	维生素 D_2 滴剂	800U	q.d.	3个月,1个月后门诊复诊
补充钙剂	碳酸钙 D_3 片	600mg/125U	q.d.	3个月,1个月后门诊复诊

2. 出院时药物重整流程

（1）药师采集住院期间用药史获取住院用药清单，并与出院带药医嘱进行对比，相关信息见表7-4。

（2）识别问题、解决方案及与医患沟通要点，见表7-5。

（3）分析及小结：本案例中共发现了3个用药相关问题。

1）患者依从性：糖尿病是临床常见的内分泌疾病，患者需要终身服药控制血糖，将血糖控制在比较合理的范围内，方可防止或延缓并发症的发生，提高患者的生活质量。患者已出现口干多饮10余年，因以往对糖尿病及其并发症不够重视，未规律服药和监测血糖，并出现糖尿病相关并发症，血糖控制不理想，影响了患者的生活质量及疾病预后。因此，临床药师应采取科学、有效的方式提高患者用药依从性。

表 7-4 出院带药医嘱与住院期间用药医嘱比较及药师意见

住院期间用药医嘱							出院带药医嘱					
用药目的	药品	单次剂量和给药途径	频次	开始	结束	备注	用药目的	药品	单次剂量	频次	与住院药品比较	药师意见
降血糖治疗	盐酸二甲双胍片	850mg p.o.	b.i.d.	2021年5月19日	2021年5月23日	无腹痛、腹泻、呕吐等不适	降血糖治疗	盐酸二甲双胍片	850mg	b.i.d.	用法用量无变化	建议使用
	磷酸西格列汀片	100mg p.o.	q.d.	5月19日	5月23日	无鼻咽炎、胰腺炎等消化道不适		磷酸西格列汀片	100mg	q.d.	出院后继续使用	建议使用
	赖脯胰岛素注射液	0.5U/h 4U-4U-4U(早-中-晚餐前)	持续皮下泵入,三餐前追加	5月17日	5月19日	无低血糖、过敏等不适					未使用	同意停用
	德谷胰岛素注射液	8U i.h.	q.n.	5月20日	5月23日	无低血糖、过敏等不适		德谷胰岛素注射液	8U	q.n.	用法用量无变化	建议使用
治疗糖尿病周围神经病变	依帕司他片	50mg p.o.	t.i.d.	5月17日	5月23日	出现褐红色尿液,无皮疹、腹泻等不适	治疗糖尿病周围神经病变	依帕司他片	50mg	t.i.d.	出院后继续使用	建议使用
	甲钴胺片	0.5mg p.o.	q.d.	5月17日	5月23日	无不适		甲钴胺片	0.5mg	q.d.		建议增加给药频次
调血脂治疗	匹伐他汀片	2mg p.o.	q.n.	5月17日	5月23日	无头痛头晕、胃肠道异常、肌痛和横纹肌溶解等症状	调血脂治疗	匹伐他汀片	2mg	q.n.		建议使用
补充维生素 D_2	维生素 D_2 滴剂	800U p.o.	q.d.	5月20日	5月23日	无不适	补充维生素 D_2	维生素 D_2 滴剂	800U	q.d.		建议使用
补充钙剂	碳酸钙 D_3 片	600mg/125IU p.o.	q.d.	5月20日	5月23日	无不适	补充钙剂	碳酸钙 D_3 片	600mg/125IU	q.d.		建议使用

表 7-5　药物重整发现的问题、解决方案及与医患沟通要点

序号	问题描述	解决方案	与医生沟通要点	与患者沟通要点
1	患者糖尿病10余年，不规律使用降血糖药，未监测血糖	(1)了解患者病史，患者家中未购买血糖测量仪，测定血糖不方便，建议患者购买血糖测量仪。(2)对患者进行糖尿病相关知识的用药教育	患者血糖较之前有所下降，可停用胰岛素泵。使用入院前的方案预混胰岛素可能对午餐血糖控制不佳，因此建议基础胰岛素加口服降血糖药方案。二甲双胍是首选降血糖药，DPP-4抑制剂疗效确切，对体重影响小，低血糖风险低，胃肠道不良反应少，是多数T2DM的二联降血糖方案	(1)胰岛素与二甲双胍联用，低血糖的风险增加；平时应注意观察有无乏力、心慌、出冷汗等低血糖不良反应。(2)二甲双胍常见恶心、腹泻、呕吐、腹痛等不良反应，随着治疗的延长，这些不良反应可耐受。(3)按时监测血糖并记录，对异常的血糖值进行分析
2	患者52岁，糖尿病合并血脂异常，无出血风险，患者愿意使用阿司匹林	出院带药可增加阿司匹林肠溶片	患者是动脉粥样硬化性心血管疾病（ASCVD）的中危人群，无出血风险，有使用阿司匹林的意愿，使用阿司匹林后获益大于风险	用药过程中如出现牙龈出血、皮下血点、鼻出血等情况，应及时停药就诊
3	患者出院开具甲钴胺片，每次500μg，每日1次，用量过少	查阅指南，与医生沟通修改给药频次为每日3次	与医生沟通，根据相关共识，为确保甲钴胺发挥作用，将用量调整为0.5mg q.d.	

2）需要增加药物治疗：糖尿病是心血管疾病的独立危险因素，糖尿病患者常常合并高血压、血脂异常等心血管疾病的重要危险因素，糖尿病患者发生心血管疾病的风险较正常人增加2～4倍，降压、调血脂、抗血小板治疗对预防心血管疾病非常重要。该患者52岁，血压正常、血脂异常，无心血管疾病，已针对血脂异常使用匹伐他汀。该患者是否有增加抗血小板治疗的指征呢？中华医学会糖尿病学分会发表的《中国2型糖尿病防治指南（2020年版）》指出：不推荐在ASCVD低危患者（如年龄＜50岁患者，糖尿病不伴有ASCVD危险因素）中应用阿司匹林，因其有限获益可能会被出血风险抵消。

中危患者（非老年患者伴 1 个或多个危险因素，或老年患者不伴危险因素）是否应用需要临床具体评估，同时也应考虑患者的意愿。年龄 > 70 岁的老年人（伴或不伴有糖尿病）使用阿司匹林作为一级预防，出血风险大于获益。危险因素包括：早发 ASCVD 家族史、高血压、血脂异常、吸烟或慢性肾脏病 / 蛋白尿。该患者 52 岁，血脂异常，无出血风险，愿意使用阿司匹林。建议该患者增加使用阿司匹林肠溶片。

3）给药剂量过低：依据中华医学会糖尿病学分会神经并发症学组发表的《糖尿病神经病变诊治专家共识（2021 年版）》，甲钴胺作为活性维生素 B_{12} 制剂，较非活性维生素 B_{12} 更容易进入细胞内，能够修复损伤的神经细胞，可明显改善糖尿病神经病变患者的临床症状、体征及神经传导速度。推荐用法：甲钴胺片 500μg，每日 3 次，口服，疗程至少为 3 个月。

第二节　甲状腺功能亢进症

一、概述

1. 定义　甲状腺功能亢进症（hyperthyroidism）简称甲亢，指甲状腺腺体本身产生甲状腺激素过多而引起的神经、循环、消化等系统兴奋性增高和代谢亢进为主要表现的一组临床综合征。

2. 分类　根据甲亢的病因可以分为毒性弥漫性甲状腺肿（Graves disease，GD，又称格雷夫斯病）、毒性结节性甲状腺肿和甲状腺自主高功能腺瘤等。甲亢的患病率为 1%，其中 80% 以上为 GD 引起，本节主要讨论 GD。

3. 临床表现　甲亢的临床表现主要由循环中甲状腺激素过多引起，其症状和体征的严重程度与病史长短、激素升高的程度和患者年龄等因素相关。主要症状：易激动、烦躁失眠、心悸、乏力、怕热、多汗、消瘦、食欲亢进、大便次数增多或腹泻、女性月经稀少。体征：GD 大多有程度不等的甲状腺肿大，甲状腺为弥漫性，质地中等，无压痛。甲状腺上、下极可以触及震颤，闻及血管杂音；结节性甲状腺肿伴甲亢可触及结节性肿大的甲状腺；甲状腺自主高功能腺瘤可扪及孤立结节。心血管系统表现有心率增快、心脏扩大、心律失常、心房颤动、脉压增大等。眼部表现分为两种：一种为非浸润性突眼，与甲状腺激素所致的交感神经兴奋性增高有关；另一种为浸润性突眼，即格雷夫斯眼病（Graves 眼病），与眶后组织的炎症反应有关。

4. 疾病管理 甲亢的一般治疗包括注意休息，补充足够热量和营养，如糖、蛋白质和 B 族维生素，失眠者可给予苯二氮䓬类镇静催眠药，心悸明显者可给予 β 受体拮抗剂（如普萘洛尔）。目前不能对 GD 进行病因治疗，常用的治疗方法有三种，即抗甲状腺药（antithyroid drug，ATD）、^{131}I 和手术治疗。ATD 的作用是抑制甲状腺合成甲状腺激素；^{131}I 和手术治疗则是通过破坏甲状腺组织，减少甲状腺激素的产生，达到治疗目的。3 种治疗方法各有利弊，ATD 治疗可以保留甲状腺产生激素的功能，但是疗程长、治愈率低、复发率高；^{131}I 和手术治疗疗程短、治愈率高、复发率低，但是甲状腺功能减退症的发生率显著增加。我国、日本和欧洲地区首选 ATD 治疗，美国治疗首选 ^{131}I。

常用的 ATD 有丙硫氧嘧啶（propylthiouracil，PTU）和甲巯咪唑（methimazole，MMI），两药比较，优选 MMI，因为 PTU 的肝毒性大于 MMI。在妊娠甲亢（1 ~ 3 个月）、甲亢危象时选择 PTU，因为 PTU 半衰期为 60 分钟，具有在外周组织抑制甲状腺素（T_4）转换为 3,5,3'- 三碘甲腺原氨酸（T_3）的独特作用，所以发挥作用较 MMI 迅速。MMI 有致胎儿皮肤发育不良和致胚胎病的报告。其他药物：碘剂（抑制甲状腺激素从甲状腺释放）、碳酸锂（抑制甲状腺激素分泌）、地塞米松（抑制甲状腺激素分泌和外周组织 T_4 转换为 T_3）、β 受体拮抗剂（普萘洛尔使用最为广泛，可以减轻甲状腺毒症的症状和抑制外周组织 T_4 转换为 T_3）。ATD 发挥作用多在 4 周以后，总疗程一般 1 ~ 1.5 年，起始剂量、减量速度、维持剂量和总疗程均有个体差异，需要根据临床实际情况决定。停药时甲状腺明显缩小及促甲状腺激素（thyroid-stimulating hormone，TSH）受体抗体阴性者停药后复发率低，复发多发生在停药后 3 ~ 6 个月。

5. 药物重整过程中的重点关注内容

（1）入院时药物重整要点

1）ATD 治疗管理：如果是初诊患者，评估患者是否有选用 ATD 治疗的适应证，患者用药前血常规、肝功能、肾功能是否正常，是否有药物过敏史，结合患者情况选用 ATD 品种，给予适当的剂量。如果是已经使用了 ATD 治疗的患者，注意确定药物的名称、用法用量、疗程，用药过程中患者是否有肝功能、血常规的异常，是否有皮肤过敏等情况，患者用药依从性如何。

2）症状管理：初发患者的高代谢症状有哪些（易激动、烦躁失眠、心悸、乏力、怕热、多汗、消瘦、食欲亢进、大便次数增多或腹泻等），患者是否有甲亢性心脏病、突眼等情况，关注甲状腺功能相关指标。已经接受了 ATD 治疗的患者，关注甲亢的高代谢症状和甲状腺功能相关指标是否有改善。

（2）出院时药物重整要点

1）ATD 治疗管理：确认患者使用 ATD 的品种、剂量，是否有肝损伤、血常规的异常，是否有药物过敏的情况。除了 ATD 外，是否合并使用普萘洛尔、复合维生素 B、护肝药、升白细胞药等。

2）症状管理：告知患者 ATD 发挥作用多在 4 周以后，所以患者高代谢的症状多在 4 周以后出现好转，出院后应坚持服药，按医嘱门诊随访和监测血常规、肝肾功能。如果出现发热、咽痛等情况，应小心 ATD 引起的粒细胞减少不良反应，及时就医。生活中低碘饮食、碘隔离。

二、药物重整案例

1. 病例介绍

（1）病情介绍：患者女性，36 岁，发现甲状腺结节 7 年伴多食急躁怕热 7 个月余入院，住院时间为 2021 年 9 月 9 日—2021 年 9 月 26 日。患者 2014 年体检时发现甲状腺激素水平低，右侧甲状腺结节伴肿块，无乏力、脱发、便秘、嗜睡等情况，给予左甲状腺素钠片 100μg p.o. q.d.，2019 年停药，右侧甲状腺大小较前无明显变化。2021 年 2 月发现右侧甲状腺逐渐增大，伴有出汗、食欲增加、脾气急躁、间断腹泻，夜间睡时感右侧甲状腺肿块压迫，呼吸困难，门诊予以甲巯咪唑片 20mg p.o. q.d.，至 2021 年 6 月份甲状腺激素水平无明显下降，停用甲巯咪唑片，于核医学行 ^{131}I 治疗。2021 年 9 月 8 日甲状腺功能三项：游离甲状腺素（FT$_4$）3.68ng/dl，游离三碘甲腺原氨酸（FT$_3$）> 20.00pg/ml，TSH < 0.01μIU/ml，于 2021 年 9 月 9 日收住代谢内分泌科。入院时患者突眼、情绪激动、怕热出汗、甲状腺肿大。

（2）既往史：使用甲巯咪唑片 20mg p.o. q.d.，甲亢控制不理想。

（3）查体：血压 110/60mmHg，脉搏 120 次 /min，体温 36.6℃，呼吸 20 次 /min，甲状腺Ⅱ度肿大。

（4）实验室检查和影像学检查

血常规（2021 年 9 月 9 日）：WBC 2.77×10^9/L ↓，N 1.51×10^9/L ↓。

血常规（2021 年 9 月 15 日）：WBC 5.71×10^9/L ↓，N 4.38×10^9/L。

血常规（2021 年 9 月 22 日）：WBC 10.05×10^9/L ↑，N 7.57×10^9/L。

甲状腺功能三项（2021 年 9 月 10 日）：FT$_4$ 55.79ng/dl ↑，FT$_3$ 30.80pg/ml ↑，TSH < 0.01μIU/ml ↓。

甲状腺功能三项（2021 年 9 月 13 日）：FT$_4$ 14.80ng/dl，FT$_3$ 11.24pg/ml ↑，TSH < 0.01μIU/ml ↓。

甲状腺功能三项（2021 年 9 月 16 日）：FT_4 6.94ng/dl ↓，FT_3 5.79pg/ml，TSH < 0.01μIU/ml ↓。

甲状腺功能三项（2021 年 9 月 22 日）：FT_4 1.80ng/dl ↓，FT_3 2.28pg/ml ↓，TSH 0.48μIU/ml ↓。

甲状腺功能三项（2021 年 9 月 24 日）：FT_4 14.80ng/dl，FT_3 11.24pg/ml ↑，TSH < 0.01μIU/ml ↓。

甲状腺功能三项（2021 年 9 月 25 日）：FT_4 4.92ng/dl ↓，FT_3 3.53pg/ml，TSH 1.05μIU/ml。

甲状腺功能三项（2021 年 9 月 27 日）：FT_4 7.12ng/dl ↓，FT_3 7.04pg/ml，TSH 0.26μIU/ml ↓。

双眼彩超：双眼上直肌增厚。

（5）入院诊断：甲状腺功能亢进症。

（6）诊疗经过：入院后予以甲巯咪唑片治疗甲亢，普萘洛尔片减慢心率，泼尼松片抑制免疫、升白细胞，泮托拉唑钠肠溶片护胃，复合维生素 B 片、维生素 D 滴剂补充维生素。2021 年 9 月 23 日甲状腺外科会诊认为有外科手术指征和条件，建议转外科治疗。2021 年 9 月 27 日转甲状腺外科。

（7）转科诊断：①甲状腺功能亢进症（Graves 眼病）；②甲状腺结节（TI-RAD 3 类）；③维生素 D 不足。

（8）转科用药医嘱：见表 7-6。

表 7-6 转科用药医嘱

用药目的	药品	单次剂量	频次
抗甲亢治疗	甲巯咪唑片	2.5mg	q.d.
控制心率	普萘洛尔片	10mg	t.i.d.
补充维生素	复合维生素 B 片	2 片	t.i.d.
	维生素 D 滴剂	800U	q.d.

2. 转科药物重整流程

（1）药师采集住院期间用药史获取入院后用药清单，并与转科用药医嘱进行对比，相关信息见表 7-7。

（2）识别问题、解决方案及与医患沟通要点，见表 7-8。

表 7-7 入院后用药清单与转科用药医嘱比较及药师意见

入院后用药清单							转科用药医嘱					
用药目的	药品	单次剂量和给药途径	频次	开始	结束	备注	用药目的	药品	单次剂量	频次	与入院药品比较	药师意见
抑制免疫,升白细胞	泼尼松片	10mg p.o.	t.i.d.	2021年9月10日	2021年9月16日						未使用	同意停用
	泼尼松片	5mg p.o.	t.i.d.	2021年9月17日	2021年9月24日							
抗甲亢	甲巯咪唑片	10mg p.o.	t.i.d.	2021年9月9日	2021年9月13日	根据患者的甲状腺功能三项指标变化调整剂量	抗甲亢					
	甲巯咪唑片	20mg p.o.	b.i.d.	2021年9月14日	2021年9月19日							
	甲巯咪唑片	5mg p.o.	q.d.	2021年9月20日	2021年9月23日							
	甲巯咪唑片	2.5mg p.o.	q.d.	2021年9月24日	转科后继续使用			甲巯咪唑片	2.5mg	q.d.	继续使用	同意继续使用,密切监测甲状腺功能三项,调整药物剂量
控制心率	普萘洛尔片	10mg p.o.	t.i.d.	2021年9月7日	转科后继续使用	监测心率	控制心率	普萘洛尔片	10mg	t.i.d.	继续使用	同意继续使用,密切监测心率变化

续表

用药目的	入院后用药清单					备注	转科用药医嘱				与入院药品比较	药师意见
	药品	单次剂量和给药途径	频次	开始	结束		用药目的	药品	单次剂量	频次		
护胃	洋托拉唑钠肠溶片	40mg p.o.	q.d.	2021年9月12日	2021年9月27日	无不适症状	护胃	洋托拉唑钠肠溶片	40mg	q.d.	未使用	同意停用
补充维生素	维生素D滴剂	800U p.o.	q.d.	2021年9月9日	转科继续使用	监测血钙25-羟维生素D水平	补充维生素	维生素D滴剂	800U	q.d.	继续使用	同意继续使用
	复合维生素B片	2片 p.o.	t.i.d.	2021年9月9日	转科继续使用			复合维生素B片	2片	t.i.d.	继续使用	同意继续使用

表 7-8 药物重整发现的问题、解决方案及与医患沟通要点

序号	问题描述	解决方案	与医生沟通要点	与患者沟通要点
1	患者转甲状腺外科拟行甲状腺次全切除术,应给予碘剂做术前准备	与医生、患者进行沟通	与外科医生沟通患者的碘剂的使用问题,碘剂的使用与手术日期密切相关,由外科医生根据手术日期开具用药医嘱	监测是否有胃肠道不适、过敏等反应
2	患者服用泮托拉唑钠肠溶片 40mg p.o. q.d.,自诉无胃肠道不适	了解病史,确认患者是否有"泮托拉唑钠肠溶片"用药适应证,评估用药需求,与医生进行沟通	患者既往没有消化性溃疡等病史,虽然使用泼尼松片口服,但是剂量小、疗程短,没有使用泮托拉唑钠肠溶片预防消化道出血的指征,建议停药	无

（3）分析及小结：本案例中共发现了 2 个用药相关问题。

1）需要增加药物治疗：碘化钾是广泛使用的无机碘剂。小剂量碘可作为供给碘的原料以合成甲状腺素，纠正原来垂体促甲状腺素分泌过多，而使肿大的甲状腺缩小。大剂量碘不仅可以抑制甲状腺素的合成和释放，还可以抑制过氧化物酶，阻止酪氨酸碘化及碘化酪氨酸的缩合过程，可用于治疗甲状腺危象。碘还能使甲状腺组织缩小变硬及血管减少，有利于甲状腺功能亢进症手术。用于甲状腺功能亢进症的术前准备时，患者应先服用一段时间硫脲类抗甲状腺药（ATD），在症状和基础代谢基本控制后，于术前 10 日左右服用碘化钾制剂。碘剂的剂量大约为 6mg/d。

2）不必要的药物治疗：湖南省临床用药质量控制中心颁布的《湖南省质子泵抑制剂的临床应用指导原则（试行）》指出：对于非 ICU 患者应综合评估应激性溃疡风险（表 7-9），必要时加以预防。患者既往无消化性溃疡病史，目前无消化道不适，风险评估为评分 2 分（合并内科疾病，需要使用泼尼松治疗），为低危患者，建议停用泮托拉唑钠肠溶片。

表 7-9 应激性溃疡致消化道出血的临床风险评分系统

危险因素	评分
年龄 > 60 岁	2
男性	2
急性肾功能不全	2
肝脏疾病 [a]	2
脓毒症 [b]	2
预防性抗凝血药 [c]	2
凝血障碍（基于实验室检查指标或用药）[d]	2
合并内科疾病 [e]	2

注：低危 < 7 分，低中危 8～9 分，中高危 10～11 分，高危 > 12 分。

  a. 任何肝脏相关疾病，包括急性和慢性肝炎（感染或非感染）；急性、亚急性和慢性肝功能不全；慢性肝病，包括肝性脑病、门静脉高压、肝肾综合征和 / 或其他后遗症；肝坏死或梗死；肝移植病史。

  b. 包括识别或未识别病原菌的脓毒血症或菌血症。

  c. 皮下注射普通肝素和剂量 ≤ 60mg/d 的依诺肝素。

  d. 血小板计数 < $50×10^9$/L，或国际标准化比值（INR）> 1.5 或活化部分凝血活酶时间（APTT）> 2 倍正常值上限，或使用依诺肝素剂量 > 60mg/d。

  e. 需要相关内科药物治疗（除了普外科、外科亚专科、妇产科、神经病科和精神科疾病以外）。

第三节　骨质疏松症

一、概述

1. 定义　骨质疏松症（osteoporosis，OP）是最常见的骨骼疾病，是一种以骨量低，骨组织微结构损坏，导致骨脆性增加，易发生骨折为特征的全身性骨病。

2. 分类　骨质疏松症分为原发性和继发性两大类，可发于任何年龄。原发性骨质疏松症包括绝经妇女骨质疏松症（Ⅰ型）、老年性骨质疏松症（Ⅱ型）和特发性骨质疏松症（包括青少年型）。绝经妇女骨质疏松症一般发生在女性绝经后 5～10 年内；老年性骨质疏松症一般指 70 岁以后发生的骨质疏松；特发性骨质疏松症主要发生在青少年，病因未明。继发性骨质疏松症指由任何影响骨代谢的疾病和／或药物及其他明确病因而导致的骨质疏松症。

3. 临床表现　骨质疏松症初期通常没有明显的临床表现，随着病情进展，骨量不断丢失，骨微结构破坏，患者会出现骨痛，脊柱变形，甚至发生骨质疏松性骨折。部分患者可没有临床症状，仅在发生骨质疏松性骨折等严重并发症后才被诊断为骨质疏松症。骨质疏松症的诊断主要基于双能 X 射线吸收法（dual energy X-ray absorptiometry，DXA）对骨密度测量结果和／或脆性骨折。骨质疏松症的诊断标准见表 7-10。

表 7-10　骨质疏松症诊断标准

骨质疏松症的诊断标准（符合以下三条之一者）
·髋部或椎体脆性骨折
·DXA 测量的中轴骨骨密度或桡骨远端 1/3 骨密度的 T 值 ≤ −2.5
·骨密度测量符合低骨量（−2.5 < T 值 < −1.0）＋肱骨近端、骨盆或前臂远端脆性骨折

4. 疾病管理　骨质疏松症初级预防：尚无骨质疏松症但具有骨质疏松症危险因素者，应防止或延缓其发展为骨质疏松症并避免发生第一次骨折。骨质疏松症二级预防和治疗：已有骨质疏松症或已经发生过脆性骨折，防治目的是避免发生骨折或再次骨折。

骨质疏松症防治措施分为基础措施和抗骨质疏松药治疗，基础措施包括调整生活方式和骨健康基本补充剂。

（1）调整生活方式

1）加强营养，均衡膳食：建议摄入富含钙、低盐和适量蛋白质的均衡膳食，推荐每日蛋白质摄入量为 0.8~1.0g/kg，并每天摄入牛奶 300ml 或相当量的奶制品。

2）充足日照：建议上午 11:00 到下午 3:00，尽可能多地暴露皮肤于阳光下，晒 15~30 分钟（取决于日照时间、纬度、季节等因素），每周两次，以促进体内维生素 D 的合成，尽量不涂抹防晒霜，以免影响日照效果。但需注意避免强烈阳光照射，以防灼伤皮肤。

3）规律运动：建议进行有助于骨健康的体育锻炼和康复治疗。适合骨质疏松症患者的运动包括负重运动及抗阻运动，推荐规律的负重及肌肉力量练习，以减少跌倒和骨折风险。肌肉力量练习包括重量训练，其他抗阻运动及跑步、健步走、舞蹈、武术、蹲马步、游泳等。

4）戒烟。

5）限酒。

6）避免过量饮用咖啡。

7）避免过量饮用碳酸饮料。

8）尽量避免或少用影响骨代谢的药物。

（2）骨健康基本补充剂

1）钙剂：充足的钙摄入对获得理想骨峰值、减缓骨丢失、改善骨矿化和维护骨骼健康有益。

2）维生素 D：充足的维生素 D 可增加肠钙吸收、促进骨骼矿化、保持肌力、改善平衡能力和降低跌倒风险。维生素 D 不足可导致继发性甲状旁腺功能亢进，增加骨吸收，从而引起或加重骨质疏松症。同时补充钙剂和维生素 D 可降低骨质疏松性骨折风险。

（3）抗骨质疏松药：按作用机制可分为骨吸收抑制剂 [双膦酸盐、降钙素、雌激素类药物、选择性雌激素受体调节剂、NF-κB 受体激活蛋白配体（RANKL）抑制剂]、骨形成促进剂（甲状旁腺激素类似物）、其他机制类药物（活性维生素 D 及其类似物、维生素 K_2 类、锶盐）及传统中药（骨碎补黄酮制剂、淫羊藿苷类制剂、人工虎骨粉制剂）。通常首选骨吸收抑制剂（如阿仑膦酸、唑来膦酸、利塞膦酸等），对低中度骨折风险者（如年轻的绝经后妇女，骨密度水平低但无骨折史的人群）首选口服药物治疗，对口服不能耐受、禁忌、依从性差及高骨折风险者（如多发椎体骨折或髋部骨折的老年患者、骨密度极低者）可选择注射剂（唑来膦酸、特立帕肽）。骨健康基本补充剂可以与骨吸收抑制剂或骨形成促进剂联合使用。不建议相同作用机制的药物联合使用，特殊情况下为防止快速骨丢失，可考虑两种骨吸收抑制剂短期联合使用，如绝经后妇女降钙素与双膦酸盐短期联合使用。

5. 药物重整过程中的重点关注内容

（1）入院时药物重整要点

1）治疗药物的管理：对于初次入院治疗的患者，药师评估患者的适应证，根据患者的症状严重程度、肝肾功能、依从性、经济承受能力等情况，选择适合患者的药物治疗方案，确定药物的用法用量，必须关注药物间的相互作用（药效学、药动学）和药物不良反应；对于多次入院治疗的患者，药师除了关注上述内容外，还要关注患者自备药的使用情况，仔细核对住院用药医嘱与自备药是否存在重复用药。

2）症状/指标管理：评估患者入院时疼痛、脊柱变形、骨折等相关症状及严重程度，及其血钙、25-羟维生素D[25（OH）D]、骨代谢生化标志物（骨形成标志物：碱性磷酸酶、1型原胶原氨基端前肽、骨钙素等；骨吸收标志物：1型胶原交联羧基端肽、酒石酸酸性磷酸酶等）、肝肾功能等实验室指标，为入院后的药学监护（包括临床疗效和药物不良反应）做准备。

3）生活方式管理：骨质疏松症的危险因素分为不可控因素与可控因素，后者包括不健康生活方式、疾病、药物等。药师要评估患者的生活方式是否健康，是否使用过可能引起或加重骨质疏松症的药物，用药依从性是否良好等。只有良好的生活方式与依从性良好的药物治疗相结合，才能取得理想的治疗效果。

（2）出院时药物重整要点

1）治疗药物的管理：核对出院用药医嘱是否对患者适宜（适应证、用法用量、禁忌证、相互作用等），是否存在遗漏的、必须处理的临床情况，详细向患者交代的给药时间（餐前、餐后、睡前等）、用药疗程及门诊复诊时间。

2）症状/指标管理：使用钙补充剂、维生素D补充剂、抗骨质疏松药后，患者相关疾病的症状是否有改善，血钙、25（OH）D、骨代谢生化标志物等指标是否有所好转，患者用药过程中是否出现骨关节疼痛、肿胀、皮肤瘙痒、口唇干裂、发热、头痛、恶心、呕吐、便秘或腹泻等药物不良反应。

3）生活方式管理：骨质疏松症防治的基础措施包括加强营养、均衡膳食，充足日照，规律运动，戒烟限酒，避免过量饮用咖啡及碳酸饮料，避免或少用影响骨代谢的药物等。以上生活方式的调整对防治骨质疏松性骨折非常重要，药师一定要加强患者出院后生活方式的教育。

二、药物重整案例

1. 病例介绍

（1）病情介绍：患者女性，68岁，因全身疼痛8个月余，于2021年1

月 4 日入院。

（2）既往史：患者 8 个月前在无明显诱因下出现颈部、腰背部及双上肢疼痛不适，用力后疼痛明显，但可生活自理。患者先后在当地镇医院及县医院就诊，予以口服镇痛抗炎药、中草药（具体药物不详）等对症治疗后，患者疼痛稍有减轻。患者 5 个月前开始出现疼痛较前加重，伴有下肢、髋部疼痛不适，按压后疼痛明显，不能行走，夜间疼痛明显，影响睡眠，患者在当地反复就诊，未见明显好转。患者于 2020 年 12 月 7 日来我院门诊就诊，骨密度检查提示骨质疏松，予以口服"碳酸钙 / 维生素 D、甲钴胺片、塞来昔布胶囊、活络消痛胶囊"等对症治疗后，患者疼痛未见明显好转。患者为求进一步诊疗，于 2021 年 1 月 3 日至我院骨质疏松门诊就诊，诊断"严重骨质疏松"收治入院。患者发病以来，食欲一般，大小便正常，睡眠差，体重有所减轻。

（3）查体：体温 36.5℃，脉搏 75 次 /min，呼吸 20 次 /min，血压 129/77mmHg，身高 150.0cm，体重 47.5kg，体重指数 21.1kg/m²，腰围 72cm，臀围 82cm，腰臀比 0.88。

（4）实验室检查和影像学检查

2020 年 12 月 7 日，类风湿因子、肿瘤标志物正常；抗核抗体（ANA）、抗 ENA 抗体阴性。

2020 年 12 月 7 日，骨密度：L1 -4.8、L2 -4.4、L3 -4.6、L4 -5.5；Total（全髋）-4.5；Neck（股骨颈）-3.6、Troch（大转子）-3.6、Inter（粗隆间）-3.4。

（5）入院诊断：①重度骨质疏松；②耻骨骨折? ③陈旧性胸椎骨折；④颈椎病；⑤蛛网膜囊肿；⑥脑白质病变；⑦高血压病 1 级高危。

（6）入院时初始用药医嘱：见表 7-11。

表 7-11 入院时初始用药医嘱

用药目的	药品	单次剂量	频次	开始时间
补充维生素 D	维生素 D 滴剂	800IU	q.d.	2021 年 01 月 04 日
补充钙剂	碳酸钙 D₃ 片	600mg/125IU	q.d.	2021 年 01 月 04 日
镇痛	依托考昔片	60mg	q.d.	2021 年 01 月 04 日

2. 入院后药物重整流程

（1）药师采集既往用药史获取入院前用药清单，并与入院时初始用药医嘱进行对比，相关信息见表 7-12。

表 7-12　入院时初始用药医嘱与入院前用药比较及药师意见

用药目的	入院前用药清单						入院时初始用药医嘱					与院外药品比较	药师意见
	药品	单次剂量和给药途径	频次	开始	结束	备注	用药目的	药品	单次剂量	频次			
补充维生素 D	维生素 D 滴剂	800IU p.o.	q.d.	2020 年 12 月 07 日	入院后继续使用	患者未诉相关不适	补充维生素 D	维生素 D 滴剂	800IU	q.d.		用法用量无变化，入院后继续使用	同意继续使用
补充钙剂	碳酸钙 D₃ 片	600mg/125IU p.o.	q.d.	2020 年 12 月 07 日	入院后继续使用	患者未诉相关不适	补充钙剂	碳酸钙 D₃ 片	600mg/125IU	q.d.		用法用量无变化，入院后继续使用	同意继续使用
镇痛	塞来昔布胶囊	200mg p.o.	q.d.	2020 年 12 月 07 日	入院后停用	疼痛无明显缓解	镇痛	依托考昔片	60mg	q.d.		塞来昔布与依托考昔同为非甾体抗炎药（NSAID），入院后改用依托考昔片	使用非甾体抗炎药疼痛控制不佳，建议换用曲马多或阿片类药物的缓释制剂
营养神经	甲钴胺片	0.5mg p.o.	t.i.d.	2020 年 12 月 07 日	入院后停用	相关症状无缓解							同意停用
通经活络、舒筋止痛	活络消痛胶囊	4 片 p.o.	t.i.d.	2020 年 12 月 07 日	入院后停用	疼痛无明显缓解							同意停用

（2）识别问题、解决方案及与医患沟通要点，见表 7-13。

表 7-13 药物重整发现的问题、解决方案及与医患沟通要点

序号	问题描述	解决方案	与医生沟通要点	与患者沟通要点
1	患者为老年女性，诊断为骨质疏松症，既往未使用抗骨质疏松药治疗	完善相关检查后尽快将基础补充剂与老年抗骨质疏松药联合应用，以降低跌倒和再骨折发生风险	(1)对于老年骨质疏松症患者，推荐双膦酸盐类药物作为骨质疏松症的治疗药物 (2)降钙素类药物能明显缓解骨质疏松症及骨折引起的骨痛，可以考虑降钙素类药物与双膦酸盐短期联合使用	(1)告知患者抗骨质疏松药应用的重要性。 (2)告知患者可能出现的药物不良反应。 (3)3个月复查骨代谢生化标志物，每年复查骨密度。 (4)生活方式教育
2	患者服用塞来昔布胶囊 200mg q.d.，1个月。疼痛症状无缓解	使用非甾体抗炎药疼痛控制不佳或疼痛程度为中重度，且影响睡眠时，调整治疗方案为联用或换用曲马多或阿片类药物	患者已使用非甾体抗炎药塞来昔布1个月余，疼痛无缓解，继续单用此类药物依托考昔止痛，治疗失败可能性较大，该患者无阿片类药物使用禁忌，建议换用曲马多或其他阿片类药物缓释制剂	(1)可能出现：恶心、呕吐、便秘、口干等消化系统不适；头昏、嗜睡等中枢系统不良反应。 (2)用药期间需禁酒和避免使用其他中枢抑制剂。 (3)长期使用阿片类药物可能会形成耐药性或药物依赖性，需严格遵医嘱使用，不应超量或超疗程使用

（3）分析及小结：本案例中共发现了 2 个用药相关问题。

1）需要增加药物治疗：中国康复医学会骨质疏松预防与康复专业委员会发表的《骨质疏松性椎体压缩骨折诊治专家共识（2021 版）》建议，对于已发生椎体脆性骨折的患者，无论其 DXA 骨密度检查结果是否达到诊断标准，都应进行抗骨质疏松药治疗，以增加骨密度，改善骨质量，降低再骨折的发生风险。该患者存在陈旧性胸椎骨折，目前全身骨痛明显，需尽快开始抗骨质疏松治疗。药师建议选择双膦酸盐类注射剂以降低跌倒和再发骨折风险，短期联合降钙素类药物改善症状。

2）无效药物：根据《骨科常见疼痛管理临床实践指南（2018 版）》，针对骨质疏松症及其椎体骨折所导致的骨骼肌肉痛，镇痛药物推荐使用非甾体抗炎药，单一、短期，低剂量使用。而对于疼痛控制不佳或非甾体抗炎药慎用的患者，可换用曲马多或低剂量阿片类药物缓释制剂。患者已使用塞来昔

布 1 个月余，疼痛无缓解，继续单用依托考昔止痛治疗失败可能性较大，建议换为曲马多缓释制剂。从低剂量起始，逐渐加量，调整至最小有效剂量后持续治疗。指导患者服用缓释制剂时勿嚼碎，整片吞服。

第四节　高尿酸血症与痛风

一、概述

1. 定义　高尿酸血症指机体嘌呤代谢紊乱，尿酸分泌过多或肾脏排泄功能障碍，使尿酸在血液中积聚的状态。血尿酸超过其在血液或组织液中的饱和度可在关节局部形成单钠尿酸盐结晶并沉积，诱发局部炎症反应和组织破坏，即痛风。

2. 分类　痛风分为原发性和继发性两大类。原发性痛风与遗传和环境因素有关，大多数患者为尿酸排泄障碍，少数为尿酸生成增加。此病具有一定的家族易感性，除少数是先天性嘌呤代谢缺陷外，大多数患者病因不明，常与糖尿病、高血压、动脉粥样硬化、血脂异常和肥胖等疾病共存。继发性痛风主要是肾脏疾病致尿酸排泄减少，骨髓增生性疾病及放疗致尿酸生成增多，某些药物（阿司匹林、氢氯噻嗪等）抑制尿酸的排泄等多种原因所致。

高尿酸血症的诊断标准：在正常嘌呤饮食状态下，无论男性还是女性，非同日 2 次空腹血尿酸浓度超过 420μmol/L。痛风的诊断标准采用 2015 年美国风湿病学会/欧洲抗风湿病联盟（ACR/EULAR）的分类标准，累计分值 ≥ 8 分即痛风。

3. 临床表现　痛风多见于 40 岁以上的男性，女性多在更年期后发病，常有家族遗传史。其临床表现即它在各个分期及并发症的临床表现，如无症状期、急性痛风性关节炎期（突然起病，关节剧痛，呈撕裂样、刀割样或咬噬样，数小时内出现受累关节的红肿热痛和功能障碍等）、慢性痛风性关节炎期（持续关节肿痛、压痛、畸形、关节功能障碍等）、肾脏病变（如痛风性肾病：少尿或无尿，尿中可见大量尿酸晶体。尿酸性肾石病：肾绞痛、血尿、排尿困难、肾积水等）、眼部病变等。

4. 疾病管理　高尿酸血症与痛风的防治目的：①控制高尿酸血症，预防尿酸盐沉积；②迅速终止急性关节炎的发作；③防止尿酸结石形成和肾功能损害。

（1）生活方式干预：控制饮食总热量；限制饮酒、高嘌呤食物（动物内脏，如心、肝、肾等）和高果糖食物的大量摄入；每天饮水 2 000ml 以上以增加尿酸的排泄；慎用抑制尿酸排泄的药物如噻嗪类利尿药等；避免诱发因素（感染、疲劳、酗酒等）和积极治疗相关疾病等。特别是在放疗或化疗时要严密监测血尿酸水平。

（2）对血尿酸的管理：遵循个体化治疗原则，推荐所有痛风患者血尿酸水平控制在 360μmol/L 以下，严重痛风患者血尿酸水平控制在 300μmol/L 以下，不推荐将血尿酸长期控制在 180μmol/L 以下。

（3）治疗药物：临床上常用抗痛风药物包括控制痛风急性发作药物和降尿酸药物。痛风急性发作期推荐尽早使用小剂量秋水仙碱和非甾体抗炎药（足量、短疗程）；对上述药物不耐受、疗效不佳或存在禁忌的患者，推荐全身应用糖皮质激素类药物。降尿酸药物分为抑制尿酸生成药物（别嘌醇、非布司他）和促进尿酸排泄药物（苯溴马隆），药物的选择应综合考虑药物的适应证、禁忌证和高尿酸血症的分型。推荐别嘌醇、非布司他或苯溴马隆为痛风患者降尿酸治疗的一线用药，推荐别嘌醇或苯溴马隆为无症状高尿酸血症患者降尿酸治疗的一线用药。单药足量、足疗程治疗，血尿酸仍未达标的患者，可考虑联合应用两种不同作用机制的降尿酸药物。正在服用促尿酸排泄药物时，定期监测晨尿 pH，当晨尿 pH < 6.0 时，可以建议服用枸橼酸制剂、碳酸氢钠碱化尿液，使晨尿 pH 维持在 6.2 ~ 6.9，以降低尿酸性肾结石的发生风险和利于尿酸性肾结石的溶解。

5. 药物重整过程中的重点关注内容

（1）入院时药物重整要点

1）治疗药物的管理：对于初次入院治疗的患者，药师必须评估药物治疗的适应证，结合患者病情选择最合适的治疗方案，确定治疗药物的用法用量和使用疗程，关注药物间的相互作用（药效学、药动学）和药物不良反应的叠加效应；对于多次入院治疗的患者，药师除了关注上述内容外，还要关注患者自备药的使用情况，仔细核对住院用药医嘱与自备药是否重复用药。

2）症状/指标管理：评估患者入院时关节炎（红、肿、热、痛等）等疾病的相关症状及严重程度，及其血尿酸、肝肾功能等实验室指标，为入院后的药学监护（包括临床疗效和药物不良反应）做准备。

3）生活方式管理：高尿酸血症与不良的生活方式密切相关，药师要评估患者的生活方式是否健康，用药依从性是否良好，只有良好的生活方式与依从性良好的药物治疗相结合，才能取得理想的治疗效果。

（2）出院时药物重整要点

1）治疗药物的管理：核对出院用药医嘱是否对患者适宜（适应证、用法用量、禁忌证、相互作用等），是否存在遗漏的、必须处理的临床情况，详细向患者交代降尿酸等药物的给药时间、用药疗程及门诊复诊时间。

2）症状／指标管理：使用药物治疗后，患者相关疾病的症状是否有改善，血尿酸等指标是否有好转，患者用药过程中是否出现痛风急性发作、肝损伤、肾损伤、胃肠道不适等药物不良反应。药师要告知患者血尿酸指标的控制目标及监测频率。

3）生活方式管理：控制饮食、限制饮酒和高嘌呤食物、多喝水对改善高尿酸血症和痛风非常重要，药师一定要加强对患者出院后生活方式的教育。

二、药物重整案例

1. 病例介绍

（1）病情介绍：患者男性，28 岁，因发作性多关节疼痛肿胀 5 年余，于 2021 年 11 月 25 日入院。

（2）既往史：肾炎病史 20 余年，治疗药物史不详。痛风性关节炎史 5 年，间断服用秋水仙碱、非布司他。

（3）查体：体温 36.2℃，脉搏 98 次 /min，呼吸 20 次 /min，血压 131/92mmHg。右手第三指、第五指及右足背可见痛风石。

（4）实验室检查和影像学检查

2021 年 9 月 9 日：血尿酸 668μmol/L、血肌酐 71μmol/L、血钙 2.34mmol/L、血磷 0.79mmol/L。

2021 年 9 月 14 日：血尿酸 422.5μmol/L。

2021 年 11 月 25 日：尿 pH = 5.0、血尿酸 614.0μmol/L。

2021 年 9 月 14 日：X 线右手正斜位，右手第 3 指近节指骨远端及中节指骨近端、第 5 指近节指骨近端骨质破坏及周边软组织异常增厚，符合痛风性关节炎改变。

CT：右手、右足有多处骨质吸收破坏，考虑痛风性关节炎改变；右足、右踝关节及右手软组织多发稍高密度灶，考虑多发痛风石改变。

腹部彩超提示：①脂肪肝；②胆囊多发息肉样变；③左肾强光斑，考虑小结石？

（5）入院诊断：①慢性痛风性关节炎；②痛风石；③肾结石；④脂肪肝；⑤胆囊多发息肉。

（6）入院时初始用药医嘱：见表 7-14。

表 7-14　入院时初始用药医嘱

用药目的	药品	单次剂量	频次	开始时间
碱化尿液	碳酸氢钠片	1g	t.i.d.	2021 年 11 月 26 日
	碳酸氢钠注射液 + 0.9% 氯化钠注射液	40ml + 250ml	q.d.	
降尿酸	非布司他片	20mg	q.d.	2021 年 11 月 26 日
止痛	艾瑞昔布片	0.1g	q.d.	2021 年 11 月 26 日

2. 入院后药物重整流程

（1）药师采集既往用药史获取入院前用药清单，并与入院时初始用药医嘱进行对比，相关信息见表 7-15。

（2）识别问题、解决方案及与医患沟通要点，见表 7-16。

（3）分析及小结：本案例中共发现了 2 个用药相关问题。

1）患者依从性：高尿酸血症是临床常见的内分泌疾病，血尿酸控制达目标水平后不能停止治疗，2 次 / 年持续监测血尿酸水平。以往患者对高尿酸血症及其并发症不够重视，用药依从性比较差，血尿酸控制不理想，现进展为痛风，严重影响了患者的生活质量。临床药师应采取科学、有效的宣教方式提高患者用药依从性，同时需告知患者严格低嘌呤饮食。因此建议患者入院后立即行降尿酸治疗，小剂量开始，避免降尿酸速度过快导致急性痛风的发生。

2）不必要的药物治疗：当高尿酸血症与痛风患者晨尿 pH < 6.0 时，建议服用枸橼酸制剂、碳酸氢钠碱化尿液，使晨尿 pH 维持在 6.2 ~ 6.9，以降低尿酸性肾结石的发生风险并利于尿酸性肾结石的溶解。碳酸氢钠适用于慢性肾功能不全合并代谢性酸中毒患者。该患者予碳酸氢钠片加碳酸氢钠注射液联合碱化尿液，存在重复用药，建议停用碳酸氢钠注射液。

表 7-15　入院时初始用药医嘱与入院前用药比较及药师意见

入院前用药清单							入院时初始用药医嘱				与院外药品比较	药师意见
用药目的	药品	单次剂量和给药途径	频次	开始	结束	备注	用药目的	药品	单次剂量	频次		
止痛	艾瑞昔布片	0.1g p.o.	q.d.	2021 年 9 月 9 日	入院后继续使用	现无胃肠道不适	止痛	艾瑞昔布片	0.1g	q.d.	用法用量无变化，入院后继续使用	同意继续使用
	托烷片	2g p.o.	t.i.d.	2021 年 9 月 9 日	2021 年 11 月 24 日						停用	同意停药
	双醋瑞因胶囊	50mg p.o.	q.d.	2021 年 9 月 9 日	2021 年 11 月 24 日						停用	同意停药
降尿酸	非布司他片	40mg p.o.	q.d.	2021 年 9 月 9 日	间断服用，具体不详		降尿酸	非布司他片	20mg	q.d.	用量为院外用量的一半	同意减少剂量。从小剂量使用，可以减少急性痛风的发作
							碱化尿液	碳酸氢钠片	1g	t.i.d.	新增药品	建议停用碳酸氢钠片
								碳酸氢钠注射液	40ml	q.d.	新增药品	氢氧化钠注射液

表 7-16 药物重整发现的问题、解决方案及与医患沟通要点

序号	问题描述	解决方案	与医生沟通要点	与患者沟通要点
1	患者既往根据自己意愿间断服用非布司他	(1)入院时未发生急性痛风发作,建议起始予小剂量非布司他降尿酸治疗。(2)对患者进行用药宣教	建议医生在患者入院第一天给予非布司他 20mg 降尿酸治疗	(1)本药可餐后服用。(2)根据医嘱用药,不建议自行停药,定期门诊复查血尿酸水平调整剂量
2	患者同时口服和静脉使用碳酸氢钠	了解患者病史,患者未定期门诊监测尿 pH,建议患者购买 pH 试纸,定期监测尿 pH	建议医生停用碳酸氢钠注射液	(1)碳酸氢钠片可能会产生嗳气等不适。(2)购买 pH 试纸,按时监测尿 pH 并记录,根据尿 pH 调整治疗疗程

第五节　代谢综合征

一、概述

1. **定义**　代谢综合征是一组以肥胖、高血糖(糖尿病或糖调节受损)、血脂异常(高甘油三酯血症和 / 或低 HDL - C 血症)以及高血压等聚集发病,严重影响机体健康的临床症状和体征,是一个在代谢上相互关联的危险因素的组合。

2. **诊断**　我国关于代谢综合征的诊断标准如下:具备以下 3 项或更多项即可诊断。

(1)腹型肥胖(即中心型肥胖):男性腰围 ≥ 90cm,女性腰围 ≥ 85cm。

(2)高血糖:空腹血糖 ≥ 6.1mmol/L 或口服葡萄糖耐量试验 2 小时血糖 ≥ 7.8mmol/L,和 / 或已确诊为糖尿病并治疗者。

(3)高血压:血压 ≥ 130/85mmHg(1mmHg = 0.133kPa),和 / 或已确认为高血压并治疗者。

(4)空腹甘油三酯(TG)≥ 1.70mmol/L。

(5)空腹 HDL-C < 1.04mmol/L。

3. **临床表现**　代谢综合征的临床表现即它包含的各个疾病及其并发症、伴发病的临床表现,这些疾病可同时或先后出现在同一患者。各疾病的临床表现,如肥胖症、血脂异常、糖尿病、高血压、冠心病和脑卒中等。

4. **疾病管理**　目前代谢综合征防治的主要目标是预防临床心血管疾病以

及 2 型糖尿病的发生，对已有心血管疾病者则要预防心血管事件。积极且持久的生活方式治疗是达到上述目标的重要措施。原则上应先启动生活方式治疗，如果不能达到目标，则应针对各个疾病采取相应药物治疗。

（1）生活方式干预：保持理想体重、适当运动、减少热量摄入、限盐、减少含糖或代糖饮料摄入、戒烟、不过量饮酒和保持良好情绪等，不仅能减轻胰岛素抵抗和高胰岛素血症，也能改善糖耐量和其他心血管疾病危险因素。

（2）针对各个疾病如糖尿病、高血压、血脂异常以及肥胖等的药物治疗，治疗目标如下。

1）体重在 1 年内减轻 7% ~ 10%，争取达到正常体重指数（BMI）和腰围。

2）血压：糖尿病患者 < 130/80mmHg，非糖尿病患者 < 140/90mmHg。

3）LDL-C < 2.60mmol/L，TG < 1.70mmol/L，HDL-C > 1.04mmol/L（男）或 > 1.30mmol/L（女）。

4）空腹血糖 < 6.1mmol/L，口服葡萄糖耐量试验 2 小时血糖 < 7.8mmol/L 及糖化血红蛋白（HbA1c）< 7.0%。

5. 药物重整过程中的重点关注内容

（1）入院时药物重整要点

1）治疗药物的管理：因为代谢综合征是一个疾病群，患者的用药可能涉及降血糖药、抗高血压药、调血脂药、抗血小板药以及治疗相关并发症（糖尿病神经病变、高血压肾病、脑血管病、冠心病等）的药物等，此类患者使用药物品种较多。对于初次入院治疗的患者，药师必须关注药物间的相互作用（药效学、药动学）和药物不良反应；对于多次入院治疗的患者，药师除了关注上述内容外，还要关注患者自备药的使用情况，仔细核对住院用药医嘱与自备药是否有重复用药。

2）症状 / 指标管理：评估患者入院时糖尿病（多饮、多食、多尿、手脚麻木、视物模糊等）、高血压（头晕、头痛、颈项板紧、疲劳等）等疾病的相关症状及严重程度，及其血糖、血脂、血压、体重、肝肾功能等实验室指标，为入院后的药学监护（包括临床疗效和药物不良反应）做准备。

3）生活方式管理：糖尿病、高血压、血脂异常、肥胖等疾病，与不良的生活方式密切相关，且这些疾病都是慢性病，需要长期用药。药师要评估患者的生活方式是否健康，用药依从性是否良好，只有良好的生活方式与依从性良好的药物治疗相结合，才能取得理想的治疗效果。

（2）出院时药物重整要点

1）治疗药物的管理：核对出院用药医嘱是否对患者适宜（适应证、用法用量、禁忌证、相互作用等），是否存在遗漏的、必须处理的临床情况，详细向患者交代降血糖药、抗高血压药及调血脂药等的给药时间（餐前、餐后、睡前等）、用药疗程及门诊复诊时间。

2）症状/指标管理：使用降血糖、降压、调血脂等药物治疗后，患者相关疾病的症状是否有改善，血糖（空腹、餐后2小时）、血压、血脂等指标是否有所好转，患者用药过程中是否出现恶心呕吐、腹泻、低血糖、肝损伤、肾损伤、肌肉酸痛、皮下/牙龈出血等药物不良反应。药师要告知患者识别和处理低血糖，让患者知晓自己血糖、血脂、血压、体重等指标的控制目标及监测频率。

3）生活方式管理：饮食控制、适量运动对改善代谢综合征非常重要，药师一定要加强对患者出院后生活方式的教育。

二、药物重整案例

1. 病例介绍

（1）病情介绍：患者男性，57岁，因血糖升高23年，视物模糊半年入院，住院时间为2020年10月20日—2020年10月28日。患者自诉23年前体检发现血糖升高，空腹血糖12.0mmol/L，多次测定空腹血糖结果均大于10.0mmol/L，否认伴口干、多饮、多尿及体重下降，未予重视，不规律口服降血糖药治疗（具体不详）。8年前患者因"右肾肿瘤"行"腹腔镜下右肾部分切除术"查空腹血糖18.0mmol/L，明确诊断为"2型糖尿病"，开始使用胰岛素早、晚餐前控制血糖（具体不详），自诉血糖控制尚可。1年前患者停胰岛素，改为利拉鲁肽注射液（1.2mg q.d. i.h.）联合盐酸二甲双胍片（850mg b.i.d. p.o.）降血糖治疗，监测空腹血糖7.0～8.0mmol/L，餐后2小时血糖8.0～10.0mmol/L。半年前患者出现视物模糊，无头晕、头痛。

（2）既往史：不规律使用降血糖药，最近1年规律使用利拉鲁肽注射液（1.2mg q.d. i.h.）联合盐酸二甲双胍片（850mg b.i.d. p.o.）降血糖治疗，监测空腹血糖7.0～8.0mmol/L，餐后2小时血糖8.0～10.0mmol/L。

（3）查体：体温36.2℃，脉搏93次/min，呼吸20次/min，血压182/109mmHg，身高167cm，体重85.5kg，体重指数30.7kg/m²，腰围108cm，臀围107cm，腰臀比1.0。双足背动脉波动可。音叉振动觉正常，10g尼龙丝压力觉正常，温度觉及痛温觉正常，踝反射正常。

（4）实验室检查和影像学检查

1）血常规：白细胞计数（WBC）4.84×10⁹/L↑，中性粒细胞比率（N%）

59.1%，红细胞计数（RBC）4.1×10^{12}/L↓，血红蛋白（HBG）141g/L，血小板计数（PLT）291×10^9/L；尿常规、大便常规、肝功能、肾功能正常；血糖 8.49mmol/L↑，β-羟丁酸 0.39mmol/L，糖化血红蛋白 7.1%↑。血脂：甘油三酯 4.13mmol/L↑，总胆固醇 5.90mmol/L↑，高密度脂蛋白胆固醇 1.54mmol/L，低密度脂蛋白胆固醇 3.30mmol/L↑；25-羟维生素 D 56 nmol/L↓（提示：不足）。

2）眼底照片：中度非增殖期糖尿病视网膜病变（双）。

3）神经肌电图：右侧神经、腓总神经运动传导波幅降低。

4）震动感觉阈值（VPT）检查：左脚、右脚第一足趾感觉减退。

5）多导睡眠监测：睡眠呼吸暂停综合征（重度），阻塞型为主（重度）。

6）肺部 CT：右肺上叶后段近胸膜磨玻璃结节，肺部低剂量 CT 扫描（LU-RADS）3 类。

7）腹部 B 超：脂肪肝。

（5）诊疗经过：入院后给予口服盐酸二甲双胍片联合利拉鲁肽注射液（后改为：度拉糖肽注射液）降血糖治疗，口服培哚普利叔丁胺片联合硝苯地平控释片降压治疗、阿托伐他汀钙片调血脂治疗、羟苯磺酸钙片改善循环以及口服维生素 D 滴剂（胶囊型）补充维生素 D。患者住院 9 天，视物模糊较前好转，血糖、血压控制情况尚可，准予带药出院。

（6）出院诊断

1）代谢综合征：① 2 型糖尿病（糖尿病肾病 G_1A_2 期；糖尿病视网膜病变：双眼中度非增殖期；糖尿病神经病变）；②高血压（3 级高危组）；③血脂异常；④向心性肥胖。

2）重度睡眠呼吸暂停综合征。

3）右肺上叶结节 LU-RADS 三类。

4）维生素 D 不足。

（7）出院带药医嘱：见表 7-17。

表 7-17　出院带药医嘱

用药目的	药品	单次剂量	频次	用药疗程
降血糖	度拉糖肽注射液	1.5mg	每周1次	长期,1 个月后门诊复诊
	盐酸二甲双胍片	850mg	b.i.d.	长期,1 个月后门诊复诊
改善微循环	羟苯磺酸钙片	0.5g	t.i.d.	3 个月,1 个月后门诊复诊

续表

用药目的	药品	单次剂量	频次	用药疗程
调血脂治疗	阿托伐他汀钙片	10mg	q.n.	长期,1 个月后门诊复诊
降压治疗	培哚普利叔丁胺片	4mg	q.d.	长期,1 个月后门诊复诊
	硝苯地平控释片	60mg	q.d.	长期,1 个月后门诊复诊
补充维生素 D	维生素 D 滴剂(胶囊型)	800U	q.d.	3 个月,1 个月后门诊复诊

2. 出院时药物重整流程

(1)药师采集住院期间用药史获取住院用药清单,并与出院带药医嘱进行对比,相关信息见表 7-18。

(2)识别问题、解决方案及与医患沟通要点,见表 7-19。

(3)分析及小结:本案例中共发现了 2 个用药相关问题。

1)患者依从性:糖尿病是临床常见的内分泌疾病,患者需要终身服药控制血糖,将血糖控制在比较合理的范围内,方可延缓并发症的发生时间,提高患者的生活质量。以往患者对糖尿病及其并发症不够重视,用药依从性比较差,血糖控制不理想,患者可能在较短时间内即可出现并发症,严重影响了患者的生活质量,甚至危及生命。因此,临床药师应采取科学、有效的方式提高患者用药依从性。

2)需要增加药物治疗:依据中华医学会骨质疏松和骨矿盐疾病分会 2018 年发表的《维生素 D 及其类似物临床应用共识》,维生素 D 不足与骨质疏松症及其骨折密切相关,推荐维持骨骼健康的循环 25- 羟维生素 D 水平应达到 75 nmol/L(30μg/L)以上。依据中华医学会发表的《原发性骨质疏松症基层诊疗指南(实践版·2019)》,补充钙和维生素 D 为骨质疏松症预防和治疗的基本措施,维生素 D 用于骨质疏松症防治时,剂量可为 800 ~ 1 200U/d。充足的钙摄入对获得理想骨峰值、减缓骨丢失、改善骨矿化和维护骨骼健康有益。成人每日钙推荐摄入量为 800mg,50 岁及以上人群每日钙推荐摄入量为 1 000 ~ 1 200mg(饮食摄入 + 药物补充)。不同种类钙剂中的元素钙含量不同,其中碳酸钙含钙量高,吸收率高,易溶于胃酸,常见不良反应为上腹不适和便秘等。补充钙剂需适量,超大剂量补充钙剂可能增加肾结石和心血管疾病的风险。在骨质疏松症的防治中,钙剂应与其他药物联合使用。该案例中医生只给予患者维生素 D,而没有给予补充钙剂,是不合理的。

表 7-18 出院带药医嘱与住院期间用药医嘱比较及药师意见

住院期间用药医嘱							出院带药医嘱				与住院药品比较	药师意见
用药目的	药品	单次剂量和给药途径	频次	开始	结束	备注	用药目的	药品	单次剂量	频次	药品比较	
降血糖治疗	利拉鲁肽注射液	1.2mg i.h.	q.d.	2020年10月20日	2020年10月22日	每天注射，患者不愿意使用	降血糖治疗				未使用	同意停用
	度拉糖肽注射液	1.5mg i.h.	每周1次	2020年10月22日	2020年10月28日	每周1次，增加患者的用药依从性	降血糖治疗	度拉糖肽注射液	1.5mg	每周1次	用法用量无变化，出院后继续使用	同意使用
	盐酸二甲双胍片	850mg p.o.	b.i.d.	2020年10月20日	2020年10月28日	无腹痛，腹泻，呕吐等不适	降血糖治疗	盐酸二甲双胍片	850mg	b.i.d.		同意使用
改善微循环	羟苯磺酸钙片	0.5g p.o.	t.i.d.	2020年10月20日	2020年10月28日	无皮肤反应和发热等不适	改善微循环	羟苯磺酸钙片	0.5g	t.i.d.		同意使用
调血脂治疗	阿托伐他汀钙片	10mg p.o.	q.n.	2020年10月20日	2020年10月28日	无肌肉疼痛等不适	调血脂治疗	阿托伐他汀钙片	10mg	q.n.		同意使用
降压治疗	培哚普利叔丁胺片	4mg p.o.	q.d.	2020年10月20日	2020年10月28日	单药血压控制不佳	降压治疗	培哚普利叔丁胺片	4mg	q.d.		同意使用
	硝苯地平控释片	60mg p.o.	q.d.	2020年10月23日	2020年10月28日	与培哚普利联合降压，血压控制理想	降压治疗	硝苯地平控释片	60mg	q.d.		同意使用
补充维生素D	维生素D滴剂(胶囊型)	800U p.o.	q.d.	2020年10月21日	2020年10月28日	无不适	补充维生素D	维生素D滴剂(胶囊型)	800U	q.d.		同意继续使用维生素D维持剂，建议医生给患者补充钙剂

表 7-19　药物重整发现的问题、解决方案及与医患沟通要点

序号	问题描述	解决方案	与医生沟通要点	与患者沟通要点
1	患者糖尿病23年，不规律使用降血糖药，很少监测血糖	(1)了解患者病史，患者家中未购买血糖测量仪，测定血糖不方便，建议患者购买血糖测量仪。(2)对患者进行糖尿病相关知识的用药教育	同意医生停用利拉鲁肽注射液，改用长效制剂度拉糖肽注射液，增加患者的用药依从性	(1)度拉糖肽与二甲双胍联用，低血糖的风险增加；平时注意观察有无乏力、心慌、出冷汗等低血糖不良反应。(2)常见恶心、腹泻、呕吐、腹痛等不良反应，随着治疗的延长，这些不良反应可耐受。(3)按时监测血糖并记录，对异常的血糖值进行分析
2	患者住院期间发现维生素D不足(25-羟维生素D 56nmol/L↓)，医生只给予患者补充维生素 D_2	维生素D不足与骨质疏松症及其骨折密切相关，补充钙和维生素D为骨质疏松症预防和治疗的基本措施，建议医生给予患者补充钙剂	建议医生给予患者补充钙剂，碳酸钙 D_3 片(600mg/125IU)p.o. q.d.	(1)本药宜餐后服用，空腹服用可引起胃部不适。(2)3个月后监测25-羟维生素D和血钙水平

（原海燕）

参考文献

[1] 中华医学会糖尿病学分会.中国2型糖尿病防治指南（2020年版）.国际内分泌代谢杂志，2021, 41(5): 482-548.

[2] 中华医学会内分泌学分会，中华医学会糖尿病学分会，中国医师协会内分泌代谢科医师分会.中国胰岛素泵治疗指南（2021年版）.中华内分泌代谢杂志，2021, 37(8): 679-701.

[3] 中华医学会糖尿病学分会神经并发症学组.糖尿病神经病变诊治专家共识（2021年版）.中华糖尿病杂志，2021, 13(6): 540-557.

[4] 冉兴无，母义明，朱大龙，等.成人2型糖尿病基础胰岛素临床应用中国专家指导建议（2020版）.中国糖尿病杂志，2020, 28(10): 721-728.

[5] 韩娟.药学服务对社区糖尿病患者用药依从性及血糖控制的影响.中国实用医药，2021, 16(30): 163-164.

[6] 卫生部合理用药专家委员会.中国医师药师临床用药指南.2版.重庆：重庆出版社，2014.

[7] 中华医学会，中华医学会杂志社，中华医学会全科医学分会，等.甲状腺功能亢进症基层诊疗指南（实践版·2019）.中华全科医师杂志，2019, 18(12): 1129-1135.

[8] 袁洪.湖南省质子泵抑制剂的临床应用指导原则（试行）.中南药学，2016, 14(7): 673-683.

[9] 中国康复医学会骨质疏松预防与康复专业委员会.骨质疏松性椎体压缩骨折诊治专家共识（2021版）.中华医学杂志，2021, 101(41): 3371-3379.

[10] 中华医学会骨质疏松和骨矿盐疾病分会.原发性骨质疏松症诊疗指南（2017）.中国骨质疏松杂志，2019, 25(3): 281-309.

[11] 邱贵兴，裴福兴，唐佩福，等.骨科常见疼痛管理临床实践指南（2018版）.中华骨与关节外科杂志，2019, 12(3): 161-167.

[12] 马远征，王以朋，刘强，等.中国老年骨质疏松症诊疗指南（2018）.中国骨质疏松杂志，2018, 24(12): 1541-1567.

[13] 邱贵兴，裴福兴，胡侦明，等.中国骨质疏松性骨折诊疗指南（全文）（骨质疏松性骨折诊断及治疗原则）.中华关节外科杂志（电子版），2015, 9(6): 795-798.

[14] 中华医学会骨质疏松和骨矿盐疾病分会.维生素 D 及其类似物临床应用共识.中华骨质疏松和骨矿盐疾病杂志，2018, 11(1): 5-6.

[15] 中华医学会，中华医学会杂志社，中华医学会全科医学分会，等.原发性骨质疏松症基层诊疗指南（实践版·2019）.中华全科医师杂志，2020, 19(4): 316-323.

[16] 葛均波，徐永健，王辰.内科学.9 版.北京：人民卫生出版社，2018.

[17] 中华医学会内分泌学分会.中国高尿酸血症与痛风诊疗指南（2019）.中华内分泌代谢杂志，2020, 36(1): 1-13.

[18] 中国医师协会中西医结合医师分会内分泌与代谢病学专业委员会.高尿酸血症和痛风病证结合诊疗指南（2021-01-20）.世界中医药，2021, 16(2): 183-189.

第八章
神经系统疾病药物重整

第一节 脑梗死

一、概述

1. **定义** 脑梗死指脑部血液循环障碍导致脑血管堵塞或严重狭窄，使脑血流灌注下降，进而缺血、缺氧导致脑血管供血区脑组织死亡，是临床最常见的脑卒中类型。

2. **分类** 根据国际急性卒中 Org 10172 治疗试验（trial of Org 10172 in acute stroke treatment，TOAST）病因分型将脑梗死分为 5 型，包括：大动脉粥样硬化型、心源性栓塞型、小动脉闭塞型、其他明确病因型及不明原因型。

3. **临床表现** 脑梗死的临床症状复杂，它与脑损害的部位、脑缺血性血管大小、缺血的严重程度、发病前有无其他疾病以及有无合并其他重要脏器疾病等有关。轻者可以完全没有症状，即无症状性脑梗死，也可以表现为一过性的肢体瘫痪或眩晕，即短暂性脑缺血发作（transient ischemic attack，TIA）；重者不仅可以有肢体瘫痪，甚至可以急性昏迷、死亡，如病变影响大脑皮质。常见的症状有：①主观症状，头痛、头昏、头晕、眩晕、恶心、运动性和/或感觉性失语甚至昏迷。②脑神经症状，双眼向病灶侧凝视、中枢性面瘫及舌瘫、假性延髓性麻痹，如饮水呛咳和吞咽困难。③躯体症状，肢体偏瘫或轻度偏瘫、偏身感觉减退、步态不稳、肢体无力以及大小便失禁等。

4. **疾病管理** 根据中华医学会神经病学分会和中华医学会神经病学分会脑血管病学组发表的《中国急性缺血性脑卒中诊治指南 2018》和欧洲卒中组织（European Stroke Organisation，ESO）发表的《欧洲卒中组织（ESO）急性缺血性卒中静脉溶栓指南》（2021）对脑梗死进行疾病管理。

（1）静脉溶栓治疗：这是目前主要恢复血流措施。急诊静脉溶栓药物包括重组组织型纤溶酶原激活剂（recombinant tissue plasminogen activator，rt-PA，阿替普酶）、尿激酶和替奈普酶。阿替普酶是我国目前使用的主要溶栓药，现认为有效挽救半暗带组织时间窗为发病 4.5 小时内。阿替普酶静脉溶栓治疗剂量为 0.9mg/kg，最大剂量为 90mg，1 分钟内静脉注射 10%，剩余 90% 维持静脉滴注持续时间 > 60 分钟。

（2）血管内介入治疗：包括血管内机械取栓、动脉溶栓、血管成形术。血管内机械取栓是近年急性缺血性脑卒中治疗最重要的进展，可显著改善急性大动脉闭塞导致的缺血性脑卒中患者的预后，时间窗为 6 小时。动脉溶栓使溶栓药物直接到达血栓局部，时间窗为 6~24 小时。

（3）抗血小板药治疗：对于不符合静脉溶栓或血管内取栓适应证且无禁忌证的缺血性脑卒中患者，排除心源性卒中，应在发病后尽早给予口服阿司匹林 150~300mg/d 治疗，急性期后可改为预防剂量（50~300mg/d）。溶栓治疗者，阿司匹林等抗血小板药应在溶栓 24 小时后开始使用，如果患者存在其他特殊情况（如合并疾病），在评估获益大于风险后可以考虑在阿替普酶静脉溶栓 24 小时内使用抗血小板药（Ⅲ级推荐）。对不能耐受阿司匹林者，可考虑选用氯吡格雷等抗血小板治疗。发病在 24 小时内，具有脑卒中高复发风险（ABCD^2 评分 ≥ 4 分）的急性非心源性 TIA 或轻型缺血性脑卒中患者（NIHSS 评分 ≤ 3 分），应尽早给予阿司匹林联合氯吡格雷治疗 21 天，但应严密观察出血风险。此后阿司匹林或氯吡格雷单用均可作为长期二级预防一线用药。发病 30 天内伴有症状性颅内动脉严重狭窄（狭窄率 70%~99%）的缺血性脑卒中或 TIA 患者，应尽早给予阿司匹林联合氯吡格雷治疗 90 天。此后阿司匹林或氯吡格雷单用均可作为长期二级预防一线用药。

（4）抗凝治疗：对伴有心房颤动（包括阵发性）的缺血性脑卒中或 TIA 患者，推荐使用适当剂量的华法林口服抗凝治疗，预防再发的血栓栓塞事件。华法林的目标剂量是维持国际标准化比值（INR）在 2.0~3.0。新型口服抗凝血药（novel oral anticoagulant，NOAC）可作为华法林的替代药物，新型口服抗凝血药包括达比加群、利伐沙班、阿哌沙班以及艾多沙班，选择何种药物应考虑个体化因素。

（5）稳定斑块治疗：对于非心源性缺血性脑卒中或 TIA 患者，无论是否伴有其他动脉粥样硬化证据，推荐给予高强度他汀类药物长期治疗以降低脑卒中和心血管事件的风险。有脑出血病史的非心源性缺血性脑卒中或 TIA 患者应权衡风险和获益合理使用。

（6）其他改善脑血循环药物：根据《中国急性缺血性脑卒中诊治指南2018》，丁苯酞、人尿激肽原酶有促进缺血性卒中缺血区血管新生，增加脑血流进而改善缺血区微循环的作用；近期有大样本临床试验显示，马来酸桂哌齐特注射液有明确改善缺血区微循环的作用；也有研究显示依达拉奉右莰醇有改善缺血区微循环的作用。

（7）神经保护：缺血性卒中神经保护药物的疗效与安全性尚需更多高质量临床试验进一步证实。目前在临床上有随机对照研究结果显示有临床获益的药物有依达拉奉。

5. 药物重整过程中的重点关注内容

（1）入院时药物重整要点

1）适应证是否相符：如患者在溶栓前必须确认有无溶栓适应证和禁忌证。尽快询问患者症状出现的时间最为重要。

2）药物的用法、用量是否正确：需要掌握常规药物的用法用量，如阿替普酶 0.9mg/kg（最大剂量为 90mg）静脉滴注；丁苯酞注射液需 b.i.d. 给药。如果使用华法林，注意 INR 是否达标，如果不达标，应该怎样进行剂量调整。

3）特殊人群用药：脑血管疾病多为老年患者。许多老年人同时患有多种疾病，因此用药种类多。如果使用 NOAC，注意其禁忌证；另需根据患者肾功能，考虑足量、减量还是禁用 NOAC。如利伐沙班严重肾功能不全（肌酐清除率 < 15ml/min）的患者禁用。

4）是否有重复给药和有临床意义的相互作用：如氯吡格雷与奥美拉唑联用时，奥美拉唑会抑制 CYP2C19 酶的活性，使氯吡格雷不能转化为活性产物或转化的量减少，从而影响抗血小板作用。

5）是否有用药禁忌：除了有过敏史禁用之外，更应该关注药物是否会加重患者病情，如活动性溃疡或其他原因引起的消化道出血患者不建议使用阿司匹林。对磺胺药、噻嗪类利尿药过敏者禁用呋塞米。

6）评估伴发疾病用药的适应证、用法用量、疗效、不良反应等。如果合并了慢性病，了解患者的用药依从性，是否因为依从性不佳，才导致伴发疾病的治疗不达标。

（2）出院时药物重整要点

1）抗凝治疗：使用抗凝血药后是否出现出血等不良反应，告知出院后需要自我识别及正确应对出血及栓塞的情况；如果患者使用华法林抗凝，告知要定期监测凝血酶原时间（PT）和 INR，目标 INR 范围，饮食和用药对 INR 的影响，INR 监测频率等；如果患者使用 NOAC，告知要定期门诊随访，监测肾功能，注意少量药物会影响 NOAC 疗效，不能合用。

2）抗血小板治疗：使用抗血小板药是否出现出血等不良反应，告知出院后双联抗血小板药治疗周期；服药期间应定期复查血常规、粪常规、尿常规、凝血功能等；如使用阿司匹林抗血小板治疗，应告知患者密切关注有无胃部不适、皮下瘀点瘀斑、牙龈出血、鼻出血、尿血、便血、头痛等情况；如使用氯吡格雷抗血小板治疗，出院后应告知患者密切关注有无黑便，若有上述情况，应及时就诊，切勿自行停药。

3）稳定斑块治疗：脑梗死患者出院后应长期使用调血脂药作为疾病的二级预防。建议低密度脂蛋白胆固醇（LDL-C）控制在 1.8mmol/L 以下。如使用他汀类药物调血脂，应告知患者服药期间注意有无乏力、肌肉酸痛等情况，应定期复查血肝肾功能、血脂、肌酸激酶等。

4）疾病管理：告知患者出院后关注是否出现口齿不清、口角流涎、面瘫、头晕头痛、恶心呕吐、肢体无力、肢体抽搐、意识不清等症状，可能为脑梗死疾病表现，应立即就诊。强调用药依从性的重要性。

5）合并疾病的管理：评估合并疾病的主要监测指标是否达标，出院后需长期使用哪些药物及潜在不良反应。强调用药依从性的重要性，告知患者出院后门诊随访时间及主要检测指标。

二、药物重整案例

1. 病例介绍

（1）病情介绍：患者男性，80 岁，因"反复头晕呃逆 20 余天"于 2021 年 6 月 4 日入院。

（2）既往史：1965 年患"肺结核"，经抗结核治疗后治愈，2006 年因"冠心病"行心脏支架术。20 余年前发现"高血压"，现服非洛地平片 5mg q.d. 治疗，入院后因血压偏低停用。"肾功能衰竭"病史数年，具体用药不详。

（3）查体：血压 150/86mmHg，脉搏 65 次 /min，体温 36.7℃，呼吸 18 次 /min，体重 63kg，身高 170cm，BMI 21.8kg/m^2。

（4）实验室检查

1）血常规：Hb 99g/L，RBC 3.19×10^{12}/L，WBC 4.5×10^9/L，PLT 114×10^9/L。

2）空腹血糖：6.58mmol/L。

3）肝肾功能：肌酐（Cr）227μmol/L，尿素氮（BUN）11.8mmol/L，谷

丙转氨酶（GPT）9U/L，谷草转氨酶（GOT）18U/L，尿酸（UA）574μmol/L。

4）C 反应蛋白（CRP）5.69mg/L。

5）同型半胱氨酸（HCY）：19.7μmol/L。

6）凝血功能：PT 13.6 秒，INR 1.05，D- 二聚体 5 430μg/L。

（5）影像学检查

1）CT：两肺慢性支气管炎、肺气肿，局部肺大疱。

2）24 小时心电图：窦性心律，房室期前收缩 338 次，有 3 次成对房性期前收缩和 2 次房性心动过速，室性期前收缩 19 次。

3）B 超：颈部，双侧颈动脉多发斑块形成伴左侧颈内动脉狭窄（近段狭窄约 60%）。

4）MRI：头部，右侧基底节区软化灶，老年脑，椎基底动脉迂曲，左侧椎动脉 V_4 段细小流空信号消失。

（6）入院诊断：①脑梗死；②高血压；③肾功能衰竭；④高尿酸血症；⑤冠心病（心脏支架术后）。

（7）入院时初始用药医嘱：见表 8-1。

表 8-1　入院时初始用药医嘱

用药目的	药品	单次剂量	频次	开始时间
抗血小板	阿司匹林肠溶片	100mg	q.d.	2021 年 6 月 4 日
调血脂、稳定斑块	阿托伐他汀钙片	20mg	q.n.	2021 年 6 月 4 日

2. 入院后药物重整流程

（1）药师采集既往用药史获取住院期间医嘱，并与入院时初始用药医嘱进行对比，相关信息见表 8-2。

（2）识别问题、解决方案及与医患沟通要点：见表 8-3。

（3）分析及小结：本案例中共发现了 2 个用药相关问题。

1）药物不良反应

A. 阿司匹林：患者患高尿酸血症，右下足可见痛风石。阿司匹林减少尿酸排泄，不建议用于高尿酸人群。患者有肾功能衰竭的既往史，2021 年 6 月 4 日血肌酐 227μmol/L，尿酸 574μmol/L，根据患者体重、年龄和肌酐，患者 eGFR = 18ml/min，肾功能 4 级，属于严重肾功能衰竭，阿司匹林禁用于严重肾功能衰竭患者。与医生沟通，建议停用阿司匹林。

表 8-2　入院时初始用药医嘱与住院期间医嘱比较及药师意见

入院时初始用药医嘱							住院期间医嘱					与入院时初始用药医嘱比较	药师意见
用药目的	药品	单次剂量	频次	开始	结束	备注	用药目的	药品	单次剂量	频次		医嘱比较	
抗血小板	阿司匹林肠溶片	100mg	q.d.	2021 年 6 月 4 日	2021 年 6 月 5 日		抗血小板	阿司匹林肠溶片	100mg	q.d.		用法用量无变化	患者存在高尿酸血症和肾功能衰竭，为阿司匹林禁用人群，建议入院后停用
							抗血小板	硫酸氢氯吡格雷片	75mg	q.d.		新增药品	患者 CYP2C19 为慢代谢型，氯吡格雷无法转化为有效代谢物，建议停用
							抗血小板	西洛他唑片	50mg	b.i.d.		新增药品	建议新增该药
调血脂，稳定斑块	阿托伐他汀钙片	20mg	q.n.	2021 年 6 月 4 日			调血脂，稳定斑块	阿托伐他汀钙片	20mg	q.n.		用法用量无变化	同意入院后继续使用
							降低血尿酸浓度	别嘌醇片	50mg	q.d.		新增药品	建议新增该药

表 8-3 药物重整发现的问题、解决方案及与患者沟通要点

序号	问题描述	解决方案	与医生沟通要点	与患者沟通要点
1	患者既往高尿酸血症,右下足可见痛风石;肾功能衰竭。服用阿司匹林存在用药安全性问题	患者存在高尿酸血症,阿司匹林能减少尿酸排泄。2021年6月4日血肌酐227μmol/L,根据患者体重、年龄和肌酐,患者eGFR=18ml/min,肾功能重度衰竭,属于严重肾功能衰竭,阿司匹林禁用于严重肾功能衰竭患者,与医生沟通,停用阿司匹林	患者为高尿酸血症及严重肾功能衰竭者,建议将阿司匹林更改为氯吡格雷,75mg q.d.,该药对患者肾脏影响较少,应用过程中不会对尿酸排泄产生影响	服药期间注意观察是否出现牙龈出血、黑便等出血症状。若出现上述情况需停药就诊。
2	基因型检测显示患者为CYP2C19慢代谢人群,氯吡格雷活性代谢物的血药浓度减低,抗血小板作用降低	(1)进行氯吡格雷基因型检测:CYP2C19慢代谢患者,服用推荐剂量的氯吡格雷其活性代谢物的血药浓度减低,抗血小板作用降低。与医生沟通,建议换用西洛他唑。(2)对患者进行西洛他唑片的用药教育	(1)患者为CYP2C19慢代谢人群,使用硫酸氢氯吡格雷片治疗无效。(2)建议医生更改为西洛他唑片50mg b.i.d.	(1)服药期间注意监测心率、胸痛是否发生,若出现上述情况需停药就诊。(2)服药期间严格控制血压,定期检测肝肾功能指标
3	根据患者基因型选择别嘌醇,该药可能产生不良反应	(1)《中国高尿酸血症与痛风诊疗指南(2019)》推荐使用别嘌醇,用药前测定患者HLA-B5801基因型。(2)若结果阴性,对患者进行别嘌醇片的用药教育	(1)患者为冠心病(心脏支架术后),不建议使用非布司他。(2)《中国高尿酸血症与痛风诊疗指南(2019)》推荐使用别嘌醇,应在使用前测定HLA-B5801基因型,2021年6月10日结果报告为阴性。(3)建议使用,别嘌醇片,50mg q.d.治疗高尿酸血症	(1)服药期间应多饮水,使尿液呈中性或碱性以利于尿酸排泄,定期检查血尿酸及24小时尿尿酸水平,定期检查血常规及肝肾功能。(2)如果出现任何皮肤反应或其他超敏反应应当马上停药,及时到皮肤科诊治

B. 别嘌醇：别嘌醇超敏反应的发生与 *HLA-B5801* 阳性存在明显相关性，且汉族人群携带该基因型频率为 10% ~ 20%，因此国内外指南对 *HLA-B5801* 阳性患者均不推荐使用别嘌醇，有条件的地区在首次服用别嘌醇前最好检测 *HLA-B5801*。本案例患者测定结果为 *HLA-B5801* 阴性。中华医学会内分泌学分会发表的《中国高尿酸血症与痛风诊疗指南（2019）》指出肾功能下降，eGFR < 60ml/（min·1.73m^2）时对别嘌醇的使用应减量，推荐剂量为 50 ~ 100mg/d，eGFR < 15ml/（min·1.73m^2）时应禁用别嘌醇。患者 eGFR = 18ml/min，属于肾功能 4 级（严重肾功能衰竭），建议医生给予患者别嘌醇片，50mg q.d.，治疗高尿酸血症。对患者进行用药教育：服药期间应多饮水，并使尿液呈中性或碱性以利于尿酸排泄，要定期检查血尿酸及 24 小时尿酸水平，定期检查血常规及肝肾功能。如果出现任何皮肤反应或其他超敏反应体征应当马上停药，及时到皮肤科诊治。

2）无效药物：氯吡格雷基因型检测结果显示，患者为 CYP2C19 慢代谢人群，氯吡格雷无法转化为活性代谢产物，氯吡格雷使用无效。中国医师协会心血管内科医师分会等发表的《常用口服抗血小板药物不耐受及低反应性人群诊疗专家共识》推荐：对于缺血性卒中患者，若合并高尿酸血症或痛风，建议优先选择对嘌呤代谢影响小的抗血小板药，如氯吡格雷、吲哚布芬或西洛他唑。该患者尿酸 574μmol/L，因此，改用西洛他唑片进行二级预防。对患者进行用药教育：服药期间注意监测心率、胸痛是否发生，若出现上述情况需停药就诊。服药期间严格控制血压，注意定期检测肝肾功能指标。

第二节 癫痫

一、概述

1. 定义 癫痫发作（epileptic seizure）指脑神经元异常过度、同步化放电活动所造成的一过性临床表现。癫痫（epilepsy）是一种由多种病因引起的慢性脑部疾病，以脑神经元过度放电导致反复性、发作性和短暂性的中枢神经系统功能失常为特征。国际抗癫痫联盟（International League Against Epilepsy，ILAE）于 2014 年发布了癫痫的临床实用性定义，提出诊断癫痫的条件是：①两次间隔时间 > 24 小时的非诱发性发作（或反射性发作）；②1 次非诱发性发作（或反射性发作），在未来 10 年再发风险与两次非诱发性发作再发风险相当（至少 60%）；③诊断为某种癫痫综合征。

2. 分类 2010 年，ILAE 分类工作报告将癫痫发作分为三类。

（1）局灶性癫痫发作：发作恒定地起源于一侧大脑半球内的、呈局限性或更广泛分布的致痫网络，并有着放电的优势传导途径，可以继发累及对侧半球。

（2）全面性癫痫发作：发作起源于双侧大脑皮质及皮质下结构所构成的致痫网络中的某一点，并快速波及整个网络。

（3）发作类型不明型。

3. 临床表现 癫痫发作的临床表现可多种多样，如感觉、运动、自主神经、意识、情感、记忆、认知及行为等障碍。癫痫发作一般具有突发突止、短暂一过性、自限性的共同特点。通常可以根据行为表现或脑电图改变来判断癫痫发作的起始和终止。癫痫持续状态是一种表现为持续或反复发作的特殊情况。全面性发作中全面强直 - 阵挛发作以意识丧失、双侧对称强直后紧跟阵挛动作并通常伴有自主神经受累表现为主要临床特征；失神发作以动作突然中止或明显变慢，意识障碍，不伴有或伴有轻微的运动症状（如阵挛、强直、自动症等）为特征；局灶性发作一般无意识障碍表现。

4. 疾病管理 《临床诊疗指南·癫痫病分册》（2015 年修订版）指出目前癫痫的治疗方法较多，近年来在药物治疗、神经调控等方面都有许多进展，现在常用治疗的方法可以分为：癫痫的药物治疗、癫痫外科治疗（包括神经调控疗法）、生酮饮食。抗癫痫药（anti-epileptic drug，AED）治疗是癫痫治疗最重要和最基本的治疗，也往往是癫痫的首选治疗。

（1）选择抗癫痫药的基本原则和注意事项

1）根据发作类型和综合征分类选择药物是治疗癫痫的基本原则，同时还需要考虑共患病、共用药、患者的年龄及患者或监护人的意愿等，进行个体化治疗。

2）患者如果合理使用一线抗癫痫药，仍有癫痫发作，须严格评估癫痫的诊断。

3）尽可能单药治疗，仅在单药治疗没有达到无发作时才推荐联合治疗。如果联合治疗没有使患者获益，治疗应回到原来患者最能接受的方案（单药治疗或联合治疗），以取得疗效和不良反应耐受方面的最佳平衡。

4）第一种药物治疗失败后需考虑选用不同机制、药动学及不良反应无相互增加、具有疗效协同增强作用的"合理的多药治疗"；如果选用的第一种抗癫痫药因为不良反应或仍有发作而治疗失败，应试用另一种药物，并加量至足够剂量后，将第一种药物缓慢地减量。如果第二种药物治疗仍无效，在开始另一个药物前，应根据相对疗效、不良反应和药物耐受性将第一或第二个药物缓慢撤药。

5）对于儿童、妇女等特殊人群用药需要考虑患者特点。无论是全面强直阵挛性发作还是部分性发作均会对孕妇和胎儿造成不同程度的危害，妊娠期继续口服 AED 以控制癫痫发作仍十分必要。因此，临床癫痫患者在妊娠期接受药物治疗时必须充分衡量 AED 的获益和不良反应，既要有效地控制孕妇的癫痫发作，又要尽可能地降低 AED 可能导致的胎儿致畸风险。与传统 AED 相比，新型 AED 在癫痫患者妊娠期的应用更具优势，不仅能有效控制癫痫发作，而且对胎儿也相对更安全，特别是拉莫三嗪、左乙拉西坦及奥卡西平。

（2）根据癫痫发作类型的选药原则

1）全面性癫痫发作：丙戊酸是新诊断的全面强直 - 阵挛发作，强直或失张力发作，失神发作，肌阵挛发作患者的一线用药。如果丙戊酸不适用则使用拉莫三嗪、左乙拉西坦或苯巴比妥。卡马西平和奥卡西平可用于仅有全面强直 - 阵挛发作的患者。当一线药物治疗无效或不能耐受时，拉莫三嗪、氯巴占、左乙拉西坦、丙戊酸、托吡酯或苯巴比妥可作为添加治疗。强直或失张力发作，失神发作，肌阵挛发作不建议应用卡马西平、奥卡西平、加巴喷丁、普瑞巴林、噻加宾或氨己烯酸。

2）局灶性癫痫发作：卡马西平、拉莫三嗪或左乙拉西坦作为一线药物用于新诊断局灶性癫痫发作的患者。奥卡西平也可作为一线药物用于儿童新诊断局灶性癫痫发作的治疗。如果卡马西平、奥卡西平、拉莫三嗪或左乙拉西坦不合适或不耐受，可考虑丙戊酸。如果以上 5 个抗癫痫药中的第一个药物无效，可从中选择另一种药物。如果第二个耐受性好的抗癫痫药无效可考虑联合治疗。当一线药物治疗无效或不能耐受时，卡马西平、奥卡西平、拉莫三嗪、左乙拉西坦、丙戊酸、托吡酯、氯巴占、加巴喷丁、唑尼沙胺均可作为局灶性癫痫发作的添加用药。如果添加治疗无效或不能耐受，可考虑的其他抗癫痫药有苯巴比妥、苯妥英钠。

5. 药物重整过程中的重点关注内容

（1）入院时药物重整要点

1）抗癫痫药管理：评估抗癫痫药的适应证、用法用量、禁忌证、不良反应、药物相互作用、药动学、不同癫痫发作类型的药物选择、特殊人群抗癫痫药选择、撤停抗癫痫药注意事项。

2）症状管理：评估症状管理药物的适应证、用法用量、疗效、不良反应等。

3）伴发疾病的优化管理：针对合并疾病的治疗及二级预防，评估是否使用了合适的药物，重点关注用法用量、主要监测指标、患者依从性和不良反应。

（2）出院时药物重整要点

1）抗癫痫药管理：使用抗癫痫药后是否出现不良反应，告知出院后需要自我识别及正确应对的情况；告知要定期门诊随访，注意少量药物会影响抗癫痫药疗效，不能合用。癫痫孕妇需要定期监测血药浓度并调整剂量。

2）症状管理：评估患者的症状是否控制良好，出院后用药疗程、不良反应、监测指标。

3）伴发疾病的优化管理：评估合并疾病的主要监测指标是否达标，出院后需长期使用哪些药物及潜在不良反应。强调用药依从性的重要性，告知患者出院后门诊随访时间及主要检测指标。

二、药物重整案例

1. 病例介绍

（1）病情介绍：患者女性，27岁，癫痫10年。住院时间为2021年11月21日—2021年11月30日。患者2011年9月发病，无明显诱因下站立位讲话时突发神志不清，伴四肢强直，抽搐，口吐白沫，无恶心、胸闷、幻听、幻视等先兆发作，持续4分钟左右，后自行缓解，醒后感头晕、乏力，当时未行诊治。之后每月发作一次，性质同前，发作第三次后急诊就诊，拟诊为"癫痫"，予奥卡西平片，300mg b.i.d. p.o.，抗癫痫治疗后，持续6年未发作。2017年年底外出漏服药物2次后再次出现神志不清、四肢强直发作，性质同前，之后发作频率为半年一次，门诊就诊后已予奥卡西平片加量至375mg b.i.d. p.o.，抗癫痫治疗。2021年3月癫痫发作1次，门诊就诊后已予奥卡西平片加量至450mg b.i.d. p.o.，抗癫痫治疗，后未发作。计划妊娠。2021年11月21日，患者孕15周时癫痫发作3次，入院复查。

（2）既往史：无。

（3）查体：血压114/77mmHg，脉搏82次/min，体温36.5℃，呼吸20次/min，心率82次/min。

（4）实验室检查和影像学检查

1）2021年11月30日：肝肾功能Cr 46.8μmol/L，GPT 14U/L，GOT 17U/L。

2）2021年5月16日：叶酸＞54.48nmol/L、维生素B₁₂ 411pmol/L、铁蛋白14ng/ml。

2021年9月12日：叶酸33.33nmol/L、维生素B₁₂ 430pmol/L、铁蛋白25.9ng/ml。

3）奥卡西平代谢物血药浓度

2021年5月16日：15.87μg/ml（正常）。

2021年8月16日：15.91μg/ml（正常）。

2021年9月12日：12.77μg/ml（正常）。

2021年10月22日：7.21μg/ml（低于正常）。

2021年11月30日：13.81μg/ml（正常）。

4）2018年10月30日：头颅磁共振平扫＋海马相：脑实质未见明显异常。

5）2018年11月28日：磁共振癫痫1序列、2序列扫描：右额叶皮质发育不良。右侧额叶局部脑回／皮质发育异常。

（5）入院诊断：癫痫。

（6）诊疗经过：入院后予24小时视频脑电监测，予奥卡西平片抗癫痫治疗，补充叶酸降低胎儿致畸风险等治疗。治疗后患者病情平稳，准予出院。

（7）出院诊断：癫痫。

（8）出院带药医嘱：见表8-4。

表8-4　出院带药医嘱

用药目的	药品	单次剂量	频次	用药疗程
抗癫痫发作	奥卡西平片	600mg	b.i.d.	长期
预防叶酸缺乏	叶酸片	5mg	q.d.	妊娠期

2. 出院时药物重整流程

（1）药师采集现病史获取住院期间用药清单，并与出院带药医嘱进行对比，相关信息见表8-5。

（2）识别问题、解决方案及与医患沟通要点，见表8-6。

表 8-5 出院带药医嘱与住院期间用药医嘱比较及药师意见

住院期间用药医嘱						出院带药医嘱				与住院期间药品比较	药师意见
用药目的	药品	单次剂量	频次	开始	备注	用药目的	药品	单次剂量	频次		
抗癫痫发作	奥卡西平片	450mg	b.i.d.	2021 年 3 月 16 日	患者孕 15 周时癫痫发作仍服用。孕 15 周时癫痫发作 3 次，查奥卡西平稳态血药浓度谷值：7.21μg/ml 偏低	抗癫痫发作	奥卡西平片	600mg	b.i.d.	增加剂量	建议出院带药增加剂量
预防叶酸缺乏	叶酸片	5mg	q.d.	2020 年 9 月 1 日	查叶酸值在正常范围内	预防叶酸缺乏	叶酸片	5mg	q.d.	用法用量无变化	建议出院后按原剂量继续使用

表 8-6 药物重整发现的问题、解决方案及与医患沟通要点

问题描述	解决方案	与医生沟通要点	与患者沟通要点
患者长期服用奥卡西平片 450mg，b.i.d.，妊娠期仍服用。孕 15 周时癫痫发作 3 次，查奥卡西平血药浓度：7.21μg/ml 偏低	(1) 了解患者癫痫发作病史、妊娠期抗癫痫药使用情况。 (2) 复查奥卡西平稳态血药浓度谷值，必要时调整奥卡西平的用药剂量。 (3) 对患者进行妊娠期使用奥卡西平片的用药教育。 (4) 使用 AED 致畸风险增加，告知患者补充叶酸的必要性	建议定期监测奥卡西平稳态血药浓度谷值，必要时调整奥卡西平的用药剂量	(1) 告知患者癫痫发作及 AED 对妊娠及胎儿的风险。 (2) 使用 AED 致畸风险增加，告知患者补充叶酸的必要性。 (3) 告知患者定期产科检查，妊娠 16 ～ 20 周时应对该对胎儿进行详细的超声检查，及时发现可能存在的畸形。 (4) 告知患者每 2 ～ 3 个月进行癫痫门诊随访，动态评估癫痫发作情况，依据 AED 血药浓度，及时调整药物剂量

（3）分析及小结：本案例中共发现了 1 个用药相关问题。

给药剂量过低：患者长期服用奥卡西平片，450mg b.i.d.，控制癫痫发作。孕 15 周时癫痫发作 3 次，查奥卡西平代谢物 10- 羟基卡马西平血药浓度 7.21μg/ml 偏低。医嘱增加奥卡西平片剂量，改为 600mg b.i.d. p.o.。妊娠期受循环血容量增加、药物代谢酶活性提升、药物清除率升高等因素影响，孕妇的抗癫痫药血药浓度较孕前均有不同程度降低，这是妊娠期癫痫发作的最主要原因。相关临床研究发现，奥卡西平的主要活性代谢产物 10- 羟基卡马西平在妊娠初始 12 周，血浆浓度下降至妊娠前的 72%；13～24 周时，血浆浓度为妊娠前的 74%；第 25～40 周，血浆浓度下降至妊娠前的 64%；分娩以后，浓度上升至妊娠前的 108%。上述资料提示，在妊娠期间要注意监测抗癫痫药的血药浓度，并将其控制在一个最适当的治疗水平，这样既能保证治疗的有效性，又可使胎儿致畸的风险降至最低。美国神经病学学会的建议是：在妊娠前及妊娠后每隔 12 周，妊娠期最后 4 周及分娩后 8～12 周，每 4 周监测一次抗癫痫药的游离血药浓度。如果在此期间癫痫发作、出现药物不良反应或对患者的用药依从性有质疑，还应该增加监测频次。

第三节　帕金森病

一、概述

1. 定义　原发性帕金森病，简称为帕金森病（Parkinson disease，PD）是一种常见的中老年神经系统退行性疾病，隐袭起病，进展缓慢，主要病理改变包括黑质多巴胺能神经元进行性退变和路易小体形成、纹状体区多巴胺递质降低、多巴胺与乙酰胆碱递质失平衡。

2. 分类

（1）根据帕金森病的主要临床表现，可分为 3 型。

1）震颤型：主要以肢体震颤为主，而肌肉强直很轻或不明显。

2）强直型：主要以肌肉僵硬、强直表现为主，可以没有震颤或伴轻微震颤。

3）混合型：同时有肢体震颤和肌肉强直的表现，即震颤 - 强直型或强直 - 震颤型，此型占帕金森病的大多数。

（2）根据帕金森病的起病年龄，又可分为：早发型帕金森病（发病年龄 ≤ 50 岁）和晚发型帕金森病（发病年龄 > 50 岁）。

3. 临床表现　以震颤、肌强直、动作迟缓、姿势平衡障碍的运动症状和睡眠障碍、嗅觉障碍、自主神经功能障碍（如便秘、直立性低血压、胃排空延迟、流涎、泌尿功能障碍、勃起功能障碍及多汗等）、认知和精神障碍等非运动症状的临床表现为显著特征。

4. 疾病管理　根据中华医学会全科医学分会等发表的《帕金森病基层诊疗指南（2019 年）》，中华医学会神经病学分会帕金森病及运动障碍学组等发表的《早发型帕金森病的诊断与治疗中国专家共识》和《中国帕金森病治疗指南（第四版）》，对帕金森病患者的运动症状和非运动症状应采取全面综合治疗，包括药物治疗、手术治疗、肉毒毒素治疗、运动疗法、心理干预、照料护理等的多学科治疗模式，不仅立足当前，更需长期管理，以达到长期获益。

（1）药物治疗的原则：①以达到有效改善症状、提高工作能力和生命质量为目标。②提倡早期诊断、早期治疗。③应坚持"剂量滴定"以避免产生药物的急性不良反应，力求实现"尽可能以小剂量达到满意临床效果"的用药原则，避免或降低运动并发症尤其是异动症的发生率。④进行抗帕金森病药物治疗时，特别是使用复方左旋多巴制剂及多巴胺受体（dopamine receptor，DR）激动剂时不能突然停药，以免发生恶性的撤药反应。⑤遵循循证医学证据，也强调个体化特点。不同患者用药选择需综合考虑疾病特点（震颤还是强直少动为主）、疾病严重程度、有无认知障碍、发病年龄、就业状况、有无共病、药物可能的副作用、患者的意愿、经济承受能力等因素，尽量避免、推迟或减少药物不良反应和运动并发症。

（2）早期帕金森病的治疗：目前多为单药治疗，也可采用优化小剂量多种药物联合应用的方式，目标是疗效佳、维持时间更长而运动并发症发生率最低。早期帕金森病的症状治疗遵循以下合用原则。

1）早发型患者不伴有智能减退：①非麦角类多巴胺受体激动剂；②B 型单胺氧化酶（monoamine oxidase type B，MAO-B）抑制剂；③复方左旋多巴；④恩他卡朋双多巴片；⑤金刚烷胺；⑥抗胆碱药。根据《中国帕金森病治疗指南（第四版）》，首选方案需要根据患者的个体情况进行选择。若伴智能减退，应选择复方左旋多巴；若顺应《2017 年 NICE 指南：成人帕金森病（NG.71）》，首选①或②或③。考虑药物经济因素，对强直少动型患者首选⑤；因特殊工作之需，要求显著控制运动症状，首选③或④，或小剂量选用①／②＋③；震颤明显而其他药物疗效欠佳者，选用⑥。

2）晚发型或伴有智能减退患者：首选复方左旋多巴治疗；症状加重疗效减退时可添加多巴胺受体激动剂、MAO-B 抑制剂、儿茶酚 -O- 甲基转移酶

（catechol-*O*-methyltransferase，COMT）抑制剂；尽量不应用抗胆碱药苯海索，尤其对于老年男性患者，其副作用较多。

（3）中晚期帕金森病的治疗：一方面要继续力求改善患者的运动症状；另一方面要妥善处理一些运动并发症和非运动症状。运动并发症（症状波动和异动症）是 PD 中晚期常见的症状，调整药物种类、剂量及服药次数可以改善症状，手术治疗如脑深部电刺激（deep brain stimulation，DBS）亦有疗效。症状波动包括剂末现象、开-关现象。异动症又称为运动障碍，包括剂峰异动症、双相异动症和肌张力障碍。非运动症状主要包括：睡眠障碍、感觉障碍、自主神经功能障碍和精神及认知障碍。某些非运动症状，如嗅觉减退、快速眼动睡眠行为障碍（rapid eye movement sleep behavior disorder，RBD）、便秘和抑郁可以比运动症状出现得更早。

5. 药物重整过程中的重点关注内容

（1）入院时药物重整要点

1）药物对于患者疾病特点是否具有足够的应用价值：症状以震颤为主还是以强直少动为主，疾病严重度、发病年龄、就业状况、有无认知障碍、有无共病、药物可能的不良反应、患者的意愿和经济承受能力等因素。

2）药物选择时机：早期帕金森病的药物选择，评估症状管理药物的适应证、用法用量；晚期帕金森病的药物选择，应具备兼顾性，评估不良反应、运动并发症等。

3）药物选择的依从性：了解患者依从性及适合的用药时间，评估疾病进展中新发症状/不良反应的潜在药源性因素，调整服药次数、时间、剂量或添加药物有改善症状的可能。

4）药物是否引发不良事件：评估调整用药不理想的原因，要甄别是由抗帕金森病药物诱发，还是由疾病本身导致，调整用药，减少药物诱发的不良反应发生概率，同时要警惕可能带来加重帕金森病运动症状的后果。

5）帕金森病患者的治疗可能出现开-关现象、剂末现象等，以及对合并基础疾病的管理。

（2）出院时药物重整要点

1）疾病管理：告知患者及家属注意防止行走时跌倒；如果步行中出现步态冻结，可请同行人帮助搀扶做"跨越"动作改善。疾病进展易出现直立性低血压、认知障碍、便秘等症状，告知患者如出现上述症状时应及时就医，并告知注意事项。

2）抗帕金森病治疗管理：使用抗帕金森病药物会在用药过程中出现因药

物使用产生的症状波动、自主神经功能障碍或不良反应等，告知患者出现新的症状时（如便秘、幻觉、抑郁等）应及时就医调整用药；告知患者保障用药依从性的重要意义，并遵医嘱按时服药，以保证用药有效性，如多巴丝肼应在饭前半小时或饭后一小时服用。

3）合并疾病的管理：评估合并疾病的主要监测指标是否达标，出院后需长期使用哪些药物及潜在不良反应。强调用药依从性的重要性，告知患者出院后门诊随访时间及主要监测指标。

二、药物重整案例

1. 病例介绍

（1）病情介绍：患者男性，62岁，因"左侧肢体抖动伴双下肢动作迟缓8年余，加重2个月"入院。住院时间：2020年10月15日—2020年10月22日。患者有"帕金森病"病史8年余，给予普拉克索片，0.25mg b.i.d. p.o.；多巴丝肼片，187.5mg t.i.d. p.o. 及卡左双多巴缓释片，250mg q.n. p.o. 治疗后自觉小便量多，自行将卡左双多巴缓释片改成125mg q.n. p.o.。用药后肢体抖动情况较前有明显改善。5年前患者出现起床困难，不能马上起床，但不需家人帮助，其间患者有自行加用多巴丝肼片至250mg t.i.d. p.o. 的情况。1年前患者起床困难加重，每次自己起床坐起需要2~3分钟。2个月前患者行走困难加重，不能独立坐起，需家人搀扶起床，夜间尤为明显。自述每次服用多巴丝肼片2~3小时自觉症状改善，服药4小时后全身僵硬明显。

（2）既往史：痛风病史10年余，痛风发作时服用秋水仙碱片，每次0.5mg p.o.（给药频次不详）；糖尿病病史8年余，使用精蛋白生物合成人胰岛素注射液（预混30R）早餐前9U+晚餐前8U，i.h.；阿卡波糖片75mg t.i.d. p.o.；磷酸西格列汀片100mg q.d. p.o.，降血糖治疗。冠心病6年余，使用阿托伐他汀钙片20mg q.n. p.o.，降血脂治疗；高血压病史5年余，3个月前自行停用抗高血压药，既往抗高血压药品种、剂量不详。

（3）查体：血压175/109mmHg，脉搏88次/min，体温36.1℃，呼吸18次/min。Hoehn-Yahr分期（H-Y分期）：3级。

（4）实验室检查和影像学检查：血脂LDL-C 1.63mmol/L。空腹血糖9.2mmol/L，糖化血红蛋白（HbA1c）7.4%。肝肾功能：GPT 4U/L，eGFR=85.9ml/min。

彩超：双侧颈动脉粥样硬化伴右侧多发斑块形成；左肾多发结石；前列腺钙化灶；脂肪肝。

（5）入院诊断：①帕金森病；②糖尿病；③高血压；④冠心病。

（6）诊疗经过：入院后予多巴丝肼片＋恩他卡朋片＋普拉克索片＋卡左双多巴缓释片控制运动迟缓及震颤，阿托伐他汀钙片调血脂，精蛋白生物合成人胰岛素注射液（预混30R）＋阿卡波糖胶囊＋磷酸西格列汀片降血糖治疗。住院期间因剂末现象、异动等调整抗帕金森病用药剂量及频次，因血压控制不佳新增硝苯地平控释片降血压。治疗后患者病情平稳，准予出院。

（7）出院诊断：①帕金森病；②晕厥待查；③糖尿病；④高血压；⑤冠心病。

（8）出院带药医嘱：见表8-7。

表8-7　出院带药医嘱

用药目的	药品	单次剂量	频次	用药疗程
改善运动迟缓、震颤、肌张力	多巴丝肼片	125mg	q.i.d.	长期
	卡左双多巴缓释片	125mg	q.n.	长期
增强多巴胺受体激动剂疗效、缓解剂末现象	恩他卡朋片	0.1g	q.i.d.（与多巴丝肼片同服）	长期
改善开 - 关现象	普拉克索片	0.25mg	t.i.d.	长期
调血脂、稳定斑块	阿托伐他汀钙片	20mg	q.n.	长期（复查血脂）
降血糖	精蛋白生物合成人胰岛素注射液（预混30R）	8U + 10U	b.i.d.（早晚餐前）	长期（复查血糖）
	阿卡波糖胶囊	50mg + 100mg + 100mg	t.i.d.（早、中、晚）	长期（复查血糖）
	磷酸西格列汀片	100mg	q.d.	长期（复查血糖）
降血压	硝苯地平控释片	30mg	q.d.	长期（复查血压）

2. 出院时药物重整流程

（1）药师采集现病史获取住院期间用药清单，并与出院带药医嘱进行对比，相关信息见表8-8。

表8-8 出院带药医嘱与住院期间用药医嘱比较及药师意见

住院期间用药医嘱						出院带药医嘱				与住院期间药品比较	药师意见
用药目的	药品	单次剂量	频次	开始	备注	用药目的	药品	单次剂量	频次		
改善运动迟缓、震颤、肌张力	多巴丝肼片	187.5mg	t.i.d.	2020年10月15日	夜间肢体僵硬明显、日间异动	改善运动迟缓、震颤、肌张力	多巴丝肼片	125mg	q.i.d.	单次剂量降低、给药频次增加	建议减少单次剂量、增加频次
改善运动迟缓、震颤、肌张力	卡左双多巴缓释片	187.5mg	q.n.	2020年10月15日	夜间肢体僵硬明显、日间异动	改善运动迟缓、震颤、肌张力	卡左双多巴缓释片	125mg	q.n.	剂量降低	建议减少用量
增强多巴胺受体激动剂疗效、缓解剂末现象	恩他卡朋片	0.1g	b.i.d.	2020年10月15日	夜间肢体僵硬明显、日间异动	增强多巴胺受体激动剂疗效、缓解剂末现象	恩他卡朋片	0.1g	q.i.d.(与多巴丝肼片同服)	频次增加	建议增加频次
改善开-关现象	普拉克索片	0.25mg	t.i.d.	2020年10月15日	无用药不适	改善开-关现象	普拉克索片	0.25mg	t.i.d.	用法用量无变化	建议继续使用
调血脂、稳定斑块	阿托伐他汀钙片	20mg	q.n.	2020年10月15日	调血脂	调血脂、稳定斑块	阿托伐他汀钙片	20mg	q.n.	用法用量无变化	建议继续使用

住院期间用药医嘱						出院带药医嘱				与住院期间药品比较	药师意见
用药目的	药品	单次剂量	频次	开始	备注	用药目的	药品	单次剂量	频次		
降血糖	精蛋白生物合成人胰岛素注射液（预混30R）	9U + 8U	b.i.d.（早晚餐前）	2020年10月15日	餐后、睡前血糖控制不佳，偶出现低血糖症状	降血糖	精蛋白生物合成人胰岛素注射液（预混30R）	8U + 10U	b.i.d.（早晚餐前）	调整用药剂量	建议调整用药剂量
降血糖	阿卡波糖胶囊	50mg	t.i.d.	2020年10月15日	餐后、睡前血糖控制不佳，偶出现低血糖症状	降血糖	阿卡波糖胶囊	50mg + 100mg + 100mg	t.i.d.（早、中、晚）	调整用药剂量	建议调整用药剂量
降血糖	磷酸西格列汀片	100mg	q.d.	2020年10月15日	餐后、睡前血糖控制不佳，偶出现低血糖症状	降血糖	磷酸西格列汀片	100mg	q.d.	用法用量无变化	建议继续使用
降血压	硝苯地平控释片	30mg	q.d.	2020年10月15日	血压控制不佳	降血压	硝苯地平控释片	30mg	q.d.	用法用量无变化	建议继续使用

（2）识别问题、解决方案及与医患沟通要点：见表8-9。

表8-9 药物重整发现的问题、解决方案及与医患沟通要点

序号	问题描述	解决方案	与医生沟通要点	与患者沟通要点
1	患者依从性差	对患者进行高血压疾病宣教和硝苯地平控释片的用药教育	避免与经CYP3A4代谢的药物合用，如：丙戊酸，他克莫司，卡马西平等经P糖蛋白代谢的药物（大环内酯类）合用	（1）告知高血压与其他心血管病发病及死亡的密切联系及风险。（2）饮食中避免与葡萄柚合用
2	给药剂量过低	（1）确认患者服用降血糖药时间，发生低血糖现象时间。（2）调整降血糖药服用剂量，服用时间	患者使用降血糖药餐前血糖控制尚可，餐后、睡前血糖较高，调整睡前药物剂量，精蛋白生物合成人胰岛素注射液（预混30R）调整为早餐前8U＋晚餐前10U i.h.；阿卡波糖胶囊调整为早50mg，中100mg，晚100mg, p.o.	（1）告知患者餐后、睡前血糖控制不佳，应调整药物剂量。（2）用药期间需定期常规监测血糖，防止低血糖，告知患者低血糖的识别和处理技巧。胰岛素启用前冷藏保存，启用后室温保存
3	给药剂量过高	（1）调整药品品种及剂量，密切观察患者用药后情况。（2）对患者进行恩他卡朋片的用药教育	（1）可通过调整剂量或少量多次用药未消除或耐受异动，剂未现象和开-关现象。（2）恩他卡朋有增强多巴丝肼药效的作用，可增加频次。（3）减少卡左双多巴缓释片剂量，避免夜间异动影响睡眠	告知患者服用恩他卡朋不可突然停药，骤停药物可能引起恶性的撤药反应（高热，肌强直等）

（3）分析及小结：本案例中共发现了 3 个用药相关问题。

1）给药剂量过高：运动并发症（症状波动和异动症）是帕金森病中晚期阶段的常见症状，症状波动主要有剂末现象、开 - 关现象等。本案例患者存在剂末现象，《中国帕金森病治疗指南（第四版）》中对剂末现象的处理方法主要为：①不增加服用复方左旋多巴的每日总剂量，而适当增加每日服药次数，减少每次服药剂量；②换用复方左旋多巴缓释片以延长作用时间，但剂量需增加 20% ~ 30%；③加用对纹状体产生 CDS 的长半衰期多巴胺受体激动剂，如普拉克索；④加用对纹状体产生持续性多巴胺刺激的 COMT 抑制剂；⑤加用 MAO-B，如司来吉兰。

针对本案例患者：①调整多巴丝肼片的服药次数，每次服药剂量减少至 125mg，服用频次改为 q.i.d.；②调整恩他卡朋片使用频次；③降低卡左双多巴缓释片剂量，以免与多巴丝肼片合用脑内多巴胺过多产生异动影响睡眠。

2）给药剂量过低：根据中华医学会糖尿病学分会发表的《中国 2 型糖尿病防治指南（2020 年版）》及国家老年医学中心等发表的《中国老年糖尿病诊疗指南（2021 年版）》，糖尿病低血糖指糖尿病患者在药物治疗过程中发生的血糖过低的现象，可导致患者出汗、饥饿、心慌、颤抖、面色苍白等不适，甚至危及生命，需紧急转诊，应引起重视。本案例患者有糖尿病病史 8余年，自诉偶有乏力、出汗，食用冰糖水后好转，此为出现低血糖反应，但住院期间监测餐后、睡前血糖均不达标。与患者沟通低血糖风险的严重性，并告知患者餐后、睡前血糖控制不佳，建议调整阿卡波糖胶囊及精蛋白生物合成人胰岛素注射液（预混 30R）的使用剂量。据血糖检测结果调整阿卡波糖胶囊，早 50mg、中 100mg、晚 100mg，p.o.，调整精蛋白生物合成人胰岛素注射液（预混 30R）早餐前 9U + 晚餐前 8U 为早餐前 8U + 晚餐前 10U，i.h.，用药后监测患者餐前、餐后、睡前血糖逐渐达标。

3）患者依从性差：患者自行停用抗高血压药，住院期间血压为 175/109mmHg。患者合并高血脂，具有脑卒中风险，以二氢吡啶类钙通道阻滞剂为基础的降压治疗方案可显著降低高血压患者脑卒中风险，本案例建议使用硝苯地平控释片 30mg q.d. 降压治疗，并提醒患者及家属，用药期间避免与经 CYP3A4 代谢的药物如丙戊酸、他克莫司、卡马西平等或经 P 糖蛋白代谢途径（大环内酯类）的药物合用。避免与葡萄柚合用，切勿自行停药，定期监测血压。

第四节　阿尔茨海默病

一、概述

1. 定义　阿尔茨海默病（Alzheimer disease，AD）是发生于老年和老年前期、以进行性认知功能障碍和行为损害为特征的中枢神经系统退行性病变。临床上表现为记忆障碍、失语、失用、失认、视空间能力损害、抽象思维和计算力损害、人格和行为改变等。AD 是老年期最常见的痴呆类型。

2. 分类　一般在 65 岁以前发病为早发型，65 岁及以后发病为晚发型，有家族发病倾向被称为家族性 AD，无家族发病倾向被称为散发性 AD。

3. 临床表现　AD 通常隐匿起病，持续进行性发展，主要表现为认知功能减退和非认知性神经精神症状。一般将 AD 患者的症状分为"ABC"三大类。A（activity）指生活功能改变：发病早期主要表现为近记忆力下降，对患者的一般生活功能影响不大，但是从事高智力活动的患者会出现工作能力和效率下降。随着疾病的进展，工作能力的损害更加突出，同时个人生活能力受损的表现也越发明显。在疾病晚期，患者在包括个人卫生、吃饭、穿衣和洗漱等各个方面都需要完全由他人照顾。B（behavior）指精神和行为症状：即使在疾病早期，患者也会出现精神和行为的改变，如患者变得主动性缺乏、活动减少、孤独、自私、对周围环境兴趣减少、对周围人较为冷淡，甚至对亲人也漠不关心，情绪不稳定、易激惹。认知功能的进一步损害会使精神行为症状恶化，可出现片段的幻觉、妄想（多以被偷窃和嫉妒为主）；无目的漫游或外走；睡眠节律紊乱，部分患者会出现昼夜颠倒情况；捡拾收藏废品；可表现为本能活动亢进，如过度进食；有时可出现激越甚至攻击行为。C（cognition）指认知损害：AD 的神经认知损害以遗忘为先导，随后会累及几乎所有的认知领域，包括计算、定向、视空间、执行功能、理解概括等，也会出现失语、失认、失用。

4. 疾病管理　随着 AD 早期诊断和治疗以及总体医疗保健水平的提高，患者的生存时间在逐渐延长。AD 的长程管理，既需要专科医生（精神科/神经科）的指导，也需要老年科医生的支持，更需要社区卫生人员、长期照护机构医护人员的密切配合。国家卫生健康委办公厅颁布的《阿尔茨海默病的诊疗规范（2020 年版）》指出 AD 的治疗原则包括：①尽早诊断，及时治疗，终身管理。②现有的抗阿尔茨海默病药物虽不能逆转疾病，但可以延缓进展，应尽可能坚持长期治疗。③针对痴呆伴发的精神行为症状，非药物干预为首选，抗痴呆治疗是基本，必要时可使用精神药物，但应定期评估疗效和副作用，避免长期使用。④对照料者的健康教育、心理支持及实际帮助，可改善阿尔茨海默病患者的生活质量。目前改善认知的药物主要包括：胆碱酯酶抑制药（cholinesterase inhibitor，ChEI）和 N- 甲基 -D- 天冬氨酸（N-methyl-D- aspartate，NMDA）受体拮抗剂。胆碱酯酶抑制药增加突触间隙乙酰胆碱含量，是现今治疗轻中度 AD 的一线药物，主要包括多奈哌齐、卡巴拉汀、加兰他敏和石杉碱甲。NMDA 受体拮抗剂美金刚，是另一类 AD 治疗一线药物，是美国食品药品管理局批准的第一个用于中重度 AD 治疗的药物。对中度或中重度的 AD 患者，使用一种胆碱酯酶抑制药和美金刚联合治疗可以获得更好的认知、日常生活能力和社会功能，改善精神行为症状。2019 年 11 月 2 日，国家药品监督管理局有条件批准了甘露特钠胶囊用于治疗轻度至中度 AD。甘露特钠胶囊是以海洋褐藻提取物为原料制备获得的低分子酸性寡糖化合物，是中国原创、国际首个靶向脑 - 肠轴的 AD 治疗新药。甘露特钠胶囊通过重塑肠道菌群平衡，抑制肠道菌群特定代谢产物的异常增多，减少外周及中枢炎症，降低 β 淀粉样蛋白沉积和 τ 蛋白过度磷酸化，从而改善认知功能障碍。

5. 药物重整过程中的重点关注内容

（1）入院时药物重整要点

1）治疗药物管理：评估胆碱酯酶抑制药和 NMDA 受体拮抗剂的用法用量、使用疗程、不良反应及药物相互作用等。

2）症状管理：评估症状管理药物的适应证、用法用量、疗效、不良反应等。

3）伴发疾病的优化管理：针对合并疾病的治疗及二级预防，评估是否使用了合适的药物，重点关注用法用量、主要监测指标、患者依从性和不良反应。

（2）出院时药物重整要点

1）药物治疗：使用胆碱酯酶抑制药、NMDA 受体拮抗剂后是否出现不良反应，告知患者出院后需要自我识别及正确应对；告知患者要定期门诊随访。

2）症状管理：评估患者的症状是否控制良好，出院后用药疗程、不良反应、监测指标。

3）伴发疾病的优化管理：评估合并疾病的主要监测指标是否达标，出院后需长期使用哪些药物及潜在不良反应。强调用药依从性的重要性，告知患者出院后门诊随访时间及主要检测指标。

二、药物重整案例

1. 病例介绍

（1）病情介绍：患者男性，82 岁，因"反复发作性头晕近 4 年、行走踉跄 10 天"于 2019 年 9 月 6 日入院。

（2）既往史：高血压病史 20 余年，脑梗死病史 4 年，4 年前开始使用氨氯地平阿托伐他汀钙片 5mg/20mg q.d. p.o. 和阿司匹林肠溶片 100mg q.d. p.o.；阿尔茨海默病 3 年余，未用药；脑出血 3 年余，未用药。

（3）查体：血压 135/59mmHg，脉搏 72 次 /min，体温 36.7℃，呼吸 18 次 /min，心率 72 次 /min。

（4）实验室检查

1）血常规：Hb 129g/L，RBC 3.85×10^{12}/L，WBC 3.9×10^9/L，PLT 150×10^9/L。

2）血脂：TC 2.6mmol/L，LDL-C 0.97mmol/L。

3）空腹血糖：4.69mmol/L；HbA1c：5.6%。

4）血生化：Cr 79μmol/L，GPT 28U/L，GOT 24U/L，肌酸激酶（CK）90U/L。

（5）影像学检查

1）头颅 AD 序列：①脑萎缩（包括两侧海马萎缩），请结合临床；②脑桥左侧、两侧侧脑室旁、半卵圆中心及两侧额顶叶皮质下多发缺血性改变；③右侧基底节区陈旧性出血灶。建议磁敏感加权成像（SWI）扫描，寻找其他微出血灶。

2）头颅 MR 平扫 + 磁敏感加权成像：①右侧基底节区陈旧性出血灶，脑桥、两侧大小脑半球多发微出血灶，请结合临床；②脑桥左侧、右侧丘脑及两侧侧脑室旁、半卵圆中心及两侧额顶叶皮质下多发缺血性改变；③脑萎缩。

3）颈部血管彩色多普勒超声：双侧颈动脉内中膜不均增厚。

4）常规心电图：①窦性心律；②一度房室传导阻滞；③偶发房性期前收缩。

（6）入院诊断：①阿尔茨海默病（临床很可能）；②高血压；③脑出血；④脑缺血性改变；⑤房室传导阻滞（一度）。

（7）入院时初始用药医嘱：见表 8-10。

表 8-10　入院时初始用药医嘱

用药目的	药品	单次剂量	频次	开始时间
抗血小板	阿司匹林肠溶片	100mg	q.d.	2015 年 9 月
降压	氨氯地平片	5mg	q.d.	2015 年 9 月
调血脂,稳定斑块	阿托伐他汀钙片	10mg	q.n.	2019 年 9 月
改善认知	多奈哌齐片	2.5mg	q.n.	2019 年 9 月
改善认知	美金刚片	10mg	q.n.	2019 年 9 月

2. 入院后药物重整流程

（1）药师采集既往用药史获取入院前用药清单,并与入院时初始用药医嘱进行对比,相关信息见表 8-11。

（2）识别问题、解决方案及与医患沟通要点:见表 8-12。

（3）分析及小结:本案例中共发现了 1 个用药相关问题——存在药物不良反应。

1）阿托伐他汀钙片的不良反应:患者头颅 MR 平扫提示右侧基底节区陈旧性出血灶,脑桥、两侧大小脑半球多发微出血灶。患者血脂 TC 2.6mmol/L、LDL-C 0.97mmol/L。研究提示 LDL-C 水平 < 70mg/dl（1.8mmol/L）的患者脑出血的风险增加,但当 LDL-C 水平超过 70mg/dl,这种风险关联反而不显著。考虑患者脑出血可能与 LDL-C 过低相关,LDL-C 过低增加脑出血风险,建议医生降低阿托伐他汀钙片使用剂量或停用。

2）多奈哌齐的的不良反应:患者心电图提示一度房室传导阻滞,而多奈哌齐有心动过缓、房室传导阻滞等心脏抑制不良反应,已建议医生停用多奈哌齐,改为美金刚片以改善认知症状。同时建议定期监测心电图。

表 8-11 入院时初始用药医嘱与入院前用药比较及药师意见

入院前用药清单							入院时初始用药医嘱				与院外药品比较	药师意见
用药目的	药品	单次剂量	频次	开始	结束	备注	用药目的	药品	单次剂量	频次		
抗血小板	阿司匹林肠溶片	100mg	q.d.	2015年9月	入院后继续使用	现无胃肠道不适症状	抗血小板	阿司匹林肠溶片	100mg	q.d.	用法用量无变化，入院后继续使用	建议继续使用
降压调血脂	氨氯地平阿托伐他汀钙片	5mg/20mg	q.d.	2015年9月	入院后继续使用	血压控制可。TC 2.6mmol/L，LDL-C 0.97mmol/L均低于正常值	降压	氨氯地平片	5mg	q.d.	复方制剂改成单方以便制剂调整剂量，新增药品	氨氯地平剂量不变
							调血脂，稳定斑块	阿托伐他汀钙片	10mg	q.n.	复方制剂改成单方以便制剂调整剂量，新增药品	减少阿托伐他汀剂量或停用
							改善认知	多奈哌齐片	2.5mg	q.n.	新增药品	建议停用，改为美金刚片以改善认知症状
							改善认知	美金刚片	10mg	q.n.	新增药品	同意新增该药

表 8-12　药物重整发现的问题、解决方案及与医患沟通要点

序号	问题描述	解决方案	与医生沟通要点	与患者沟通要点
1	患者头颅磁共振提示右侧基底节区陈旧性出血灶,脑桥、两侧大小脑半球多发微出血灶。患者血脂 TC2.6mmol/L、LDL-C 0.97mmol/L 均低于正常值	(1)了解患者病史及相关实验室检查和影像学检查。(2)对患者进行阿托伐他汀钙片的用药教育。(3)建议医生阿托伐他汀钙片减量	研究表明,患者脑出血可能与 LDL-C 过低相关,建议阿托伐他汀钙片减量	(1)告知患者用药期间监测转氨酶、肌酸激酶和血脂。(2)若血肌酸激酶持续升高超过健康人群高限 5 倍,建议减低剂量或停用本品。(3)如果转氨酶持续升高超过健康人群高限 3 倍,建议减低剂量或停用本品
2	患者心电图提示一度房室传导阻滞,多奈哌齐有心动过缓、房室传导阻滞等心脏抑制不良反应	了解患者病史及心电图检查结果。多奈哌齐改为美金刚片以改善认知症状。与医生沟通,医嘱改为美金刚片为 10mg q.n.	患者心电图提示一度房室传导阻滞,多奈哌齐有心动过缓、房室传导阻滞等心脏抑制不良反应,建议停用并改为美金刚片以改善认知症状	(1)对患者进行美金刚片的用药教育。美金刚常见不良反应为头晕、头痛、便秘、高血压、嗜睡等。(2)嘱患者定期监测心电图

第五节　重症肌无力

一、概述

1. 定义　重症肌无力（myasthenia gravis，MG）是由自身抗体介导的获得性神经 - 肌肉接头处传递功能障碍所引起的自身免疫性疾病。主要由神经 - 肌肉接头突触后膜上乙酰胆碱受体（acetylcholine receptor，AChR）受损引起。

2. 分型　MG 临床表现具有极大异质性，以血清抗体及临床特点为基础的 MG 亚组分类包括眼肌型 MG（ocular MG，OMG）、AChR- 全身型 MG（generalized MG，GMG）（分为早发型和晚发型）、肌肉特异性酪氨酸激酶（muscle-specific tyrosine kinase，MuSK）-MG；低密度脂蛋白受体相关蛋白 4（low density lipoprotein receptor-related protein 4，LRP4）-MG、抗体阴性 MG、胸腺瘤相关 MG。

3. 临床表现 《中国重症肌无力诊断和治疗指南（2020 版）》指出：全身骨骼肌均可受累，表现为波动性无力和易疲劳性，症状呈"晨轻暮重"，活动后加重、休息后可减轻。眼外肌最易受累，表现为对称或非对称性上睑下垂和 / 或双眼复视，是 MG 最常见的首发症状，见于 80% 以上的 MG 患者。发病早期可单独出现眼外肌、喉肌或肢体肌肉无力；肌无力常从一组肌群开始，逐渐累及其他肌群，直到全身肌无力。部分患者短期内病情可出现迅速进展，发生肌无力危象。

4. 疾病管理 中国免疫学会神经免疫分会发表的《中国重症肌无力诊断和治疗指南（2020 版）》针对重症肌无力的管理建议，与美国重症肌无力基金会（myasthenia gravis foundation of America，MGFA）发表的《重症肌无力管理国际共识指南：2020 更新版》的推荐意见一致。指南要点：①根据 MGFA 临床分型评估疾病严重程度、指导治疗和评估预后。②以血清抗体及临床特点为基础进行亚组分类，对个体化治疗预后进行评估。③ MG 的治疗目标：达到 MGFA 规定的最轻微表现状态（minimal manifestation status，MMS）或更好，治疗相关副作用 ≤ 1 级。MMS 指无 MG 症状或功能受限，经专业神经肌病医生检查可发现某些肌肉轻微无力。缓解：指患者无 MG 症状或体征，可有眼睑闭合无力，但仔细检查无其他肌肉无力。

目前，MG 的治疗仍以胆碱酯酶抑制药（cholinesterase inhibitor，ChEI）、糖皮质激素类药物、免疫抑制剂、静脉注射免疫球蛋白（intravenous immunoglobulin，IVIg）、血浆置换（plasma exchange，PE）以及胸腺切除为主。IVIg 及血浆置换主要用于病情快速进展、危及生命的情况，如肌无力危象、严重的延髓麻痹所致吞咽困难、肌无力患者胸腺切除术前和围手术期治疗，可使绝大部分患者的病情得到快速缓解。为达到持续缓解，可同时启动免疫抑制治疗（非糖皮质激素类免疫抑制剂）。因糖皮质激素类药物早期可一过性加重病情，甚至诱发肌无力危象，于 IVIg 与血浆置换后症状稳定时添加糖皮质激素类药物治疗。IVIg 多于使用后 5 ~ 10 天起效，作用可持续 2 个月左右。在稳定的中、重度 MG 患者中重复使用并不能增加疗效或减少糖皮质激素类药物的用量。IVIg 使用方法：按体重 400mg/（kg·d）静脉注射 5 天。ChEI 溴吡斯的明是大多数 MG 患者治疗的首选，剂量应根据症状个体化。如口服溴吡斯的明达到 MMS，无须追求完全缓解，允许某些肌肉有轻度无力。能停用 ChEI 提示治疗达标，其他药物也可逐渐减量，如足量 ChEI 不能达标可能需加用糖皮质激素类药物或免疫抑制剂。《中国重症肌无力诊断和治疗指南（2020 版）》建议，ChEI 可作为单药长期用于治疗轻型 MG 患者，但通常应与免疫抑制剂联合治疗。

《重症肌无力管理国际共识指南：2020更新版》和《中国重症肌无力诊断和治疗指南（2020版）》均强调糖皮质激素类药物是免疫治疗一线药物之首选。一旦治疗达标，糖皮质激素类药物应逐渐减量，大多数MG患者长期口服小剂量糖皮质激素类药物，如泼尼松5mg可维持达标状态，随病情波动可有增减，使糖皮质激素类药物不良反应减至最低。此外，中、重度全身型（如Ⅲb、Ⅳb）患者如考虑应用大剂量甲泼尼龙冲击疗法，在做好患者知情同意和具备机械通气的前提下，为预防糖皮质激素类药物导致肌无力加重宜先应用IVIg或血浆置换，因后二者也适于治疗重度全身型MG。

非类固醇类免疫抑制剂临床常用硫唑嘌呤、他克莫司、吗替麦考酚酯、甲氨蝶呤等。免疫抑制剂通常在足量糖皮质激素类药物疗效仍不理想、糖皮质激素类药物发生明显的不良反应以及糖皮质激素类药物减量后症状复发时应用。国内外指南和一些随机对照试验（randomized controlled trial，RCT）证据均推荐硫唑嘌呤为MG的一线药物，但其起效时间约为3～6个月，因此必要时可以选择2周起效的他克莫司替代，此外，他克莫司还用于不能耐受糖皮质激素类药物和其他免疫抑制剂副作用的患者或疗效差如RyR抗体阳性者。RCT证据也支持MG应用环孢素，但有药物严重不良反应和相互作用。免疫抑制剂一旦治疗达标应维持6个月至2年，缓慢减至最低有效剂量，剂量调整最快每3～6个月1次。减量常伴复发风险，复发需再上调剂量。另外，靶向药物利妥昔单抗用于对糖皮质激素类药物和免疫抑制剂疗效差的难治性MG，如MuSK-MG；靶向补体依库珠单抗用于AchR-MG中重度难治性MG。

5. 药物重整过程中的重点关注内容

（1）入院时药物重整要点

1）治疗药物管理：评估溴吡斯的明、糖皮质激素类药物或免疫抑制剂的适应证、药物选择、用法用量、使用疗程、药物相互作用、是否出现消化道损伤等不良反应，以及肝肾功能检查。

2）症状管理：评估症状管理药物的适应证、用法用量、疗效、不良反应等。

3）伴发疾病的优化管理：针对合并疾病的治疗及二级预防，评估是否使用了合适的药物，重点关注用法用量、主要监测指标、患者依从性和不良反应。

（2）出院时药物重整要点

1）治疗药物管理：使用溴吡斯的明、糖皮质激素类药物或免疫抑制剂后是否出现不良反应，告知患者出院后需要自我识别及正确应对；告知患者要定期门诊随访。

2）症状管理：评估患者的症状是否控制良好，出院后用药疗程、不良反应、监测指标。

3）伴发疾病的优化管理：评估合并疾病的主要监测指标是否达标，出院后需长期使用哪些药物及潜在不良反应。强调用药依从性的重要性，告知患者出院后门诊随访时间及主要检测指标。

二、药物重整案例

1. 病例介绍

（1）病情介绍：患者女性，29岁，因"上睑下垂、咀嚼费力、四肢乏力1年余"于2021年3月29日入院。

（2）既往史：重症肌无力病史1年余，目前服用溴吡斯的明片60mg t.i.d. + 泼尼松片60mg q.d.，同时给予碳酸钙D_3片600mg/125IU q.d. + 骨化三醇软胶囊0.25μg q.d. + 氯化钾缓释片0.5g t.i.d. + 泮托拉唑钠肠溶胶囊40mg q.d. 预防糖皮质激素副作用。类固醇性糖尿病1年，目前服用阿卡波糖胶囊50mg t.i.d.。失眠，目前服用曲唑酮片50mg q.n. 对症处理。

（3）查体：血压124/81mmHg，脉搏120次/min，体温36.9℃，呼吸18次/min。

（4）实验室检查

1）血常规：PLT $32×10^9$/L ↓，RBC $4.57×10^{12}$/L，Hb 149g/L，WBC $11.2×10^9$/L ↑。

2）尿常规：尿隐血（BLD）± 、RBC 84个/μl ↑、结晶5个/μl ↑。

3）粪常规：大便隐血阴性。

4）血糖及肝肾功能：空腹血糖4.4mmol/L，HbA1c 11.6% ↑，Cr 53μmol/L，GPT 31U/L，GOT 23U/L，钾3.49mmol/L，血胆碱酯酶3.86KU/L。

5）骨髓穿刺：可见巨核细胞增多，伴有成熟障碍。

6）凝血功能：PT 11.9秒，D-二聚体190μg/L，INR 0.87。

（5）影像学检查：（2021年2月5日）胸部CT显示纵隔多发淋巴结，较前（2020年10月16日）明显缩小。右上胸膜增厚。

（6）入院诊断：①重症肌无力（中度全身型）；②血小板减少。

（7）入院时初始用药医嘱：见表8-13。

表 8-13　入院时初始用药医嘱

用药目的	药品	单次剂量	频次	开始时间
改善肌无力	溴吡斯的明片	60mg	t.i.d.	2021 年 3 月 29 日
免疫抑制治疗	泼尼松片	60mg	q.d.	2021 年 3 月 29 日
补钙	碳酸钙 D₃ 片	600mg/125IU	q.d.	2021 年 3 月 29 日
补钙	骨化三醇软胶囊	0.25μg	q.d.	2021 年 3 月 29 日
补钾	氯化钾缓释片	0.5g	t.i.d.	2021 年 3 月 29 日
护胃	泮托拉唑钠肠溶胶囊	40mg	q.d.	2021 年 3 月 29 日
控制血糖	阿卡波糖胶囊	50mg	t.i.d.	2021 年 3 月 29 日
升血小板	升血小板胶囊	1.8g(4 粒)	t.i.d.	2021 年 3 月 29 日
升血小板	重组人血小板生成素注射液	1.5 万 IU	q.d.	2021 年 3 月 29 日
免疫抑制治疗	静注人免疫球蛋白(pH4)	25g	q.d.	2021 年 3 月 30 日

2. 入院后药物重整流程

（1）药师采集既往用药史获取入院前用药清单，并与入院时初始用药医嘱进行对比，相关信息见表 8-14。

（2）识别问题、解决方案及与医患沟通要点：见表 8-15。

（3）分析及小结：本案例中共发现了 1 个用药相关问题——药物不良反应。

1）长期服用泼尼松片后出现类固醇性糖尿病：糖皮质激素类药物可通过多种病理生理学机制损害糖代谢，导致高血糖，干扰血糖控制。中华医学会糖尿病学分会发表的《中国 2 型糖尿病防治指南（2020 年版）》建议：不论采取何种治疗方案，类固醇性糖尿病患者血糖控制目标均推荐为餐前血糖 < 7.0mmol/L，餐后血糖 < 10.0mmol/L，HbA1c < 7.0%。对于血糖轻度或中度升高（随机血糖 11.1mmol/L 以下）的患者，可使用非胰岛素降血糖药。短期应用糖皮质激素类药物引起血糖轻度升高者，口服降血糖药宜选择起效迅速和降低餐后血糖的药物。患者类固醇性糖尿病 1 年余，阿卡波糖胶囊 50mg t.i.d. p.o. 降血糖治疗，空腹血糖可，餐后血糖偶有升高，糖化血红蛋白稍偏高，暂不改动当前降血糖药，需加强血糖监测。临床上最常采用的清晨一次激素疗法常引起午餐后至睡前血糖升高，夜间血糖逐渐下降，空腹血糖可以正常。因此建议在午、晚餐前或午、晚餐后 1 ~ 2 小时筛查血糖，如发现血糖异常则开始每天 4 次以上（三餐前、睡前）的血糖监测。如出现血糖异常，宜选择降低餐后血糖为主的药物，如盐酸二甲双胍片。此外，教育患者转变生活方式，合理饮食，按时服药，适当运动，平时注意定期监测血糖。

表8-14 入院时初始用药医嘱与入院前用药比较及药师意见

入院前用药清单							入院时初始用药医嘱				与院外药品比较	药师意见
用药目的	药品	单次剂量	频次	开始	结束	备注	用药目的	药品	单次剂量	频次		
改善肌无力	溴吡斯的明片	60mg	t.i.d.	2019年7月	入院后继续使用	肢体无力症状有所改善,但仍有右上睑轻度下垂	改善肌无力	溴吡斯的明片	60mg	t.i.d.	用法用量无变化,入院后继续使用	建议入院后继续使用
免疫抑制治疗	泼尼松片	60mg	q.d.	2019年7月	入院后继续使用	出现失眠,血糖偏高,经对症治疗,上述症状有所改善	免疫抑制治疗	泼尼松片	60mg	q.d.	用法用量无变化,入院后继续使用	建议入院后继续使用
控制血糖	阿卡波糖胶囊	50mg	t.i.d.	2020年7月	入院后继续使用	血糖水平控制可,无明显不适症状	控制血糖	阿卡波糖胶囊	50mg	t.i.d.	用法用量无变化,入院后继续使用	建议入院后继续使用,定期监测血糖
改善睡眠	曲唑酮片	50mg	q.n.	2020年7月	2021年3月29日	患者目前睡眠可,且出现血小板减少,双下肢散在瘀斑,考虑为此药的不良反应						建议入院后停用

药物**重整**

入院前用药清单							入院时初始用药医嘱				与院外药品比较	药师意见
用药目的	药品	单次剂量	频次	开始	结束	备注	用药目的	药品	单次剂量	频次		
补钙	碳酸钙D₃片	600mg/125IU	q.d.	2019年7月	入院后继续使用	无不适症状	补钙	碳酸钙D₃片	600mg/125IU	q.d.	用法用量无变化，入院后继续使用	建议入院后继续使用
补钙	骨化三醇软胶囊	0.25μg	q.d.	2019年7月	入院后继续使用	无不适症状	补钙	骨化三醇软胶囊	0.25μg	q.d.	用法用量无变化，入院后继续使用	建议入院后继续使用
补钾	氯化钾缓释片	0.5g	t.i.d.	2019年7月	入院后继续使用	无不适症状	补钾	氯化钾缓释片	0.5g	t.i.d.	用法用量无变化，入院后继续使用	建议入院后继续使用，定期复查血钾
护胃	泮托拉唑钠肠溶胶囊	40mg	q.d.	2019年7月	入院后继续使用	无不适症状	护胃	泮托拉唑钠肠溶胶囊	40mg	q.d.	用法用量无变化，入院后继续使用	建议入院后继续使用
							升血小板	升血小板胶囊	1.8g(4粒)	t.i.d.	新增药品	同意入院后新增该药
							升血小板	重组人血小板生成素注射液	1.5万IU	q.d.	新增药品	同意新增该药
							免疫抑制治疗	静注人免疫球蛋白(pH4)	25g	q.d.	新增药品	同意入院后新增该药

表 8-15 药物重整发现的问题及与医患沟通要点

序号	问题描述	解决方案	与医生沟通要点	与患者沟通要点
1	患者长期服用泼尼松片60mg q.d.，出现类固醇性糖尿病；服用阿卡波糖胶囊50mg t.i.d.，控制血糖。入院时查空腹血糖4.4mmol/L，糖化血红蛋白11.6%↑	(1) 了解患者病史、服药及饮食情况，监护住院期间血糖水平，定期血糖监测，必要时建议继续使用阿卡波糖胶囊。 (2) 对患者进行糖尿病教育，生活方式干预，包括饮食和运动治疗。 (3) 对患者进行泼尼松片、阿卡波糖胶囊的用药教育	(1) 患者类固醇性糖尿病，建议住院期间每天4次以上血糖监测，必要时调整降血糖药。 (2) 对于血糖轻度或中度升高（随机血糖高 11.1mmol/L 以下）的患者，可使用非胰岛素降血糖药。短期应用糖皮质激素类药物引起血糖轻度升高者，口服降糖药宜选择起效迅速和降低餐后血糖为主的药物	(1) 泼尼松为糖皮质激素类药物，应每日晨顿服。可引起高血压、糖尿病、体重增加、骨质疏松、胃溃疡、白内障、青光眼等不良反应。须定期监测糖化血红蛋白、血压、骨密度等。 (2) 告知患者转变生活方式，合理饮食，适当运动。阿卡波糖胶囊用餐前整粒吞服。 (3) 平时注意定期监测血糖，关注降血糖药引起的腹胀、腹泻、低血糖等不良反应
2	患者起病以来睡眠不佳，服用曲唑酮片50mg q.n.改善睡眠，后出现阴道异常流血，双下肢散在瘀斑，血常规出现血小板减少，骨髓穿刺检查可见巨核细胞增多，伴有成熟障碍	(1) 了解患者病史、血小板变化趋势，此病例考虑药源性血小板减少症，有相关文献报道曲唑酮致血小板减少症的病例，建议停用曲唑酮。 (2) 提升血小板至安全水平，减少出血事件	(1) 此病例考虑药源性血小板减少症，有相关文献报道曲唑酮致血小板减少症病例，建议停用曲唑酮。 (2) 医嘱加用重组人血小板生成素注射液1.5万IU q.d. i.h.；中成药升血小板胶囊4粒 t.i.d. p.o.，提升PLT。若不足14天，PLT已经升至 ≥ 100×10^9/L 时则停止使用重组人血小板生成素注射液 (3) 患者目前睡眠障碍可，如出现睡眠障碍，考虑选用其他药物	(1) 注意定期复查血常规，建议隔天一次，停药后定期监测至2周。 (2) 使用升血小板胶囊可使尿液呈淡红色，此为正常现象，不应与血尿混淆。 (3) 使用重组人血小板生成素期间注意发热、肌肉酸痛、头晕等不良反应

2）服用曲唑酮片后出现血小板减少症。患者诊断重症肌无力以来，长期使用糖皮质激素类药物，致睡眠不佳，服用曲唑酮片 50mg q.n. p.o.，改善睡眠，后出现阴道异常流血，双下肢散在瘀斑，查血常规 PLT 32×10^9/L，骨髓穿刺检查可见巨核细胞增多，伴有成熟障碍。根据相关文献报道有曲唑酮致血小板减少症的病例，考虑为药源性血小板减少症。中华医学会内科学分会发表的《中国成人血小板减少症诊疗专家共识》指出中国人群血小板减少症的判定标准为 PLT $< 100 \times 10^9$/L。非免疫机制介导的药源性血小板减少症指药物对骨髓巨核细胞或者血小板的直接毒性作用导致血小板生成障碍或者破坏增多引起的血小板减少，通常呈现剂量和时间依赖性，在用药数周后逐渐出现血小板减少。治疗原则为首先治疗原发病，避免因为血小板过低引起致命性出血，可采取血小板皮下注射、使用药物和脾切除等治疗方式。已建议患者停用曲唑酮，进行升血小板药物治疗。因患者目前睡眠可，暂不予改善睡眠药物治疗。

（戴海斌　黄育文）

参考文献

[1] 中华医学会神经病学分会，中华医学会神经病学分会脑血管病学组 . 中国急性缺血性脑卒中诊治指南 2018. 中华神经科杂志，2018, 51(9): 666-682.

[2] 贾建平，陈生弟 . 神经病学 .8 版 . 北京：人民卫生出版社，2018.

[3] 中华医学会神经病学分会，中华医学会神经病学分会脑血管病学组 . 中国脑血管疾病分类 2015. 中华神经科杂志，2017, 50(3): 168-171.

[4] 中华医学会，中华医学会杂志社，中华医学会全科医学分会，等 . 缺血性卒中基层诊疗指南（2021 年）. 中华全科医师杂志，2021, 20(9): 927-946.

[5] 国家卫生健康委员会急诊医学质控中心，中国医师协会急诊医师分会，世界中医药学会联合会急症专业委员会 . 中国急性缺血性脑卒中急诊诊治专家共识 . 中国急救医学，2018, 38(4): 281-287.

[6] POWERS W J, RABINSTEIN A A, ACKERSON T, et al. 2018 Guidelines for the early management of patients with acute ischemic stroke: a guideline for healthcare professionals from the American Heart Association/American Stroke Association. Stroke, 2018, 49(3): e46-e110.

[7] 中华医学会神经病学分会，中华医学会神经病学分会脑血管病学组，中华医学会神经病学分会神经血管介入协作组 . 中国急性缺血性脑卒中早期血管内介入诊疗指南 2018. 中华神经科杂志，2018, 51(9): 683-691.

[8] 国家卫生计生委合理用药专家委员会，中国药师协会．冠心病合理用药指南（第 2 版）．中国医学前沿杂志（电子版），2018, 10(6): 1-130.

[9] 中华医学会内分泌学分会．中国高尿酸血症与痛风诊疗指南（2019）．中华内分泌代谢杂志，2020, 36(1): 1-13.

[10] 中国医师协会心血管内科医师分会，中国卒中学会，国际血管联盟中国分部．常用口服抗血小板药物不耐受及低反应性人群诊疗专家共识．中国介入心脏病学杂志，2021, 29(5): 241-250.

[11] 中国抗癫痫协会．临床诊疗指南·癫痫病分册．2 版．北京：人民卫生出版社，2015.

[12] 中华医学会神经病学分会脑电图与癫痫学组．中国围妊娠期女性癫痫患者管理指南．中华神经科杂志，2021, 54(6): 539-544.

[13] 夏伟，唐颖莹，邢爱耘．孕期新型抗癫痫药物的合理应用和研究进展．中华妇幼临床医学杂志（电子版），2016, 12(1): 108-113.

[14] 曾艳，褚燕琦，王育琴．抗癫痫药致胎儿畸形的研究进展．药物不良反应杂志，2007, 9(5): 305-310.

[15] 中华医学会，中华医学会杂志社，中华医学会全科医学分会，等．帕金森病基层诊疗指南（2019 年）．中华全科医师杂志，2020, 19(1): 5-17.

[16] 中华医学会神经病学分会帕金森病及运动障碍学组，中国医师协会神经内科医师分会帕金森病及运动障碍学组．早发型帕金森病的诊断与治疗中国专家共识．中华神经医学杂志，2021, 20(2): 109-116.

[17] 中华医学会神经病学分会帕金森病及运动障碍学组，中国医师协会神经内科医师分会帕金森病及运动障碍学组．中国帕金森病治疗指南（第四版）．中华神经科杂志，2020, 53(12): 973-986.

[18] 中华医学会神经病学分会帕金森病及运动障碍学组，中国医师协会神经内科医师分会帕金森病及运动障碍学组．中国中晚期帕金森病运动症状治疗的循证医学指南．中国神经免疫学和神经病学杂志，2021, 28(5): 347-360.

[19] 帕金森病自主神经功能障碍中西医结合诊治专家共识写作组．帕金森病自主神经功能障碍中西医结合诊治专家共识（2020）．南京中医药大学学报，2021, 37(1): 6-12.

[20] 中华医学会糖尿病学分会．中国 2 型糖尿病防治指南（2020 年版）．国际内分泌代谢杂志，2021, 41(5): 482-548.

[21] 国家老年医学中心，中华医学会老年医学分会，中国老年保健协会糖尿病专业委员会．中国老年糖尿病诊疗指南（2021 年版）．中华糖尿病杂志，2021, 13(1): 14-46.

[22] 中华医学会，中华医学会杂志社，中华医学会全科医学分会，等．高血压基层诊疗指南（2019 年）．中华全科医师杂志，2019, 18(4): 301-313.

[23] 中国痴呆与认知障碍写作组，中国医师协会神经内科医师分会认知障碍疾病专业委员会. 2018 中国痴呆与认知障碍诊治指南（二）：阿尔茨海默病诊治指南. 中华医学杂志，2018, 98(13): 971-977.

[24] 国家卫生健康委办公厅. 阿尔茨海默病的诊疗规范（2020 年版）. 全科医学临床与教育，2021, 19(1): 4-6.

[25] 田金洲，解恒革，王鲁宁，等. 中国阿尔茨海默病痴呆诊疗指南（2020 年版）. 中华老年医学杂志，2021, 40(3): 269-283.

[26] MA C, GUROL M E, HUANG Z, et al. Low-density lipoprotein cholesterol and risk of intracerebral hemorrhage. Neurology, 2019, 93(5): e445-e457.

[27] 金梅，王瑜，臧宝霞. 低密度脂蛋白胆固醇及相关因素与脑出血关系的 Meta 分析. 心肺血管病杂志，2022, 41(3): 309-316.

[28] 张冠壮. 脑出血转化与总胆固醇、低密度脂蛋白及高密度脂蛋白的相关性. 实用临床医药杂志，2016, 20(11): 18-20.

[29] 中国免疫学会神经免疫分会. 中国重症肌无力诊断和治疗指南（2020 版）. 中国神经免疫学和神经病学杂志，2021, 28(1): 1-12.

[30] 李建萍.《重症肌无力管理国际共识指南：2020 更新版》解读. 神经病学与神经康复学杂志，2021, 17(1): 32-38.

[31] NARAYANASWAMI P, SANDERS D B, WOLFE G, et al.International consensus guidance for management of myasthenia gravis: 2020 update.Neurology, 2021, 96(3): 114-122.

[32] 王维治，刘卫彬. 重症肌无力管理国际共识（2016）解读. 中华神经科杂志，2017, 50(2): 83-87.

[33] 鲍爽，庄红艳，刘珊珊，等. 抗抑郁药致血小板减少症的文献病例分析. 中国药房，2021, 32(3): 334-338.

[34] 中华医学会内科学分会，王建祥，张奉春，等. 中国成人血小板减少症诊疗专家共识. 中华内科杂志，2020, 59(7): 498-510.

第九章
风湿免疫性疾病药物重整

第一节 系统性红斑狼疮

一、概述

1. 定义 系统性红斑狼疮（systemic lupus erythematosus，SLE）是自身免疫介导的，以免疫性炎症为突出表现的弥漫性结缔组织病。

2. 发病特点 SLE 好发于生育年龄女性，多见于 15~45 岁，男女比为 1∶（7~9）。我国大样本调查显示，SLE 患病率为 70/10 万人，女性中则高达 113/10 万人，中国大陆男女患病比为 1∶10~12。

3. 临床表现 SLE 两个主要临床特征为血清中出现以抗核抗体为代表的多种自身抗体和多系统受累。临床表现复杂多样，多数呈隐匿起病，开始仅累及 1~2 个系统，表现为轻度的关节炎、皮疹、隐匿性肾炎、血小板减少性紫癜等，部分患者长期稳定在亚临床状态或轻型狼疮，部分患者可由轻型突然变为重症，更多的则由轻型逐渐出现多系统损害；也有患者起病时就累及多个系统，甚至表现为狼疮危象。SLE 自然病程多表现为病情加重与缓解交替。

4. 疾病管理 SLE 目前尚无根治方法，治疗原则为早期、个体化治疗，最大程度地延缓疾病进展，降低器官损害，改善预后。SLE 治疗的短期目标为控制疾病活动、改善临床症状，达到临床缓解或可能达到的疾病最低活动度；长期目标为预防和减少复发，减少药物不良反应，预防和控制疾病所致的器官损害，实现病情长期持续缓解，降低病死率，提高患者的生活质量。

治疗药物主要包括传统改善病情抗风湿药（disease-modifying antirheumatic drug，DMARD）、糖皮质激素类药物（glucocorticoid，GC）、非甾体抗炎药（nonsteroidal anti-inflammatory drug，NSAID）和生物制剂。目前国内常用的

药物重整

传统 DMARD 有环磷酰胺、吗替麦考酚酯、硫唑嘌呤、环孢素、甲氨蝶呤、来氟米特、雷公藤多苷以及抗疟药、沙利度胺等，其中抗疟药中的氯喹因副作用大，国内已极少用于临床治疗 SLE，生物制剂包括利妥昔单抗、贝利尤单抗等。各类药物的疗效及不良反应差异很大，应尽可能根据患者的具体情况，制订个体化的治疗方案。轻型的 SLE，虽有狼疮活动，而无明显内脏损害者，药物治疗包括 NSAID 和抗疟药；抗疟药对减少病情的活动、减少糖皮质激素类药物副作用方面的效果肯定；根据病情可加用 GC，必要时考虑使用硫唑嘌呤、甲氨蝶呤等传统 DMARD。中型 SLE，个体化 GC 治疗是必要的，通常泼尼松剂量 0.5~1mg/（kg·d），需要联用其他传统 DMARD，如甲氨蝶呤、硫唑嘌呤。重型 SLE 的治疗分为诱导缓解和巩固治疗两个阶段，诱导缓解目的在于迅速控制病情，阻止或逆转内脏损害，力求疾病迅速缓解，根据病情选用剂量 ≥ 1mg/（kg·d）的 GC 及传统 DMARD 如环磷酰胺合用，病情好转后再调整药物；维持治疗的目的是保持疾病的稳定，防止复发，维持期 GC 用量减为 ≤ 10mg/d，传统 DMARD 也可调整剂量和类别。对于经 GC 和/或免疫抑制剂治疗效果不佳、不耐受或复发的 SLE 患者，可考虑使用利妥昔单抗、贝利尤单抗等生物制剂进行治疗。对重度或难治性 SLE 患者，可考虑使用血浆置换或免疫吸附辅助治疗；难治性或合并感染的 SLE 患者，可考虑在原治疗基础上加用静脉注射免疫球蛋白。

5. 药物重整过程中的重点关注内容

（1）入院时医嘱重整要点

1）针对用药清单中的药物评估是否具有使用适应证及是否存在重复用药问题。

2）评估入院或住院中新发体征是否与近期新增药物相关，若考虑与药物相关，建议先暂时停用该药物。

3）评估目前使用药物会不会加重新发病情，若可能加重病情，建议与医生讨论是否暂停这些药物。

4）结合患者目前的生理病理特点、血药浓度监测结果等评估，患者使用药物的用法用量是否正确，给药途径是否恰当，是否存在用药禁忌。

5）重点关注患者服药的依从性问题，糖皮质激素类药物和免疫抑制剂均需按照医嘱用药，不可擅自减药或停药，以免导致病情反复。

6）评估使用清单中的药物是否存在临床不期望的相互作用。

7）拟进行特殊检查或医疗操作前核查是否需要临时停用某些药物，检查或操作结束后，需评估是否继续使用药物。

8）住院时重点关注静脉用药物及有明确疗程的药物是否需要继续使用。

（2）出院时医嘱重整要点：出院时重点关注症状缓解药物是否需要长期使用。若症状已改善，与医生沟通建议停用药物。若有患者出院后需要停用的药物，应告知患者停用原因和停用时间，并交代患者与需服用的药品分开存放，避免药品混放引起用药错误。

二、药物重整案例

1. 病例介绍

（1）病情介绍：患者女性，65岁，因出现全身浮肿，再发皮疹于2021年12月7日入院。

（2）既往史：系统性红斑狼疮病史5年，服用羟氯喹片100mg b.i.d.；甲泼尼龙片10mg q.d.；吗替麦考酚酯胶囊500mg b.i.d.；患者自诉症状控制良好，间断服用甲泼尼龙片，因长期服用糖皮质激素类药物给予泮托拉唑肠溶片40mg q.d.，保护胃黏膜；骨化三醇软胶囊0.25μg b.i.d.，碳酸钙D_3片600mg/125IU q.d.，预防骨质疏松。高血压病史7年，规律服用氯沙坦钾片100mg q.d.，血压控制在128~135/82~88mmHg。因全身浮肿，服用呋塞米片20mg b.i.d.。

（3）查体：血压132/86mmHg，脉搏84次/min，体温37.6℃，呼吸18次/min，心率90次/min，律齐。

（4）实验室检查

1）血常规：WBC 2.2×10^9/L，Hb 87g/L，RBC 3.88×10^{12}/L，PLT 155×10^9/L。

2）血脂：TC 2.53mmol/L，TG 4.28mmol/L，HDL-C 1.04mmol/L，LDL-C 1.26mmol/L。

3）肝功能：GPT 65U/L，GOT 135U/L。

4）肾功能：Cr 136μmol/L。

5）血钾：3.35mmol/L。

6）CRP：1.51mg/L。

7）红细胞沉降率（ESR）：86mm/h。

8）补体：C3 28g/L，C4 1.0g/L。

9）尿蛋白定量：0.8g/24h。

（5）影像学检查

B超：肝脏、胆囊、胰腺、脾、双肾、膀胱均未见明显异常。双侧输尿管未见明显扩张。

（6）入院诊断：①系统性红斑狼疮；②狼疮性肾炎；③肾病综合征；④高脂血症。

（7）入院时初始用药医嘱：见表9-1。

表 9-1　入院时初始用药医嘱

用药目的	药品	单次剂量	频次	开始时间
免疫抑制治疗	甲泼尼龙片	10mg	q.d.	2021 年 12 月 7 日
	羟氯喹片	100mg	b.i.d.	2021 年 12 月 7 日
	吗替麦考酚酯胶囊	500mg	b.i.d.	2021 年 12 月 7 日
降压	氯沙坦钾片	100mg	q.d.	2021 年 12 月 7 日
预防骨质疏松	碳酸钙 D_3 片	600mg/125IU	q.d.	2021 年 12 月 7 日
	骨化三醇软胶囊	0.25μg	q.d.	2021 年 12 月 7 日
利尿	呋塞米片	20mg	b.i.d.	2021 年 12 月 7 日
预防应激性溃疡	泮托拉唑肠溶片	40mg	q.d.	2021 年 12 月 7 日

2. 入院后药物重整流程

（1）药师采集既往用药史获取入院前用药清单，并与入院时初始用药医嘱进行对比，相关信息见表9-2。

（2）识别问题、解决方案及与医患沟通要点，见表9-3。

（3）分析及小结：本案例中共发现了3个用药相关问题。

1）患者依从性：自行停用糖皮质激素类药物。糖皮质激素类药物的相关不良反应的发生率＞30%，最常出现的短期不良反应是胃部不适、兴奋、心悸、失眠等，长期不良反应有胃肠道、牙龈出血，继发感染、脆性骨质。患者由于担忧糖皮质激素类药物的不良反应，往往依从性不佳。中华医学会风湿病学分会等发表的《2020 中国系统性红斑狼疮诊疗指南》建议：使用糖皮质激素类药物时应根据疾病活动度、糖皮质激素类药物的不良反应发生情况对剂量进行调整和确定减药停药的时机，减量过程必须逐步而缓慢，避免突然停药，以避免疾病复发。对患者进行宣教，不可随意自行停用治疗药物，否则会导致病情反复。

表 9-2 入院时初始用药医嘱与入院前用药比较及药师意见

入院前用药清单						入院时初始用药医嘱					
用药目的	药品	单次剂量	频次	开始	结束	备注	用药目的	药品	单次剂量	频次	与院外药品比较	药师意见
免疫抑制治疗	甲泼尼龙片	10mg	q.d.	2020年5月	入院后继续使用	患者同断续服用	免疫抑制治疗	甲泼尼龙片	10mg	q.d.	用法用量无变化,入院后继续使用	建议继续使用
免疫抑制治疗	羟氯喹片	100mg	b.i.d.	2020年5月	入院后继续使用	无不适症状	免疫抑制治疗	羟氯喹片	100mg	b.i.d.	用法用量无变化,入院后继续使用	建议继续使用
免疫抑制治疗	吗替麦考酚酯胶囊	500mg	b.i.d.	2020年5月	入院后继续使用	患者入院后WBC 2.2×10⁹/L	免疫抑制治疗	吗替麦考酚酯胶囊	500mg	b.i.d.	用法用量无变化,入院后继续使用	患者 WBC 偏低,建议本药减量使用
降压	氯沙坦钾片	100mg	q.d.	2018年7月	入院后继续使用	患者入院后肌酐136μmol/L	降压	氯沙坦钾片	100mg	q.d.	用法用量无变化,入院后继续使用	建议继续使用
预防骨质疏松	碳酸钙D₃片	600mg/125IU	q.d.	2020年5月	入院后继续使用	无不适症状	预防骨质疏松	碳酸钙D₃片	600mg/125IU	q.d.	用法用量无变化,入院后继续使用	建议继续使用
预防骨质疏松	骨化三醇软胶囊	0.25μg	q.d.	2020年5月	入院后继续使用	无不适症状	预防骨质疏松	骨化三醇软胶囊	0.25μg	q.d.	用法用量无变化,入院后继续使用	建议继续使用
利尿	呋塞米片	20mg	b.i.d.	2021年12月	入院后继续使用	患者目前高度浮肿	利尿	呋塞米片	20mg	b.i.d.	用法用量无变化,入院后继续使用	建议继续使用
预防应激性溃疡	泮托拉唑肠溶片	40mg	q.d.	2020年5月	入院后继续使用	无不适症状	预防应激性溃疡	泮托拉唑肠溶片	40mg	q.d.	用法用量无变化,入院后继续使用	建议停用

表 9-3 药物重整发现的问题、解决方案及与医患沟通要点

序号	问题描述	解决方案	与医生沟通要点	与患者沟通要点
1	患者服用小剂量糖皮质激素类药物维持系统性红斑狼疮症状，患者症状好转后自行停用，导致病情反复	(1) 了解患者停用糖皮质激素类药物的原因。(2) 对患者进行糖皮质激素类药物可能出现的不良反应及用药依从性的用药教育	患者因症状好转后自行停用，导致病情反复，患者依从性差，须加强依从性的用药教育	(1) 告知患者不可自行停用治疗药物，否则会导致病情反复。(2) 为减少胃肠道反应，建议患者在上午 7~8 时早餐后服用。(3) 使用糖皮质激素类药物同定期监测血糖、血压、血脂；大便、牙龈有无出血；预防感染和骨质疏松症
2	患者使用吗替麦考酚酯胶囊，入院时 WBC 2.2×10^9/L	了解患者病史及近期的检验指标，考虑吗替麦考酚酯引起的白细胞减少，建议减量或停用	吗替麦考酚酯胶囊主要不良反应为骨髓抑制。WBC < 3.0×10^9/L 时减少使用；WBC < 2.0×10^9/L，PLT 半量使用；WBC < 60×10^9/L，严重贫血(Hb 2 周内下降 20g/L) 时应停药。患者目前 WBC 低，建议本药减量	使用吗替麦考酚酯胶囊应每 2 周复查血常规，病情稳定后每月复查
3	患者长期服用泮托拉唑肠溶片 40mg q.d.，自诉无胃肠道不适	(1) 了解病史，确认患者之前"泮托拉唑肠溶片"用药适应证，评估现在用药需求，建议停用 (2) 对患者进行泮托拉唑肠溶片的用药教育	患者初始治疗系统性红斑狼疮，大剂量使用糖皮质激素(氢化可的松 > 250mg/d)，使用泮托拉唑钠预防激素性溃疡，目前患者使用甲泼尼龙片 10mg q.d.，无胃肠道不适，建议停用	患者目前使用小剂量糖皮质激素类药物，暂无胃部不适，无须长期服用泮托拉唑，长期服用可能导致感染、骨质疏松等不良反应。以后如有胃部不适，应专科就诊

2）药物不良反应：吗替麦考酚酯胶囊引起的骨髓抑制。《2020 中国系统性红斑狼疮诊疗指南》指出：对激素类药物联合羟氯喹治疗效果不佳的 SLE 患者，或无法将糖皮质激素类药物调整至相对安全剂量以下的患者，建议使用免疫抑制剂。吗替麦考酚酯的最常见的不良反应为胃肠道不适，一些患者会发生感染、骨髓抑制与肝脏损害。患者目前 WBC 2.2×10^9/L，考虑吗替麦考酚酯引起的骨髓抑制，建议减量使用。

3）不必要的药物治疗：泮托拉唑无适应证用药。中国药学会医院药学专业委员会等发表的《质子泵抑制剂优化应用专家共识》指出：大剂量使用糖皮质激素类药物（氢化可的松 > 250mg/d）是预防性使用质子泵抑制剂的指征，患者目前使用 10mg 甲泼尼龙片，无明显胃部不适；并且长期使用质子泵抑制剂可导致维生素 B_{12} 缺乏、铁缺乏、低镁血症、肠道感染、骨质疏松症与骨折、急慢性肾病等不良反应，因此建议停用泮托拉唑。

第二节 类风湿关节炎

一、概述

1. 定义 类风湿关节炎（rheumatoid arthritis，RA）是一种以侵蚀性关节炎为主要临床表现的自身免疫性疾病，可发生于任何年龄，基本病理表现为滑膜炎、血管翳形成，并逐渐出现关节软骨和骨破坏，最终导致关节畸形和功能丧失。

2. 发病特点 RA 的全球发病率为 0.5% ~ 1%，中国大陆地区发病率 0.42%，男女比约为 1 ：4。我国 RA 患者病程在 1 ~ 5 年、5 ~ 10 年、10 ~ 15 年及 15 年以上的致残率分别为 18.6%、43.5%、48.1%、61.3%，随着病程的延长，残疾及功能受限发生率升高。

3. 临床表现 RA 最常表现为逐渐起病的多关节疾病，但有些患者可急性起病，表现为间歇性游走性关节受累或单关节疾病。关节炎症状会影响患者的日常生活能力（例如步行、上下楼、穿戴衣物、如厕、从椅子上起身、开瓶、开关门和打字）以及工作能力。部分患者也可能出现全身症状；在多达 1/3 的患者中，多关节炎急性起病引起显著肌痛、乏力、低热、体重下降和抑郁。

4. 疾病管理 RA 治疗方法虽有一定进展，但至今仍无针对性治疗或特效疗法，仍以探索性治疗和对症处理为主。治疗原则为早期、规范治疗，定期监测与随访。RA 关节病变是由炎症细胞浸润及其释放的炎症介质所致，尽早抑制细胞因子的产生及其作用，能有效阻止或减缓关节滑膜及软骨的病变。因此，RA 一经确诊，应及时给予规范治疗，用药目标是达到疾病缓解或降低疾病活动度，即达标治疗，最终目的为控制病情、减少致残率，改善患者的生活质量。RA 治疗未达标者，建议每 1～3 个月对疾病活动度监测 1 次；初始治疗和中 / 高度疾病活动者，监测频率为每月 1 次；治疗已达标者，建议监测频率为每 3～6 个月 1 次。

RA 常见的治疗药物分为四大类：①免疫抑制剂，即 DMARD 类药物，包括传统 DMARD 如甲氨蝶呤、来氟米特、雷公藤多苷、柳氮磺吡啶等，以及靶向 DMARD 如托法替布；② NSAID，包括塞来昔布、美洛昔康、双氯芬酸、吲哚美辛、布洛芬等；③ GC，如泼尼松等；④肿瘤坏死因子（tumor necrosis factor antagonist-α，TNF-α）拮抗剂，如依那西普、阿达木单抗和英夫利西单抗等。

DMARD 首选甲氨蝶呤单用，存在甲氨蝶呤禁忌时，考虑单用来氟米特或柳氮磺吡啶。单一传统 DMARD 治疗未达标时，建议联合另一种或两种传统 DMARD 治疗；或一种传统 DMARD 联合一种生物制剂；或一种传统 DMARD 联合一种靶向 DMARD。中 / 高疾病活动度的 RA 患者建议传统 DMARD 联合 GC 治疗以快速控制症状，治疗过程中应密切监测不良反应，不推荐单用或长期大剂量使用 GC。RA 患者在使用生物制剂或靶向 DMARD 治疗达标后，可考虑对其逐渐减量，减量期间应严密监测，谨防复发。在减量过程中，如 RA 患者处于持续临床缓解状态 1 年以上，医生可根据患者实际情况决定是否停用。

5. 药物重整过程中的重点关注内容

（1）入院时医嘱重整要点

1）针对用药清单中药物评估是否具有使用适应证及是否存在重复用药问题。

2）评估入院或住院中新发体征是否与近期新增药物相关，若考虑与药物相关，建议先暂时停用该药物。

3）评估目前使用药物会不会加重新发病情，若可能加重病情，建议与医生讨论是否暂停这些药物。

4）核查药物的用法用量是否正确、给药途径是否恰当，尤其是要结合患者目前的生理病理特点、血药浓度监测结果等进行评估，并关注患者服药的依从性问题。

5）评估是否存在用药清单中药物的禁忌证。

6）评估使用清单中的药物是否存在临床不期望的相互作用。

7）拟进行特殊检查或医疗操作前核查是否需要临时停用某些药物，检查或操作结束后，需评估是否续用药物。

8）住院时重点关注静脉用药物及有明确疗程的药物是否需要继续使用。

（2）出院时医嘱重整要点：出院时重点关注症状缓解药物是否需要长期使用。若症状已改善，与医生沟通建议停用药物。若有需要患者出院后停用的药物，应告知患者停用原因和停用时间，并交代患者与需服用的药品分开存放，避免药品混放引起的用药错误。

二、药物重整案例

1. 病例介绍

（1）病情介绍：患者女性，68 岁，因"反复多关节痛 1 年余，加重半月余"于 2021 年 11 月 10 日入院。

（2）既往史：类风湿关节炎病史 2 年，服用甲氨蝶呤 10mg 每周 1 次，羟氯喹片 200mg b.i.d.，叶酸 5mg 每周 1 次，患者治疗期间出现呕吐、恶心症状，自行间断服药，最近出现视物模糊。冠心病病史 5 年，服用氯吡格雷片 75mg q.d.，阿托伐他汀钙片 20mg q.n.。

（3）查体：血压 125/85mmHg，脉搏 91 次 /min，体温 36.5℃，呼吸 21 次 /min，心率 92 次 /min，心律齐。

（4）实验室检查

1）血常规：WBC 4.27×10^9/L，N 3.04×10^9/L，Hb 114g/L，RBC 3.26×10^{12}/L，PLT 254×10^9/L。

2）血脂：TC 3.01mmol/L，TG 0.59mmol/L，HDL-C 2.13mmol/L，LDL-C 2.7mmol/L。

3）肝肾功能：GOT 12U/L，GPT 61U/L，Scr 83μmol/L。

4）CRP：37.03mg/L。

5）红细胞沉降率：50mm/h。

6）D- 二聚体：12 161μg/L。

7）抗环瓜氨酸肽抗体 < 8U/ml，类风湿因子 < 9.4IU/ml，抗 MCV 抗体 36.10U/ml。

（5）影像学检查

1）关节 MR：左侧肱二头肌长头腱鞘积液，左侧肩峰滑囊及三角肌下滑膜积液。

2）冠状动脉血管 CT：右冠状动脉远段钙化斑块形成伴相应管腔轻度狭窄。

（6）入院诊断：①类风湿关节炎；②冠状动脉粥样硬化性心脏病；③高血压 2 级；④房性期前收缩。

（7）入院时初始用药医嘱：见表 9-4。

表 9-4　入院时初始用药医嘱

用药目的	药品	单次剂量	频次	开始时间
免疫抑制	甲氨蝶呤片	10mg	每周 1 次	2021 年 11 月 10 日
	羟氯喹片	200mg	b.i.d.	2021 年 11 月 10 日
减轻甲氨蝶呤不良反应	叶酸片	5mg	每周 1 次	2021 年 11 月 10 日
抗血小板	氯吡格雷片	75mg	q.d.	2021 年 11 月 10 日
调血脂、稳定斑块	阿托伐他汀钙片	20mg	q.n.	2021 年 11 月 10 日
预防应激性溃疡	奥美拉唑肠溶片	40mg	q.d.	2021 年 11 月 10 日

2. 入院后药物重整流程

（1）药师采集既往用药史获取入院前用药清单，并与入院时初始用药医嘱进行对比，相关信息见表 9-5。

（2）识别问题、解决方案及与医患沟通要点，见表 9-6。

（3）分析及小结：本案例中共发现了 2 个用药相关问题。

1）药物不良反应

A. 甲氨蝶呤的不良反应：中华医学会风湿病学分会发表的《2018 中国类风湿关节炎诊疗指南》指出，RA 患者一经确诊，应尽早开始传统 DMARD 治疗。推荐首选甲氨蝶呤单用。存在甲氨蝶呤禁忌时，考虑单用来氟米特或柳氮磺吡啶。甲氨蝶呤的主要不良反应包括胃肠道副作用、骨髓抑制、肝功能损害等。患者治疗期间出现恶心、呕吐等胃肠道反应，不能耐受，导致患者用药依从性不佳。针对这个用药问题，建议更换为来氟米特。

表 9-5 入院时初始用药医嘱与入院前用药比较及药师意见

入院前用药清单							入院时初始用药医嘱				与院外药品比较	药师意见
用药目的	药品	单次剂量	频次	开始	结束	备注	用药目的	药品	单次剂量	频次		
免疫抑制	甲氨蝶呤片	10mg	每周1次	2019年10月	入院后继续使用	治疗期间出现呕吐、恶心	免疫抑制	甲氨蝶呤片	10mg	每周1次	用法用量无变化，入院后继续使用	建议改为来氟米特
免疫抑制	羟氯喹片	200mg	b.i.d.	2019年10月	入院后继续使用	患者出现视物模糊	免疫抑制	羟氯喹片	200mg	b.i.d.	用法用量无变化，入院后继续使用	建议眼科检查后决定是否继续使用
减轻甲氨蝶呤不良反应	叶酸片	5mg	每周1次	2019年10月	入院后继续使用	无不适症状	减轻甲氨蝶呤不良反应	叶酸片	5mg	每周1次	用法用量无变化，入院后继续使用	建议继续使用
抗血小板	氯吡格雷片	75mg	q.d.	2016年10月	入院后继续使用	无不适症状	抗血小板	氯吡格雷片	75mg	q.d.	用法用量无变化，入院后继续使用	建议继续使用
调血脂、稳定斑块	阿托伐他汀钙片	20mg	q.n.	2016年10月	入院后继续使用	无不适症状	调血脂、稳定斑块	阿托伐他汀钙片	20mg	q.n.	用法用量无变化，入院后继续使用	建议继续使用
							预防应激性溃疡	奥美拉唑肠溶片	40mg	q.d.	新增药物	建议改选用泮托拉唑

表 9-6 药物重整发现的问题及与医患沟通要点

序号	问题描述	解决方案	与医生沟通要点	与患者沟通要点
1	患者服用甲氨蝶呤出现恶心、呕吐,加用叶酸仍不能缓解	了解患者病史,服用甲氨蝶呤后出现恶心、呕吐,建议停用甲氨蝶呤,换用来氟米特	患者服用甲氨蝶呤后出现呕吐、恶心,近期症状加重不能耐受,建议停用甲氨蝶呤,更换为来氟米特	告知患者,服用甲氨蝶呤后出现呕吐、恶心,且近期症状加重不能耐受,因此改药为来氟米特
2	患者服用羟氯喹出现视物模糊	了解患者病史,服用羟氯喹2年,出现视物模糊,建议眼科检查后考虑是否继续使用	患者长期服用羟氯喹会引起不可逆视网膜变化伴视网膜色素沉着变化、视野缺损、视力障碍、黄斑病变、暗适应减少、色觉异常,角膜变化等眼部病变,怀疑患者出现的视物模糊与使用羟氯喹有关,建议眼科检查后考虑是否继续使用	患者使用羟氯喹应进行初次(基线)以及定期(每3个月1次)的眼科检查(包括视敏度、输出裂隙灯,检眼镜以及视野检查)
3	奥美拉唑与氯吡格雷合用可能减弱氯吡格雷的抗栓作用	与医生沟通药物调整方案并告知患者药物调整原因	氯吡格雷经 CYP2C19 代谢为具有抗血小板作用的活性成分,但奥美拉唑能够抑制 CYP2C19 酶活性,使得氯吡格雷活性代谢物的血药浓度大幅下降,因此建议改用不经此酶代谢的泮托拉唑	奥美拉唑与氯吡格雷有明显相互作用,使氯吡格雷活性代谢物的血药浓度大幅下降,建议改用泮托拉唑

B. 羟氯喹的不良反应：经甲氨蝶呤、来氟米特或柳氮磺吡啶等单药规范治疗仍未达标者，建议联合用药。有研究报道，对早期疾病活动度高的 RA 患者，传统 DMARD 联合治疗可改善临床症状和关节损害。对甲氨蝶呤反应不足的 RA 患者，Meta 分析显示，联合传统 DMARD（甲氨蝶呤 + 柳氮磺吡啶 + 羟氯喹）能较好地控制疾病活动度，其效果不低于甲氨蝶呤联合一种生物制剂 DMARD 或联合靶向 DMARD。患者目前联合使用 2 种传统 DMARD，甲氨蝶呤和羟氯喹。羟氯喹的主要不良反应为视网膜病变、中枢神经系统反应、皮肤色素沉着等。患者使用后出现视物模糊，考虑为羟氯喹引起，建议眼科检查后评估是否继续使用。

2）无效药物：奥美拉唑与氯吡格雷相互作用引起氯吡格雷疗效下降。氯吡格雷经 CYP2C19 代谢为具有抗血小板作用的活性成分，但奥美拉唑能够抑制 CYP2C19 酶活性，使得氯吡格雷活性代谢物的血药浓度大幅下降。根据氯吡格雷说明书：奥美拉唑 80mg 每日一次，与氯吡格雷同服或间隔 12 小时服用，均使氯吡格雷活性代谢物的血药浓度下降 45%（负荷剂量）和 40%（维持剂量）。这种血药浓度下降可导致血小板聚集抑制率分别降低 39%（负荷剂量）和 21%（维持剂量）。泮托拉唑与氯吡格雷联用后，未观察到氯吡格雷代谢物的血药浓度大幅下降。因此，建议本案例中患者使用的奥美拉唑更换为泮托拉唑。

第三节　干燥综合征

一、概述

1. **定义**　干燥综合征（Sjögren syndrome，SS）是一种以淋巴细胞增殖及进行性外分泌腺体损伤为特征的慢性炎性自身免疫病，患者血清中存在多种自身抗体。除有涎腺、泪腺功能受损外，还可出现多脏器多系统受累。

2. **分类**　SS 分为原发性和继发性两种，继发于类风湿关节炎、系统性红斑狼疮、系统性硬化症等称为继发性干燥综合征，不合并其他自身免疫性疾病者称为原发性干燥综合征。

3. **临床表现**　SS 患者的症状存在个体差异：部分 SS 患者可仅有口眼干的局部症状，而部分患者则以重要脏器损害为首发症状，如皮肤损害，表现为干燥、雷诺现象及皮肤血管炎；关节肌肉损害，表现为关节疼痛、肌痛及肌无力；呼吸系统损害，以肺间质病变最常见；消化系统损害，如胃食管反流、肝脏损伤、胰腺外分泌功能障碍等；肾脏损害，最常见的肾脏损害为肾小管间质性病变，表现为肾小管性酸中毒、肾性尿崩、范科尼综合征、肾钙化/结石等；神经系统损害，周围神经、自主神经和中枢神经系统均可受累；血液系统损害，表现为血细胞减少，严重者可合并淋巴瘤；冷球蛋白血症，表现为冷球蛋白相关血管炎、膜增生性肾小球肾炎；自身免疫性甲状腺疾病，常伴随 SS 存在，包括毒性弥漫性甲状腺肿（Graves 病）和桥本甲状腺炎等。

4. 疾病管理　根据 2019 年欧洲抗风湿病联盟（European League Against Rheumatism，EULAR）《EULAR 建议干燥综合征的局部和全身治疗》和我国 2020 年发布的《原发性干燥综合征诊疗规范》，均推荐 SS 患者在专业的医疗机构治疗，风湿病专家作主导，整合多学科专家意见，共同为 SS 患者制订药物治疗方案。

SS 治疗的首选方案是对症的局部治疗。研究表明，SS 患者腺体损害为慢病过程，可能持续时间很长，而且目前的治疗干预尚不能达到逆转腺体功能紊乱及治愈疾病。因此，每日、长程的局部治疗可以缓解干燥的症状，且副作用较小。这一局部对症治疗，可在确诊腺体受损后立即开始。无论是口干还是眼干，都需要评估腺体受损轻重程度。轻度腺体功能受损使用非药物刺激唾液腺分泌，如无糖的酸性糖片、木糖醇，或机械刺激（无糖口香糖）；可外用氟化物预防龋齿。国外推荐中至重度腺体功能受损但具有残余唾液腺功能的患者，在无禁忌证情况下，首选口服毒蕈碱激动剂如毛果芸香碱或西维美林（此类药物国内应用不广泛）。溴己新片和 N- 乙酰半胱氨酸等因可促进分泌也可以考虑使用。重度腺体功能受损无残留唾液腺分泌功能建议使用人工唾液替代治疗。干眼症状明显时，可使用人工泪液替代。难治性或严重眼干燥症可局部使用含有免疫抑制剂（如环孢素）的滴眼液及经处理后的小牛血清或血清替代物。糖皮质激素类药物滴眼液，应由眼科医生指导短期内使用（不超过 4 周）。

SS 累及重要脏器的活动性系统损害时需要全身的免疫抑制治疗，包括糖皮质激素类药物、免疫抑制剂和生物制剂。治疗分为两个阶段，一是以尽快恢复器官功能为目标的诱导缓解治疗，二是以维持药物治疗效果为目标的维持治疗。在仔细评估具体器官的损伤以及其严重程度后，选择合适的免疫抑制剂。目前免疫抑制剂治疗 SS 的疗效尚缺乏高水平循证医学证据，因此，尚不能确定常用的免疫抑制剂何种更优，需要结合患者的年龄、病情、合并症、耐受情况以及药物的特点而定，2020 年《原发性干燥综合征诊疗规范》给出建议，如表 9-7 所示。

表 9-7 干燥综合征系统损害的治疗策略

累及器官或系统	治疗策略
皮肤	外用或全身用糖皮质激素类药物、羟氯喹。可联合硫唑嘌呤、吗替麦考酚酯或甲氨蝶呤
关节	非甾体抗炎药、羟氯喹。出现关节炎者可用类风湿关节炎治疗药物
肌肉	轻度活动且不合并肌酶升高，使用非甾体抗炎药。中重度活动，首先使用糖皮质激素类药物，严重者联合免疫抑制剂，如甲氨蝶呤
肺部	糖皮质激素类药物联合环磷酰胺、吗替麦考酚酯等。合并肺纤维化患者可予吡非尼酮、尼达尼布、乙酰半胱氨酸等
肾脏	膜增生性肾小球肾炎参考狼疮性肾炎的治疗。肾小管酸中毒时需补钾并长期使用枸橼酸合剂
神经系统	大剂量糖皮质激素类药物联合免疫抑制剂，如环磷酰胺、吗替麦考酚酯或硫唑嘌呤等。其他治疗方式：血浆置换、利妥昔单抗等
血液系统	糖皮质激素类药物联合环孢素、他克莫司。难治性疾病可予免疫球蛋白、利妥昔单抗
冷球蛋白血症	糖皮质激素类药物联合免疫抑制剂（如环磷酰胺、硫唑嘌呤或吗替麦考酚酯）、血浆置换、利妥昔单抗等

5. 药物重整过程中的重点关注内容

（1）入院时药物重整要点

1）疾病活动度管理：无论是初发还是复发的 SS 患者，均建议全面评估，包括常见干燥、疲劳和疼痛症状的评估，以及各系统器官受累的评估。目前应用较广泛的病情活动性评估为欧洲抗风湿病联盟干燥综合征疾病活动指数（EULAR Sjögren syndrome disease activity index，ESSDAI），明确患者是否需要全身的免疫抑制治疗以及既往药物治疗的疗效。

2）免疫抑制剂管理：①适应性管理，根据患者疾病累及的具体脏器，评估目前免疫抑制剂选择是否合理；②有效性管理，根据药物治疗时长、患者主诉、实验室检查结果的变化，评估目前免疫抑制剂是否有效，这里需要注意免疫抑制剂起效较慢，往往需要 3 ~ 6 个月；③安全性管理，询问患者使用免疫抑制剂后有无新增不适、停药后有无好转等，评估患者是否存在药物不良反应，以及是否需要调整方案；④利用简易的依从性量表评价患者用药的依从性，分析用药依从性不佳的原因，若存在对药物知识、疾病概念不清楚，需要进行疾病科普及依从性教育。

3）个体化治疗管理：免疫抑制剂治疗需要综合考虑患者的个体情况，如患者年龄、有无妊娠需求、肝肾功能是否正常，以及患者目前合并的其他疾病，如糖尿病、高血压、心脏病等，评估免疫抑制剂对于并发症的影响。

（2）出院时药物重整要点

1）疾病活动度管理：经治疗后，患者病情活动度有无降低，评价患者是否适合出院。

2）免疫抑制剂管理：针对出院患者重点做好药物认知管理，询问患者对目前每一种治疗药物的治疗作用、服药剂量、服药频次、服药方法是否了解，并作用药教育，确保患者对药物充分理解，嘱其定期随访。

3）个体化治疗管理：充分考虑患者目前合并的其他疾病，如糖尿病、高血压、心脏病等，综合评估药物之间有无配伍禁忌和相互作用，如有必要应专科就诊。

二、药物重整案例

1. 病例介绍

（1）病情介绍：患者女性，70岁，体重62.5kg，因血小板减少，于2021年11月10日入院。

（2）既往史：5年余前无明显诱因出现口干、眼干，无面部红斑、关节痛，伴有皮肤瘀斑，双下肢显著，有口腔溃疡，至门诊就诊。查血常规：PLT 40×10^9/L，Hb 86g/L；网织血小板正常；自身抗体：ANA（+），抗SSA（+）；查泪流量＋角膜荧光染色（+）；腮腺造影符合SS改变，诊断为"干燥综合征、免疫性血小板减少症"。予醋酸泼尼松40mg q.d.，抗炎；硫酸羟氯喹片200mg q.d.，调节免疫，之后患者定期复诊，PLT波动在（12～50）×10^9/L，规律服药，根据病情调整糖皮质激素类药物用量。3个月前患者复查PLT 5×10^9/L，予注射用甲泼尼龙琥珀酸钠500mg q.d.及静脉注射用人丙种球蛋白20g q.d.，冲击治疗3天，复查PLT 118×10^9/L。2021年8月17日，予注射用环磷酰胺0.4g一次，出院后定期复查PLT波动于（22～46）×10^9/L，糖皮质激素类药物逐渐减量（目前口服醋酸泼尼松片20mg q.d.，注射用环磷酰胺0.4g每半月一次静脉滴注（末次用药时间为2021年11月1日），3天前患者复查血常规：PLT 10×10^9/L，门诊予注射用甲泼尼龙琥珀酸钠120mg i.v.gtt.，今为进一步诊治收住院。高血压病病史十年余，目前口服硝苯地平缓释片 20mg b.i.d.，自诉血压控制可；2 型糖尿病病史 5 年，目前口服阿卡波糖片 50mg t.i.d.，自诉血糖控制可；预防骨质疏松与碳酸钙 D_3 片 600mg/125IU q.d.和骨化三醇胶囊 0.5μg q.d.。

（3）查体：体温 36.4℃，脉搏 87 次 /min，呼吸 20 次 /min，血压 163/97mmHg，神清，精神可，双下肢散在少许陈旧性瘀点瘀斑。

（4）实验室检查

1）血常规：WBC 2.7×10^9/L，Hb 110g/L，PLT 10×10^9/L。

2）空腹血糖：6.3mmol/L。

3）肝肾功能：GPT 43U/L，GOT 51U/L，CR 76μmol/L。

（5）影像学检查：无。

（6）入院诊断：①干燥综合征；②高血压病；③2 型糖尿病。

（7）入院时初始用药医嘱：见表 9-8。

表 9-8 入院时初始用药医嘱

用药目的	药品	单次剂量	频次	开始时间
抗炎	注射用甲泼尼龙琥珀酸钠	120mg	q.d.	2021 年 11 月 11 日
预防应激性溃疡	注射用奥美拉唑	20mg	q.d.	2021 年 11 月 11 日
调节免疫	硫酸羟氯喹片	200mg	q.d.	2021 年 11 月 11 日
预防骨质疏松	碳酸钙 D_3 片	600mg/125IU	q.d.	2021 年 11 月 11 日
	骨化三醇胶囊	0.25μg	q.d.	2021 年 11 月 11 日
降压	硝苯地平缓释片	20mg	b.i.d.	2021 年 11 月 11 日
降血糖	阿卡波糖片	50mg	t.i.d.	2021 年 11 月 11 日

2. 入院后药物重整流程

（1）药师采集既往用药史获取入院前用药清单，并与入院时初始用药医嘱进行对比，相关信息见表 9-9。

（2）识别问题、解决方案及与医患沟通要点，见表 9-10。

（3）分析及小结：本案例中共发现了 3 个用药相关问题——给药剂量过低、无效的药物治疗和遴选药物不适宜。

表9-9 入院时初始用药医嘱与入院前用药比较及药师意见

入院前用药清单							入院时初始用药医嘱				与院外药品比较	药师意见
用药目的	药品	单次剂量	频次	开始	结束	备注	用药目的	药品	单次剂量	频次		
抗炎	醋酸泼尼松片	20mg	q.d.	2016年	入院后增加激素类药物剂量	偶尔有胃部不适	抗炎	注射用甲泼尼龙琥珀酸钠	120mg	q.d.	增加抗炎强度,较入院前剂量增加	同意使用
调节免疫	硫酸羟氯喹片	200mg	q.d.	2016年(病程中依据病情调整剂量)	入院后继续使用	无特殊不适	调节免疫	硫酸羟氯喹片	200mg	q.d.	用法用量无变化,沿用	建议增加羟氯喹的剂量
补钙,预防骨质疏松	碳酸钙D₃片	600mg/125IU	q.d.	2021年10月	入院后继续使用	无特殊不适 偶尔会忘记服药	补钙,预防骨质疏松	碳酸钙D₃片	600mg/125IU	q.d.	用法用量无变化,沿用	建议继续使用
促进钙吸收,预防骨质疏松	骨化三醇胶囊	0.25μg	q.d.	2021年10月	入院后继续使用	无不适症状	促进钙吸收,预防骨质疏松	骨化三醇胶囊	0.25μg	q.d.	用法用量无变化,沿用	建议继续使用
降压	硝苯地平缓释片	20mg	b.i.d.	2021年10月	入院后继续使用	自诉血压控制可,但入院监测血压163/97mmHg	降压	硝苯地平缓释片	20mg	b.i.d.	用法用量无变化,沿用	建议监测血压,如若仍偏高,应调整降压方案
降血糖	阿卡波糖片	50mg	t.i.d.	2021年10月	入院后继续使用	血糖控制可,空腹血糖6.3mmol/L,无明显不适	降血糖	阿卡波糖片	50mg	t.i.d.	用法用量无变化,沿用	建议监测血糖,如若偏高,应调整降血糖方案

续表

入院前用药清单							入院时初始用药医嘱				与院外药品比较	药师意见
用药目的	药品	单次剂量	频次	开始	结束	备注	用药目的	药品	单次剂量	频次		
调节免疫	注射用环磷酰胺	0.4g	每半个月一次	2021年8月	入院后暂缓使用		预防应激性溃疡	注射用奥美拉唑	20mg	q.d.	新增药品	建议调整为口服制剂
											停用	同意方案调整

表 9-10　药物重整发现的问题、解决方案及与医患沟通要点

序号	问题描述	解决方案	与医生沟通要点	与患者沟通要点
1	糖皮质激素类药物剂量不足	(1)患者干燥综合征累及血液系统，表现为血小板降低。对患者进行疾病活动度评估，初步推断由于干燥综合征活动引起血小板降低。(2)了解患者既往住用药史，分析是否为药物引起的血小板减少	患者疾病活动证据充分，考虑增加糖皮质激素类药物的剂量至 1～2mg/kg，根据患者体重推荐激素类药物注射用甲泼尼龙琥珀酸钠剂量为 120mg q.d. i.v.gtt.	(1)告知大剂量糖皮质激素类药物可能会引起消化道不适，已予质子泵抑制剂（PPI）护胃治疗 (2)平时注意观察有无出血等不良反应
2	免疫抑制剂剂量不足	硫酸羟氯喹片无特殊不适，可增加至足剂量	患者服用硫酸羟氯喹片无特殊不适，虽然硫酸羟氯喹片为调节免疫的辅助用药，但是对免疫糖有一定稳定作用，建议调整剂量为 200mg b.i.d.	(1)硫酸羟氯喹片建议餐中服用，促进药物吸收。(2)提高患者用药依从性

序号	问题描述	解决方案	与医生沟通要点	与患者沟通要点
3	降血糖药剂量不足	患者长期予糖皮质激素类药物抗炎治疗,今增加糖皮质激素类药物剂量可能会引起血糖升高,建议住院期间监测血糖	由于药物的影响,血糖可能会继续升高,建议及时调整降血糖药	(1) 再次询问患者血糖药的依从性如何,是否规律服用。 (2) 告知患者糖尿病患者的饮食注意事项。 (3) 告知患者如若出现血糖波动,需要调整降血糖药
4	无效药物	注射用环磷酰胺使用时间约3个月,疗效不显著,替换为其他药物,如钙调磷酸酶抑制药(CNI)	患者既往予注射用环磷酰胺间断静脉滴注,但环磷酰胺具有骨髓抑制的作用,目前患者WBC偏低,入院后不建议继续使用,考虑选择其他替换药物	(1) 与患者核实是否遵医嘱使用环磷酰胺。 (2) 告知目前环磷酰胺的有效性和安全性
5	遴选药物不适宜	(1) 询问患者既往有无行胃镜检查,有无器质性病变。 (2) 胃部不适除了器质性病变之外,还可能与药物相关,如醋酸泼尼松可能引起胃部不适 (3) 明确药物相关不良反应后,由于目前糖皮质激素类药物量增加,胃部不适的症状可能会更加显著,PPI可以减少糖皮质激素类药物诱导的胃酸增加,发挥护胃作用	配合静脉使用的糖皮质激素类药物,可用PPI预防消化性溃疡,由于患者可以进食,建议调整为口服PPI	(1) 告知患者添加药物的目的。 (2) 告知患者自我评估有无胃部不适,有无大便发黑

1）给药剂量过低

A. 糖皮质激素类药物剂量过低。根据中国医师协会风湿免疫科医师分会干燥综合征学组发表的《原发性干燥综合征诊疗规范》，患者除了眼干、口干等典型症状，还会累及其他脏器，包括血液系统、肾脏、肺脏等，该患者的主要表现为口干、眼干、血小板降低，提示 SS 累及血液系统，疾病的治疗原则为糖皮质激素类药物联合免疫抑制剂治疗，根据患者反复血小板低的临床表现，选择合适药物，实现个体化给药。该患者 5 年前起病，其间一直规律使用糖皮质激素类药物、羟氯喹治疗，病情控制尚可，血小板维持在（12～50）×10⁹/L。3 个月前复查 PLT 5×10⁹/L，予大剂量糖皮质激素类药物和丙种球蛋白冲击治疗后明显好转，提示患者对糖皮质激素类药物和丙种球蛋白敏感，为了加强免疫抑制治疗，8 月 17 日开始每半月予静脉滴注环磷酰胺。3 天前复查 PLT 又降至 10×10⁹/L，提示目前 SS 疾病活动。该患者前期抗炎、免疫治疗有效，但是一方面糖皮质激素类药物减量，另一方面免疫抑制剂选择不合适，导致病情反复。根据患者体重 62.5kg，予 1～2mg/kg 糖皮质激素类药物，最终明确冲击剂量约为 120mg q.d.，一般给药 3～5 天后评价病情，可酌情减量。

B. 羟氯喹给药剂量过低：由于患者一直服用羟氯喹，尽管免疫抑制作用不强，但是患者目前没有特殊不适，建议予羟氯喹 200mg b.i.d.。

C. 降血糖药可能给药剂量过低：院外服用阿卡波糖，50mg t.i.d. 降血糖治疗，入院时监测血糖平稳，但目前患者糖皮质激素类药物的使用量较大，可能会引起患者血糖波动，积极监测血糖，并根据监测结果调整降血糖的药物。

2）无效药物：环磷酰胺使用 3 个月仍出现 PLT 降低，一方面说明药物疗效不佳，另一方面药物本身具有骨髓抑制的作用，建议停用，替换为其他无骨髓抑制的药物，如钙调磷酸酶抑制药（CNI）。

3）遴选药物不适宜：根据《原发性干燥综合征诊疗规范》，大剂量激素类药物可能会引起消化道不适，予 PPI 符合适应证，依据《质子泵抑制剂临床应用指导原则（2020 年版）》，PPI 可用于预防消化性溃疡，建议可正常进食的患者口服 PPI，而不是选择静脉 PPI。该患者目前正常饮食，因此选择静脉制剂不适宜，可以进食的情况下，可予口服 PPI 制剂。

第四节 皮肌炎

一、概述

1. 定义 特发性炎性肌病（idiopathic inflammatory myopathies，IIM）是一种以肌肉无力和肌肉炎症为特征的异质性疾病，在成人中最常见的亚群是皮肌炎（dermatomyositis，DM）、多发性肌炎（polymyositis，PM）。其中皮肌炎是以典型皮损为主要表现的疾病，表现为如眶周淡紫色水肿、关节伸侧的 Gottron 征、暴露部位皮疹（V 字疹、披肩疹）。

2. 分类 大多数 DM 患者同时存在皮肤病变和肌无力（经典皮肌炎）。但也有患者只存在典型的皮肌炎皮损而无肌肉症状。这类疾病常称为临床无肌病性皮肌炎（clinically amyopathic DM，CADM），又可以分为两类，一类无肌炎临床表现，但实验室、影像学或电生理学检查可发现肌炎证据（微肌病性皮肌炎），另一类完全没有肌肉受累征象（无肌病性皮肌炎）。

3. 临床表现 DM 常伴有全身性的表现，如乏力、食欲减退、体重下降和发热等。疾病的特征性表现包括对称性四肢近端肌无力以及皮肤受累表现，包括眶周皮疹、Gottron 征、甲周病变、技工手、皮肤血管炎、雷诺现象等。除此之外，还会有系统受累的表现，如肺部受累，包括间质性肺炎、肺纤维化、胸膜炎，喉部肌肉受累时可造成发音困难和声嘶等，膈肌受累时可表现为呼吸困难，肺部受累是影响皮肌炎预后的重要因素之一。消化道受累，累及咽、食管上端横纹肌较常见，表现为吞咽困难、呛咳等，累及食管下段和小肠蠕动减弱与扩张可引起反酸、食管炎、吞咽困难、上腹胀痛和吸收障碍等；心脏受累，常见的表现是心律不齐和传导阻滞，严重的表现为充血性心力衰竭和心脏压塞，这也是患者死亡的重要原因之一；肾脏受累，少数皮肌炎患者可有肾脏受累的表现，如蛋白尿、血尿、管型尿；部分皮肌炎可出现关节痛或关节炎表现。

4. 疾病管理 根据 2017 年 EULAR《成人和青少年特发性炎性疾病及其主要亚群的分类标准》和 2010 年中华医学会风湿病学分会发表的《多发性肌炎和皮肌炎诊断及治疗指南》，DM 是一组异质性疾病，临床表现多种多样且因人而异，治疗方案也应遵循个体化的原则。糖皮质激素类药物仍然是治疗 DM 的首选药物，常规剂量为泼尼松 $1 \sim 2mg/（kg \cdot d）$ 或等效剂量的其他糖皮质激素类药物，症状改善后逐渐减量。对于严重的肌病患者或伴严重吞咽困难、心肌受累或进展性肺间质病变的患者，可加用甲泼尼龙冲击治疗。

DM 累及重要脏器时需要使用免疫抑制治疗，也有助于糖皮质激素类药物减量。目前免疫抑制剂治疗 DM 的疗效尚缺乏高水平循证医学证据，因此，尚不能确定常用的免疫抑制剂何种更优，需要结合患者的年龄、病情、合并症、耐受情况以及药物的特点而定，2010 年中华医学会风湿病学分会发表的《多发性肌炎和皮肌炎诊断及治疗指南》给出建议见表 9-11，对于难治性或复发性 DM 可予两种及以上免疫抑制剂联合治疗。

表 9-11 DM 的药物治疗策略

累及器官或患者情况	治疗策略
皮肤	羟氯喹、沙利度胺等
肌肉	甲氨蝶呤、硫唑嘌呤、吗替麦考酚酯等
肺部	环磷酰胺、他克莫司、环孢素、吗替麦考酚酯、托法替布等
危及生命的重症肌无力或有误吸风险的严重吞咽困难	免疫球蛋白，辅助机械通气等支持治疗

5. 药物重整过程中的重点关注内容

（1）入院时药物重整要点

1）糖皮质激素类药物管理：入院时需要评估患者糖皮质激素类药物用法用量是否合理，根据病情严重程度评估用量，常规建议晨起一次使用，如若效果不佳，可一日两次使用。需要告知患者糖皮质激素类药物使用的必要性和可能的不良反应，解释由于预防糖皮质激素类药物副作用而使用的 PPI、钙剂等药物。若因既往效果不佳入院，需要评估是否为初始治疗时间过短或减药太快所致，或者出现了激素类药物性肌病。

2）免疫抑制剂管理：①适应性管理，根据患者疾病累及的具体脏器，评估目前免疫抑制剂选择是否合理；②有效性管理，根据药物治疗时长、患者主诉、实验室检查结果的变化，评估目前免疫抑制剂是否有效，这里需要注意免疫抑制剂起效较慢，往往需要 3~6 个月；③安全性管理，询问患者使用免疫抑制剂后有无新增任何不适、停药后有无好转等，评估患者是否存在药物不良反应，以及是否需要调整方案，或者增加新的治疗药物；④利用简易的依从性量表评价患者用药的依从性，以及依从性不佳的原因，如若对药物知识、疾病概念不清楚，需要进行疾病科普及依从性教育。

3）个体化治疗管理：免疫抑制剂治疗需要综合考虑患者的个体情况，如患者年龄、有无妊娠需求、肝肾功能是否正常，以及患者目前合并的其他疾病，如糖尿病、高血压、心脏病等，评估免疫抑制剂对于并发症的影响。

（2）出院时药物重整要点

1）糖皮质激素类药物管理：评估医生建议的糖皮质激素类药物减量速度是否合理，通常大剂量糖皮质激素类药物可以每周5mg的速度减量，当减至20mg q.d. 时以每月2.5～5mg的速度减量，根据患者的具体情况调整减量的速度，可逐渐减停或以小剂量维持（以上糖皮质激素类药物按照泼尼松计算）。

2）免疫抑制剂管理：针对出院患者重点做好药物认知管理，询问患者对目前每一种治疗药物的治疗作用、服药剂量、服药频次、服药方法是否了解，并作用药教育，确保患者对药物充分理解，嘱定期随访。

3）个体化治疗管理：充分考虑患者目前合并的其他疾病，如糖尿病、高血压、心脏病等，综合评估药物之间有无配伍禁忌和相互作用，如有必要专科就诊。

二、药物重整案例

1. 病例介绍

（1）病情介绍：患者女性，75岁，体重66kg，因多关节肿痛与肌痛2个月余，于2021年11月19日入院。

（2）既往史：2021年8月26日患者因揉搓致面部皮肤破损，后出现颜面部红肿、颧骨部及颊部红疹。2021年9月中旬至当地医院就诊，查类风湿因子水平高（具体不详），遂予醋酸泼尼松片15mg q.d. 共5天，颜面部红肿加重，全身多关节疼痛及左大腿肌肉痛。2021年10月13日患者对称性多关节肿痛伴左大腿肌肉痛，双手握拳困难，晨僵，低热（体温最高37.4℃），胸闷气喘，当地医院就诊，查抗核抗体156AU/ml，抗SSA/Ro-52抗体阳性，类风湿因子37.0 IU/ml，红细胞沉降率50 mm/h。病程中患者对称性多关节肿痛伴左大腿肌肉痛，双手握拳困难，晨僵，低热（体温最高37.4℃），胸闷气喘。入院完善相关检查：红细胞沉降率54mm/h，乳酸脱氢酶284U/L，肌酸激酶43U/L，抗突变型瓜氨酸波形蛋白抗体31.25U/ml，抗Ro-52抗体阳性，铁蛋白557.00ng/ml。入院予患者甲泼尼龙片4mg b.i.d.，抗炎；硫酸羟氯喹片200mg b.i.d.，调节免疫；丹参片3片t.i.d.，改善循环；乙酰半胱氨酸片0.6g b.i.d.，抗纤维化。因症状改善不明显，2021年10月25日转至我院急诊就诊，糖皮质激素调整为注射用甲泼尼龙琥珀酸钠60mg q.d. i.v.gtt.，3天。外送肌炎抗体谱回报抗黑色素瘤分化相关基因（MDA5）抗体阳性，加用环孢素胶囊 75mg b.i.d. 调节免疫；甲泼尼龙调整为 40mg q.d. i.v.gtt.，4 天；予静脉注射用人丙种球蛋白 20g q.d. i.v.gtt.，3 天中和抗体；间断静脉滴注环磷酰胺 0.2g 共 6 次。2021 年 11 月 19 日患者复查胸部 CT 提示间质性肺炎较前进展，诉视物模糊，为进一步诊疗，收治入我院，此时糖皮质激素调整为醋酸泼尼松片 30mg q.d.。患者既往有糖尿病病史 15 年，口服降血糖药控制不佳，7 年前开始皮下注射门冬胰岛素和甘精胰岛素，依据血糖控制情况调整剂量，近期门冬胰岛素予 10、14、20U，甘精胰岛素予 6U，仍诉血糖控制不达标。预防骨质疏松与碳酸钙 D$_3$ 片 600mg/125IU q.d. 和骨化三醇胶囊 0.5μg q.d.。

（3）查体：体温 36℃，脉搏 76 次 /min，呼吸 19 次 /min，血压 126/70mmHg，双手掌指关节肿胀、压痛（＋），双侧腕、肘、肩、膝、踝关节压痛明显，无明显肿胀。

（4）实验室检查

1）血常规：WBC 6.4×10^9/L，Hb 93g/L，PLT 246×10^9/L。

2）生化检查和免疫常规、红细胞沉降率（ESR）：GPT 18.4U/L，GOT 28.6U/L，CR 46μmol/L，CRP 6.4mg/L，铁蛋白 897.00ng/ml，ESR 54mm/h。

3）血淋巴细胞亚群计数：CD3$^+$CD4$^+$细胞 0.218×10^9/L，CD3$^+$CD8$^+$细胞 0.124×10^9/L，B 淋巴细胞 0.054×10^9/L。

4）环孢素稳态血药浓度谷值：92.6ng/ml。

5）肺功能 + 弥散量：肺通气功能提示小气道气流受限，弥散功能轻中度降低。

（5）影像学检查：2021 年 11 月 16 日胸部平扫（CT）。

1）两肺间质性肺炎，较前（2021 年 11 月 6 日 CT）进展。

2）两侧胸膜增厚。

3）主动脉及弓上分支、冠状动脉壁钙化。

（6）入院诊断：①皮肌炎（抗 MDA5 抗体阳性）；②间质性肺炎；③ 2 型糖尿病；④左肾结石。

（7）入院时初始用药医嘱：见表 9-12。

表 9-12 入院时初始用药医嘱

用药目的	药品	单次剂量	频次	开始时间
抗炎	注射用甲泼尼龙琥珀酸钠	60mg	q.d.	2021 年 11 月 19 日

续表

用药目的	药品	单次剂量	频次	开始时间
免疫抑制	环孢素胶囊	75mg	b.i.d.	2021 年 11 月 19 日
	硫酸羟氯喹片	200mg	b.i.d.	2021 年 11 月 19 日
	注射用环磷酰胺	0.2g	q.w.	2021 年 11 月 19 日
护胃	泮托拉唑肠溶片	40mg	q.d.	2021 年 11 月 19 日
预防骨质疏松	碳酸钙 D_3 片	600mg	q.d.	2021 年 11 月 19 日
	骨化三醇软胶囊	0.25μg	q.d.	2021 年 11 月 19 日
抗纤维化	乙酰半胱氨酸片	0.6g	b.i.d.	2021 年 11 月 19 日
降血糖	门冬胰岛素注射液	10U、14U、20U	t.i.d.	2021 年 11 月 19 日
	甘精胰岛素注射液	6U	q.d.	2021 年 11 月 19 日
活血化瘀	丹参片	3 片	t.i.d.	2021 年 11 月 19 日

2. 入院后药物重整流程

（1）药师采集既往用药史获取入院前用药清单，并与入院时初始用药医嘱进行对比，相关信息见表 9-13。

（2）识别问题、解决方案及与医患沟通要点，见表 9-14。

（3）分析及小结：本案例中共发现了 3 个用药相关问题。

1）给药剂量过低

A. 糖皮质激素类药物剂量过低：依据 2017 年 EULAR《成人和青少年特发性炎性疾病及其主要亚群的分类标准》，IIM 是一组以骨骼肌受累为主要特征的系统性自身免疫性疾病，如不及时治疗，可出现呼吸、循环、消化等多系统衰竭，严重时可致死亡，DM 是 IIM 的常见类型，其中 CADM 又是 DM 的特殊亚型，没有或只有轻微的肌肉症状，以抗 MDA5 抗体为特征抗体，表现为弥漫性实质性肺疾病（diffuse parenchymal lung disease，DPLD），进展快、预后差。该患者此次入院，仍以疾病活动为主要表现，红细胞沉降率快，常规予 1～2mg/kg 糖皮质激素类药物，根据体重，增加甲泼尼龙剂量为 60mg q.d.，一般给药 5～7 天后评价病情，可酌情减量。

B. 环孢素剂量过低：患者入院检测环孢素血药浓度谷值为 92.6ng/ml，偏低，间质肺较前进展，提示疾病控制不佳，且目前肝肾功能尚可，建议增加药物剂量至 100mg b.i.d.，后续监测药物浓度，监护可能出现的不良反应等。

C. 降血糖药物剂量不足：患者既往予门冬胰岛素联合甘精胰岛素降血糖治疗，自诉血糖控制不佳，目前患者糖皮质激素类药物的使用量较大，可能会引

表9-13 入院时初始用药医嘱与入院前用药比较及药师意见

入院前用药清单							入院时初始用药医嘱				与院外药品比较	药师意见
用药目的	药品	单次剂量	频次	开始	结束	备注	用药目的	药品	单次剂量	频次		
抗炎	醋酸泼尼松片	30mg	q.d.	2021年9月	增加药物剂量	患者出现轻度面部肿胀	抗炎	注射用甲泼尼龙琥珀酸钠	60mg	q.d.	调整剂型,增加药物剂量	同意方案调整
免疫抑制	环孢素胶囊	75mg	b.i.d.	2021年10月	入院后继续使用	患者未出现面部毛发增多,齿龈增生及手抖等不良反应	免疫抑制	环孢素胶囊	75mg	b.i.d.	用法用量无变化,沿用	谷浓度92.6ng/ml,建议增加药物剂量
免疫抑制	硫酸羟氯喹片	200mg	b.i.d.	2021年10月	入院后继续使用	患者诉视物模糊	免疫抑制	硫酸羟氯喹片	200mg	b.i.d.	用法用量无变化,沿用	建议停用
护胃	泮托拉唑肠溶片	40mg	q.d.	2021年10月	入院后继续使用	无明显不适	护胃	泮托拉唑肠溶片	40mg	q.d.	用法用量无变化,沿用	建议继续使用
预防骨质疏松	碳酸钙D3	600mg/125IU	q.d.	2021年10月	入院后继续使用	无明显不适	预防骨质疏松	碳酸钙D3	600mg/125IU	q.d.	用法用量无变化,沿用	建议继续使用
预防骨质疏松	骨化三醇胶囊	0.25μg	q.d.	2021年10月	入院后继续使用	无明显不适	预防骨质疏松	骨化三醇胶囊	0.25μg	q.d.	用法用量无变化,沿用	建议继续使用
抗纤维化	乙酰半胱氨酸片	0.6g	b.i.d.	2021年10月	入院后继续使用	无明显不适	抗纤维化	乙酰半胱氨酸片	0.6g	b.i.d.	用法用量无变化,沿用	建议继续使用

续表

用药目的	入院前用药清单						入院时初始用药医嘱				与院外药品比较	药师意见
	药品	单次剂量	频次	开始	结束	备注	用药目的	药品	单次剂量	频次		
降血糖	门冬胰岛素注射液	10U、14U、20U	t.i.d.	2021年11月	入院后继续使用	血糖控制不佳	降血糖	门冬胰岛素注射液	10U、14U、20U	t.i.d.	用法用量无变化，沿用	建议监测血糖，调整胰岛素剂量
降血糖	甘精胰岛素注射液	6U	q.d.	2021年11月	入院后继续使用	血糖控制不佳	降血糖	甘精胰岛素注射液	6U	q.d.	用法用量无变化，沿用	建议监测血糖，调整胰岛素剂量
免疫抑制	注射用环磷酰胺	0.2g	间断静脉滴注	2021年11月	入院后继续使用	无明显不适	免疫抑制	注射用环磷酰胺	0.2g	间断静脉滴注	用法用量无变化，沿用	建议继续使用
活血化瘀	丹参片	3片	t.i.d.	2021年11月	入院后继续使用	无明显不适	活血化瘀	丹参片	3片	t.i.d.	用法用量无变化，沿用	建议继续使用

表9-14 药物重整发现的问题、解决方案及与医患沟通要点

序号	问题描述	解决方案	与医生沟通要点	与患者沟通要点
1	糖皮质激素类药物剂量不足	患者皮肌炎抗MDA5抗体阳性，累及肺部，表现为肺纤维化快速进展，此次患者病情进展，红细胞沉降率升快，提示病情活动，建议增加糖皮质激素类药物剂量，加强抗炎	患者疾病活动证据充分，考患者加用糖皮质激素类药物的剂量至1～2mg/kg，根据患者体重推荐甲泼尼龙剂量为60mg q.d. 静脉滴注	（1）告知大剂量糖皮质激素类药物可能会引起消化道不适、骨质疏松症等，已予预防应激性溃疡治疗、待疾（2）糖皮质激素类药物可能会引起面部肿胀，待疾病控制，糖皮质激素类药物减量后，可逐渐好转

续表

序号	问题描述	解决方案	与医生沟通要点	与患者沟通要点
2	免疫抑制剂剂量不足	患者入院检测血药浓度为92.6ng/ml，偏低，同质肺较前进展，提示疾病控制不佳，且目前肝肾功能尚可，建议增加环孢素药物剂量	皮肌炎抗MDA5抗体阳性，患者疾病进展快，需要强效免疫抑制，目前环孢素血药浓度偏低，且目前无明显不良反应，可增加剂量为100mg b.i.d.	由于病情需要，环孢素剂量需要增加到100mg b.i.d.，后续监测药物浓度。可能会出现多毛、手抖、齿龈增生的不良反应，如若不严重，可继续治疗
3	胰岛素剂量不足	患者长期子糖皮质激素类药物抗炎治疗，目前需增加糖皮质激素类药物剂量，可能会引起血糖升高，建议住院期间监测血糖	患者血糖控制不佳，由于药物的影响，血糖可能会继续升高，建议及时调整住糖药	(1) 再次询问患者降血糖药的依从性如何，是否规律使用。(2) 告知患者糖尿病患者的饮食注意事项。(3) 告知患者如出现血糖波动，需要调整降糖药
4	存在药物不良反应	羟氯喹使用后出现视物模糊，可能为药物的不良反应，建议停药	该患者既往无眼病，自诉服用羟氯喹后出现视物模糊，该药物可能存在视网膜沉着，且停药后不可逆，建议立即停药，并检查眼底病变	告知患者视物模糊可能与羟氯喹有关，停药后注意复查视力
5	需要增加抗纤维化药物治疗	患者肺纤维化进展较快，对已经生成的纤维化，需要加强抗纤维化的治疗	患者目前使用乙酰半胱氨酸抗纤维化，效果不佳，应加用吡非尼酮抗纤维化治疗，200mg t.i.d.	告知患者吡非尼酮为治疗肺纤维化的药物，可能会出现胃肠道反应，若无法耐受应及时告知医生或药师

起患者血糖波动，建议积极监测血糖，并根据监测结果调整降血糖的药物。

2）存在药物不良反应：患者诉服用羟氯喹后出现视物模糊，药物可能会在视网膜沉积，且停药后不可逆转，因此建议立即停药，完善眼底检查。

3）需要增加药物治疗：依据《2018中国结缔组织病相关间质性肺病诊断和治疗专家共识》，在积极治疗免疫病的同时，可予吡非尼酮，它是新型小分子抗纤维化药物，在特发性肺纤维化（idiopathic pulmonary fibrosis，IPF）的多项国际多中心随机双盲对照研究中，被证实可以延缓肺功能恶化，延长无疾病进展生存时间。因此，建议增加吡非尼酮200mg t.i.d.，抗纤维化治疗。

第五节　系统性硬化症

一、概述

1. 定义　系统性硬化症（systemic sclerosis，SSc），曾称硬皮病、进行性系统性硬化症，是一种病因和发病机制尚不明确的全身结缔组织病，呈慢性进展，病程长，临床表现各异。特征性病变是血管病变、皮肤和内脏纤维化、免疫功能障碍和细胞外基质过度沉积，可累及皮肤、肺、胃肠道、肾脏等全身多个器官。

2. 分类　根据受累范围及临床特点不同，本病分为以下4类：包括局限型SSc、弥漫型SSc、重叠型SSc、无硬皮型SSc，具体特点见表9-15。

表9-15　系统性硬化症的分类

分类	特点
局限型SSc	皮肤病变局限于手指、前臂远端和膝部，可有颜面和颈部受累，内脏病变出现较晚。抗着丝点抗体阳性率高，病情轻，进展慢，病程长，预后好
弥漫型SSc	对称性广泛性皮肤纤维化，除累及肢体远端和近端、面部和颈外部，尚累及胸部和腹部皮肤。抗拓扑异构酶阳性率高，抗着丝点抗体少见，进展快，多伴有内脏病变（肺、心脏、胃肠道或肾脏）损伤，预后差
重叠型SSc	弥漫型或局限型系统性硬化病伴有另一种或一种以上的其他结缔组织病
无硬皮型SSc	雷诺现象和明显的内脏受累，伴有SSc的血清学表现，但没有皮肤受累

3. 临床表现　因SSc病理的复杂性，疾病所处的阶段不同，亚型不同，

并发症多样，其临床表现也变化不定。SSc 可累积全身各个系统。

（1）皮肤症状：皮肤增厚纤维化是 SSc 重要特征。局限型 SSc 皮肤变化局限于手和面部，个别蔓延至颈部和前臂，病情进展可出现不同变化，有些表现为皮肤水肿，有些表现为皮肤萎缩、手指绷紧、皮下组织减少、手指缺血并发溃疡和瘢痕；弥漫型 SSc 首先出现典型症状软组织水肿，而后皮肤真皮纤维化增厚，最后躯干、上臂和大腿硬化。

（2）血管病变：当遇寒冷或情绪激动时，手指或脚趾顺序性出现皮肤苍白、变紫、潮红，同时伴有疼痛麻木的雷诺现象；也可累及肾脏、肠道等内脏血管。

（3）消化系统表现：嘴唇变薄，口周皮肤紧张，口腔黏膜干燥硬化，舌肌紧张不能伸出口外，龋齿、牙齿脱落；食管蠕动异常和括约肌功能障碍；胃排空延迟、胃轻瘫；小肠蠕动异常导致反复腹泻和腹胀，严重时伴有营养不良。

（4）肌肉、骨、关节表现：非特异性关节疼痛和晨僵是典型症状，多见于手指、腕、膝、踝等四肢关节，晚期这些组织挛缩会造成关节僵直。

（5）肺部表现：弥漫性实质性肺疾病是最显著的 SSc 并发症，常见始发症状是气喘和干咳，体格检查常发现肺基底部有湿啰音。

（6）肾脏表现：硬皮病肾危象典型患者表现为急进性高血压和肾功能进行性恶化，剧烈头痛、恶心、呕吐、视力下降、抽搐、癫痫发作、意识模糊甚至昏迷。

4. 疾病管理 一般治疗：患者应注意休息，保证营养，预防和治疗感染，注意保暖和皮肤保护。目前 SSc 的治疗参考 2016 年欧洲抗风湿病联盟（European League Against Rheumatism，EULAR）系统性硬化治疗建议，根据 SSc 涉及的靶器官将治疗措施分为针对雷诺现象、指端溃疡、肺动脉高压、皮肤病变、肺部病变、硬皮病肾危象和胃肠道病变的治疗。

（1）雷诺现象：推荐二氢吡啶类钙通道拮抗剂为一线治疗药物，也可以考虑 5 型磷酸二酯酶抑制剂，对于病情严重者可给予静脉用伊洛前列素，氟西汀可考虑用于雷诺现象发作。

（2）指端溃疡：静脉用伊洛前列素推荐用于指端溃疡，也可以考虑使用 5 型磷酸二酯酶抑制剂，若使用钙通道拮抗剂、5 型磷酸二酯酶抑制剂或伊洛前列素治疗后仍有多处溃疡，应考虑波生坦以减少新发溃疡数。

（3）肺动脉高压：内皮素受体拮抗剂、5 型磷酸二酯酶抑制剂、鸟苷酸环化酶激动剂、前列环素类似物和前列环素受体激动剂考虑用于治疗肺动脉高压。

（4）皮肤病变：甲氨蝶呤可用于治疗早期弥漫型 SSc 患者的皮肤病变。

（5）肺部病变：环磷酰胺、吗替麦考酚酯可考虑用于治疗弥漫性实质性肺疾病，造血干细胞移植术可考虑用于治疗快速进展的 SSc 患者。

（6）硬皮病肾危象：推荐尽早使用血管紧张素转换酶抑制药治疗，若使用糖皮质激素类药物治疗，需要密切监测患者的血压和肾功能。

（7）胃肠道病变：推荐质子泵抑制剂治疗 SSc 相关的胃食管反流、预防食管溃疡及狭窄发生，推荐使用胃肠促动药改善 SSc 相关胃肠动力失调症状（吞咽困难、胃食管反流、饱腹感、腹胀、假性肠梗阻等）。

5. 药物重整过程的重点关注内容

（1）入院医嘱重整

1）免疫抑制治疗管理：免疫抑制剂在 SSc 早期应用是有效的，特别是存在炎症时。SSc 早期积极治疗可显著改善患者的预后。最新的 2021 年法国《系统性硬化症管理指南》推荐治疗 SSc 可选择的免疫抑制剂有：吗替麦考酚酯、环磷酰胺、硫唑嘌呤、利妥昔单抗和托珠单抗。药师在药物重整过程中首先需要明确患者目前受累的重要脏器及其严重程度，结合循证证据对免疫抑制剂进行调整，如果患者有新发的弥漫性皮肤症状，甲氨蝶呤作为首选，吗替麦考酚酯可以作为替代选择；如果患者 SSc 累及关节，有关节炎 / 滑膜炎症状，建议甲氨蝶呤联合糖皮质激素类药物（以泼尼松计，剂量 ≤ 10 ～ 15mg/d）；弥漫性实质性肺疾病的早期诊断很重要，治疗建议选择环磷酰胺、吗替麦考酚酯、硫唑嘌呤。其次，考虑每种免疫抑制剂的安全性，甲氨蝶呤有间质性肺炎、肺结节、间质纤维化的报道，若患者 SSc 累及肺部避免使用甲氨蝶呤；吗替麦考酚酯用药期间如果免疫球蛋白 G 水平下降，为了避免感染风险应该及时调整为其他免疫抑制剂；小剂量糖皮质激素类药物（以泼尼松计，剂量 ≤ 15mg/d）可有效控制 SSc 早期炎症症状，但是长期应用糖皮质激素类药物可以诱发肾脏危险，避免长期应用，必要时每日监测高风险患者的血压。最后吗替麦考酚酯、利妥昔单抗、托珠单抗价格较高，而 SSc 患者需要长期用药，在选择治疗方案时要结合患者的经济水平和医保种类，选择适合患者经济状况的治疗方案有利于提高治疗依从性，从而保证治疗效果。

2）重要脏器受累的评估管理：主要是肺部和肾脏。

肺部：肺动脉高压是 SSc 常见合并症状，疾病管理中常用的 5 种治疗肺动脉高压的药物根据患者肺动脉高压危险分级进行选择。药物重整时注意：因为 5 型磷酸二酯酶抑制剂与鸟苷酸环化酶激动剂联用低血压发生率明显升高，因此不建议两药联合使用；波生坦是细胞色素 P450 同工酶 CYP2C9 和

CYP3A4 的诱导剂，西地那非由细胞色素 P450 同工酶 CYP3A4 和 CYP2C9 代谢，两药联合使用时西地那非生物利用度升高、清除率降低，可能使患者血压显著下降，两药联合需谨慎；内皮素受体拮抗剂常见的不良反应是贫血，SSc 累及胃肠道时患者消化吸收功能受损，贫血发生率较高，因而若患者严重贫血，使用内皮素受体拮抗剂时需谨慎。

肾脏：肾危象是 SSc 的严重合并症，问诊时需关注患者的血压，血管紧张素转换酶抑制药是伴发肾危象的首选治疗，如果合并使用糖皮质激素类药物更应密切监测患者的血压和肾功能；硬皮病肾危象、雷诺现象和肺动脉高压可同时出现，由于多种扩血管药物同时使用，治疗过程中应密切监测患者的血压水平。

3）症状筛查管理：评估患者肺功能是否达标，是否需要使用药物控制肺动脉高压、肺纤维化，确定用法用量；评估患者肾脏损伤是否控制，是否需要使用药物控制血压和减轻肾功能损伤；评估患者雷诺现象是否缓解，是否需要加用药物改善患者雷诺现象；评估患者皮肤硬化水平是否改善，是否需要使用针对性的免疫抑制剂，是否同时给予改善症状的物理措施；评估患者胃肠道症状是否改善，是否需要给予对症支持治疗。

（2）出院医嘱重整

1）免疫抑制剂的管理：评估住院期间的用药方案调整，以选择适合患者的治疗方案，根据患者的肝肾功能调整合适的给药剂量；关注每种免疫抑制剂的安全性，甲氨蝶呤、来氟米特、吗替麦考酚酯、糖皮质激素类药物。也需要关注吗替麦考酚酯、来氟米特、环磷酰胺的长期用药时患者的经济水平，以利于提高治疗依从性，从而保证治疗效果。

2）症状的筛查管理：评估患者各系统症状改善情况，皮肤硬化、破溃，雷诺现象，消化道不适和肺动脉高压、肺纤维化等，筛查所用药物是否适宜；检查药物的用法用量、药物相互作用和不良反应，最后也需要结合经济性选择最适宜的药物。

二、药物重整案例

1. 病例介绍

（1）病情介绍：患者女性，71 岁，因"双下肢、面颊部皮肤紧绷加重，活动后胸闷、气短"于 2021 年 7 月 12 日入院。

（2）既往史：患者于 2015 年无诱因出现双手遇冷变白发紫，遇热可缓解，四肢皮肤紧绷、变硬，未系统诊治。2017 年 2 月无诱因出现活动后胸闷、气短，外院按"肺部感染胸腔积液"予"抗感染及胸腔穿刺引流"等治疗，气短较前减轻。4月到院查"自身抗体系列"抗核抗体（ANA）1：10 000 阳性，抗 Scl-70 抗体＋＋＋。5月就诊于风湿免疫科，诊断为"系统性硬化症"，予"甲泼尼龙片 24mg q.d.；吗替麦考酚酯胶囊 0.75g b.i.d."等治疗，复查病情好转后药物渐减量至"甲泼尼龙片 2mg q.d.，吗替麦考酚酯胶囊 0.5g b.i.d."。后规律复诊病情平稳，2020 年 1 月患者因经济情况自行停用吗替麦考酚酯胶囊。2021 年 6 月无明显诱因出现双下肢、面颊部皮肤紧绷加重，活动后胸闷、气短，偶有咳嗽、咳少量白色黏痰，查心脏彩超提示右房增大，肺动脉压力 48mmH$_2$O（1 mmH$_2$O = 0.098kPa），门诊以"系统性硬化症"收入院，患者否认糖尿病、高血压，既往青光眼病史 14 年。

（3）查体：患者生命体征平稳，咳嗽，咳白黏液痰，伴胸闷、气短，双肺可闻 Velcro 啰音；掌指和跖趾关节近端皮肤对称性增厚、绷紧、肿胀和硬化，面部皮肤紧绷、硬化；双手遇冷发白变紫，皮温低；双下肢轻度凹陷性水肿，贫血貌。血压 120/75mmHg，脉搏 70 次 /min，体温 36.7℃，呼吸 20 次 /min。

（4）实验室检查

1）血常规：WBC 5.79×10^9/L，RBC 2.89×10^9/L，Hb 96×10^9/L，PLT 307×10^9/L。

2）自身抗体系列：ANA1：10 000 阳性，抗 Scl-70 抗体＋＋＋。

3）炎症四项：CRP 15.50mg/L，SAA 16.10mg/L，IL-6 14.860pg/ml，降钙素原 0.159ng/ml。

4）肝功能：碱性磷酸酶（ALP）191IU/L，谷氨酰转移酶（GGT）44IU/L。

5）心脏超声：肺动脉高压（收缩压约 81mmHg、平均压约 37mmHg），三尖瓣关闭不全，右心室壁搏动幅度普遍减低；心包积液（少量），主动脉硬化，左室收缩功能正常；右室功能减低。

6）动脉血气分析（未吸氧）：pH 7.47（7.36～7.44），PaCO$_2$ 37mmHg，PaO$_2$ 61mmHg，K$^+$ 3.1mmol/L，Lac 0.7mmol/L，HCO$_3^-$ 26.9mmol/L，碱剩余（BE）3.3mmol/L，SaO$_2$ 93%，OI 290mmHg。

右心漂浮导管试验：肺动脉压 46mmH$_2$O，肺毛细血管楔压 34mmHg，心排血量 2.7L/min，肺血管阻力 4.43WU，每搏输出量 39ml。

（5）影像学检查：胸部 CT，右肺中下叶及左肺上叶小结节，左肺下叶少许条索灶，心包少量积液。

（6）入院诊断：①系统性硬化症；②肺动脉高压；③低氧血症。

（7）入院时初始用药医嘱见表 9-16。

表 9-16　入院时初始用药医嘱

用药目的	药品	单次剂量	频次	开始时间
免疫调节	注射用环磷酰胺	0.6g	每 2 周一次	2021 年 7 月 12 日
	甲泼尼龙片	8mg	q.d.	2021 年 7 月 12 日
降肺动脉高压	安立生坦片	5mg	q.d.	2021 年 7 月 12 日
缓解雷诺现象	硝苯地平控释片	30mg	q.d.	2021 年 7 月 12 日

2. 药物重整流程

（1）药师采集既往用药史获取入院前用药清单，并与入院时初始用药医嘱进行对比，相关信息见表 9-17。

（2）识别问题、解决方案及与医患沟通要点，见表 9-18。

（3）分析及小结：本案例中发现了 4 个用药相关问题：

1）患者依从性：2021年法国《系统性硬化症管理建议》指出，SSc 弥漫性皮肤病变首选甲氨蝶呤，次选环磷酰胺和吗替麦考酚酯；对于关节炎建议选择甲氨蝶呤联合糖皮质激素类药物（以泼尼松计，剂量 ≤ 10 ~ 15mg/d）；弥漫性实质性肺疾病选择环磷酰胺、吗替麦考酚酯，维持治疗选择吗替麦考酚酯或硫唑嘌呤。该患者 2015 年初诊 SSc 后选择吗替麦考酚酯联合甲泼尼龙，病情控制良好；2021 年 1 月因为经济原因停用吗替麦考酚酯，未及时就诊，导致病情反复且累及肺部，这也是该类疾病（由于病程长）治疗过程中最常见的问题，患者因经济因素停药导致病情反复，所以在选择用药方案时一定要结合患者的经济水平，充分告知患者用药周期，结合疗效选择有效且经济的治疗方案。此次，换用相对经济的环磷酰胺维持治疗，用药过程中监测环磷酰胺的出血性膀胱炎、骨髓抑制不良反应。

2）给药剂量过低：对于关节炎，《系统性硬化症管理建议》建议选择甲氨蝶呤联合糖皮质激素类药物（剂量 ≤ 10 ~ 15mg/d 泼尼松），SSc 患者常累及关节，并且可能重叠类风湿关节炎，疾病较重，快速缓解症状时需要使用糖皮质激素类药物，但是 SSc 也容易合并硬皮病肾危象，所以糖皮质激素类药物建议使用小剂量。该患者此次入院病情较重，SSc 累及肺部、皮肤和胃肠道，可以考虑使用相对较安全的小剂量糖皮质激素类药物，但是在用药过程中需密切监测患者的血压水平。

表 9-17　入院时初始用药医嘱与入院前用药比较及药师意见

入院前用药清单							入院时初始用药医嘱				与院外药品比较	药师意见
用药目的	药品	单次剂量	频次	开始	结束	备注	用药目的	药品	单次剂量	频次		
免疫调节	甲泼尼龙片	2mg	q.d.	2017年5月2日	2021年7月12日	无血压升高不适	免疫调节	甲泼尼龙片	8mg	q.d.	增加剂量	同意剂量增加
免疫调节	吗替麦考酚酯胶囊	0.5g	b.i.d.	2017年5月2日	2021年1月2日	无骨髓抑制，也没有胃肠道不适症状。因经济情况自行停药					停用	同意停用
							免疫调节	注射用环磷酰胺	0.6g	每2周一次	更换药物	同意更换药物
降肺动脉高压							降肺动脉高压	安立生坦片	5mg	q.d.	新增药品	同意增新药品
							缓解雷诺现象	硝苯地平控释片	30mg	q.d.	新增药品	同意增新药品

表 9-18　药物重整发现的问题、解决方案及与医患沟通要点

序号	问题描述	解决方案	与医生沟通要点	与患者沟通要点
1	患者自2015年初诊系统性硬化症开始使用吗替麦考酚酯，病情症状开始缓解，2021年1月因经济原因停用，病情反复，并且出现轻体力活动时胸闷气短症状	(1) 了解患者既往用药史，评估目前肺部症状是肺感染还是SSc累及肺部。(2) 患者此次症状除了免疫抑制治疗，系统筛查之后还需考虑患肺动脉高压和肺纤维化问题，与医生沟通选择更经济的环磷酰胺	药物经济性是影响该患者后续用药依从性的重要因素，鉴于此，该患者可以选择价格相对较低的环磷酰胺	药物经济性和随诊是保证治疗有效性的基础，根据患者的经济水平调整治疗方案后一定要按要求服药 (1) 遵医嘱规律服药和随诊 (2) 注意观察有无血尿、尿少的不良反应

续表

序号	问题描述	解决方案	与医生沟通要点	与患者沟通要点
2	患者自 2015 年初诊系统性硬化症开始使用甲泼尼龙，此次入院使用维持剂量 2mg，此次入院病情反复，除雷诺现象、皮肤受累外，肺部症状较明显，目前甲泼尼龙 2mg q.d.，剂量偏小	(1) 了解患者服用甲泼尼龙期间有无胃肠道不适。(2) 患者可能有弥漫性实质性肺疾病，除加用免疫抑制剂环磷酰胺之外，可考虑增加甲泼尼龙剂量	SSc 患者累及肺部可以选择小剂量激素类药物联合环磷酰胺或者吗替麦考酚酯，但是为避免硬皮病病危象，激素类药物剂量不建议超过 15mg（以泼尼松计），该患者目前症状较重，可以考虑甲泼尼龙 8mg	(1) 问诊患者既往使用甲泼尼龙是否有不适症状。(2) 服用甲泼尼龙期间，若有胃肠道不适要及时告知医生或药师，注意监测血压
3	患者 2021 年 6 月活动后胸闷、气短，心脏彩超提示肺动脉压力 48 mmH₂O，入院后右心导管实验肺动脉压力 46mmH₂O，根据该实验结果，患者属于肺动脉高压的中危风险等级，需要进行药物治疗	(1) 药师根据患者目前症状及实验室检查分析患者肺动脉高压的危险分级。(2) 结合患者的既往病史和问诊情况，选择适宜的治疗药物	根据患者目前症状和危险分级，目前可以先选择单药治疗，但患者青光眼病史 14 年，可考虑使用内皮素受体拮抗剂，根据医院现有药品种选择安立生坦	(1) 告知患者安立生坦的作用及用法。(2) 服用药物后患者的症状改善情况及时反馈给医生，以利于后续用药方案调整。(3) 患者目前贫血貌，注意饮食营养
4	患者入院血压 120/75mmHg，双手遇冷变白发紫，遇热可缓解，近期加重，指端皮肤增厚、硬化，紧绷加重	(1) 告知患者雷诺现象的一般治疗措施。(2) 了解患者的血压情况，评估是否可以使用二氢吡啶类钙通道阻滞剂缓解雷诺现象	患者目前皮肤硬化主要在指端，免疫抑制剂甲氨蝶呤对皮肤硬化效果较好，但该患者目前肺部症状较重，不适宜使用甲氨蝶呤，只是雷诺现象可以考虑二氢吡啶类钙通道阻滞剂硝苯地平	(1) 告知患者系统性硬化症患者雷诺现象的一般治疗方式。(2) 告知患者硝苯地平控释片的用法用量。(3) 该患者使用硝苯地平期间的注意事项

3）药物不良反应：根据中华医学会呼吸病学分会发表的《中国肺动脉高压诊断与治疗指南（2021）》，该患者目前肺动脉高压诊断明确，分型可能属于1型结缔组织病相关性动脉性肺动脉高压，根据指南推荐初始治疗方案可选择5种治疗肺动脉高压常用药物的一种。该患者既往青光眼病史14年，入院贫血貌且近3个月消化不良，内皮素受体拮抗剂波生坦、安立生坦最常见贫血不良反应，用药1个月时需监测患者贫血指标，评估是否存在药物不良反应；有多篇文献报道5型磷酸二酯酶抑制剂使眼压升高的风险，所以综合而言推荐该患者选择安立生坦，使用该药期间监测患者血常规，并同时纠正目前的贫血。

4）需要增加药物治疗：法国《系统性硬化症管理建议》、英国风湿病学学会和英国风湿病学卫生专业人员协会发表的《BSR和BHPR系统性硬化症治疗指南》（2016年）、欧洲抗风湿病联盟发表的《系统性硬化病指南》中钙通道阻滞剂是雷诺现象的一线治疗药物，该患者入院后雷诺现象显著、血压120/75mmHg，给患者做好解释工作，使患者明白该药在疾病治疗中的作用以提高依从性，积极给予硝苯地平控释片，30mg p.o. q.d.，监测患者血压保持在100/70mmHg，后续在用药过程中规律监测血压水平即可。

（马葵芬　姚　瑶　郭桂萍）

参考文献 ------------------------------------

[1] FANOURIAKIS A, KOSTOPOULOU M, ALUNNO A, et al. 2019 update of the EULAR recommendations for the management of systemic lupus erythematosus. Ann Rheum Dis, 2019, 78 (6): 736-745.

[2] 中华医学会风湿病学分会，国家皮肤与免疫疾病临床医学研究中心，中国系统性红斑狼疮研究协作组. 2020 中国系统性红斑狼疮诊疗指南. 中华内科杂志，2020, 59(3): 172-185.

[3] 中国药学会医院药学专业委员会，中华医学会临床药学分会，质子泵抑制剂优化应用专家共识》写作组. 质子泵抑制剂优化应用专家共识. 中国医院药学杂志，2020, 40(21): 7-25.

[4] SMOLEN J S, LANDEWÉ R B M, BERGSTRA SA, et al. EULAR recommendations for the management of rheumatoid arthritis with synthetic and biological disease-modifying antirheumatic drugs: 2022 update. Ann Rheum Dis, 2023, 82(1): 3-18.

[5] 中华医学会风湿病学分会. 2018 中国类风湿关节炎诊疗指南. 中华内科杂志，2018, 57(4): 242-251.

[6] 徐行，高丽红. 类风湿关节炎患者用药依从性的相关研究进展. 风湿病与关节炎, 2021, 10(4): 71-80.

[7] 中华医学会风湿病学分会. 多发性肌炎和皮肌炎诊断及治疗指南. 中华风湿病学杂志, 2010, 14(12): 828-831.

[8] LUNDBERG I E, TJÄRNLUND A, BOTTAI M, et al. 2017 European League Against Rheumatism/American College of Rheumatology classification criteria for adult and juvenile idiopathic inflammatory myopathies and their major subgroups. Ann Rheum Dis, 2017, 76(12): 1955-1964.

[9] 中国医师协会风湿免疫科医师分会风湿病相关肺血管 / 间质病学组，国家风湿病数据中心. 2018 中国结缔组织病相关间质性肺病诊断和治疗专家共识. 中华内科杂志, 2018, 57(8): 558-565.

[10] 张文，厉小梅，徐东，等. 原发性干燥综合征诊疗规范. 中华内科杂志, 2020, 59(4): 269-276.

[11] RAMOS-CASALS M, BRITO-ZERÓN P, BOMBARDIERI S, et al. EULAR recommendations for the management of Sjögren's syndrome with topical and systemic therapies. Ann Rheum Dis, 2020, 79(1): 3-18.

[12] 刘佩玲，赵金霞，刘湘源. 干燥综合征治疗指南：生物制剂的使用疲劳及炎性肌肉骨骼疼痛的治疗. 中华风湿病学杂志, 2017, 21(1): 67-70.

[13] 中国医师协会风湿免疫科医师分会干燥综合征学组. 原发性干燥综合征诊疗规范. 中华内科杂志, 2020, 59(4): 269-276.

[14] HACHULLA E, AGARD C, ALLANORE Y, et al. French recommendations for the management of systemic sclerosis. Orphanet J Rare Dis, 2021, 16(Suppl 2): 322.

[15] 姚海红，白玛央金. 2017 年欧洲抗风湿病联盟对系统性硬化病治疗推荐意见的更新. 中华风湿病学杂志, 2017, 21(8): 575-576.

[16] 姜智星，梁敏锐，薛愉，等. 2016 年《BSR 和 BHPR 系统性硬化症治疗指南》解读. 上海医药, 2017, 38(z1): 2-5, 11.

[17] 中华医学会呼吸病学分会肺栓塞与肺血管病学组，中国医师协会呼吸医师分会肺栓塞与肺血管病工作委员会，全国肺栓塞与肺血管病防治协作组，等. 中国肺动脉高压诊断与治疗指南（2021 版）. 中华医学杂志, 2021, 101(1): 11-51.

第十章
器官移植排斥反应药物重整

第一节 肾移植排斥反应

一、概述

1. 定义 肾移植是终末期慢性肾功能衰竭患者最理想的肾脏替代治疗手段之一。随着外科技术的成熟、组织配型技术的普遍开展和新型免疫抑制剂的广泛应用,急性排斥反应发生率在逐年下降,但是肾移植的远期存活情况仍然不容乐观,移植后期受者的排斥反应和免疫抑制治疗仍是临床面临的重要问题。

排斥反应是一种典型的免疫反应,是受者体内对移植物抗原发生的细胞和体液免疫反应。各种原因导致的免疫抑制剂剂量不足是排斥反应发生的常见原因,如免疫抑制剂突然减量或撤除,频繁呕吐、腹泻,短期内体重明显增加等。

2. 发病机制及分类 根据排斥反应发生的时间,可将排斥反应分为 4 种类型:超急性排斥反应(hyperacute rejection,HAR)、急性加速性排斥反应(acute accelerated rejection,AAR)、急性排斥反应(acute rejection,AR)和慢性排斥反应(chronic rejection,CR)。依据其发病机制分为细胞介导的(细胞性)排斥反应(cell-mediated rejection,CMR)及抗体介导的(体液性)排斥反应(antibody-mediated rejection,AMR)两种类型。

CMR 的发病本质是在异抗原刺激下 T 淋巴细胞(简称 T 细胞)活化、IL-2 产生和致敏 T 细胞大量克隆性增殖,其中致敏 CD8$^+$细胞(细胞毒性 T 淋巴细胞)可直接攻击移植物,致敏 CD4$^+$细胞可释放多种细胞因子如 IL-2、IL-6、IL-7、干扰素等,直接或间接损伤靶细胞,如不能及时发现和处理可导致移植肾严重损害甚至失去功能。AMR 主要是由抗体、补体等多种体液免疫成分参与所致的免疫损伤。

3. 临床表现 HAR 多发生在移植术后数分钟至数小时内，一般发生在 24 小时内，也有个别延迟至 48 小时。发生在术中，当供肾重新恢复血供时，移植肾逐渐充盈饱满，呈鲜红色，然而数分钟后，移植肾出现花斑，体积增大，色泽由鲜红出现紫纹，渐变呈暗红色，乃至呈紫褐色并失去光泽，移植肾由充盈饱满逐渐变柔软，体积缩小，肾动脉搏动有力，而肾静脉塌陷，继而肾脏搏动消失，泌尿停止；发生在术后，可出现血尿、少尿或无尿，肾区疼痛，血压升高等，少数病例可出现寒战、高热等全身危重症表现。

AAR 主要为术后移植肾功能恢复过程中突然出现少尿或无尿，移植肾肿胀、疼痛，原已下降的血清肌酐水平又迅速回升，可伴有体温上升、血压升高、血尿，病情严重，进展迅速，甚至导致移植肾破裂。

AR 是临床上最常见的一种排斥反应类型，多数发生在移植后的 3 个月内。典型的肾移植排斥反应的临床表现为：无明确原因的尿量减少，连续几日体重增加，已下降的血清肌酐又持续回升，移植肾肿胀和压痛，出现蛋白尿和血尿，突发的不可解释的血压升高，发热（以低热为主）、乏力、关节酸痛、食欲减退、心动过速、烦躁不安等。

CR 是移植肾或组织功能逐渐而缓慢恶化的一种排斥反应，一般发生于移植手术 3 个月之后，持续 6 个月以上，表现为缓慢的肌酐上升，并且有特征性组织学和影像学变化。

4. 疾病管理 合理的个体化免疫抑制方案可预防排斥反应的发生，对排斥反应进行有效的预防、准确的诊断和及时的治疗是延长人 / 肾长期存活的关键。

肾移植术后给予免疫抑制剂治疗是维持移植肾功能和肾移植远期良好疗效的关键。当前临床肾移植的常规免疫抑制方案主要包括围手术期的免疫诱导方案、术后长期的免疫维持治疗方案及发生排斥反应时的治疗方案。

（1）围手术期的免疫诱导方案：改善全球肾脏病预后组织（Kidney Disease：Improving Global Outcomes，KDIGO）发表的《肾移植候选患者评估和管理的临床实践指南（2020 年版）》建议，除受者和供者是同卵双生姐妹或兄弟外，所有肾移植受者都推荐接受免疫诱导治疗。目前的诱导治疗方案是在使用冲击剂量糖皮质激素类药物的基础上加用生物制剂，临床上常用的有白细胞介素 -2 受体拮抗剂（interleukin-2 receptor antagonist，IL-2RA）或淋巴清除性抗体如抗胸腺细胞免疫球蛋白（antilymphocyte globulin，ALG）。

（2）术后长期的免疫维持治疗方案：国内外普遍采用钙调磷酸酶抑制药（calcineurin inhibitor，CNI），如他克莫司（tacrolimus，Tac，又称 FK506）

或环孢素（cyclosporin A，CsA），联合霉酚酸（mycophenolic acid，MPA）类药物加糖皮质激素（glucocorticoid，GC）类药物的三联免疫抑制方案作为维持治疗方案。

（3）发生排斥反应时的治疗方案：大剂量 GC 冲击治疗是 CMR 的一线治疗方案，使用率为 88%，首次 CMR 治疗的逆转率为 75%~80%。对 GC 难治性 CMR，应尽早给予抗体治疗。抗体治疗可以使 75%~90% 的 GC 抵抗的 CMR 逆转。急性 AMR 对单纯 GC 冲击治疗或单纯 ALG 治疗效果不佳，常用的治疗措施包括血浆置换、免疫吸附、大剂量免疫球蛋白、利妥昔单抗等。

5. 药物重整过程中的重点关注内容

（1）入院时药物重整要点

1）适应证评估：针对用药清单中药物评估是否具有使用适应证及是否存在重复用药问题。

2）用法用量评估：核查用法用量是否正确，给药途径是否恰当，尤其是要结合患者目前的生理病理特点、血药浓度监测结果等进行评估，并关注患者服药的依从性问题。

3）禁忌证评估：评估患者是否存在用药清单中药物的禁忌证，尤其是要结合患者目前的生理病理特点进行评估，如合并使用口服降血糖药的患者因为肾功能损害的加重是否需要禁用这个药物。

4）关注药物不良反应：患者若因为肌酐升高入院，询问用药史且评估肌酐升高是否与新增药物相关。若考虑与药物相关，建议先暂时停用该药物。如患者近期新增加血管紧张素转换酶抑制药（angiotensin converting enzyme inhibitor，ACEI）类抗高血压药，可考虑先停用此类药物。此外，评估目前使用药物会不会加重新发病情，比如患者目前正使用磺胺类药物预防卡氏肺孢菌感染，此时可以与医生讨论是否暂停具有肾功能损害的这些药物。

5）关注药物相互作用：由于常用的抗排斥反应药物 CNI 治疗窗窄，且影响血药浓度的药物较多，所以尤其需要关注药物相互作用，保证 CNI 血药浓度控制在目标范围之内。比如 CYP3A4 酶抑制剂（唑类抗真菌药物等）或酶诱导剂（利福平等）加药或停药时未及时调整 CNI 的剂量。此时，应评估此类相互作用是否影响临床结局，并提出医嘱重整的建议。此外，使用硫唑嘌呤作为免疫抑制剂的患者，当高尿酸血症加用非布司他时，由于硫唑嘌呤与非布司他联用易增加硫唑嘌呤所致的骨髓抑制等风险，药师应提出医嘱重整建议，建议停止这两个药物的联用，选择其他替代的免疫抑制剂或者替代的降尿酸药物。

6）核查拟进行特殊检查或医疗操作前是否需要临时停用某些药物，检查或操作结束后，需评估是否继续用相关药物。如拟入院行肾穿刺患者若服用阿司匹林等抗血小板药，建议入院后即停用。如未出现出血，术后 24 小时建议恢复服用。

（2）出院时药物重整要点：针对出院带药的用药清单评估每个药物是否具有使用适应证及是否存在重复用药问题。出院时重点关注症状缓解的相关药物是否需要长期使用。若症状已改善，与医生沟通建议停用相关药物。若有患者出院后需要停用的药物，应告知患者停用原因和停用时间，并交代患者与需长期服用的药品分开存放，避免药品混放引起的用药错误。

二、药物重整案例

1. 病例介绍

（1）病情介绍：患者男性，40 岁，因肾移植术后 7 年，检查发现血肌酐上升 4 天，于 2021 年 12 月 13 日入院。

（2）病史：患者 7 年前诊断尿毒症并行同种异体肾移植术，术后长期服用他克莫司和地尔硫䓬、吗替麦考酚酯、泼尼松抗排斥治疗，定期门诊监测并进行调整药物。2019 年检查肾功能正常，血肌酐 93μmol/L，后患者未继续门诊定期复查，自觉无特殊不适。2021 年 12 月 8 日至当地医院检查，肾功能：尿素氮 13.9mmol/L，血肌酐 268μmol/L，尿酸 452mmol/L；血白蛋白 35.5g/L；尿常规：尿蛋白 2＋，血红蛋白 122g/L。现为进一步明确诊治，特门诊就诊，门诊拟"异体肾移植状态"收住肾移植科。高血压病史 5 年，规律服用雷米普利片 5mg q.d.，血压控制在（130～140）/（77～90）mmHg。脑梗死病史 3 年，规律服用阿司匹林肠溶片 100mg q.d.，抗血小板治疗。

（3）查体：血压 135/77mmHg，脉搏 84 次/min，体温 36.7℃，呼吸 19 次/min。患者神志清，精神可，对答清楚，全身浅表淋巴结未及肿大，两肺呼吸音清，未闻及明显干湿啰音，心率正常，律齐，未闻及明显杂音，腹部平，腹软，无压痛及反跳痛，肝脾肋下未及，双下肢轻度凹陷性水肿，足背动脉搏动正常，四肢肌力、肌张力正常，生理性反射存在，病理性反射未引出。

（4）实验室检查

1）血常规：Hb 116g/L，RBC 3.89×10^{12}/L，WBC 6.0×10^9/L，PLT 194×10^9/L。

2）血脂：TC 4.70mmol/L，TG 1.15mmol/L，HDL-C 1.38mmol/L，LDL-C

2.57mmol/L。

3）空腹血糖：4.1mmol/L

4）药物浓度：他克莫司稳态血药浓度谷值 12.5ng/ml。

5）肝肾功能：Scr 260μmol/L，GOT 10U/L，GPT 8U/L。

6）凝血功能：D-二聚体 841μg/L，PT 11.4秒，纤维蛋白原（Fg）4.15g/L。

（5）影像学检查：肾移植彩超提示移植肾血流通畅，移植肾皮质回声增强。

（6）入院诊断：①异体肾移植状态；②移植肾功能不全；③肾性高血压。

（7）入院时初始用药医嘱：见表 10-1。

表 10-1　入院时初始用药医嘱

用药目的	药品	单次剂量	频次	开始时间
抗排斥反应	他克莫司胶囊	1.5mg	b.i.d.	2021 年 12 月 16 日
	吗替麦考酚酯分散片	250mg	b.i.d.	2021 年 12 月 16 日
	泼尼松片	10mg	q.d.	2021 年 12 月 16 日
提高他克莫司浓度	地尔硫䓬片	30mg	b.i.d.	2021 年 12 月 16 日
降血压	雷米普利片	5mg	q.d.	2021 年 12 月 16 日
抗血小板	阿司匹林肠溶片	100mg	q.d.	2021 年 12 月 16 日

2. 入院后药物重整流程

（1）患者拟行肾穿刺以明确病因，药师采集既往用药史获取入院前用药清单，并与入院时初始用药医嘱进行对比，相关信息见表 10-2。

（2）识别问题、解决方案及与医患沟通要点，见表 10-3。

（3）分析及小结：本案例中共发现 3 个用药相关问题。

1）不必要的药物治疗：患者入院后拟行肾穿刺，建议停用阿司匹林。阿司匹林对环氧合酶（COX-1 和 COX-2）的抑制作用持久，可持续整个血小板的寿命周期，为 7～10 天。中国心胸血管麻醉学会非心脏麻醉分会等 2020 年发表的《抗血栓药物围手术期管理多学科专家共识》建议：对于长期使用抗血小板药治疗的患者，围手术期处理应充分考虑心脑血管事件风险与继续服用药物的出血风险。本案例的患者长期接受阿司匹林治疗脑梗死，经评估围手术期停药后血栓栓塞的风险为低危，可以术前停用抗血小板药，停药时间均为 7～10 天，长效抗血小板药停药期间，不推荐使用肝素、低分子量肝素钙类抗凝血药作为桥接治疗，术后待出血风险减少后再加用阿司匹林。

表10-2 入院时初始用药医嘱与入院前用药比较及药师意见

入院前用药清单						入院时初始用药医嘱					与院外药品比较	药师意见
用药目的	药品	单次剂量	频次	开始	结束	备注	用药目的	药品	单次剂量	频次		
降血压	雷米普利片	5mg	q.d.	2016年7月	入院后继续使用	血压控制可,无明显不适	降血压	雷米普利片	5mg	q.d.	用法用量无变化,沿用	建议停用,改为钙通道阻滞剂(CCB)降血压
抗血小板	阿司匹林肠溶片	100mg	q.d.	2019年1月	入院后继续使用	现无牙龈出血,胃肠道出血等不良反应	抗血小板	阿司匹林肠溶片	100mg	q.d.	用法用量无变化,沿用	建议暂停使用
抗排斥反应	他克莫司胶囊	1.5mg	b.i.d.	2014年7月	入院后继续使用	无明显不适	抗排斥反应	他克莫司胶囊	1.5mg	b.i.d.	用法用量无变化,沿用	建议减少剂量为1mg b.i.d.,并监测药物浓度
提高他克莫司浓度	地尔硫草片	30mg	b.i.d.	2014年7月	入院后继续使用	无明显不适	提高他克莫司浓度	地尔硫草片	30mg	b.i.d.	用法用量无变化,沿用	建议继续使用
抗排斥反应	吗替麦考酚酯分散片	250mg	b.i.d.	2014年7月	入院后继续使用	无明显不适	抗排斥反应	吗替麦考酚酯分散片	250mg	b.i.d.	用法用量无变化,沿用	建议继续使用
抗排斥反应	泼尼松片	10mg	q.d.	2014年7月	入院后继续使用	偶有恶心、胃痛	抗排斥反应	泼尼松片	10mg	q.d.	用法用量无变化,沿用	建议继续使用

表10-3 药物重整发现的问题及与医患沟通要点

序号	问题描述	解决方案	与医生沟通要点	与患者沟通要点
1	患者有脑梗死病史，长期服用阿司匹林抗血小板，此次入院拟行肾穿刺手术，明确肌酐升高病因	(1) 了解患者的既往病史及合并症，评估患者脑梗死的再发风险。 (2) 了解患者的肾穿刺手术一般情况、既往病史及合并症，明确患者的肾穿刺手术出血风险。 (3) 与医生沟通确定最终肾穿刺时及术后的抗栓方案	患者有脑梗死病史，服用阿司匹林作为脑梗死的二级预防，但是肾穿刺手术为高出血风险手术，建议术前停用阿司匹林7～10天，在长效抗血小板药停药期间，不推荐使用肝素、低分子量肝素类抗凝血药作为桥接治疗	告知患者因拟行肾穿刺手术，为降低出血风险，需停止服用阿司匹林7～10天，其间切勿自行服用阿司匹林或其他抗血小板药
2	患者目前肾移植术后7年，入院期他克莫司稳态血药浓度谷值12.5ng/ml，浓度过高	(1) 了解患者肾移植术后病史，评估该患者目前他克莫司血药浓度，应该控制该药血药浓度至目标水平。 (2) 筛查患者的用药，评估是否存在相互作用以决定他克莫司剂量应该如何调整。 (3) 与医生沟通患者他克莫司剂量调整方案，对患者进行他克莫司的用药教育	患者肾移植术后7年，推荐他克莫司血药浓度为4～8ng/ml，目前血药浓度12.5ng/ml偏高，他克莫司的药物不良反应与其血药浓度密切相关，肾移植术后在保证抗排斥反应疗效情况下尽量减少他克莫司的不良反应。建议减少该患者他克莫司剂量以减少可能的不良反应。建议减量并监测药物浓度。给药剂量调整	(1) 他克莫司每日服药间隔同隔12小时，每日固定时间服用，不能自行停药或增减剂量，定期监测血药浓度。 (2) 食物特别是脂肪含量高的食物，会降低他克莫司的吸收，因此他克莫司一般在餐前1小时或餐后2小时服用。 (3) 服药期间不能喝柚子汁或吃西柚等食物，避免影响他克莫司血药浓度
3	患者高血压病史，服用雷米普利，但目前血肌酐已增加至268μmol/L	(1) 了解患者病史和近期用药史，判断目前血肌酐升高是急性还是药物性肾损伤。 (2) 患者目前肾功能受损，处于CKD4期。评估适宜使用哪种抗高血压药。 (3) 告知患者调整抗高血压用药后的注意事项	患者本次因不明原因血肌酐上升入院，血肌酐268μmol/L属于CKD4期。雷米普利一方面存在血肌酐升高风险，另一方面不能明确肌酐增加是否与本品相关，建议暂停使用ACEI降压，换用CCB	(1) 雷米普利可能增加肾功能损害的风险，在目前的肾功能情况下不建议服用本品。 (2) 调整为硝苯地平控释片，建议在早晨空腹口服，应整片各服勿咬碎或咀嚼，近期注意监测血压

2）药物不良反应：雷米普利存在升高血肌酐的风险，建议选择更为安全的药物。ACEI 类抗高血压药是通过抑制血管紧张素转换酶，使血管紧张素 Ⅱ 的生成减少，进而减少醛固酮分泌，使水钠潴留减轻，同时还减少缓激肽的降解，使血管扩张，外周阻力降低。然而，血管紧张素 Ⅱ 对肾小球出球小动脉的收缩作用要强于入球小动脉，而 ACEI 类抗高血压药阻断了血管紧张素 Ⅱ 的这种作用，使出球小动脉的扩张大于入球小动脉，使肾小球的血流量相对性下降，滤过率减少，引起肌酐的升高。根据中华医学会器官移植学分会发表的《中国实体器官移植术后高血压诊疗规范（2019 版）》，ACEI 类抗高血压药可产生血肌酐升高、肾小球滤过率降低等并发症，在急性期有可能干扰肾移植术后急性排斥反应的判断，一般建议急性期后推迟使用该类药物，肾功能稳定时使用以获得最大的安全性。本案例的患者因不明原因血肌酐上升入院，不排除急性排斥反应的可能。且目前患者的肾功能受损，已处于 CKD4 期，此时应用 ACEI 可进一步增加肾小球滤过功能下降的风险，建议暂停使用雷米普利，建议改为钙通道阻滞剂类药物用于控制血压。

3）给药剂量过高：他克莫司给药剂量过高，易导致肾毒性反应。根据中华医学会器官移植学分会等发表的《中国肾移植受者免疫抑制治疗指南（2016 版）》，目前最常用的免疫抑制维持治疗方案是以 CNI 为基础的三联免疫抑制方案，即环孢素或他克莫司 + MPA + 糖皮质激素类药物。本案例的患者抗排斥反应治疗方案为：他克莫司胶囊 1.5mg b.i.d. + 吗替麦考酚酯分散片 250mg b.i.d. + 醋酸泼尼松片 10mg q.d.。根据中华医学会器官移植学分会发表的《器官移植免疫制剂临床应用技术规范（2019 版）》，肾移植术后大于 12 个月的患者采用他克莫司 + MPA + 糖皮质激素类药物的三联方案时推荐他克莫司目标浓度为 4 ~ 8ng/ml 范围。本案例的患者肾移植术后 7 年，入院他克莫司稳态血药浓度谷值 12.5ng/ml，过高，易导致肾毒性反应。建议减少他克莫司给药剂量为 1mg b.i.d.，调整剂量之后加强他克莫司血药浓度监测，使血药浓度控制在 4 ~ 8ng/ml 范围之内。

第二节　肝移植排斥反应

一、概述

1. **定义**　肝移植是指通过手术将一个健康的肝脏植入到患者体内，使终末期肝病患者的肝功能得到良好恢复的一种外科治疗手段。肝移植是目前治疗急性肝衰竭、终末期肝病和原发性肝癌的重要方法，但肝移植物排斥反应仍然是肝移植患者发生并发症和晚期移植物丢失的重要原因。

2. 发病机制及分类　根据排斥反应发生的时间和组织病理学特征等，可以分为超急性排斥反应、急性排斥反应、慢性排斥反应和移植物抗宿主病（graft versus host disease，GVHD）。同种异体超急性排斥反应罕见，主要出现于 ABO 血型不合的肝移植患者。移植前受者体内存在针对供体抗原的抗体是超急性排斥反应发生的重要原因，其通过与供体抗原结合而激活补体，进而引发体液免疫反应。这一过程可在移植肝开放血流后迅速发生，继而引起移植肝迅速失功。

肝移植后的急性排斥反应最常见，发生率为 20%～80%，多发生在肝移植后的 30 天内，以 5～15 天最为多见。急性排斥反应的常见危险因素包括移植受者存在较强的免疫反应、发生严重的缺血再灌注损伤、存在 HLA-DR 错配及 ABO 血型不合等。

肝移植后的慢性排斥反应可发生在肝移植后的任何阶段，但多发生在移植 1 年后，5 年发生率为 3%～5%。肝移植后的慢性排斥反应也称为胆管消失综合征或胆管缺乏性排斥反应。临床观察发现，慢性排斥反应可由反复的急性排斥反应导致，但也可独立于急性排斥反应出现。

GVHD 是肝移植后发生率较低的排斥反应类型，发生率为 0.5%～2.0%。GVHD 的发生与供体中的免疫活性细胞相关，通过引起体液免疫反应或细胞免疫反应，对受者的多个系统造成严重的免疫损伤，如可涉及免疫系统、消化道、皮肤和骨髓等靶器官受损。

3. 临床表现

（1）超急性排斥反应：移植肝开放血流后的数分钟至数小时内出现严重的肝功能异常、凝血功能障碍、难以纠正的酸中毒、意识障碍及门静脉血栓形成、肝动脉栓塞等，移植肝迅速肿胀、质地变硬、表面颜色变黑。组织病理学表现为大片肝组织出血性坏死、坏死性脉管炎、广泛的微血栓形成和中性粒细胞浸润，但病灶内缺乏淋巴细胞浸润，且胆道系统并未受累。

（2）急性排斥反应：典型表现为发热、烦躁，移植肝大和肝区局部压痛，出现黄疸或进行性加重，留置 T 管可见胆汁分泌量突然减少、胆汁稀薄且颜色变淡。

（3）慢性排斥反应：其临床症状不明显，呈缓慢的进行性发展过程。

（4）移植物抗宿主病：临床上常表现为不明原因的发热、皮肤斑丘疹、腹泻、消化道出血及严重的骨髓抑制。早期移植肝功能多正常，后期合并严重感染、消化道出血及多器官功能障碍等原因可引起肝功能异常。

4. 疾病管理 肝移植术后的免疫抑制剂按不同的药理作用可分为糖皮质激素类药物、CNI、哺乳动物雷帕霉素靶蛋白（mTOR）抑制剂、嘌呤和嘧啶合成的抑制剂、单克隆及多克隆抗体。其中，糖皮质激素类药物抑制抗体和补体结合，上调 IL-10 表达，并下调 T 细胞合成 IL-2、IL-6 和干扰素 -γ，是许多肝移植中心的急性同种异体移植物排斥的初始治疗和维持治疗的一线用药。

急性排斥反应的治疗方案取决于排斥反应的严重程度及患者对免疫方案的应答反应。对中至重度急性细胞性排斥反应的患者，使用大剂量糖皮质激素类药物冲击治疗通常是一线方案。甲泼尼龙的冲击方案各肝移植中心不同，剂量范围为 500 ~ 1 000mg，疗程为 1 ~ 3 天。超过 80% 的患者可快速对糖皮质激素类药物产生应答，肝功能指标在 24 小时内轻度降低，在几天之内恢复至正常水平。

慢性排斥反应的治疗当前仍十分困难，除非同时存在急性排斥反应，否则静脉注射糖皮质激素类药物和单克隆及多克隆抗体通常对治疗慢性排斥反应无效。慢性排斥反应的治疗方案为升级免疫抑制，如无应答则需要考虑重新移植，否则预后较差。治疗中至重度急性 AMR 的治疗方案，通常使用利妥昔单抗、蛋白酶体抑制剂、静脉注射人免疫球蛋白和血浆置换的不同组合方案。当诊断为慢性 AMR 时，最重要的干预措施是增加免疫抑制剂的用药依从性。

5. 药物重整过程中的重点关注内容

（1）入院医嘱重整要点

1）关注重复用药：针对用药清单中药物评估是否具有使用适应证及是否存在重复用药问题。

2）评估新增药物用药风险：评估入院或住院中新发体征是否与近期新增药物相关，若考虑与药物相关，建议暂时停用该药物。如患者因为肝功能损害加重入院，而患者近期新增加具有肝功能损害的药物如对乙酰氨基酚等，可考虑先停用这类药物。

3）优化现有治疗方案：评估目前使用药物会不会加重新发病情，比如因肝功能损害加重入院的患者使用长期阿托伐他汀治疗高血脂，此时可以与医生讨论是否暂停这些具有肝功能损害作用的药物。

4）关注用法用量：核查用法用量是否正确，给药途径是否恰当，尤其是要结合患者目前的生理病理特点、血药浓度监测结果等进行评估，并关注患者服药的依从性问题。

5）评估用药禁忌：评估是否存在用药清单中药物的禁忌证，尤其是要结合患者目前的生理病理特点进行评估，如合并口服来氟米特的患者因为肝功能损害的加重是否需要禁用这个药物。

6）关注药物相互作用：评估使用清单中的药物是否存在临床不期望的相互作用，如使用硫唑嘌呤的肝移植患者，因高尿酸血症加用非布司他，硫唑嘌呤与非布司他联用易增加硫唑嘌呤所致的骨髓抑制等风险，不建议联用。

7）评估检查/操作药物调整及续用方案：核查拟进行特殊检查或医疗操作前是否需要临时停用某些药物，检查或操作结束后，需评估是否继续用药物。如拟入院行胆道内镜逆行胰胆管造影术（endoscopic retrograde cholangiopancreatography，ERCP），患者若使用华法林，建议入院后即停用，改用低分子量肝素预防血栓。术后如未出现出血，术后24小时建议恢复服用华法林，并使用低分子量肝素桥接，INR达标后，停用低分子量肝素。

（2）出院医嘱重整要点：出院时重点关注症状缓解的相关药物，是否需要长期使用。若症状已改善，与医生沟通建议停用相关药物。若有需要患者出院后停用的药物，应告知患者停用原因和停用时间，并交代患者与需服用的药品分开存放，避免药品混放引起的用药错误。

1）抗排斥治疗：评估目前抗排斥反应药物方案，是否需要根据血药浓度和患者肝功能恢复水平等进一步调整；如患者存在用药依从性问题，则需对患者进行用药宣教并规律随访，提高患者用药依从性；告知患者门诊随访时间、免疫抑制剂浓度监测方案及服用药物注意事项。

2）症状管理：评估患者的排斥反应是否控制良好，出院后的用药疗程、不良反应及监测指标。

3）伴发疾病管理：重点评估患者抗排斥治疗期间是否出现感染，肾功能及血糖、血脂水平是否异常，是否出现电解质紊乱等，评估出院时症状是否缓解及后续的疗程。如治疗期间伴发曲霉菌、卡氏肺孢菌感染等，出院后需要维持治疗，随访期间根据患者感染控制情况进一步调整方案。

二、药物重整案例

1. 病例介绍

（1）病情介绍：患者男性，48岁，肝移植术后10个月余，肝功能异常2天，于2018年8月10日入院。

（2）病史：患者10个月前因"肝豆状核变性，肝硬化失代偿"行肝移植术，术后规律口服他克莫司抗排斥反应治疗。9个月前检查提示肝静脉狭窄，伴大量腹水，行颈静脉肝静脉支架置入术，术后规律服用华法林抗凝治疗，抗排斥反应药物调整为环孢素。患者术前为乙型肝炎病毒（hepatitis B virus，HBV）携带者，无高血压史、心脏病史、肾病史；无肺结核史、其他传染病史；无食物药物过敏史；无外伤史；有输血史。

（3）查体：血压 110/70mmHg，脉搏 70 次 /min，体温 36.8℃，呼吸 18 次 /min。

（4）实验室检查

1）血常规：Hb 143g/L，RBC $3.88×10^{12}$/L，WBC $3.8×10^9$/L，PLT $65×10^9$/L。

2）乙肝三系定性＋乙肝 DNA 扩增：乙肝表面抗原＋，乙肝表面抗体－，乙肝 e 抗原－，乙肝 e 抗体－，乙肝核心抗体 IgM ＋；HBV-DNA：$2.3×10^2$ IU/ml。

3）肝肾功能：GPT 197U/L，GOT 201U/L，总胆红素（TBIL）89μmol/L，直接胆红素（DBIL）79μmol/L；血肌酐 84μmol/L，ALP 299 IU/L，γ- 谷氨酰转移酶（γ-GGT）649 IU/L。

4）凝血功能：PT 20.3 秒，INR 1.93。

5）环孢素稳态血药浓度谷值：114.5ng/ml。

（5）影像学检查

肝移植术后 ERCP：供体胆道结构显示良好，肝内胆管扩张，与受体胆管吻合口狭窄。

（6）入院诊断：①肝功能异常；②肝移植术后状态。

（7）入院时初始用药医嘱：见表 10-4。

表 10-4 入院时初始用药医嘱

用药目的	药品	单次剂量	频次	开始时间
保肝	甘草酸二铵肠溶片	150mg	t.i.d.	2018 年 8 月 10 日
抗凝	华法林钠片	9.75mg	q.d.	2018 年 8 月 10 日
抗乙肝病毒	恩替卡韦片	5mg	q.d.	2018 年 8 月 10 日
预防应激性溃疡	泮托拉唑肠溶片	40mg	b.i.d.	2018 年 8 月 10 日
抗排斥反应	环孢素胶囊	130mg	b.i.d.	2018 年 8 月 10 日

2. 入院后药物重整流程

（1）药师采集既往用药史获取入院前用药清单，并与入院时初始用药医嘱进行对比，相关信息见表 10-5。

（2）识别问题、解决方案及与医患沟通要点，见表 10-6。

表10-5 入院时初始用药医嘱与入院前用药比较及药师意见

| 入院前用药清单 | | | | | | | 入院时初始用药医嘱 | | | | | |
用药目的	药品	单次剂量	频次	开始	结束	备注	用药目的	药品	单次剂量	频次	与院外药品比较	药师意见
抗凝	华法林钠片	9.75mg	q.d.	2018年2月	入院后继续使用	规律监测，INR稳定	抗凝	华法林钠片	9.75mg	q.d.	用法用量无变化，沿用	建议停用华法林，用低分子量肝素抗凝治疗
保肝	甘草酸二铵肠溶片	150mg	q.d.	2018年8月	入院后继续使用	无不适症状	保肝	甘草酸二铵肠溶片	150mg	t.i.d.	用法用量无变化，沿用	建议继续使用
预防应激性溃疡	洋托拉唑肠溶片	40mg	b.i.d.	2018年2月	入院后继续使用	无不适症状	预防应激性溃疡	洋托拉唑肠溶片	40mg	b.i.d.	用法用量无变化，沿用	建议停用
抗乙肝病毒	恩替卡韦片	5mg	q.d.	2017年10月	入院后继续使用	服用不规律，常饭后口服	抗乙肝病毒	恩替卡韦片	5mg	q.d.	用法用量无变化，沿用	建议空腹服用，规律口服
抗排斥反应	环孢素胶囊	130mg	b.i.d.	2017年10月	入院后继续使用	血药浓度检测时间点过早，导致误差较大	抗排斥反应	环孢素胶囊	130mg	b.i.d.	用法用量无变化，沿用	建议住院期间改他克莫司，出院后恢复环孢素

表 10-6 药物重整发现的问题及与医患沟通要点

序号	问题描述	解决方案	与医生沟通要点	与患者沟通要点
1	患者长期服用华法林 9.75mg q.d.，规律监测 INR，入院后拟行 ERCP，继续使用华法林有出血风险	立即停用华法林，改用低分子量肝素抗凝治疗，ERCP 术后再转换为华法林	(1) 患者入院后计划行 ERCP 治疗，华法林的半衰期较长，建议入院后即停用，改用低分子量肝素预防静脉血栓。(2) 建议行 ERCP 术前 12 小时停用低分子量肝素。(3) 如术后出现术后出血，术后 24 小时建议恢复服用华法林，并使用低分子量肝素桥接，INR 达标后，停用低分子量肝素	(1) 告知暂停服用华法林。(2) 告知术后抗凝的计划
2	恩替卡韦服药不规律，饭前口服，目前乙肝病毒 DNA 检测阳性	对患者进行用药教育，需要规律服药，此外，该药需要空腹口服	(1) 患者目前乙肝 DNA 阴性，可能与患者用药从性差有关，目前已对患者进行用药教育。(2) 建议增加乙肝病毒耐药点检测，如出现耐药性，建议调整抗病毒药物	告知患者目前乙肝病毒 DNA 阴性，可能与患者用药依从性差相关，告知服用抗病毒药物时良好用药依从性的重要性，需要按时服药，坚持空腹口服
3	患者长期服用泮托拉唑肠溶片 40mg b.i.d.，自诉无胃肠道不适	了解病史，确认患者之前是否有"泮托拉唑肠溶片"用药的适应证，评估现在用药需求，建议停用	(1) 患者入院前单用华法林抗凝治疗，但无其他消化道损伤危险因素，没有 PPI 类药物使用指征。(2) 长期服用泮托拉唑等药物可能导致感染、骨质疏松症等不良反应，目前没有胃部不适，建议停用	患者以后如有胃部不适，可于专科就诊

序号	问题描述	解决方案	与医生沟通要点	与患者沟通要点
4	患者服用环孢素130mg b.i.d.。服药时间为每日早9点,患者门诊血药浓度检测时间为早6点,血药浓度检测时间点过早,导致误差较大	(1)患者血药浓度检测时间点不准确,建议患者血药浓度检测点改为口服环孢素前半小时,避免血药浓度检测误差过大。(2)目前患者入院后,拟行ERCP,术后胆汁负压引流,预计环孢素口服胆汁负压吸收程度会显著降低,建议提前改换为他克莫司口服,避免术后抗排斥药物浓度不足	(1)患者抗排斥反应药物的血药浓度检测时间点过早,血药浓度检测点偏大,目前患者的实际血药浓度可能比检测值低。已告知患者的相关注意事项。(2)环孢素的口服制剂的肠道吸收依赖胆汁乳化,患者入院后拟行ERCP,术后胆汁负压引流后会影响环孢素吸收,建议该时间段改用他克莫司替代治疗,等负压引流结束后,再行恢复环孢素治疗	(1)环孢素浓度检测的时间点需要定在口服前半小时,否则检测误差过高,误导医生判断,影响抗排斥反应治疗。(2)入院期间,计划行ERCP,因服用的抗排斥反应可能会受手术后胆汁外引流影响,出现浓度过低的现象,因此调整方案为他克莫司,后续如有调整需要遵医嘱服药

（3）分析及小结：本案例中共发现了 4 个用药相关问题。

1）药物不良反应：华法林在 ERCP 术前使用存在出血高风险。患者入院后计划行 ERCP 治疗，该手术术中会切开乳头，属于高出血风险的内镜操作。根据英国胃肠病学会（British Society of Gastroenterology，BSG）、欧洲胃肠道内窥镜学会（European Society of Gastrointestinal Endoscopy，ESGE）2021 年发表的《BSG/ESGE 指南：抗血小板或抗凝患者的内镜检查》，建议术前 5 天停用华法林，停用华法林 2 天采用低分子量肝素桥接治疗，术前 INR 应低于 1.5。ERCP 术后排除患者术后出血后，恢复服用华法林，并使用低分子量肝素桥接，直到 INR 达标。

2）不必要的药物治疗：PPI 无使用指征。根据抗栓治疗消化道损伤防治专家组发表的《抗栓治疗消化道损伤防治中国专家建议（2016·北京）》，建议根据患者具体情况决定 PPI 联合应用的时间，高危患者可在抗血小板治疗的前 6 个月联合使用 PPI，6 个月后改为 H_2 受体拮抗剂或间断服用 PPI。该患者单用抗凝血药，无其他高危因素，PPI 过量使用可能导致高促胃液素血症、维生素 B_{12} 吸收障碍、骨质疏松症、骨折、小肠细菌过度增值、获得性肺炎等，且患者目前无消化道不适症状，建议停用。

3）患者依从性

A. 患者对恩替卡韦用药依从性不佳：患者既往为乙肝病毒携带者，根据中华医学会器官移植学分会发表的《器官移植术后乙型肝炎病毒感染诊疗规范（2019 版）》及中华医学会感染病学分会等发表的《慢性乙型肝炎防治指南（2022 年版）》，移植术后，需选用强效低耐药的核苷酸类似物药物，并长期服用。如肝移植受者 HBV 再感染或新发感染的抗 HBV 治疗需持续终身。患者服用恩替卡韦抗病毒治疗，目前服药不规律，且在饭后口服，容易导致药物体内浓度不足，抗病毒效果不佳。患者目前 HBV-DNA 复阳不能排除用药依从性不佳的问题。已对患者进行用药依从性教育，并和主管医生沟通患者存在的用药问题，此外，建议进一步排查乙肝病毒耐药的可能性。

B. 环孢素抽血时间点过早，为遵医嘱。药学问诊患者自诉稳态血药浓度谷值的检测时间点距离下次给药时间点约为 3 小时，因此检测点稳态血药浓度谷值与实际的稳态血药浓度谷值误差较大，患者的实际稳态血药浓度谷值较此次监测值 114.5ng/ml 偏低，药师已对患者进行环孢素血药浓度检测注意事项的教育，并和医生沟通抗排斥反应药物检测的问题及风险。

4）无效药物：环孢素在 ERCP 手术时浓度显著下降，患者入院后计划行 ERCP，术后常规胆汁负压引流，存在术后环孢素吸收不足的风险。建议提前将抗排斥反应药物转化为他克莫司，待患者停止术后负压引流后恢复环孢素治疗。

<h1 style="text-align:center">第三节　肺移植排斥反应</h1>

一、概述

1. 定义　肺移植排斥反应是一个由受者免疫细胞识别供者细胞表面的组织相容性抗原引发的复杂免疫反应。排斥反应的发生可能与供受者人类白细胞抗原（HLA）不匹配、供肺保存状况欠佳、术后社区获得性呼吸道病毒感染、免疫抑制剂剂量不足、胃食管反流等有关。

2. 分类　肺移植术后排斥反应主要是以细胞介导为主的急性排斥反应和慢性排斥反应，超急性排斥反应临床极少见，加速性排斥反应只有个案报道。由于移植肺内存在大量淋巴细胞，移植物抗宿主病亦有报道。

3. 临床表现　肺移植急性排斥反应缺乏特异性症状，受者经常表现为低热、咳嗽、乏力和呼吸困难，类似感冒症状，查体肺部有时闻及散在的啰音，辅助检查胸部 X 线检查发现肺门周围间隙渗出、胸腔积液增加、氧合下降、肺功能减低等。肺移植慢性排斥反应的组织学特征为闭塞性细支气管炎，常以第 1 秒用力呼气容积（forced expiratory volume in one second，FEV_1）下降程度评价急性进展程度。

4. 疾病管理　肺移植患者出院后的监测和随访肺移植术后的常规监测，旨在预防并发症或尽早发现并发症。在移植术后第一年应该密切监测，后续也需要移植受者一生中持续进行。肺移植术后的监测指标包括体格检查、检验检查指标监测、维持免疫抑制方案。

（1）肺功能检查：移植术后肺功能逐渐改善，通常在移植后第一年结束时达到平台期，用力肺活量（forced vital capacity，FVC）或 FEV_1 持续下降 10%～15% 或更多时，提示移植肺功能下降，是发生潜在重大问题的信号。

（2）支气管镜检查：对无症状、临床和生理稳定的移植受者进行定期支气管镜检查目前仍有争议。对于临床反应提示急性排斥反应或感染的患者，支气管镜检查联合肺泡灌洗是确定感染病原菌最敏感的诊断性证据。

（3）维持免疫抑制方案：维持免疫抑制治疗适用于所有肺移植受者，以帮助预防急性和慢性排斥反应以及同种异体移植物功能丧失。不同肺移植中心的免疫抑制方案略有差异。根据目前的病例系列研究和临床经验数据，维持免疫抑制通常包括三种药物的组合，包括糖皮质激素类药物（甲泼尼龙、泼尼松龙）、CNI（他克莫司和环孢素）和核苷酸阻断剂（吗替麦考酚酯、硫唑嘌呤），mTOR 抑制剂（西罗莫司和依维莫司）是肺移植维持免疫抑制的替代药物，已被用作核苷酸阻断剂的替代药物，或者不太常见作为 CNI 的替代药物。在国际心肺移植学会 2019 年登记报告中，62% 的肺移植受者在肺移植后一年联合使用他克莫司、吗替麦考酚酯和泼尼松龙。关于肺移植后免疫抑制的最佳维持方案目前仍没有共识，肺移植后免疫抑制治疗有以下三个原则。

1）免疫反应性和急性移植物排斥反应倾向在移植物植入后早期最高，并随时间推移而降低。因此，大多数方案在手术后立即采用最高强度的免疫抑制，并在第一年逐渐降低治疗强度，最终剂量维持在最低的维持免疫抑制水平上，可有效防止移植物排斥反应，同时将药物毒性降至最低水平。

2）在可行的情况下，优先使用几种低剂量的具有非重叠毒性的药物，而不选用更高剂量毒性更大的某些药物单独用药。联合免疫抑制也能更好地阻断同种异体移植排斥反应的复杂免疫级联反应。

3）严格避免过度免疫抑制，免疫抑制过强会导致很多不良反应，包括感染和恶性肿瘤等。

5. 药物重整过程中的重点关注内容

（1）入院时药物重整要点

1）免疫抑制剂管理：如果是肺移植围手术期患者，积极监测患者免疫抑制剂的血药浓度，评估免疫抑制剂是否达到目标浓度；需要筛查其他药物是否与免疫抑制剂存在相互作用，影响血药浓度稳定；积极监测患者的肾功能、血糖、血脂和血压水平，关注免疫抑制剂常见的不良反应。如果是肺移植术后感染，根据感染的严重程度评估是否需要免疫抑制剂减量或者停药。如果是肺移植术后急性排斥反应患者，评估患者的排斥反应是抗体介导还是细胞介导的排斥反应，进而给予对应的治疗。

2）症状管理：评估患者肺功能是否达标，是否需要呼吸机辅助呼吸，是否有药物导致肺功能损伤可能。

3）肺移植患者远期优化管理：针对长期进行免疫抑制治疗及合并疾病的监测。重点关注免疫抑制剂的用法用量，用药依从性、血药浓度和不良反应等；患者可能合并的疾病，如糖尿病、高脂血症等，应进行筛查和处理。

（2）出院时药物重整要点

1）免疫抑制剂管理：使用免疫抑制剂感染发生率高，告知患者出院后必要的预防措施和及时识别感染积极就诊；免疫抑制剂需要长期使用，告知患者正确的用法用量，常见药物食物相互作用，并强调规律复诊评估疗效的重要性，定期监测免疫抑制剂的血药浓度及控制目标。

2）症状管理：告知患者肺移植术后急性排斥反应常见的症状，其他常见合并症的症状，必要时按需就诊。

3）肺移植患者远期优化管理：评估合并疾病的主要监测指标是否达标，出院后长期使用药物及可能的不良反应。强调用药依从性的重要性，告知患者出院后门诊随访时间及主要检测指标。

二、药物重整案例

1. 病例介绍

（1）病情介绍：患者男性，59岁，因右肺移植术后3个月余，气短1天，于2021年8月14日入院。

（2）既往史：慢性阻塞性肺疾病、慢性肺源性心脏病10余年，诊断类固醇性糖尿病半年，使用门冬胰岛素（早10U、中10U、晚8U，i.h.）和地特胰岛素（12U，i.h.）控制血糖，规律监测血糖，控糖效果尚可。3个月前于医院移植中心行"右肺移植及左肺减容术"。

（3）查体：体温36.4℃，脉搏80次/min，呼吸20次/min，血压110/70mmHg。

（4）实验室检查

1）血常规：WBC 4.55×10^9/L，N% 77.8%，Hb 115g/L，PLT 261×10^9/L。

2）他克莫司稳态血药浓度谷值：2.3ng/ml（2021年8月13日）。

3）肝肾功能：ALB 31.8g/L，Scr 140μmol/L。

4）动脉血气：pH 7.496，$PaCO_2$ 35mmHg，PaO_2 26.7mmHg，HCO_3^- 26.4mmol/L，Lac 2.45mmol/L。

（5）影像学检查

1）床旁胸部X线检查：右肺大范围渗出、实变。

2）胸部CT（2021年7月28日）：右侧胸腔积液，邻近肺及左肺上叶膨胀不全；右肺少许炎性渗出较前减轻。

（6）入院诊断：①肺移植术后急性排斥反应；②右肺移植术后状态；③左肺减容术后；④类固醇性糖尿病。

（7）入院后初始医嘱：见表10-7。

表 10-7 入院后初始医嘱

用药目的	药品	单次剂量	频次	开始时间
免疫抑制	他克莫司胶囊	0.5mg	b.i.d	2021 年 8 月 14 日
	吗替麦考酚酯胶囊	0.5g	b.i.d	2021 年 8 月 14 日
	注射用甲泼尼龙琥珀酸钠	1 000mg	q.d.	2021 年 8 月 14 日
	静注人免疫球蛋白(pH4)	20g	q.d.	2021 年 8 月 14 日
预防感染	缬更昔洛韦片	450mg	q.d.	2021 年 8 月 14 日
	复方磺胺甲噁唑	480mg	q.d.	2021 年 8 月 14 日
预防骨质疏松	骨化三醇胶丸	0.5μg	q.d.	2021 年 8 月 14 日
	碳酸钙 D_3 片	600mg/125IU	q.d.	2021 年 8 月 14 日
预防应激性溃疡	注射用泮托拉唑钠	40mg	q.d.	2021 年 8 月 14 日
控制血糖水平	门冬胰岛素注射液	早餐前 10U、中餐前 10U、晚餐前 8U		2021 年 8 月 14 日
	地特胰岛素注射液	晚睡前 12U		2021 年 8 月 14 日

2. 入院后药物重整流程

（1）药师采集既往用药史获取入院前用药清单，并与入院后初始医嘱进行对比，相关性见表 10-8。

（2）识别问题、解决方案及与医患沟通要点，见表 10-9。

（3）分析及小结：本案例中共发现了 2 个用药相关问题。

1）患者依从性：美国感染病学会发表《曲霉菌感染管理指南（2016）》建议：肺移植术后 3～4 个月全身使用伏立康唑或者伊曲康唑预防真菌感染，目前中华医学会器官移植学分会发表《器官移植免疫抑制剂临床应用技术规范（2019 版）》推荐的标准免疫抑制方案为：钙调磷酸酶抑制药 + MPA + 糖皮质激素类药物。该患者移植术后出院时选择他克莫司 + 吗替麦考酚酯 + 甲泼尼龙的免疫抑制方案，同时预防曲霉菌感染给予伏立康唑，他克莫司的血药浓度维持在标准浓度范围 10～15ng/ml，准予出院。但是在院外由于未购买到伏立康唑自行停用该药，15 天后复查入院监测他克莫司稳态血药浓度谷值为 2.3ng/ml。根据美国移植协会发表的《抗感染药物与免疫抑制剂之间的相互作用临床实践准则（2019）》推荐，伏立康唑与他克莫司同时使用建议减少他克莫司剂量 2/3，如果伏立康唑停药，建议增加他克莫司剂量以保证血药浓度达到目标浓度，所以该患者停用伏立康唑时应及时增加他克莫司剂量，建议该患者他克莫司剂量增加 2 倍，同时监测血药浓度，及时调整治疗方案，

表 10-8 入院前用药清单与入院后初始医嘱比较及药师意见

入院前用药清单						入院后初始医嘱				与院外药品比较	药师意见
用药目的	药品	单次剂量	频次	开始	结束	备注	用药目的	药品	单次剂量	频次		
免疫抑制	他克莫司胶囊	0.5mg	b.i.d.	2021 年 4 月 24 日	入院后继续使用	他克莫司血药浓度偏低	免疫抑制	他克莫司胶囊	0.5mg	b.i.d.	用法用量无变化	建议增加用药剂量为 1mg b.i.d.
免疫抑制	吗替麦考酚酯胶囊	0.25g	b.i.d.	2021 年 7 月 30 日	入院后继续使用	无胃肠道不适	免疫抑制	吗替麦考酚酯胶囊	0.5g	b.i.d.	调整用药剂量	同意增加用药剂量
免疫抑制	甲泼尼龙片	35mg	q.d.	2021 年 4 月 24 日	入院后停用	院外空腹血糖 8 ~ 9mmol/L，餐后血糖 11 ~ 12mmol/L	免疫抑制	注射用甲泼尼龙琥珀酸钠	1 000mg	q.d.	更换糖皮质激素类药物规格和剂量	同意停用甲泼尼龙片，调整药物规格进行冲击治疗
预防感染	缬更昔洛韦片	900mg	q.d.	2021 年 6 月 24 日	入院后继续使用	无不适症状，用药过程中血常规也未见异常	预防感染	缬更昔洛韦片	450mg	q.d.	调整用药剂量	同意降低用药剂量
预防感染	复方磺胺甲噁唑	480mg	q.d.	2021 年 6 月 24 日	入院后继续使用	无不适症状，用药过程中血常规也未见异常	预防感染	复方磺胺甲噁唑	480mg	q.d.	用法用量无变化	建议继续使用

续表

入院前用药清单							入院后初始医嘱				与院外药品比较	药师意见
用药目的	药品	单次剂量	频次	开始	结束	备注	用药目的	药品	单次剂量	频次		
预防感染	伏立康唑片	200mg	b.i.d.	2021年5月26日	2021年7月30日	患者移植术后3个月评估病情平稳自行停药					停用	建议按照原用法用量，重新启用伏立康唑
预防骨质疏松症	骨化三醇	0.5μg	q.d.	2021年4月24日	入院后继续使用	无不适症状	预防骨质疏松症	骨化三醇	0.5μg	q.d.	用法用量无变化	建议继续使用
预防骨质疏松症	碳酸钙D$_3$	600mg/125IU	q.d.	2021年4月24日	入院后继续使用	无不适症状	预防骨质疏松症	碳酸钙D$_3$	600mg/125IU	q.d.	用法用量无变化	建议继续使用
控制血糖水平	门冬胰岛素注射液	早餐前10U、中餐前10U、晚餐前8U		2021年5月14日	入院后继续使用	无不适症状	控制血糖水平	门冬胰岛素注射液	早餐前10U、中餐前10U、晚餐前8U		用法用量无变化	建议继续使用
控制血糖水平	地特胰岛素注射液	睡前12U		2021年5月14日	入院后继续使用	无不适症状	控制血糖水平	地特胰岛素注射液	睡前12U		用法用量无变化	建议继续使用
							预防应激性溃疡	注射用洋托拉唑钠	40mg	q.d.	新增用药	建议新增该药
							免疫抑制	静注人免疫球蛋白(pH4)	20g	q.d.	新增用药	建议新增该药

表10-9 药物重整发现的问题及与医患沟通要点

序号	问题描述	解决方案	与医生沟通要点	与患者沟通要点
1	患者肺移植术后3~6个月他克莫司血药浓度建议10~15ng/ml，而目前稳态血药浓度谷值2.3ng/ml偏低	(1) 了解患者出院后的服药情况，出院后患者未规律遵医嘱服药，每周监测他克莫司血药浓度均在目标浓度范围之内，2021年7月23日他克莫司血药浓度13.6ng/ml，2021年7月30日他克莫司血药浓度到伏立康唑而自行停药，2021年8月14日再购买到伏立康唑而自行停药，2021年8月14日再次监测他克莫司浓度为2.3ng/ml，与医生沟通，建议增加他克莫司的剂量。(2) 对患者进行他克莫司用药教育	患者因自行停用肝药酶CYP3A5抑制剂导致他克莫司血药浓度降低，目前患者为肺移植术后3个月仍需服用伏立康唑预防曲霉菌感染，建议患者加用伏立康唑200mg b.i.d.并增加他克莫司剂量为1mg b.i.d.，每日监测他克莫司血药浓度，控制目标为10~15ng/ml	(1) 告知患者他克莫司应空腹服用，保证血药浓度稳定。(2) 告知患者伏立康唑不可擅自停药，如有不适需告知医生或药师
2	患者肺移植手术前诊断类固醇性糖尿病，术后使用甲泼尼龙35mg q.d.，血糖控制剂不佳	(1) 了解患者的血糖监测情况，患者自述院外空腹血糖8~9mmol/L，餐后血糖11~12mmol/L，建议监测全天七个点血糖水平，与医生沟通，明确血糖水平，与医生沟通，建议后续增加甲泼尼龙用量，逐步减少甲泼尼龙用量，积极控制血糖水平。(2) 对患者进行胰岛素使用注意事项教育	患者为类固醇性糖尿病，目前急性排斥反应不除外，需要糖皮质激素类药物冲击治疗，治疗结束后可考虑增加他克莫司、吗替麦考酚酯剂量，相应减少甲泼尼龙剂量以利于患者血糖控制	(1) 告知患者近期行甲泼尼龙冲击治疗，血糖水平可能有波动，按照医生要求调整胰岛素剂量。(2) 告知患者如何调整饮食结构助力血糖控制
3	患者2021年7月23日血肌酐80μmol/L，此次入院检查血肌酐140μmol/L，eGFR(EPI) 47ml/(min·1.73m²)，目前肾功能损伤	了解患者肾损伤原因，院外是否服用可导致肾损伤的中成药，筛查近日所用药物中可能导致肾损伤的药物，积极去除危险因素	(1) 患者目前所用药物中需要调整剂量的是缬更昔洛韦片450mg q.d.。(2) 目前用药可能导致肾损伤的药物有他克莫司、吗替麦考酚酯、复方磺胺甲噁唑、缬更昔洛韦，建议患者调整缬更昔洛韦剂量后监测肾功能。(3) 患者服用复方磺胺甲噁唑时可同时服用碳酸氢钠碱化尿液	患者需要关注自己尿量，用量杯计算尿量，并记录体积

保证稳态血药浓度谷值在 10～15ng/ml，防止排斥反应和毒性反应的发生。

2）药物不良反应：随着糖皮质激素类药物在疾病治疗与移植抗排斥领域的广泛应用，类固醇性糖尿病的发生率与日俱增，并且与糖皮质激素类药物使用剂量和使用时间呈显著正相关。患者术后使用三联免疫抑制方案，患者自述院外空腹血糖 8～9mmol/L，餐后血糖 11～12mmol/L，血糖水平较术前升高，此次入院因为急性排斥反应需要大剂量糖皮质激素类药物冲击治疗，所以血糖可能波动，建议患者注意饮食，继续使用胰岛素控制血糖水平，必要时增加胰岛素剂量。患者移植术后血糖升高，除了可能是糖皮质激素类药物引起的，他克莫司也有升高血糖的报道，待糖皮质激素类药物减量后再进行评估血糖水平，决定是否采取处理措施。

3）药物不良反应：肺移植手术、术中输血、术前合并糖尿病、术前合并肺动脉高压、他克莫司血药浓度超过治疗窗是肺移植术后发生急性肾损伤的独立危险因素，该患者 2021 年 7 月 23 日复查时血肌酐 80μmol/L，此次 2021 年 8 月 14 日入院检查血肌酐 140μmol/L，eGFR（EPI）47ml/（min·1.73m²），提示肾损伤，患者目前使用药物中常见肾损伤不良反应的有他克莫司、复方磺胺甲噁唑、缬更昔洛韦，他克莫司浓度低所以暂时不考虑该药导致，考虑缬更昔洛韦剂量偏大及时调整剂量，后续观察患者肾损伤是否改善，评估患者卡氏肺孢菌感染的可能性，必要时可考虑停用复方磺胺甲噁唑，后续医生需密切监测肾功能，包括尿量和血肌酐水平。

第四节　小肠移植排斥反应

一、概述

1. **定义**　小肠移植是指将一定长度或全部的异体小肠通过血管吻合、肠道重建的方式移植给解剖和／或功能性原因导致的小肠解剖结构缺如和／或消化、吸收功能丧失，需要依靠营养支持维持生命的患者，并通过免疫抑制剂等一系列治疗措施使移植肠在患者体内有功能存活，进而依靠移植小肠维持患者生命，甚至恢复劳动力的医疗技术，是治疗短肠综合征或肠衰竭的理想方法。

2. **小肠移植急性排斥反应临床表现**　小肠移植急性排斥反应缺乏特异性的临床表现，常见临床表现有发热、恶心、呕吐、腹泻、腹痛等，移植肠的排出物减少或分泌物增加或减少，部分严重患者肠黏膜完整性破坏，发生细菌感染，并进一步发展成感染性休克、低血压和急性呼吸窘迫综合征等。移植小肠急性排斥反应内镜检查时常见黏膜水肿、充血、失去黏膜血管结构、肠蠕动减少，严重者有黏膜溃疡形成，病变经常呈斑块状或区域性。

3. 小肠移植术后受者感染的防治　小肠移植术后感染率高的原因有：①免疫抑制剂降低了机体的免疫功能；②可能存在着隐匿的供肠对宿主的反应；③肠黏膜屏障被破坏而有细菌易位；④移植的小肠本身即含有大量的细菌，有别于其他移植器官；⑤术后营养支持需长期留置腔静脉导管、手术时间长、术前的严重肝病、移植前的感染以及并发症需再次手术均是感染的高危因素。术后预防性使用抗感染药物应按照"重拳出击，全面覆盖"的原则，应给予分别针对细菌、真菌和病毒的窄谱、强效抗生素及强效抗真菌药和抗病毒药。匹兹堡（Pittsburgh）大学经验制订的预防感染方案是：氨曲南＋万古霉素＋甲硝唑＋两性霉素 B 脂质体＋更昔洛韦静脉注射，术后 2 周停用抗感染药物，更昔洛韦在术后 3 周改为口服，持续口服 6 个月，设置移植专用的监护病房，加强生活护理，定期进行各种体液和引流液的微生物学监测，尽早去除全身有创监测和不必要的导管，定期进行选择性肠道去污。

4. 药物重整过程中的重点关注内容

（1）入院医嘱重整要点

1）关注患者的感染风险：首先，关注临床症状，小肠移植术后常见的感染有血流感染、肺部感染、腹腔感染，监测患者的体温、咳嗽咳痰、腹痛不适及肠道造瘘口分泌物的状态等症状判断患者是否存在感染及感染部位；其次，关注感染相关实验室检查指标，真菌涂片分析、β-D- 葡聚糖试验（G 试验）和半乳甘露聚糖抗原试验（GM 试验），抗酸染色试验、结核感染 T 细胞斑点试验（T-spot 试验），咽拭子、痰培养＋药敏试验，C 反应蛋白、内毒素定量、红细胞沉降率测定、降钙素原，病毒系列包括巨细胞病毒、EB 病毒等；最后，根据患者的临床症状和实验室检查指标，及时调整抗感染方案。

2）免疫抑制剂血药浓度监测：小肠移植围手术期需要根据患者肠道功能恢复情况考虑是否可以进食，考虑他克莫司是否可以由静脉注射改为口服，两种给药方式存在生物利用度的差异所以在进行给药方式转换时需调整剂量，具体以他克莫司稳态血药浓度谷值监测值是否在目标治疗浓度为准。他克莫司主要经 CYP450 代谢，血药浓度受肝药酶诱导剂和抑制剂的影响较大，如术后常用的预防真菌感染的氟康唑、伏立康唑，和预防应激性溃疡的奥美拉唑、兰索拉唑等，若需联合使用应及时调整给药剂量且监测血药浓度。

3）肝肾功能监测：免疫抑制剂长期使用可影响肾功能，尤其是大剂量时更易造成肾功能损害，注意监测血肌酐、尿素氮水平、尿量；另外长期给予肠外营养容易导致肝功能损害，因此也应密切关注患者的肝功能检测指标（如转氨酶的变化情况以及碱性磷酸酶和 γ- 谷氨酰转移酶等）。另外也应关注影响肝肾功能的其他药物的使用以及剂量的调整，尽量避免使用对肝功能影响比较大的药物。

4）药物不良反应监测：如他克莫司的不良反应主要包括高血压、头痛、震颤、高血糖、糖尿病、肾功能损害、胃肠道紊乱等。糖皮质激素类药物的不良反应主要有电解质紊乱、高血糖等，因此应关注患者免疫抑制剂的血药浓度定期检测结果，血常规检查时还应密切关注患者的血糖、血钾、白细胞、粒细胞和血小板变化情况。

（2）出院医嘱重整要点

1）免疫抑制剂管理：使用免疫抑制剂感染发生率高，告知患者出院后必要的预防措施和及时识别感染积极就诊；免疫抑制剂需要长期使用，告知患者正确的用法用量，常见药物食物相互作用，并强调规律复诊评估疗效的重要性，定期监测免疫抑制剂的血药浓度及控制目标。

2）症状管理：告知患者小肠移植术后急性排斥反应常见的症状，其他常见合并症的症状，必要时按需就诊。

3）小肠移植患者远期优化管理：评估合并疾病的主要监测指标是否达标，出院后长期使用哪些药物及潜在不良反应。强调用药依从性的重要性，告知患者出院后门诊随访时间及主要检测指标。

二、药物重整案例

1. 病例介绍

（1）病情介绍：患者男性，35 岁，因肠扭转，坏死性短肠综合征 1 年，于 2021 年 8 月 24 日入院。

（2）病史：患者 1 年前因"肠坏死"行小肠大部切除术，术后短肠综合征。术后患者间断给予胃肠外营养支持治疗。近来精神、食欲及睡眠可，大便次数多，3 ~ 4 次 /d，呈黄色水样和糊样，无黏液脓血，无畏寒发热。

（3）手术记录：手术时间 2021 年 8 月 30 日 09:20—16:25，共 7 小时 5 分钟，热缺血时间 1 分钟 28 秒，冷缺血时间 2 小时 19 分钟，移植肠末端经左侧腹壁行小肠造瘘术，以便于术后观察移植肠血运、排斥反应。留置腹腔引流管：右结肠旁沟及盆腔各放置引流管 1 根。

（4）查体：血压 105/63mmHg，脉搏 68 次 /min，体温 36℃，体重 54kg。

右侧上臂外周中心静脉导管（peripherally inserted central venous catheter，PICC）置管，腹部瘢痕体质，可见约 10cm 和 20cm 两个纵行陈旧手术瘢痕；平软，无压痛、反跳痛和腹肌紧张。

（5）实验室检查

1）血常规：Hb 96g/L，RBC 2.69×10^{12}/L，WBC 6.69×10^{9}/L，PLT 117×10^{9}/L。

2）血生化：BUN 7.1mmol/L，Scr 85μmol/L，GPT 31U/L，GOT 22U/L，K^{+} 3.41mmol/L，空腹血糖：5.9mmol/L。

3）凝血指标：PT 11.1 秒，APTT 42.6 秒，D- 二聚体 0.77mg/L。

4）病毒系列：巨细胞病毒 IgG 弱阳性，供者巨细胞病毒 IgG 阴性。

（6）影像学检查

1）全腹部 CT：小肠较短，未见明显狭窄及梗阻，所见小肠略扩张，回盲部未见异常，小肠全切除术后改变。

2）肠镜检查：移植肠黏膜广泛糜烂，渗血，偶见散在小溃疡。

（7）入院诊断：短肠综合征。

（8）小肠移植术后初始用药医嘱：见表 10-10。

表 10-10　小肠移植术后初始用药医嘱

用药目的	药品	单次剂量	频次	开始时间
营养支持	50% 葡萄糖注射液	250ml	q.d.	8 月 31 日
	10% 氯化钾注射液	20ml	q.d.	8 月 31 日
	0.9% 氯化钠注射液	30ml	q.d.	8 月 31 日
	复方氨基酸注射液（18AA- Ⅱ）	600ml	q.d.	8 月 31 日
	20% 中长链脂肪乳注射液	350ml	q.d.	8 月 31 日
	胰岛素注射液	30U	q.d.	8 月 31 日
免疫抑制	利妥昔单抗注射液	500mg	once	8 月 31 日
	兔抗人胸腺细胞免疫球蛋白	75mg	q.d.	8 月 31 日
	静注人免疫球蛋白	10g	q.d.	8 月 31 日
	他克莫司注射液	2mg	2ml/h	8 月 31 日
	注射用甲泼尼龙	1g	q.d.	8 月 31 日
预防应激性溃疡	注射用泮托拉唑	40mg	q.d.	8 月 31 日

用药目的	药品	单次剂量	频次	开始时间
预防感染	氟康唑注射液	0.4g	q.d.	8月31日
	注射用头孢哌酮钠舒巴坦钠	3g	b.i.d.	8月31日

2. 围手术期药物重整流程

（1）药师采集围手术期用药信息、患者术后检验信息和临床症状，并与移植术后初始用药进行对比，相关信息见表10-11。

（2）识别问题、解决方案及与医患沟通要点，见表10-12。

（3）分析及小结：本案例中共发现了3个用药相关问题。

1）给药剂量过高：肠外营养中胰岛素剂量过高，小肠移植术后由于肠道功能恢复需要时间，所以术后需要短期的肠外营养，根据《中华器官移植医学》推荐，小肠移植术后3周内推荐热量供给为40～45kcal/（kg·d），该患者体重54kg，所以每日热量摄入应控制在2 160～2 430kcal，该患者肠外营养热量2 417kcal在该范围之内。中华医学会肠外肠内营养学分会药学协作组2018年发表《规范肠外营养液配制》不推荐血糖正常的患者和因为输注肠外营养而常规补充胰岛素，如果需要在肠外营养中加入胰岛素，以每克葡萄糖0.1U胰岛素的起始比例加入。该患者无糖尿病病史，但是由于使用大剂量糖皮质激素类药物患者血糖偏高，可以考虑加入胰岛素，该患者肠外营养液中葡萄糖125g：胰岛素30U约为4：1，胰岛素的剂量偏大，9月7日肠外营养输注即将结束时患者监测指尖血糖2.6mmol/L，发生低血糖，所以胰岛素减量为15U，后患者未再发生低血糖事件。与医生沟通在肠外营养中不用积极给予大剂量胰岛素，如果患者血糖监测有异常可以及时调整胰岛素用量进行纠正。

2）给药剂量过低：小肠移植患者术后肠道功能未恢复时他克莫司需要静脉给药，为了保证疗效一般选择微量泵持续输注，此时监测的血药浓度并非稳态血药浓度谷值，在调整为口服给药后监测稳态血药浓度谷值，目标浓度范围为15～20ng/ml。该患者术后他克莫司静脉微量泵持续给药，9月2日血药浓度25.9ng/ml，9月3日他克莫司由静脉给药改为3mg b.i.d. p.o.，他克莫司胶囊剂量推荐通常给药剂量范围为0.1～0.3mg/kg，该患者可给予的剂量范围为5.4～10.8mg，9月4日监测血药浓度为15.1ng/ml，考虑患者肠道吸收功能尚未恢复，剂量偏小，且9月3日较9月2日血药浓度下降过快，该患者为他克莫司联合甲泼尼龙的两联免疫抑制方案，综上，增加他克莫司剂量为4mg b.i.d. 以保证免疫抑制效果，9月4日和9月5日监测血药浓度分别为15.9ng/ml 和16.2ng/ml，在需要的目标范围之内。

表 10-11　围手术期医嘱与术后初始用药医嘱比较及药师意见

	术后第1天用药清单						术后住院期间调整医嘱					
用药目的	药品	单次剂量	频次	开始	结束	备注	用药目的	药品	单次剂量	频次	与初始用药比较	药师意见
营养支持	50%葡萄糖注射液	250ml	q.d.	8月31日	9月15日	患者短肠综合征,肠道功能未恢复前使用肠外营养,待肠蠕动功能恢复后可逐步恢复肠内营养	营养支持	50%葡萄糖注射液	250ml	q.d.	营养支持方案无变化	根据患者肠道功能恢复情况,肠外营养支持逐渐减量,逐步恢复肠内营养
	10%氯化钾注射液	20ml	q.d.	8月31日	9月15日			10%氯化钾注射液	20ml	q.d.		
	0.9%氯化钠注射液	30ml	q.d.	8月31日	9月15日			0.9%氯化钠注射液	30ml	q.d.		
	复方氨基酸注射液(18AA-Ⅱ)	600ml	q.d.	8月31日	9月15日			复方氨基酸注射液(18AA-Ⅱ)	600ml	q.d.		
	20%中长链脂肪乳注射液	350ml	q.d.	8月31日	9月15日			20%中长链脂肪乳注射液	350ml	q.d.		
	胰岛素注射液	30U	q.d.	8月31日	9月7日	患者9月7日肠外营养输注即将结束时发生低血糖,监测指尖血糖2.6mmol/L		胰岛素注射液	15U	q.d.	降低了胰岛素剂量	同意减少胰岛素剂量为15U,密切监测血糖
免疫抑制	利妥昔单抗注射液	500mg	once	8月31日	8月31日	小肠移植为高排斥风险手术,有文献报道使用B细胞抑制剂利妥昔单抗		利妥昔单抗注射液			停用该免疫抑制剂	同意停用该治疗药物

续表

术后第1天用药清单							术后住院期间调整医嘱					
用药目的	药品	单次剂量	频次	开始	结束	备注	用药目的	药品	单次剂量	频次	与初始用药比较	药师意见
免疫抑制	兔抗人胸腺细胞免疫球蛋白	75mg	q.d.	8月31日	9月1日	小肠移植为高排斥风险手术,使用T细胞抑制剂是目前常用的给药方案	免疫抑制	兔抗人胸腺细胞免疫球蛋白	75mg	q.d.	用法用量无变化	暂不调整该治疗药物
	静注人免疫球蛋白	10g	q.d.	8月31日	9月1日	降低高致敏患者的群体反应性抗体(PRA)水平,属于静注人免疫球蛋白的超说明书用药范畴		静注人免疫球蛋白	10g	q.d.	用法用量无变化	暂不调整该治疗药物
	他克莫司注射液	2mg	2ml/h	8月31日	9月2日	患者术后血药浓度控制在15~20ng/ml		他克莫司胶囊(具体剂量根据血药浓度监测结果及时调整)	3mg	b.i.d.	注射途径改为口服,剂量有变化	同意调整给药方式为口服给药,并建议增加给药剂量
	注射用甲泼尼龙	1g	q.d.	8月31日	9月15日	甲泼尼龙在患者肠道吸收不佳,他克莫司血药浓度不稳定之前继续静脉给药		醋酸泼尼松片	10mg	q.d.	注射途径改为口服,剂量有变化	同意用法用量改变
预防感染	氟康唑注射液	0.4g	q.d.	8月31日	9月15日	患者用药过程中未出现肝肾功能损伤问题	预防感染	氟康唑注射液	0.2g	q.d.	不调整治疗方案,9月1日使用0.2g维持剂量	暂不调整该治疗药物

351

用药目的	术后第1天用药清单						术后住院期间调整医嘱				与初始用药比较	药师意见
	药品	单次剂量	频次	开始	结束	备注	用药目的	药品	单次剂量	频次		
预防感染	注射用头孢哌酮钠舒巴坦钠	3g	b.i.d.	8月31日	9月15日	患者用药过程中血常规、凝血指标未见异常	预防感染	注射用头孢哌酮钠舒巴坦钠	3g	b.i.d.	用法用量无变化	暂不调整该治疗药物
								更 注射用替考拉宁	0.25g	q.d.	新增加药物	同意增加该治疗药物
预防应激性溃疡	注射用泮托拉唑	40mg	q.d.	8月31日	9月15日	无	预防应激性溃疡	注射用泮托拉唑	40mg	q.d.	用法用量无变化	暂不调整该治疗药物

表10-12 药物重整发现的问题及与医患沟通要点

序号	问题描述	解决方案	与医生沟通要点	与患者沟通要点
1	患者9月7日肠外营养输注即将结束时,监测指尖血糖2.6mmol/L,及时服用糖块后血糖纠正	(1) 及时纠正患者低血糖,监测指尖血糖至恢复正常。 (2) 患者低血糖诊断明确,梳理患者发生低血糖时所用的药物,筛选导致低血糖的可能药物。 (3) 分析肠岛素注射液外渗与肠外营养中葡萄糖的配比是否合适。 (4) 调整肠外营养液中胰岛素的剂量,并告知患者低血糖的注意事项	(1) 该患者无糖尿病病史,肠外营养注射液中胰岛素注射剂量偏大,应该减少剂量,建议初始剂量为葡萄糖:胰岛素=10:1,再根据患者血糖监测结果进行调整。 (2) 患者目前所用药物甲泼尼龙、他克莫司均可能导致患者血糖升高,而注射用胰岛素可能导致血糖下降,所以患者血糖会有所波动,但是应该避免低血糖,至少监测患者空腹血糖,必要时监测四点血糖明确血糖水平	(1) 告知患者低血糖症状,帮助患者及时识别低血糖不良反应,以便及时纠正。 (2) 患者术后4天开始恢复肠内营养,建议在医生指导下少量多次进食使肠道逐渐适应,保证肠道吸收稳定

续表

序号	问题描述	解决方案	与医生沟通要点	与患者沟通要点
2	患者小肠移植术后 4 天,他克莫司静脉微量泵持续给药,9 月 2 日血药浓度 25.9ng/ml,9 月 3 日他克莫司由静脉给药改为 3mg,b.i.d. p.o.,9 月 4 日监测血药浓度为 15.1ng/ml,是否需要调整他克莫司剂量	(1) 他克莫司调整剂量后 1 天血药浓度由 25.9ng/ml 下降为 15.1ng/ml,下降幅度较大,需要考虑增加剂量。 (2) 患者虽然肠镜提示移植肠蠕动功能恢复,但是吸收功能仍较差,此时应考虑他克莫司给予较高剂量	(1) 按照他克莫司胶囊剂量推荐通常给药剂量范围为 0.1 ~ 0.3mg/kg,该患者可给予 5.4 ~ 10.8mg,该患者 9 月 3 日给药剂量为 6mg,因为患者目前肠道功能仍在恢复中,可以暂时给予略高剂量,9 月 4 日调整剂量为 4mg b.i.d. p.o.,保证他克莫司血药浓度在目标浓度范围之内,待肠道功能逐渐恢复后再减少剂量。 (2) 初始调整为口服给药后需要每日监测他克莫司血药浓度,保证抗排斥反应的疗效和避免不良反应	(1) 他克莫司胶囊需严格口服给药,即餐前 1 小时或餐后 2 小时,以保证血药浓度稳定。 (2) 用药过程中如有胃肠道不适、尿量变化及时告知医生
3	患者巨细胞感染风险评估,是否需要积极预防感染治疗	(1) 首先明确该患者巨细胞病毒感染的风险分级。 (2) 查阅指南推荐该患者预防巨细胞病毒感染应该选择何种和治疗方案	(1) 预防巨细胞病毒感染调整为盐酸缬更昔洛韦片 450mg q.d.。 (2) 用药期间监测患者的血常规和肝肾功能,避免不良反应的发生	(1) 告知患者小肠移植术后预防巨细胞病毒感染的重要性。 (2) 患者服用缬更昔洛韦需要注意的事项,监测项需要遵医嘱

3）需要增加药物治疗：根据中华医学会器官移植学分会发表的《器官移植受者巨细胞病毒感染临床诊疗规范（2019版）》，对于实体器官移植受者需要根据供者与受者血清巨细胞病毒-IgG水平对移植受者的巨细胞病毒感染风险进行危险分层，根据危险分层确定药物预防方案。该患者CMV-IgG弱阳性，亲体供者CMV-IgG阴性，所以该患者危险分层为高危风险，建议在术后10天开始普遍性预防，一线推荐药物为注射用更昔洛韦或者口服缬更昔洛韦，该患者肠道功能未恢复时使用注射用更昔洛韦，后续转为缬更昔洛韦口服，嘱患者该药随餐服用，遵医嘱监测血常规和肝肾功能。

（马葵芬　王融溶　郭桂萍）

参考文献

[1] KDIGQ, Kidney Disease: Improving Global Outcomes. KDIGO clinical practice guideline on the evaluation and management of candidates for kidney transplantation.Transplantation, 2020, 104(4S1 Suppl 1): S11-S103.

[2] 中国心胸血管麻醉学会非心脏麻醉分会，中国医师协会心血管内科医师分会，中国心血管健康联盟.抗血栓药物围手术期管理多学科专家共识.中华医学杂志，2020，100(39): 3058-3074.

[3] 中华医学会器官移植学分会.中国实体器官移植术后高血压诊疗规范（2019版）.器官移植，2019(2): 10.

[4] 中华医学会器官移植学分会.器官移植免疫抑制剂临床应用技术规范（2019版）.器官移植，2019, 10(3): 213-226.

[5] 中华医学会器官移植学分会，中国医师协会器官移植医师分会.中国肾移植受者免疫抑制治疗指南（2016版）.器官移植，2016, 7(5): 327-331.

[6] 郑树森，俞军，张武.肝移植在中国的发展现状.临床肝胆病杂志，2014, 30(1): 2-4.

[7] 中华医学会器官移植学分会.器官移植免疫抑制剂临床应用技术规范（2019版）.器官移植，2019, 10(3): 213-226.

[8] 中华医学会器官移植学分会.器官移植术后乙型肝炎病毒感染诊疗规范（2019版）.器官移植，2019, 10(3): 243-248.

[9] VERLEDEN G M, GLANVILLE A R, LEASE E D, et al. Chronic lung allograft dysfunction: Definition, diagnostic criteria, and approaches to treatment-A consensus report from the Pulmonary Council of the ISHLT. J Heart Lung Transplant, 2019, 38(5): 493-503.

[10] PATTERSON T F, THOMPSON 3rd G R, DENNING D W, et al. Practice Guidelines for the Diagnosis and Management of Aspergillosis: 2016 Update by the Infectious Diseases Society

of America. Clin Infect Dis, 2016, 63(4): e1-e60.

[11] SPARKES T, LEMONOVICH T L. Interactions between anti-infective agents and immunosuppressants-Guidelines from the American Society of Transplantation Infectious Diseases Community of Practice. Clin Transplant, 2019, 33(9): e13510.

[12] 中华心血管病杂志（网络版）编辑委员会. 口服抗栓药物相关消化道损伤防治专家共识. 中华心血管病杂志（网络版），2021, 4(1): 1-8.

[13] VEITCH A M, RADAELLI F, ALIKHAN R, et al. Endoscopy in patients on antiplatelet or anticoagulant therapy: British Society of Gastroenterology (BSG) and European Society of Gastrointestinal Endoscopy (ESGE) guideline update. Gut, 2021, 70(9): 1611-1628.

[14] 中国心胸血管麻醉学会非心脏麻醉分会，中国医师协会心血管内科医师分会，中国心血管健康联盟. 抗血栓药物围手术期管理多学科专家共识. 中华医学杂志，2020, 100(39): 3058-3074.

[15] 中华医学会肠外肠内营养学分会药学协作组. 规范肠外营养液配制. 协和医学杂志，2018, 9(4): 320-331.

[16] 中华医学会器官移植学分会. 器官移植受者巨细胞病毒感染临床诊疗规范（2019 版）. 器官移植，2019, 10(2): 142-148.

[17] 中华医学会糖尿病学分会. 中国 2 型糖尿病防治指南（2020 年版）（上）. 中国实用内科杂志，2021, 41(8): 668-695.

[18] SPARKES T, LEMONOVICH T L. Interactions between anti-infective agents and immunosuppressants-Guidelines from the American Society of Transplantation Infectious Diseases Community of Practice. Clin Transplant, 2019, 33(9): e13510.

[19] 荆蕾，赵丽，郭丽娟，等. 肺移植术后早期急性肾损伤的发生率和危险因素及预后分析. 中华器官移植杂志，2021, 42(10): 599-603.

[20] 中华医学会肝病学分会，中华医学会感染病学分会. 慢性乙型肝炎防治指南（2022 年版）. 实用肝脏病杂志，2023, 26(3): 后插 1- 后插 22.

第十一章
围手术期的药物重整

第一节 围手术期血压管理

一、概述

1. 定义 随着我国高血压患病率的逐年增加，外科手术围手术期发生高血压的患者也逐渐增多。特别是既往有高血压病史的患者更容易出现围手术期血压或血流动力学的不稳定，存在较高的心血管事件如脑出血、急性左心衰竭等风险。既往血压正常的患者，也可因手术应激、麻醉、气管插管等操作引发围手术期血压异常。我国目前认定的血压正常范围包括正常值（收缩压 < 120mmHg 和舒张压 < 80mmHg）和正常高值（收缩压 120 ~ 139mmHg 和 / 或舒张压 80 ~ 89mmHg）。围手术期血压异常是指患者的围手术期血压在上述正常范围以外的情况。

2. 分类 围手术期血压异常可分为围手术期高血压和围手术期低血压。

（1）围手术期高血压：是指在围手术期内血压升高幅度大于基础血压的30% 或收缩压 ≥ 140mmHg 和 / 或舒张压 ≥ 90mmHg。血压过高，不仅增加心肌耗氧、影响心脏供血以及诱发脑出血，还可能造成术中、术后手术创面出血或止血效果差。

（2）围手术期低血压：目前没有统一标准，常用标准为收缩压 < 80mmHg、平均动脉压 55 ~ 60mmHg 或是收缩压和平均动脉压较术前降低超过 25%。围手术期低血压可造成组织器官灌注不足，造成重要器官缺血缺氧，甚至增加术后死亡率。

3. 临床表现 人在受到或即将受到刺激（比如手术）时，会出现心率加快、血压升高，即使是既往无高血压病史的患者，血压也可能升高。血压过高可引起吻合口破裂、出血、脑血管意外等；而血压过低会出现重要脏器的血液供应不足。

4. 疾病管理

（1）术前血压评估：术前需要对患者既往的血压情况进行评估，如是否确诊高血压，高血压的程度如何，尤其是3级高血压（即血压≥180/110mmHg）如未得到控制，围手术期心肌梗死、心力衰竭和脑血管意外的发生率会明显增加。术前还需评估靶器官受累的情况，了解心脏功能、肾功能、脂质代谢等情况，以便围手术期进行药物治疗调整时更有针对性。

（2）围手术期高血压的管理

1）血压控制目标：年龄在60岁以下的患者，应将血压控制在140/90mmHg以下，年龄在60岁及以上的患者，如不伴有糖尿病和/或肾脏疾病，血压可控制在150/90mmHg以下，否则也应将血压控制在140/90mmHg以下。

2）术前抗高血压药的应用：长期服用β受体拮抗剂的患者在手术期间应按原品种和剂量继续服用，避免突然停用造成心率反跳。如无法口服可替换为静脉用药。而肾素-血管紧张素-醛固酮系统（rein-angiotensin-aldosterone-system，RAAS）抑制剂即血管紧张素转换酶抑制药（angiotensin converting enzyme inhibitor，ACEI）和血管紧张素Ⅱ受体拮抗剂（ARB），这类药物可能会增加围手术期低血压和血管性休克的风险，建议手术当天停用。另外，利尿药由于可能会降低血管平滑肌对收缩血管药物的反应性，增加术中血压控制的难度，同时还可能造成体液的丢失，术前也应停用。

3）围手术期抗高血压药的应用：围手术期降压的原则不同于长期控制血压，以短时间内调整好血压为目的，故主要应用起效快、作用时间短的药物，如中枢肾上腺素 α_2 受体激动剂右美托咪定、外周肾上腺素 α_1 受体拮抗剂乌拉地尔和β受体拮抗剂艾司洛尔，以及二氢吡啶类钙通道阻滞剂尼卡地平等。

4）特殊类型手术的血压管理：心脏外科手术如主动脉夹层手术，需要严格控制血压，但也要保证血压能维持终末器官的灌注，一般将血压维持在100～120mmHg，必要时可联合用药。妊娠期高血压患者在围手术期宜将血压控制在（130～155）/（80～105）mmHg的范围内，如果合并有器官功能损伤则应进一步控制血压在（130～139）/（80～89）mmHg。

（3）围手术期低血压的管理：对于既往诊断为高血压的患者，围手术期低血压的危害远大于高血压，甚至会增加围手术期脑卒中、心肌梗死的风险，故应在关注围手术期高血压的同时，积极预防和处理围手术期低血压。一般来说，当血压下降超过20%时需要及时给予干预，如输注液体扩充血容量、给予适当的升压药物等，具体见图11-1。

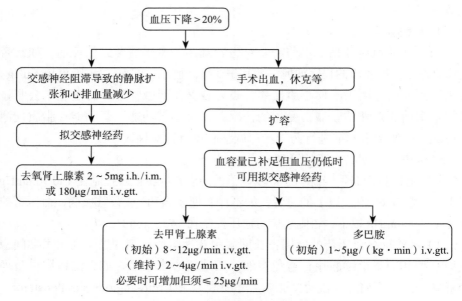

图 11-1 围手术期低血压管理流程图

（图片参考：《围手术期血压管理医 - 药专家共识》，广东省药学会，2019 年）

5. 药物重整过程中的重点关注内容

（1）入院时药物重整要点：既往服用抗高血压药的患者，药师在患者入院采集用药史时要特别关注每种抗高血压药的用量、频次以及用药时间，尤其是围手术期需要继续服用的 β 受体拮抗剂和钙通道阻滞剂，院内医嘱尽量应减少和患者自己的用药方案之间的差别，以保证患者血压能够控制平稳。对于既往血压控制不佳的患者，药师应通过和患者（必要时还有其主管医生）的沟通，寻找是否存在造成血压控制不佳的用药相关问题，比如是否存在合并用药造成抗高血压药效果减弱，或者患者依从性不佳造成血压波动过大等。然后和患者及医生一起制订解决方案，如术前帮助患者增加用药依从性，或请心脏科医生会诊调整药物等。

（2）出院时药物重整要点：出院后需要继续服用抗高血压药的患者，药师在出院前要对比出院后的降压方案和在院期间是否一致，如果有差别需要和医生确认后告知患者最终的方案。另外，对于既往就在服用抗高血压药的患者，还要对比出院后的降压方案和患者入院前的方案是否一致，如果在院期间调整了降压方案，需要特别提示患者相应的改变，如停用原来某种抗高血压药或者某种抗高血压药需要加量或减量，避免不必要的合并用药或不适合的剂量。此外，还应注意其他出院后需要服用的药物是否可能影响血压的控制，或和抗高血压药之间有无相互作用。比如老年患者术后可能需要备用镇痛药，应注意尽可能避免用非甾体抗炎药，以免影响患者的血压或容量状态。

二、药物重整案例

1. 病例介绍

（1）病情介绍：患者男性，67岁，诊断前列腺癌2年，格利森（Gleason）评分6分。入院拟行机器人辅助前列腺癌根治术。

（2）既往史：患者既往有高血压病史6年，平素血压控制在（140～150）/（70～80）mmHg。

（3）查体：体温36.5℃，脉搏87次/min，呼吸18次/min，血压137/83mmHg。其余查体无明显阳性体征。

（4）实验室检查

1）血常规：Hb 159g/L，RBC 5.59×10^{12}/L，WBC 6.7×10^9/L，PLT 355×10^9/L。

2）肝肾功能：Cr 78μmol/L，GPT 15U/L，GOT 12U/L。

3）凝血功能：PT 12.6秒，INR 1.13。

（5）影像学检查

1）心电图：窦性心律。

2）心脏彩超：左室射血分数65%。

（6）入院诊断：①前列腺恶性肿瘤；②原发性高血压。

（7）住院过程：

患者入院前服用抗高血压药为氨氯地平7.5mg q.d.；福辛普利10mg q.d.；比索洛尔2.5mg q.d.。入院后行前列腺癌根治术，术后血压在（150～170）/（80～90）mmHg，请心脏科会诊后调整药物治疗：停用福辛普利，改为厄贝沙坦，150mg q.d.。调整后血压逐渐下降到（130～140）/（75～85）mmHg。术后恢复良好，出院后心脏科随诊调整抗高血压药。

（8）出院带药医嘱：见表11-1。

表11-1 出院带药医嘱

用药目的	药品	单次剂量	频次	开始时间
降压	厄贝沙坦片	150mg	q.d.	2018年11月25日
镇痛	布洛芬片	400mg	p.r.n.	2018年11月25日

2. 出院前药物重整流程

（1）药师采集住院期间用药史获得住院期间用药清单，并与出院带药医嘱进行对比，相关信息见表11-2。

（2）识别问题、解决方案及与医患沟通要点，见表11-3。

（3）分析及小结：本案例中共发现了2个用药相关问题。

1）需要增加药物治疗：患者由于术后血压控制不佳，心脏科会诊后调整了抗高血压药，福辛普利换为厄贝沙坦进行治疗，血压较之前逐渐下降，虽然仍未达到治疗目标，但病情稳定可以出院后继续心脏科随诊。外科医生只针对调整的抗高血压药开具了出院带药，并未开具另外两种患者需持续使用的抗高血压药，可能会使患者误以为出院后只需要服用已开具出的这一种抗高血压药，增加潜在的血压控制不佳的风险。药师在行药物重整时，先要与医生核实患者出院后的抗高血压药治疗方案，确定后和患者说明，确保患者知晓出院后的降压方案以及是否备有充足的其他两种未开具的抗高血压药。如果需要额外备用，应再开具出院带药。

本案例中患者由于在院内有其他科医生参与会诊治疗，易发生医嘱交接中的错误或遗漏。再加上多数情况患者会认为出院带药清单就是出院后的治疗方案，会造成本该使用但只是由于备药充足而未开具处方的药品，没有被继续使用，造成治疗效果不佳。此外，也会有患者认为既往的药物和出院带药清单上的药品出院后都需要继续服用，会造成需要停用的药物反而继续服用了，一方面可能会影响治疗效果，另一方面还会有造成潜在药物安全事件的风险。由此可见，如果遇到患者在住院期间调整了慢性病治疗用药的情况，出院时要利用各种方案，比如可以为患者打印出院后的整体治疗方案清单，确保患者知晓准确的后续治疗方案。

2）药物不良反应：布洛芬等NSAID是术后镇痛的常用药物，对既往健康的患者来说，NSAID的疗效和安全性均较好，但是对于合并慢性疾病的患者，就需要谨慎使用NSAID。比如本案例中合并高血压的患者，由于NSAID（除对乙酰氨基酚外）通过抑制肾脏中的前列腺素，使得原本由前列腺素诱导的对Cl^-重吸收和血管升压素作用的抑制作用减弱，造成水钠潴留，进而影响血容量和血压。故NSAID（除对乙酰氨基酚外）对于高血压患者应谨慎使用，特别是对于近期血压不稳定或正处于调整用药期间的患者，应尽可能避免使用，以免影响血压的调控。这类患者选用非阿片类镇痛时，应首选对乙酰氨基酚进行治疗，以避免药物对血压的影响。

表 11-2 住院期间用药清单与出院带药医嘱比较及药师意见

住院期间用药清单							出院带药医嘱					
用药目的	药品	单次剂量	频次	开始	结束	备注	用药目的	药品	单次剂量	频次	与在院药品比较	药师意见
降压	苯磺酸氨氯地平片	7.5mg	q.d.	2018年11月19日	2018年11月25日						未开	应继续服用
降压	福辛普利钠片	10mg	q.d.	2018年11月19日	2018年11月22日						已停用	同意停用
降压	富马酸比索洛尔片	2.5mg	q.d.	2018年11月19日	2018年11月25日						未开	应继续服用
降压	厄贝沙坦片	150mg	q.d.	2018年11月22日			降压	厄贝沙坦片	150mg	q.d.	相同	同意继续使用
镇痛	对乙酰氨基酚片	500mg	p.r.n.	2018年11月20日	2018年11月25日						未开	建议增加医嘱以备止痛需要
							镇痛	布洛芬片	400mg	p.r.n.	院内未用	因NSAID（除对乙酰氨基酚外）可能影响血压，建议换药

表 11-3　药物重整发现的问题、解决方案及与医患沟通要点

序号	问题描述	解决方案	与医生沟通要点	与患者沟通要点
1	需要增加的药物：氨氯地平和比索洛尔在院内一直在使用,出院时应继续用药	再开具氨氯地平和比索洛尔作为出院带药,如患者不需要额外备药,则告知患者回家后应继续用药	开具氨氯地平和比索洛尔作为出院带药,或病历中记录出院后继续使用氨氯地平和比索洛尔	告知患者出院后应继续服用氨氯地平和比索洛尔,如果需要额外备药,应请医生再开具作为出院带药
2	潜在的不良反应：布洛芬等 NSAID（除对乙酰氨基酚外）会影响患者的血压控制	换用住院期间使用的对乙酰氨基酚	和医生阐明 NSAID（除对乙酰氨基酚外）对血压等的影响,建议将出院带药的布洛芬换为对乙酰氨基酚	告知患者出院后镇痛时首选对乙酰氨基酚,尽量避免 NSAID（除对乙酰氨基酚外）

第二节　围手术期血糖管理

一、概述

1. 定义　围手术期血糖异常是指由于外科手术应激、围手术期紧张情绪、手术创伤和术后疼痛等因素，体内多种激素分泌异常，继而对胰腺功能产生直接或间接影响，最终导致糖代谢紊乱。血糖的控制与手术、麻醉风险和预后直接相关，因此围手术期做好血糖管理尤为重要。

2. 分类　围手术期血糖异常包括高血糖、低血糖和血糖波动，以高血糖为主。

（1）高血糖：指住院期间任意一点的血糖水平 > 7.8mmol/L。如果血糖持续明显高于此水平，提示患者围手术期发生血糖异常的风险升高。这类患者包括既往已经诊断糖尿病的患者，也包括还未被诊断糖尿病的患者和发生"应激性高血糖"的患者。

（2）低血糖：指血糖 < 2.8mmol/L，既往诊断为糖尿病的患者，低血糖的诊断标准为 ≤ 3.9mmol/L。严重低血糖可伴有意识和 / 或躯体改变，甚至需要他人的帮助，故更应引起重视。

（3）血糖波动：指血糖水平在高峰和低谷之间变化的不稳定状态，包括短期血糖波动（日间血糖波动和日内血糖波动）和长期血糖波动（糖化血红

蛋白的变异性）。某种程度上来说，血糖波动的危害比血糖持续升高更严重，影响手术预后，甚至增加围手术期患者的死亡率。

3. 临床表现 围手术期高血糖的患者一般没有明显症状，除非患者的血糖较长时间维持在较高水平，抑或是发生高血糖危象。低血糖可表现为心悸、发抖、紧张、心慌、易怒、焦虑等交感神经兴奋症状，严重者可表现为神志改变、眩晕、反应迟钝、认知障碍、昏迷等中枢神经症状。

4. 疾病管理

（1）术前评估：围手术期有糖尿病但未被诊断的患者，其死亡率是非糖尿病患者的 18 倍，是已确诊糖尿病患者的 3 倍，漏诊漏治将直接影响手术的风险甚至危及生命，故推荐对所有患者在术前就进行血糖监测，以便可以及时发现围手术期血糖异常的患者。一方面常规监测空腹血糖，必要时监测餐后或随机血糖，另一方面对于既往诊断糖尿病的患者还应监测糖化血红蛋白，评估既往治疗药物和 / 或其他可能会影响血糖的药物，以便了解患者既往的血糖控制情况。

（2）围手术期血糖控制目标：行普通手术的患者，血糖控制目标一般设定空腹或餐前血糖为 6.1 ~ 7.8mmol/L，餐后 2 小时或随机血糖为 7.8 ~ 10.0mmol/L。术前血糖控制不佳，血糖长期持续增高的患者，血糖控制目标可适当放宽。行精细手术如整形外科手术，由于对伤口愈合的要求较高，对血糖的控制目标也更严格，空腹血糖或餐前血糖控制在 4.4 ~ 6.1mmol/L，餐后或随机血糖控制在 6.1 ~ 7.8mmol/L。

对于重症患者，目前的循证证据显示围手术期强化血糖控制并未降低总死亡率和并发症发生率，甚至显著增加重症患者的低血糖风险。故目前的指南均建议将重症患者的血糖控制在 7.8 ~ 10.0mmol/L 即可。

（3）围手术期血糖控制方法：患者接受的手术为择期手术还是急诊手术，以及手术大小，患者是否为危重患者，这些情况不同，围手术期血糖管理的策略不尽相同，见图 11-2。

（4）围手术期血糖的监测：对于一般情况良好的患者，建议采用指尖血糖（毛细血管血糖）进行监测，而对于危重患者，必要时需要考虑使用动脉 / 静脉血监测血糖情况。对于静脉使用胰岛素的患者，监测频率相对需要频繁一些，开始时每 1 小时测定一次，血糖有下降趋势或血糖波动较大时还应再加强监测频次，稳定后再根据患者血糖情况适当降低监测频次。对于皮下注射胰岛素的患者，如患者可正常进食，可以监测三餐前后及睡前的血糖值。

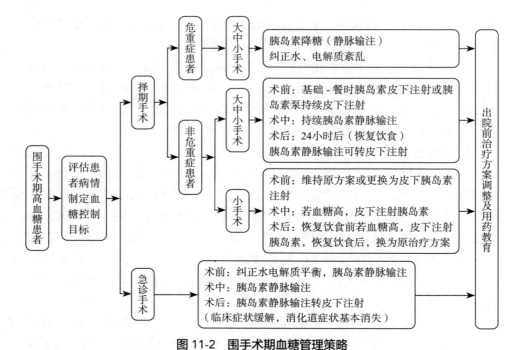

图 11-2 围手术期血糖管理策略

（图片参考：《围手术期血糖管理医 - 药专家共识》，广东省药学会，2018 年）

（5）低血糖的处理：因低血糖可显著增加围手术期死亡率，故需引起足够重视。对于不能口服且接受胰岛素静脉治疗的患者，血糖 < 3.9mmol/L 时，建议静脉注射 50% 葡萄糖注射液 15g，并暂停胰岛素输注，15 ~ 30 分钟监测一次血糖；对于可以进食的患者，血糖 < 3.9mmol/L 时，口服 15 ~ 20g 糖类食品（如 2 ~ 5 个葡萄糖片、100 ~ 200ml 果汁），每 15 分钟监测一次血糖直至血糖升至 4mmol/L。

5. 药物重整过程中的重点关注内容

（1）入院时药物重整要点：对于已经诊断为糖尿病的患者，药师在采集用药史时应与患者核对所有控制血糖的药物的品种、规格、用法用量，特别是对于使用胰岛素的患者，更要和患者详细核对血糖监测方案和相应的胰岛素给药方案。然后根据患者拟接受的手术，与入院初始的血糖管理医嘱进行核对，与医生和患者讨论协商后制订合适的血糖控制策略，比如继续行口服降血糖药治疗还是在围手术期改为胰岛素控制血糖，围手术期根据进食情况如何调整胰岛素剂量等。对于未诊断糖尿病的患者，药师也要询问患者之前是否发生过血糖异常的情况，是否短暂接受过降血糖治疗及相应的用药情况。此外，某些治疗其他疾病的药物，如糖皮质激素类药物也会对血糖造成影响，需要特别关注，并提醒医生做好围手术期的血糖管理。

（2）出院时药物重整要点：患者如果出院后需继续使用药物进行血糖管理，药师需要在出院前和医生确认血糖控制方案，如口服降血糖药的用法用量、常见不良反应及处理方法等。对于需要继续使用胰岛素控制血糖的患者，如果住院期间为初次使用，因在院期间大多由护士为患者进行胰岛素的注射，出院后药师还要对患者进行胰岛素注射和血糖监测的指导，确保患者会使用注射装置以及自我监测血糖的方法。如果患者既往使用过胰岛素，出院前药师在和医生核对胰岛素品种、剂量后，向患者着重告知胰岛素后续的治疗方案，特别是更改了胰岛素品种或剂量的，更要和患者说明注意事项，以避免低血糖等不良事件的发生。如果有条件，还应在出院后对患者进行随访，以便能及时帮助患者发现和解决药物治疗问题。

二、药物重整案例

1. 病例介绍

（1）病情介绍：患者男性，61 岁，自觉腹部不适 1 个月余。经结肠镜活检等检查，诊断为右半结肠肿瘤，为中分化腺癌。入院拟行右半结肠切除术。

（2）既往史：患者既往有高血压病史 5 年，2 型糖尿病病史 5 年。

（3）查体：体重 88kg。无明显阳性体征。

（4）实验室检查

1）血常规：Hb 113g/L，RBC 4.12×10^{12}/L，WBC 8.5×10^9/L，PLT 349×10^9/L，随机血糖 11.9mmol/L，HbA1c 7.5%。

2）肝肾功能：Cr 61μmol/L，GPT 10U/L，GOT 14U/L。

3）凝血功能：PT 11.3 秒，INR 1.02。

（5）影像学检查

心电图：窦性心律，逆钟向转位。

（6）入院诊断：①右半结肠恶性肿瘤；②原发性高血压；③2 型糖尿病。

（7）入院时初始用药医嘱：见表 11-4。

表 11-4　入院时初始用药医嘱

用药目的	药品	单次剂量	频次	开始时间
降压	苯磺酸氨氯地平片	5mg	q.d.	2021 年 12 月 22 日

续表

用药目的	药品	单次剂量	频次	开始时间
降血糖	磷酸西格列汀片	100mg	q.d.	2021 年 12 月 22 日
降血糖	盐酸二甲双胍片	500mg	b.i.d.	2021 年 12 月 22 日

2. 入院后药物重整流程

（1）药师采集既往用药史获取入院前用药清单，并与入院时初始用药医嘱进行对比，相关信息见表 11-5。

（2）识别问题、解决方案及与医患沟通要点，见表 11-6。

（3）分析及小结：本案例中共发现了 1 个用药相关问题。

本案例患者既往有 2 型糖尿病，服用二甲双胍和西格列汀治疗，但从随机血糖和 HbA1c 的检测结果可以看出血糖控制不佳，也就是患者的治疗糖尿病药物非最佳药物。患者拟行结肠癌切除术，属于大型手术，术前高血糖状态不利于手术术后恢复，甚至可能使术后感染的发生率甚至死亡率增加。故此患者术前血糖管理策略需要调整。首先，患者围手术期血糖控制目标应设定空腹或餐前血糖为 6.1 ~ 7.8mmol/L，餐后 2 小时或不能进食时的随机血糖在 7.8 ~ 10.0mmol/L。其次，由于患者之前的药物治疗方案控制血糖不理想，且即将择期行大型手术，建议术前将口服降血糖药暂停，改为基础胰岛素加餐时胰岛素控制血糖。患者既往未使用过胰岛素治疗，故起始剂量为 0.4 ~ 0.5U/（kg·d），即 40U/d，一般选用基础胰岛素即甘精胰岛素注射液 20U q.d.，另一半为餐时胰岛素即门冬胰岛素注射液 6 ~ 8U t.i.d.，于三餐前。再有，患者围手术期如可以进食，在三餐前和睡前监测血糖，如处于禁食阶段，则每 6 小时监测一次随机血糖。术后恢复进食后，根据进食情况和血糖监测情况调整胰岛素用量，如血糖控制稳定，可再逐渐过渡到原口服降血糖药维持降血糖治疗。

从本案例中可以看出，药师在做药物重整遇到既往诊断为糖尿病的患者时，首先要了解患者既往的治疗用药的细节，比如口服降血糖药的用法用量，依从性如何，是否使用过胰岛素，是否掌握注射技术。其次，要了解患者既往血糖控制的情况，是否遵医嘱规律监测血糖，使用血糖仪的技术是否正确等。另外，药师也要知晓患者即将接受的手术类型，结合患者既往血糖控制情况，帮助医生确定患者围手术期的血糖控制目标以及适宜的血糖控制和监测方法。

表 11-5　入院时初始用药医嘱与入院前用药比较及药师意见

入院前用药清单							入院时初始用药医嘱					
用药目的	药品	单次剂量	频次	开始	结束	备注	用药目的	药品	单次剂量	频次	与院外药品比较	药师意见
降压	苯磺酸氨氯地平片	5mg	q.d.	2016年2月			降压	苯磺酸氨氯地平片	5mg	q.d.	用法用量无变化,沿用	同意继续使用
降血糖	磷酸西格列汀片	100mg	q.d.	2016年3月			降血糖	磷酸西格列汀片	100mg	q.d.	用法用量无变化,沿用	建议暂停使用西格列汀,换为胰岛素控制血糖
降血糖	盐酸二甲双胍片	500mg	b.i.d.	2016年3月			降血糖	盐酸二甲双胍片	500mg	b.i.d.	用法用量无变化,沿用	建议暂停使用二甲双胍,换为胰岛素控制血糖

表 11-6　药物重整发现的问题及与医患沟通要点

问题描述	解决方案	与医生沟通要点	与患者沟通要点
非最佳药物:患者入院前血糖控制不佳,不利于围手术期的治疗和康复	围手术期以胰岛素方案为主,加强对血糖的控制。另外需要制订适合患者的合理饮食方案	和医生说明患者血糖的控制情况,因患者血糖控制不理想,建议暂停口服降血糖药,改为胰岛素控制血糖,如需要可请内分泌科会诊	(1)向患者说明其血糖控制不理想的情况,以及血糖控制对于手术的重要性。(2)针对注射胰岛素对患者进行用药教育,消除患者的恐惧和长期使用的担心

第三节　围手术期抗栓管理

一、概述

1. **定义**　血栓性疾病包括静脉血栓栓塞性疾病和动脉血栓性疾病。患者在围手术期的血栓风险明显升高，一方面外科患者术前活动量减少，术中和术后较长时间制动卧床，都可以使静脉血流速度减慢；另一方面，麻醉和手术创伤会促使组织因子释放，直接激活外源性凝血机制，从而导致高凝状态或血栓形成。再有患者自身的某些合并因素如肥胖、高龄、恶性肿瘤等也使得血栓风险增加。围手术期抗栓管理是指对于长期服用抗栓药物的患者，围手术期处理应充分考虑血栓风险和出血的风险，和患者做好知情同意，并让患者参与到围手术期的抗栓管理中。

2. **分类**　根据常见的血栓类型，可以分为围手术期静脉血栓和围手术期动脉血栓。

（1）静脉血栓：可分为深静脉血栓和肺栓塞。深静脉血栓是血液在深静脉内不正常凝结引起的静脉回流障碍，常发生在下肢。肺栓塞是指各种栓子（如血栓、脂肪栓等）阻塞了肺动脉或其分支从而导致的一组疾病或临床综合征。

（2）动脉血栓：主要包括冠心病、心房颤动和脑梗死等，为动脉血栓完全或不完全堵塞动脉管腔引起的动脉缺血事件如冠心病、脑梗死等。也可为由心律失常、瓣膜性心脏病行换瓣术后等原因引起的心腔内血栓形成，这些血栓脱落进入动脉管腔后可以造成远端动脉堵塞引发缺血事件。

3. **临床表现**

（1）静脉血栓可分为深静脉血栓和肺栓塞，下肢深静脉血栓临床表现为单侧下肢肿胀、疼痛，但有时也可没有症状，易被忽略；肺栓塞临床表现多样，缺乏特异性，且严重程度有很大差别，轻者可以没有症状，重者可出现血流动力学不稳定甚至猝死。比较典型的肺栓塞症状为呼吸困难、胸痛和咯血，即肺栓塞三联征。

（2）动脉血栓：常见的为冠脉血栓。冠脉血栓主要表现为急性冠脉综合征，心腔内血栓则可有脑梗死相关的临床表现。

4. **疾病管理**　静脉血栓和心腔内血栓的治疗（或预防）常用的药物有华法林、新型口服抗凝血药（如利伐沙班、达比加群酯等）和肝素/低分子量肝素。而冠脉血栓的常用药物主要是抗血小板药如阿司匹林、氯吡格雷等。临床上需要评估血栓和出血的风险来决定血栓管理的策略，见图11-3。

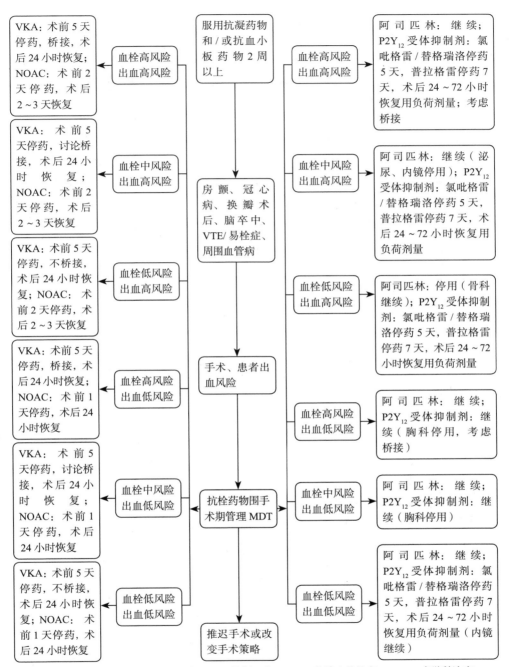

VKA：维生素 K 拮抗剂；NOAC：新型口服抗凝血药；VTE：静脉血栓栓塞；MDT：多学科诊疗。

图 11-3　围手术期血栓管理策略

（图片参考：《抗血栓药物围手术期管理多学科专家共识》，中华医学杂志，2020 年 10 月 27

日第 100 卷第 39 期 P3058-3074）

（1）围手术期抗血小板治疗管理：并非所有接受手术的患者都需要停用阿司匹林，比如拟行口腔科手术、皮肤科手术或白内障手术的患者，术前无须停用阿司匹林。对于拟行非心脏手术的患者，如果发生心血管事件的风险超过出血风险，手术期间不需要停用阿司匹林，但如果心血管事件风险较低，建议术前停用阿司匹林 7～10 天。

对于氯吡格雷等 P2Y₁₂ 受体拮抗剂，如果心血管事件风险较低，建议术前停用 5 天，术后 24 小时恢复使用，但如果心血管事件风险较高，则需要由医生和患者共同针对血栓和出血风险进行综合评估后，制订针对个体的围手术期抗血小板治疗方案。

目前尚无充分证据支持在围手术期常规使用短效抗血小板药如替罗非班、普通肝素或低分子量肝素等进行桥接治疗，需要针对具体案例作出个体化决策。

（2）围手术期抗凝治疗管理

1）目前使用新型口服抗凝血药（NOAC）的患者逐渐增多，这类患者需要在术前充分评估出血风险、肝肾功能及合并用药（如肝药酶抑制剂或 P 糖蛋白抑制剂、5- 羟色胺再摄取抑制剂等）的情况，决定是否及何时停用 NOAC（表 11-7）。术后恢复 NOAC 的时间也要根据止血情况、血栓风险等因素决定，因 NOAC 大多起效迅速，故对于出血风险较高的患者，可适当延后恢复 NOAC 的时间。在停用 NOAC 的期间，如果患者仍有一定的血栓风险，可考虑用预防剂量的低分子量肝素或普通肝素进行桥接治疗，但目前获益证据不足，故不常规推荐。

表 11-7　不同出血风险及肌酐清除率对应的 NOAC 术前停药时间

药物	出血风险	NOAC 术前停药时间 /h			
		Ccr > 80ml/min	50 < Ccr ≤ 80ml/min	30 < Ccr ≤ 50ml/min	15 < Ccr ≤ 30ml/min
达比加群酯	高危	≥ 24	≥ 36	≥ 48	不适用
	低危	≥ 48	≥ 72	≥ 96	不适用
利伐沙班	高危	≥ 24	≥ 24	≥ 24	≥ 36
	低危	≥ 48	≥ 48	≥ 48	≥ 48
阿哌沙班	高危	≥ 24	≥ 24	≥ 24	≥ 36
	低危	≥ 48	≥ 48	≥ 48	≥ 48

注：Ccr 表示肌酐清除率（creatinine clearance rate）。

2）使用华法林的患者，拟行简单的口腔科手术、皮肤科手术和白内障手术时，可以考虑不停用，做好局部止血即可。行其他手术前建议停用 5 天，术后 12～24 小时在止血彻底的前提下可以恢复用药。

如为机械瓣膜置换术后、房颤或深静脉血栓的患者，需要评估血栓栓塞的风险，再决定手术前停用华法林后是否需要进行桥接治疗。对于高危的患者，建议用低分子量肝素行桥接治疗，具体方法为在停用华法林后监测 INR，待低于治疗范围后开始使用治疗剂量的低分子量肝素直至术前 24 小时，术后在止血彻底并评估出血风险的前提下 12～24 小时首先恢复术前华法林的治疗剂量，在 24～72 小时恢复治疗剂量的低分子量肝素，并持续监测 INR，待 INR 达到治疗范围时停用低分子量肝素。另外对于严重肾功能不全的患者（如肌酐清除率 < 30ml/min），推荐使用普通肝素。

5. 药物重整过程中的重点关注内容

（1）入院时药物重整要点：药师在询问患者用药情况时，需要特别关注患者服用的抗栓药物的规格、用法用量和每天服药的时间。因为涉及手术，还需要询问患者是否已经停用相关药物或者是否开始桥接治疗（比如使用低分子量肝素），以及最后一次用药的时间，以便评估血栓和出血的风险，安排合适的手术时间，以及制订术后抗栓治疗方案。一些抗栓药物还要关注其药物相互作用，比如氯吡格雷在术后恢复使用时，如同时需要使用质子泵抑制剂，需要选择和氯吡格雷相互作用相对小的如泮托拉唑、雷贝拉唑等，以尽量减小对抗栓作用的影响。

（2）出院时药物重整要点：患者出院前，药师需要和医生确认抗栓方案后，用通俗易懂的语言或其他方式告知患者出院后如何使用抗栓药物。如果新开或换用了以前未使用过的新药，还要告知患者如何自我监测疗效和 / 或不良反应，以及如何应对。比如有些患者需要在出院后继续使用低分子量肝素，药师在出院前需要指导患者如何注射、注射的疗程，以及相关的注意事项比如发生不良反应如何处置等。另外患者出院后，多数情况还会继续使用一段时间和手术相关的药物，比如抗生素、镇痛药等，药师要在出院前确认这些药物和抗栓药物之间没有明显的相互作用。

二、药物重整案例

1. 病例介绍

（1）病情介绍：患者男性，64 岁，于 2021 年 6 月体检时发现右下肺结节，拟行手术治疗，但因术前 CT 血管造影检查发现心脏异常，遂于 2021 年

8月行心导管术，置入第二代药物洗脱支架（DES），术后开始每日服用阿司匹林100mg联合氯吡格雷75mg抗栓治疗。本次入院拟行肺结节穿刺活检术。

（2）既往史：冠心病3个月，高血压10年，高脂血症8年。阑尾切除术后50年，心律失常射频消融术后2年，心导管术后3个月。

（3）查体：无异常阳性体征。

（4）实验室检查

1）血常规：Hb 136g/L，RBC 4.7×10^{12}/L，WBC 4.5×10^9/L，PLT 162×10^9/L。

2）血脂：TC 3.36mmol/L，TG 0.70mmol/L，HDL-C 1.55mmol/L，LDL-C 1.61mmol/L。

3）空腹血糖：6.7mmol/L。

4）肝肾功能：Cr 95μmol/L，GPT 44U/L，GOT 27U/L。

5）凝血功能：PT 11.1秒，INR 1.00。

（5）影像学检查

1）心电图：窦性心律，逆钟向转位。

2）心脏彩超：左室射血分数48%，重度二尖瓣反流。

（6）入院诊断：①肺部阴影待查；②冠状动脉粥样硬化性心脏病；③原发性高血压；④高脂血症。

（7）入院时初始用药医嘱：见表11-8。

表 11-8　入院时初始用药医嘱

用药目的	药品	单次剂量	频次	开始时间
降压	富马酸比索洛尔片	2.5mg	q.d.	2021 年 12 月 14 日
调血脂	瑞舒伐他汀钙片	10mg	q.n.	2021 年 12 月 14 日
预防溃疡	泮托拉唑肠溶片	40mg	q.d.	2021 年 12 月 14 日

2. 入院后药物重整流程

（1）药师采集既往用药史获取入院前用药清单，并与入院时初始用药医嘱进行对比，相关信息见表11-9。

（2）识别问题、解决方案及与医患沟通要点，见表11-10。

表 11-9　入院时初始用药医嘱与入院前用药比较及药师意见

入院前用药清单							入院时初始用药医嘱				与院外药品比较	药师意见
用药目的	药品	单次剂量	频次	开始	结束	备注	用药目的	药品	单次剂量	频次		
降压	富马酸比索洛尔片	2.5mg	q.d.	2021年8月18日	2021年12月13日		降压	富马酸比索洛尔片	2.5mg	q.d.	用法用量无变化,沿用	同意继续用药
调血脂	瑞舒伐他汀钙片	10mg	q.n.	2021年8月18日	2021年12月13日		调血脂	瑞舒伐他汀钙片	10mg	q.n.	用法用量无变化,沿用	同意继续用药
抗栓	阿司匹林肠溶片	100mg	q.d.	2021年8月18日	2021年12月8日	已停用5天					停用	因仍有中到高危血栓风险,建议评估后重启
抗栓	硫酸氢氯吡格雷片	75mg	q.d.	2021年8月18日	2021年12月13日						停用	出血风险高,应停用
预防溃疡	泮托拉唑肠溶片	40mg	q.d.	2021年8月18日	2021年12月13日		预防溃疡	泮托拉唑肠溶片	40mg	q.d.	用法用量无变化,沿用	同意继续用药

表 11-10　药物重整发现的问题、解决方案及与医患沟通要点

序号	问题描述	解决方案	与医生沟通要点	与患者沟通要点
1	不必要的药物治疗：处于中/高危血栓风险，高手术出血风险的患者，氯吡格雷应停用	因患者不知晓氯吡格雷为抗栓药物，故术前未停用。建议停用氯吡格雷5天后再行活检穿刺术，并做好针对出血的应急预案	（1）先停用氯吡格雷，最好5天后再行活检穿刺。（2）如需尽快手术，则需要做好输注血小板准备	（1）告知患者氯吡格雷的用途以及未停药对手术的影响。（2）征询患者对于停药后何时手术的意见以及对于出血风险的接受度
2	需要增加药物治疗：处于中/高危血栓风险，高手术出血风险的患者，阿司匹林可继续	患者接受第二代DES后仅4个月，仍处于血栓中/高风险，故围手术期应继续谨慎抗栓，建议重新启用阿司匹林，必要时请心脏科会诊评估血栓风险	患者血栓风险仍较高，不宜停用全部抗栓药物，建议重启阿司匹林	告知患者全部停用抗栓药物的风险，征询患者对于重启阿司匹林的知情同意

（3）分析及小结：本案例中共发现了2个用药相关问题。

不必要的药物治疗——氯吡格雷，和需要增加药物治疗——阿司匹林，但核心是围手术期抗栓药物如何管理的问题。

本案例中，患者在使用双联抗血小板治疗行冠心病二级预防，但患者拟行的手术距离心导管术置入第二代DES只有4个月，此时患者仍处于冠脉血栓的中高风险期，如果术前停用全部抗栓药物，可能会增加围手术期心脑血管事件的风险。同时，外科评估考虑此次行肺结节穿刺活检术有较高的出血风险，需要尽可能减少影响止血的因素。此时预防血栓和出血成为了围手术期的一对矛盾。《抗血栓药物围手术期管理多学科专家共识》中建议围手术期停用氯吡格雷，而继续使用阿司匹林。此患者在术前停用了阿司匹林，但未停用氯吡格雷，需要医务人员和患者充分沟通，阐明术前抗栓治疗的利与弊，在患者充分知情后作出决策。

由此可见，药师在患者入院后，及时进行药物重整，发现患者存在的抗栓治疗方面的用药相关问题，可以帮助临床医生平衡药物在血栓形成和出血方面的风险，保证患者的围手术期安全。另外，拟接受手术的正在进行抗栓治疗的患者，尤其是近期有PCI手术史的患者，建议在门诊协商手术时间安排时就进行药物重整的工作，提前制订术前抗栓药物的使用和停用计划，保证手术能够顺利进行。

第四节　围手术期疼痛管理

一、概述

1. 定义　国际疼痛学会在 2020 年更新了疼痛的定义：一种与实际或潜在的组织损伤相关的不愉快的感觉和情绪情感体验或与此相似的经历。根据新的定义，疼痛是一种生理及心理活动，由机体的疼痛感觉和产生的疼痛反应两部分组成，同时可伴有呼吸、循环、代谢、内分泌以及心理和情绪的改变。疼痛是机体受到伤害的一种保护性反应，有助于人体及时躲避伤害，并可引起机体一系列防御性保护反应，同时提示要积极治疗躯体疾病。围手术期疼痛包括术前、术中和术后的疼痛。在外科，药师常见的主要是术后的急性疼痛，一般持续 3～7 天，有时甚至会在术后持续数周。其性质多为急性伤害性疼痛，需要紧急处理。

2. 分类　可以根据疼痛发生的躯体部位、疼痛发生的组织器官或系统、疼痛的性质、疼痛的病理学特征和疼痛的持续时间等进行分类。

（1）根据疼痛发生的躯体部位分类：可分为头痛、颌面部疼痛和胸背部疼痛等。

（2）根据疼痛发生的组织器官或系统分类：可分为躯体痛、内脏痛和神经中枢痛。

1）躯体痛：由浅表组织（如皮肤、皮下组织、黏膜）和/或深部组织（如肌肉、肌腱、关节、骨骼）的痛觉感受器受到伤害刺激所引起的疼痛，例如手术切口疼痛。

2）内脏痛：由内脏牵拉、扭转、压迫等引起的脏器疼痛，可由手术操作引发。

3）神经中枢痛：指脊髓、脑干、丘脑和大脑皮质等中枢神经系统疾病所引起的疼痛，多为持续性刺痛或麻木。

（3）根据疼痛的性质分类：可分为刺痛、灼痛、酸痛等。

（4）根据疼痛的病理学特征分类：可分为伤害感受性疼痛和神经病理性疼痛，手术后的疼痛多为伤害感受性疼痛。

（5）根据持续时间分类：可分为急性疼痛和慢性疼痛，手术后的疼痛多为急性疼痛，但部分患者也会合并长期慢性疼痛。

3. 临床表现　术后疼痛可表现为兴奋或焦虑状态；疼痛刺激可引起应激反应，促使体内释放多种激素，导致水钠潴留、血糖水平升高；疼痛还可以兴奋交感神经系统，使血压升高、心率加快；胸腹部手术后疼痛可引起肌张力增加和膈肌功能下降，易产生低氧血症，也使得患者因惧怕呼吸和咳痰导致肺不张和肺炎的发生率增加。

4. 疾病管理 《临床药师术后疼痛管理指引》建议采用多学科合作的方式管理围手术期疼痛。药师作为团队的重要成员，可以提供包括疼痛用药综合评估、镇痛用药安全及健康教育、围手术期疼痛管理和监测、镇痛药物信息服务和特殊人群术后镇痛方案选择等药学服务。药物镇痛是术后镇痛的主要治疗手段，包括非甾体抗炎药（nonsteroidal anti-inflammatory drug，NSAID）、阿片类药物和其他镇痛药（如加巴喷丁、普瑞巴林等）。

（1）围手术期多模式镇痛：近年来多模式镇痛应用逐渐广泛，即联合使用作用于疼痛通路中不同靶点及不同作用机制的镇痛药物或镇痛技术，以获得相加或协同的镇痛效果。其中镇痛药物的联合使用，如非甾体抗炎药与阿片类药物联用通常可以获得满意的镇痛效果，并且可以减少阿片类药物的用量。

（2）特殊人群围手术期镇痛

1）老年患者：老年患者使用镇痛药时，年龄增大可导致药动学和药效学的改变，宜从小剂量开始应用，根据疼痛控制情况缓慢调整至最适合的剂量。老年患者易合并多种疾病和多种药物的使用，在选择镇痛药时需要关注对其他疾病和药物的影响，比如老年患者在使用非甾体抗炎药时，易引起血压、肾功能方面的问题，要谨慎使用。另外，老年患者在使用阿片类药物时，更容易发生不良反应，如便秘、过度镇静等，要针对性给予预防或治疗措施。

2）儿童患者：儿科患者应将儿童的认知水平、语言能力、种族／文化背景和儿童疼痛评估方法综合考虑，选择合适的镇痛方式和用量。围手术期可选用的镇痛药主要是部分NSAID（对乙酰氨基酚、布洛芬、酮咯酸氨丁三醇等）和部分阿片类（吗啡、芬太尼等）。这些药物有多种剂型供儿童使用，如口服液、注射液和栓剂等，需要注意尽量避免一天内使用多种剂型，以免发生药物过量。

3）肝功能不全患者：围手术期出现肝功能不全的患者，在选用镇痛药前应先评估肝功能情况，常用的方法是Child-Pugh分级，结合具体药物的循证证据选择合适的药物和用量。围手术期常用的镇痛药中，大多数药物都有影响肝功能的不良反应报道，在使用中需要定期监测肝功能的情况，如果肝功能持续恶化，需要考虑减量甚至停药。

4）肾功能不全患者：围手术期出现肾功能不全的患者，在选用镇痛药前应先评估肾功能情况，常用的方法是计算患者的肌酐清除率，结合具体药物的循证数据选择合适的药物和用法用量。围手术期常用的镇痛药中，NSAID由于有潜在的肾毒性且多数由肾排泄，一般应尽量避免选用，特别是重度肾功能不全的患者（肌酐清除率 < 30ml/min）。阿片类药物虽然没有肾毒性，但多数药物经过肾排泄，故选用时要根据肾功能情况调整剂量。

5. 药物重整过程中的重点关注内容

（1）入院时药物重整要点：患者入院后，药师应询问既往是否有疼痛用药的情况，包括使用阿片类药物的耐受程度评估，对于镇痛药的种类和给药途径的偏好等，方便术后制订适宜患者的疼痛控制方案。另外，还要关注患者是否有治疗慢性疾病等其他药物同时在服用，避免和围手术期可能用到的镇痛药之间有临床意义的相互作用。由于对乙酰氨基酚等 NSAID 作为常用的药物甚至是非处方药，患者平时用到的机会相比其他非处方药等会更高，同时发生不良反应的情况也会更常见，所以在进行药物重整时，还要特别关注患者既往使用镇痛药有无不良反应的发生以及症状，避免在围手术期给患者造成安全隐患。

（2）出院时药物重整要点：部分患者出院后仍然需要进行疼痛管理，特别是对于在院内疼痛控制不佳的患者，还可能需要多药联合镇痛，在进行出院药物重整时，药师要让患者知晓出院后镇痛药的使用方法、疗程，比如NSAID 是规律服用还是按需服用，阿片类药物如何根据疼痛控制情况减量等。此外，接受大型手术或者下肢骨科手术的患者，往往由于手术部位的原因需要较长时间卧床休息，还需要使用预防深静脉血栓的药物如利伐沙班等口服抗凝血药。药师需要特别注意镇痛药和抗凝血药之间的相互作用，以及和既往慢性病用药之间的相互作用。

二、药物重整案例

1. 病例介绍

（1）病情介绍：患者男性，41 岁，因"运动时右脚踝扭伤2 小时"入院。2 小时前，患者在运动时突然扭伤并感觉右小腿后侧异常声响，伴疼痛。走路时有疼痛并且局部肿胀加重，遂就诊于急诊，诊断为右侧跟腱完全撕裂，拟行跟腱修补术收入病房。

（2）既往史：既往健康，无慢性疾病病史。

（3）查体：疼痛步态。右侧跟腱中部肿胀伴压痛，有"缝隙"感，"缝隙"约 4cm。右踝部运动受限。右足跟后骨区无压痛。静息状态时右踝相较左踝张力下降。汤普森试验显示右侧阳性。神经和血管系统未见异常，无其他疼痛部位。

（4）实验室检查

1）血常规：Hb 137g/L，RBC $4.38×10^{12}$/L，WBC $12.2×10^9$/L，PLT $190×10^9$/L。

2）随机血糖：5.9mmol/L。

3）肝肾功能：Cr 90μmol/L，GPT 15U/L，GOT 19U/L。

4）凝血功能：PT 11.6秒，INR 1.01。

（5）影像学检查

X线检查：右侧跟腱撕裂？断裂？

（6）入院诊断：右侧跟腱完全性撕裂。

（7）诊疗经过：患者入院后行跟腱修补术，术后应用布洛芬缓释胶囊（300mg b.i.d.），规律使用，疼痛评分 > 5 分，加用氨酚羟考酮联合镇痛。疼痛控制可，患者大部分时间疼痛评分为 1~2 分。术后无其他问题，2 天后出院。

（8）出院带药医嘱：见表 11-11。

表 11-11　出院带药医嘱

用药目的	药品	单次剂量	频次
镇痛	氨酚羟考酮片	1 片（325/5mg）	p.r.n.，每天最多 4 次
预防深静脉血栓	利伐沙班片	10mg	q.d.

2. 出院时药物重整流程

（1）药师采集患者入院前和住院期间用药史，并与出院带药医嘱进行对比，相关信息见表 11-12。

（2）识别问题、解决方案及与医患沟通要点，见表 11-13。

（3）分析及小结：本案例中共发现了 2 个用药相关问题。

1）需要增加药物治疗：本案例中患者在院内采用规律服用布洛芬缓释胶囊与按需服用氨酚羟考酮联合镇痛，出院时虽然患者疼痛控制尚可，但出院后仍然建议短期继续此方案控制疼痛，避免出院后立即换药造成镇痛效果不佳继而再次就诊。此外，围手术期镇痛药的首选应为 NSAID 等非阿片类镇痛药，而不是阿片类如吗啡、羟考酮等，故出院后也应首选给予患者非阿片类镇痛药。给患者发放出院带药时，药师需要和患者说明短期规律用镇痛药的原因和必要性，并告知患者如何根据疼痛控制情况逐渐减少镇痛药的使用。

表 11-12 住院期间医嘱与出院带药比较及药师意见

住院期间用药清单						出院带药医嘱					
用药目的	药品	单次剂量	频次	开始	结束	备注	用药目的	药品	单次剂量	频次	与住院期间药品比较	药师意见
镇痛	布洛芬缓释胶囊	300mg	b.i.d.	2020 年 9 月 3 日	2020 年 9 月 6 日						住院期间未开具	同意停用布洛芬，建议换为对乙酰氨基酚
镇痛	氨酚羟考酮片	1 片 (325/5mg)	p.r.n.，每天最多 4 次	2020 年 9 月 3 日	2020 年 9 月 6 日		镇痛	氨酚羟考酮片	1 片 (325/5mg)	p.r.n.，每天最多 4 次	用法用量无变化，沿用	同意继续使用
预防深静脉血栓	依诺肝素钠注射液	4 000U	q.d.	2020 年 9 月 3 日	2020 年 9 月 6 日						停用	同意停用
							预防深静脉血栓	利伐沙班片	10mg	q.d.	新增药物	同意由依诺肝素换为新型口服抗凝血药利伐沙班

表 11-13　药物重整发现的问题及与医患沟通要点

序号	问题描述	解决方案	与医生沟通要点	与患者沟通要点
1	需要增加药物治疗:住院期间患者一直在规律服用布洛芬缓释胶囊,说明疼痛控制需要规律服用药物作为基础镇痛方案,出院后应延续,直到疼痛明显缓解	加开针对轻中度疼痛的基础镇痛的药物,换布洛芬为对乙酰氨基酚	向医生说明患者用药后的疼痛控制情况,建议加开针对轻中度疼痛的基础镇痛的药物。因而建议换为对乙酰氨基酚	向患者说明规律服用非阿片类镇痛药作为基础镇痛的重要性,以避免过多服用含阿片类镇痛药氨酚羟考酮,减少药物不良事件的发生
2	药物相互作用:非甾体抗炎药和口服抗凝血药之间存在相互作用,可能使抗凝血药的疗效增强	由于患者出院后需要服用一段时间抗凝血药以预防深静脉血栓,故需要将院内使用的布洛芬更换为与利伐沙班没有明显相互作用的对乙酰氨基酚	阐明非甾体抗炎药与利伐沙班之间的相互作用和可能的不良后果,即因患者需要使用利伐沙班预防深静脉血栓,而布洛芬等非甾体抗炎药和利伐沙班之间存在相互作用,可能会导致利伐沙班的抗凝作用增强,继而引发不必要的出血事件。建议更换为对乙酰氨基酚	和患者说明将院内的布洛芬改为对乙酰氨基酚的原因

2)药物相互作用:此案例患者,出院后预防深静脉血栓的药物由需皮下注射的依诺肝素更换为患者使用更为方便和安全的利伐沙班,此时就需要关注常用的非甾体抗炎药这类镇痛药和利伐沙班的相互作用,因为两者合用有增加利伐沙班抗凝效果的风险,继而增加非预期出血的风险。因利伐沙班预防深静脉血栓对患者来说非常重要,且为首选的治疗药物,故应优先调整镇痛的方案,选择和利伐沙班没有临床意义的相互作用的药物,即由布洛芬缓释胶囊换为对乙酰氨基酚片。

第五节　围手术期电解质管理

一、概述

1. 定义　围手术期电解质紊乱，主要是术后电解质紊乱，一方面可由手术应激引起的体液失衡、炎症反应导致，另一方面也可因不恰当的液体治疗而引发。如不能得到及时治疗纠正，可继发神经系统、心血管系统和消化系统等的严重并发症，临床上须引起足够的重视。

2. 分类　常见的术后电解质紊乱主要有低钠血症、低钾血症、低镁血症、低钙血症和低磷血症。电解质水平升高的情况虽也可见于术后，除高氯血症可由过量静脉滴注 0.9% 氯化钠引起，并可通过联合应用乳酸钠林格注射液纠正外，其他情况相对不常见，故本节主要针对围手术期电解质水平降低及其治疗进行阐述。

（1）低钠血症：低钠血症是指血清钠低于 135mmol/L，常由手术应激引起的血管升压素（vasopressin）分泌导致，特别是神经外科手术更常见；也可由于静脉滴注过多的低张液体如葡萄糖溶液、乳酸钠林格注射液等导致。

（2）低钾血症：低钾血症是指血清钾低于 3.5mmol/L，常见的原因有：留置鼻胃管引流消化液或腹泻导致的从消化道丢失过多；手术应激引起醛固酮分泌增加，导致钾的流失；以及体液分布至第三间隙导致血液中钾离子水平降低。有时低钾血症还可以同时合并低镁血症。根据血清钾水平以及是否伴随症状，低钾血症可分为轻到中度低钾血症和严重或伴症状的低钾血症。轻到中度低钾血症者，血清钾一般为 3.0 ~ 3.4mmol/L；严重或伴症状的低钾血症者，血清钾通常低于 3.0mmol/L。

（3）低镁血症：低镁血症是指血清镁低于 0.75mmol/L。血清镁水平不能完全反映体内镁储存量的多少，当镁开始缺乏时，细胞内的镁开始转移至细胞外以维持血清镁的稳定，故当血清镁水平降低时，提示体内镁的缺乏已经比较严重。术后低镁血症有部分原因是手术应激导致醛固酮分泌增加，镁离子随尿液过多排出体外。另外，术后补充不足也是造成低镁血症的原因之一。

（4）低钙血症：血清白蛋白水平正常时，血钙水平低于 2.1mmol/L、血清钙离子水平低于 1.12mmol/L，称为低钙血症。低钙血症在甲状腺手术后较常见，可能是由于手术伤及甲状旁腺。

（5）低磷血症：低磷血症是指血清磷水平低于 0.8mmol/L。术后低磷血症的发生一方面可能由补充不足或不及时引起，另一方面还可由不适当的营养支持引发的再喂养综合征导致，特别是术前就合并营养不良的患者更易发生。

3. 临床表现

（1）低钠血症：主要表现为神经系统症状，症状的严重性与低钠血症的严重程度、血容量水平和血钠水平改变的速度密切相关。血钠浓度低于125～130mmol/L 时可表现为恶心、呕吐等症状，如低于 115～120mmol/L 时则会头痛、嗜睡、抽搐、昏迷、呼吸困难甚至死亡。

（2）低钾血症：轻到中度低钾血症者，除了某些合并心脏疾病或肝硬化的患者，大部分没有任何临床症状。严重或伴症状的低钾血症者，通常伴有心律失常、显著的肌肉无力甚至是横纹肌溶解。

（3）低镁血症：镁缺乏的临床表现多种多样，轻者可无症状，重者可有神经肌肉系统表现如乏力、抽搐、嗜睡、昏迷等，或心律失常、食欲减退甚至低色素性贫血的表现。

（4）低钙血症：轻度低钙血症可无明显临床表现，重者或血清游离钙水平迅速下降者可有明显异常，如出现手足抽搐、心律失常甚至惊厥、癫痫发作等。

（5）低磷血症：严重低磷血症可能发生肌无力，累及膈肌可引起呼吸衰竭，也可降低心肌收缩力导致心衰。还可发生食欲减退等消化道症状及骨骼肌肉系统症状。

4. 疾病管理

（1）低钠血症：轻度低钠血症只要停止静脉滴注低张液体换为等张液体即可，有神经系统症状者或血钠水平低于 120mmol/L 时需静脉滴注高渗盐水，注意血钠水平升高的速度，一般不超过 10～12mmol/（L·24h），补充过程中需要严密监测血钠水平。

（2）低钾血症：轻中度低钾血症可以采用口服补钾的方式，如使用氯化钾或枸橼酸钾的口服剂型；如果口服补钾有困难，则需要静脉补钾。严重或伴有症状的低钾血症因为需要更快速地补充钾离子，通常首选静脉方式补钾。口服钾离子 40～60mmol 可以将血清钾短暂提升 1～1.5mmol/L，但几小时后会回落，故需要及时监测血清钾水平。合并低镁血症者要注意同时补充镁离子。静脉补钾需要注意给药途径和速度，一般外周静脉滴注，钾的浓度不超过 60mmol/L，静脉滴注速度大于 10mmol/h 时须行心脏监护，一般不超过 20mmol/h。

（3）低镁血症：由于口服镁制剂有缓泻的作用，补充镁离子时一般首选静脉途径，常用 25% 硫酸镁稀释后缓慢静脉滴注，轻度缺乏者可补充 2 ~ 4g，重度缺乏者可能需要补充 4 ~ 8g 硫酸镁。

（4）低钙血症：轻中度钙缺乏常用 10% 葡萄糖酸钙 1 ~ 2g 缓慢静脉滴注，重度缺乏者可选用氯化钙制剂。需注意高浓度钙制剂特别是氯化钙应采用中心静脉滴注以避免组织外渗情况发生。

（5）低磷血症：低磷血症常用磷酸钠（无机磷）和甘油磷酸钠（有机磷）静脉滴注进行治疗，血清磷水平每降低 0.128mmol/L，可补充 15mmol 的磷，须注意合并严重肾功能不全者（如肌酐清除率 < 30ml/min）补充剂量要减半。

5. 药物重整过程中的重点关注内容

（1）入院时药物重整要点：入院时，药师应特别注意患者是否正在服用可能会影响电解质的药品，比如高血压、心衰患者经常会服用的噻嗪类利尿药和袢利尿药。另外，还需注意患者近期是否在合并使用补充电解质的药品，如果有类似情况，需要询问患者用药的目的、用法用量、服用的疗程以及是否有不良反应发生，便于评估术前电解质情况和制订补充计划。

（2）出院时药物重整要点：患者如出院后仍然需要服用补充电解质的药品，特别是既往就在服用利尿药、补充电解质药品的患者，药师需要告知患者当前的电解质水平、出院后的用药方案以及监测计划，尤其是治疗方案有变动者，需要告知患者调整后的方案，以免发生用药错误。

二、药物重整案例

1. 病例介绍

（1）病情介绍：患者男性，68 岁。于 2021 年 4 月 19 日，因"胆囊癌术后、胆管损伤"转院。患者入院时无发热、腹痛，可耐受固体食物，每 3 天可排成形便一次。

（2）既往史：患者既往有高血压病史 20 年，冠心病史 15 年，13 年前行 PCI 并置入支架。

（3）查体：T 36.5℃，P 80 次 /min，R 15 次 /min，BP 114/86mmHg。患者腹部有腹腔引流管和肝内胆管引流管，腹腔引流近日无明显引流液，肝内胆管每日引流 400 ~ 800ml 胆汁。其余查体未见明显异常。

（4）实验室检查（外院）

1）血常规：Hb 106g/L，RBC 3.72×10^{12}/L，WBC 6.4×10^9/L，PLT 222×10^9/L。

2）电解质：K$^+$ 3.2mmol/L，Na$^+$ 137mmol/L。

3）肝肾功能：Cr 70μmol/L，GPT 101U/L，GOT 94U/L，TBIL 25.0μmol/L。

（5）影像学检查

心电图：窦性心律。

（6）入院诊断：①胆囊癌术后；②胆道损伤，经皮胆道引流术后；③原发性高血压；④冠心病，支架置入术后。

（7）入院时初始用药医嘱：见表 11-14。

表 11-14　入院时初始用药医嘱

用药目的	药品	单次剂量	频次	开始时间
不明	枸橼酸铋钾胶囊	300mg	b.i.d.	2021 年 4 月 19 日
辅助消化	复方消化酶胶囊	1 粒	t.i.d.	2021 年 4 月 19 日
保肝	熊去氧胆酸胶囊	250mg	t.i.d.	2021 年 4 月 19 日

2. 入院后药物重整流程

（1）药师采集既往用药史获取入院前用药清单，并与入院时初始用药医嘱进行对比，相关信息见表 11-15。

（2）识别问题、解决方案及与医患沟通要点，见表 11-16。

（3）分析及小结：本案例中共发现了 2 个用药相关问题。

1）不必要的药物治疗：患者入院后医生开具枸橼酸铋钾，此药的适应证为缓解胃炎等原因引起的胃部不适，以及用于抗幽门螺杆菌的四联疗法。药师进行药物重整时获取的患者外院用药清单中并未发现此药的使用，和患者沟通时也未被告知近来有任何胃部不适或被诊断为幽门螺杆菌感染。此时，用药目的不明确，药师需要及时和医生沟通，了解用药目的。沟通后发现，医生因对非本院药品不熟悉，将外院补钾使用的枸橼酸钾误开具为本院的枸橼酸铋钾，认为都是用来补钾的药品。目前市场上药品种类繁多，特别是名称相似的不在少数，又因为各医院的药品目录不尽相同，患者在转院过程中容易发生药品开具的品种和用法用量的错误，这就需要药师在这种"监护转换"（transition of care）中做好药物重整，特别是接收患者的医院药师，尤其需要注意患者在外院使用的非本院药品目录内的品种，和医生、患者确认使用的目的以及用法用量后再决定是否继续使用以及使用方法。

表 11-15　入院时初始用药医嘱与入院前用药比较及药师意见

入院前用药清单							入院时初始用药医嘱				与院外药品比较	药师意见
用药目的	药品	单次剂量	频次	开始	结束	备注	用药目的	药品	单次剂量	频次		
补钾	枸橼酸钾颗粒	1袋	b.i.d.	2021年4月17日	2021年4月19日	每袋含钾12mmol					未开具	本院无相应品种，可使用类似品种替代，如氯化钾
辅助消化	复方消化酶胶囊	1粒	t.i.d.	2021年4月1日	2021年4月19日		辅助消化	复方消化酶胶囊	1粒	t.i.d.	用法用量无变化,沿用	同意继续使用
保肝	熊去氧胆酸胶囊	250mg	t.i.d.	2021年4月1日	2021年4月19日		保肝	熊去氧胆酸胶囊	250mg	t.i.d.	用法用量无变化,沿用	同意继续使用
预防深静脉血栓、冠心病二级预防	依诺肝素钠注射液	4 000U	b.i.d.	2021年4月1日	2021年4月19日						未开具	需要评估血栓和出血风险后再决定
							不明	枸橼酸铋钾胶囊	300mg	b.i.d.	外院未使用	未见用药指征，需要和医生确认用药目的

385

药物重整

表 11-16　药物重整发现的问题、解决方案及与医患沟通要点

序号	问题描述	解决方案	与医生沟通要点	与患者沟通要点
1	不必要的药物治疗：入院后处方"枸橼酸铋钾"，适应证不明确	了解患者病史，确认是否有服用"枸橼酸铋钾"指征，再确定是否继续用药	(1)向医生了解患者病史，确认是否有服用"枸橼酸铋钾"指征：目前无用药指征。 (2)外院检查示血钾为 3.2mmol/L，诊断低钾血症。与医生沟通时发现医生误以为"枸橼酸铋钾"为补钾药品枸橼酸钾：因我院无此品种(枸橼酸钾)，故建议更换为氯化钾 1g(缓释片)b.i.d.	询问患者服用补钾药品后有无消化道不适症状
2	需要增加药物治疗：依诺肝素在外院使用，但未在入院初始医嘱中，疑似遗漏医嘱	确认患者之前"依诺肝素"用药适应证，评估现在用药需求，决定是否继续及用法用量	和医生确认患者外院使用"依诺肝素"的适应证，并评估患者出血和血栓风险：患者因病情需较长时间卧床，有深静脉血栓预防指征，既往有冠心病支架置入史但目前冠脉血栓风险较低，目前仍处于高出血风险阶段，外院综合考虑预防深静脉血栓、冠心病二级预防和出血风险使用依诺肝素。和本院医生沟通后，调整依诺肝素为 4 000U q.d. i.h.	和患者确认心脏支架置入时间，以及近期冠心病控制情况：支架为大约 13 年前置入，近半年没有冠心病症状发作

2）需要增加的药物治疗：患者在外院使用依诺肝素 4 000U b.i.d.，但入院后未开具，因可能涉及血栓预防的问题，故药师要及时了解患者抗栓治疗相关病情，并及时和医生沟通决定入院后的抗栓策略。患者 15 年前有冠心病支架置入史，冠心病二级预防应使用阿司匹林 75～100mg，每日一次（或其他药物）行单药甚至双药抗血小板治疗。患者在外院住院前使用阿司匹林 100mg q.d.，进行抗血小板治疗，且用药依从性好，近一年没有冠心病相关症状发作，故冠脉再次发生血栓的风险相对较低。患者因手术目前每日仍需较长时间卧床休息，利用 Caprini 血栓风险评估模型评估患者发生深静脉血栓的风险为中风险，根据《医院内静脉血栓栓塞症防治与管理建议》，应考虑给予低分子量肝素（如依诺肝素 4 000U q.d.）或其他方法预防血栓。另外，和医生沟通后得知，患者不久后需要再次手术治疗，目前不适合再次启用阿司匹林，且现阶段仍处于较高出血风险，经综合评估并使患者充分知情后，选择使用依诺肝素 4 000U，每日一次预防血栓形成。药师在发现患者入院前有抗栓／抗凝血药使用情况，而入院后又暂时没有开具相关药品医嘱时，需要特别

注意是否漏掉了这些药物，因抗栓 / 抗凝治疗对于既往有血栓相关疾病的患者非常重要，是尽量避免在围手术期发生血栓相关事件的保障，故应作为药物重整的重点予以关注。

（刘　宁）

参考文献

[1] 《中国高血压防治指南》修订委员会 . 中国高血压防治指南 2018 年修订版 . 心脑血管病防治，2019, 19(1): 1-44.

[2] 伍俊妍，曾英彤，魏理，等 . 外科药学 . 北京：中国医药科技出版社，2021.

[3] JACKSON M B, HUANG R, KAPLAN E. The perioperative medicine consult handbook. 3rd. Switzerland: Springer Nature Switzerland AG, 2020.

[4] 广东省药学会 . 围手术期血压管理医 - 药专家共识 . 今日药学，2019, 29(5): 289-303.

[5] 广东省药学会 . 围手术期血糖管理医 - 药专家共识 . 今日药学，2018, 28(2): 73-83.

[6] 陈莉明，陈伟，陈燕燕，等 . 成人围手术期血糖监测专家共识 . 中国糖尿病杂志，2021, 29(2): 81-85.

[7] 中国心胸血管麻醉学会非心脏麻醉分会，中国医师协会心血管内科医师分会，中国心血管健康联盟 . 抗血栓药物围手术期管理多学科专家共识 . 中华医学杂志，2020, 100(39): 3058-3074.

[8] 陈孝平，汪建平，赵继宗 . 外科学 . 9 版 . 北京：人民卫生出版社，2018.

[9] 广东省药学会 . 临床药师术后疼痛管理指引 . 今日药学，2019, 29(4): 217-227.

[10] MOUNT D B. Clinical manifestations and treatment of hypokalemia in adults.[2023-07-27]. https://www.uptodate.cn/contents/clinical-manifestations-and-treatment-of-hypokalemia-in-adults.

[11] 中国健康促进基金会血栓与血管专项基金专家委员会，中华医学会呼吸病学分会肺栓塞与肺血管病学组，中国医师协会呼吸医师分会肺栓塞与肺血管病工作委员会 . 医院内静脉血栓栓塞症防治与管理建议 . 中华医学杂志，2018, 98(18): 1383-1388.

[12] SIPARSKY N. Overview of postoperative electrolyte abnormalities. [2023-07-27].https://www.uptodate.cn/contents/overview-of-postoperative-electrolyte-abnormalities.